XINBIAN
XUEYE NEIKE
ZHENLIAOXUE

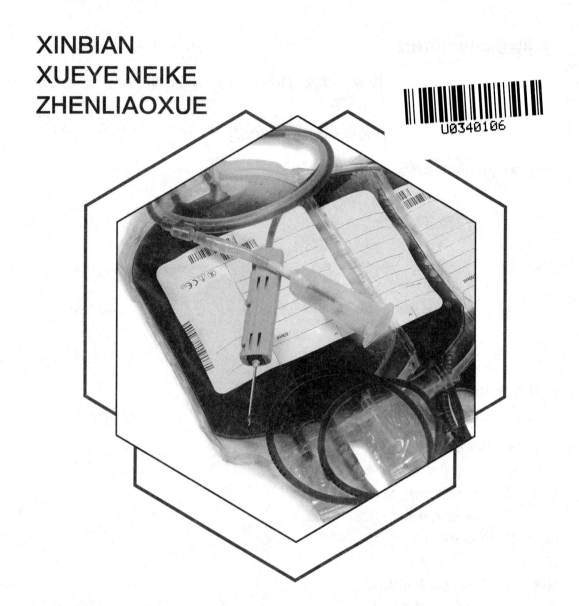

新编血液内科诊疗学

主 编 陈 娜 金阿荣 于奇宁 石瑞平 史恩祥

科学技术文献出版社
SCIENTIFIC AND TECHNICAL DOCUMENTATION PRESS
·北 京·

图书在版编目（CIP）数据

新编血液内科诊疗学 / 陈娜等主编. — 北京：科学技术文献出版社，2017.9
ISBN 978-7-5189-3352-5

Ⅰ.①新… Ⅱ.①陈… Ⅲ.①血液病—诊疗 Ⅳ.①R552

中国版本图书馆CIP数据核字(2017)第230659号

新编血液内科诊疗学

| 策划编辑：曹沧晔 | 责任编辑：曹沧晔 | 责任校对：赵 瑷 | 责任出版：张志平 |

出 版 者	科学技术文献出版社
地 址	北京市复兴路15号 邮编 100038
编 务 部	(010) 58882938，58882087（传真）
发 行 部	(010) 58882868，58882874（传真）
邮 购 部	(010) 58882873
官方网址	www.stdp.com.cn
发 行 者	科学技术文献出版社发行
印 刷 者	南京金陵印刷有限公司
版 次	2017年9月第1版 2017年9月第1次印刷
开 本	880×1230 1/16
字 数	562千
印 张	18
书 号	ISBN 978-7-5189-3352-5
定 价	148.00元

前　言

近年来，随着医学科学事业蓬勃发展，血液学取得了长足的进步，尤其是细胞遗传学、分子生物学和免疫学理论与技术的飞速发展，使人们对血液病的病因和发病机制的了解更加深入，临床诊断及病理分型得到进一步改进，对血液病的治疗也从化学治疗、放射治疗、支持治疗发展到诱导分化治疗、免疫治疗、分子靶向治疗、基因治疗及造血干细胞移植治疗等现代综合治疗手段和方法。

本书逐步讲述了血液系统基础知识，常用输血技术与检验技术及内外科输血相关内容，又论述了临床输血的质量管理，分类叙述了贫血性疾病、白血病等疾病的病因、诊断、鉴别诊断、治疗及预后等内容。全书体现科学性，突出实用性，希望能成为广大医务工作者的良师益友。

在编写过程中，虽力求做到写作方式和文笔风格的一致，但由于作者较多，且医学知识日新月异，因此难免会存在一些不足之处，望同道们不吝赐教。

编　者
2017 年 9 月

目 录

第一章

血液学绪论

血液学（hematology）是医学科学的一个独立分支。它的主要研究对象是血液和造血组织，包括研究血液中有形成分形态的血细胞形态学；研究细胞来源、增生、分化和功能的血细胞生理学；研究血细胞组成、结构、代谢和血浆成分的血液生化学；研究血细胞免疫和体液免疫的血液免疫学；研究血液病遗传方式和信息传递的遗传血液学；研究血液流动性和血细胞变形性的血液流变学；研究实验技术和建立实验方法的实验血液学等。近年来，随着基础学科的飞速发展，实验技术的日新月异，促使血液学的研究内容和范畴不断地深入和扩大，开拓了许多新的领域，如血细胞生物学和血液分子生物学等。血液学已成为生理和病理多种专业工作者共同耕耘的园地，血液学范围不断扩大，血液学在医学整体中已成为分子细胞生物学的前驱。总体上血液学可分为临床血液学、基础血液学、实验血液学和血液学检验。

第一节　血液学组成与发展

一、血液学的组成

（一）临床血液学

临床血液学（clinical hematology）是血液学基础，也是血液学得以发展的内在动力。我国的临床血液学以《邓家栋临床血液学》为标志，经过几十年的发展，已为中国血液学树立了标杆。临床血液学是以疾病为研究对象、基础理论与临床实践紧密结合的综合性临床学科，主要包括来源于血液和造血组织的原发性血液病以及非血液病所致的继发性血液病。临床血液学重点研究血细胞（如白血病等）、造血组织（如再生障碍性贫血等），出血倾向（如血友病等）和血栓栓塞（如深静脉血栓形成等）的致病原因、发病机制、临床表现和诊治措施等。此外，也研究临床各科疾病；如肝病、肾病、冠心病、糖尿病、脑血管病、呼吸病、传染病、免疫病、产科病、恶性肿瘤、遗传病等以及外科手术、严重创伤、药物治疗等所引起的血液学异常。近年来，利用分子标志物对白血病进行免疫学分型和对血栓前状态进行精确诊断也取得了极大的进展。生理学家、生物化学家、免疫学家、遗传学家、肿瘤学家等与临床血液学家密切合作，使临床血液学的预防、诊断和治疗水平不断提高，同时，临床血液学又为多基础学科解决了不少问题，并开阔了新的领域。

（二）基础血液学

基础血液学（principle and mechanism of hematology）是研究血液的各种组分，是对血液学基本理论、基本概念的研究，是血液病诊断治疗预防的基础，是指导血液学发展纲领性成果的探索过程。在我国，基础血液学奠基者非朱益栋教授莫属。尤其在血栓止血领域，他为此付出毕生精力。到目前为止，能与国际上基础血液学研究相提并论的成果只有血液学领域中的一个方向，即以王振义教授主编《血栓与止血——基础与临床》为标志。在引领中国血液学教学、科研和临床工作方面都有极高的价值。

（三）实验血液学

实验血液学（experiments in hematology）是根据各种血液学理论和学说进行的体内和体外实验，或者是分子、蛋白水平的模式研究，以证实理论和学说的正确性，并为临床血液学研究提供必要的基础。这不仅是血液学研究的重要环节，也是血液学与其他学科关联、与生命科学协同的重要途径，也被认为可独立展开研究的重要组成部分。遗憾的是，我国还没有任何真正意义上的实验血液学，却有太多的学者、教授将实验室开展的血液学检验与其混为一谈。实验血液学的突破将是我国血液学真正跨入国际先进水平的标志。

（四）血液学检验

血液学检验（practical laboratory hematology）是以血液学的理论为基础，以检验学的实验方法为手段，以临床血液病为工作对象，创建了一个理论－检验－疾病相互结合、紧密联系的体系，且在实践过程中不断发展、完善和提高。医学分子生物学的进展全面推动了血液分子细胞生物学的发展，血细胞的分子和细胞学结构的研究及其在发病中的作用原理，对血液疾病的理论和实践有了更深入的认识；在方法学上，多聚酶链反应等分子生物学研究方法在血液学检验和临床诊断中已广泛应用，使认识和诊断疾病从原来的细胞水平上升到亚细胞水平，将血液学检验提高到崭新的分子水平。公共信息平台的构建和先进实验仪器的快速发展打破了国家间的分界，使中国的血液学检验在标准化、实验室论证体系建设外，一点也不落后于任何一个国家。近十多年来，血液学检验各类专著教材层出不穷。在血液学研究领域已严重失衡，只在数量上弥补了血液学其他领域研究的不足。

二、血液学的发展

血细胞的发现虽已有 150 年至 300 年的历史，但这些细胞的形态学至今还是血液学家研究的重要部分。随着观察血细胞的技术不断改进，光学显微镜的精密度不断提高，染色技术使细胞形态更清晰、易于鉴别，得以区分出各类白细胞，且观察到各种血细胞的异常形态；特殊显微镜的发明使血细胞形态学概念更加充实。目前应用的特殊显微镜有：暗视野显微镜、位相显微镜、偏光显微镜、干涉显微镜以及电子显微镜等。从 19 世纪 60 年代后开始了解到血细胞产生于骨髓，骨髓中有幼稚血细胞，这些幼稚细胞成熟后才进入血液。1929 年发明了骨髓穿刺针，骨髓可像血液一样被吸取和推成薄膜片，在油镜下观察。从此骨髓细胞观察成为血细胞形态学研究的一个重要内容。类似技术也应用于淋巴组织内的血细胞形态观察。

血液学发展很大程度上是研究能力和实验技术的发展，如血细胞吸管（1852—1867）、血细胞计数板（1855）、血红蛋白定量（1878—1895）和细胞分类技术（1877—1912）。1953 年，美国 Coulter 发明世界上第一台血细胞自动计数仪，迄今已有各种半自动化和全自动化血细胞计数分析仪不断问世，并在世界范围内广泛应用，大大推动了血细胞计数和分类计数的发展。

（一）红细胞的认识

对红细胞功能的认识，最先开始于 1871—1876 年，已知红细胞有带氧功能且能在组织中参与呼吸作用，1900—1930 年对此有更全面的了解。1935 年才知红细胞内有碳酸酐酶，能将大量二氧化碳转变成碳酸根离子，使之溶解于血液中；同时也能将碳酸根离子转化成二氧化碳，在肺泡中释放。这一发现不仅明确了红细胞的呼吸作用，而且了解到红细胞和血液酸碱平衡有密切关系。1967 年以后明确红细胞内 2，3 二磷酸甘油醛可作用于脱氧的血红蛋白分子，有利于组织获得更多的氧。1946 年，肯定红细胞寿命在 120 天左右。人体输血能较安全地开展，是在 1900 年发现红细胞 ABO 血型之后。在 20 世纪 20 年代已知红细胞在体外保存需要葡萄糖，20 世纪 30 年代已应用体外保存的血液作输血之用，20 世纪 40 年代血库才开始逐渐建立。对红细胞糖代谢的全面了解是在 1959 年后。近 30 年来，红细胞结构与脂肪、蛋白的关系已较明确。

（二）白细胞的认识

1. 对粒细胞的认识　1892—1930 年已知中性粒细胞有趋化、吞噬和杀灭细菌的作用，到 1986 年后才知道杀灭细菌的作用依赖于细胞内存在过氧化物酶，使自身体内的 H_2O_2 起氧化作用之故。嗜酸性粒细胞的功能虽然至今还不十分清楚，但早在 1949 年就知道嗜酸颗粒会转变成夏科－莱登结晶（Charcot－Ley-

den crystal）。近年来得知嗜酸性粒细胞内有阳离子蛋白，具有杀死微小生物的作用。对嗜碱性粒细胞功能也有一定了解。嗜碱颗粒中有多种化学成分，如组胺（血清素）等都是一些参与过敏反应的物质。

2. 对单核细胞的认识　单核细胞的吞噬功能在 1910 年后才有报道，此类细胞不但能吞噬一般细菌，而且能吞噬较难杀灭的特殊细菌（如结核分枝杆菌、麻风杆菌），也能吞噬较大的真菌和单细胞寄生虫。故当时有人称之为"打扫战场的清道夫"。20 世纪 60 年代后发现，单核细胞能杀死和消化吞噬物质，主要依靠单核细胞内大量存在的溶酶体。近年来更了解到单核细胞在免疫作用中也起了很大作用，能将外来物质消化后提取抗原供给淋巴细胞，同时又可调节淋巴细胞以及其他血细胞生长、增殖或受抑功能。1924 年 Aschoff 曾提出所谓"网状内皮系统"（reticulo – endothelial system，RES）这一名称，1976 年后已被否定而代以与单核细胞有关的"单核吞噬细胞系统"（mononuclear phagocyte system；MPS）。现已知单核细胞只是该系统中一个较短暂留在血液内的细胞，以后进入各种组织转变成组织细胞。组织细胞内如已有吞噬物质，则称为巨噬细胞，目前有人称为吞噬细胞。

3. 对淋巴细胞和浆细胞的认识　对淋巴细胞功能的认识主要在最近 30 年。过去认为淋巴细胞是淋巴系统中最末的一代，已经成熟到不能再分化，而且对它的作用也很不了解。1959 年以来发现，淋巴细胞受到丝裂原和抗原刺激后又转化为抗原（免疫母细胞），并能再进行有丝分裂和增殖。近年来更明确，淋巴细胞虽然形态都相似，但在功能上却显著不同：B 细胞产生抗体；T 细胞中有的起杀伤作用，有的起辅助作用，有的起抑制作用，有的起诱导作用等。其实各类淋巴细胞还有更细的分工：一个淋巴细胞只对 1 ~ 2 种抗原起反应，抗原有千千万万，可想象淋巴细胞分工的复杂性。至于浆细胞是 B 淋巴细胞受到抗原刺激后转化出来的一种能分泌免疫球蛋白的细胞，这已在 20 世纪 60 年代得到肯定。T 细胞还能产生多种细胞激活素（cytokine）。

（三）血栓与止血的认识

1842 年发现血小板，直至 1882 年才知道它有止血功能和修补血管壁的功能，1923 年知道血小板有集聚功能和黏附功能。它的作用机制和超微结构在近 20 年逐渐了解，现已知集聚和黏附功能受到体内许多物质的影响，例如肾上腺素、凝血酶、胶原、前列腺素等；而其中有些物质却又能在血小板内生成并通过微管分泌至血小板外，然后又作用于血小板。血小板超微结构的研究进展明确了血小板内各种亚结构，并且也明确了这些亚结构与上述一些物质的产生和分泌有关。随着使用激光共聚焦显微镜进行单个血小板断层扫描分析单个血小板激活过程中钙离子浓度、应用流式细胞仪观察群体血小板钙离子流变化，证实血小板激活过程中，血小板外钙内流起重要作用，为临床工作中血栓性疾病的诊断及抗血小板药物的研究建立了重要的方法学基础。

对止血与血栓的认识开始于出血问题上。例如，血友病早在 2000 年以前犹太人法典中已有记载。20 世纪 50 年代以后，对凝血机制有了深入的认识，到了 20 世纪 60 年代，"瀑布学说"已成为公认的凝血机制。20 世纪 60 年代以后逐渐认识到血栓形成比止血缺陷对人类健康威胁更大，对血液凝固的研究不仅涉及止血问题，而且也涉及血管内血栓问题。近年来随着研究工作的深入，不仅在凝血因子方面有了新的发现，同时对体内抗凝蛋白，如蛋白 C、蛋白 S、抗凝血酶和组织因子途径抑制物等也加深了研究，活化蛋白 C 抵抗（activated protein C resistance，APCR）的研究与临床应用，使血栓与止血实验诊断工作进入了新阶段。纤维蛋白溶解问题也取得新的认识和进展。分子标志物检测，将是研究和诊断血栓前状态和易栓症的重要方法和依据。

（四）造血干细胞的认识

造血干细胞是由胚胎干细胞发育而来，在造血微环境及造血因子等诱导下，增生、分化、发育成熟为各系血细胞，释放至外周血液执行其生物学功能。造血系统持续不断生成新的血细胞以替换那些衰老退变的细胞，以维持体内恒定的血细胞数量，从而保证生命活动中机体对各类血细胞的需要。多年来，关于血细胞起源问题单元论及多元论争论不休。20 世纪初，提出造血干细胞（hematopoietic stem cell，HSC）的概念，当时对这种细胞认识不甚清楚。直至 1961 年 Till 等用致死量放射线照射实验小鼠，然后进行骨髓移植，成功地在脾脏形成结节，发现了造血干细胞，即这类形成脾结节的原始细胞。后采用天然性染色体及性别决定基因作为细胞遗传的标志，结合造血干细胞研究中的单个脾集落转移技术，研究结果表明脾集落生成细胞是一类多能造血干细胞。此后进一步深入研究，在实验血液学研究史上写了光辉的一页。1979 年，体外培养人造血祖细胞成功，对造血干细胞、祖细胞有了崭新的认识。造血干细胞分化为各系祖细胞，进一步分化、成熟为各系成熟细胞。造血干细胞具有高度自我更新（自我复制）及多向分化这两个最基本的特征，是机体赖以维持正常造血主要原因。20 世纪末，由于造血干细胞、造血祖细胞检测技术的进展，使血液学研究深入到对造血和血液病发病机制的探索。为了进一步研究造血干细胞的分化性能，采用了天然的细胞标志纯化造血干细胞和发展体外造血干细胞培养技术，同时为应用造血干细胞移植治疗白血病、再生障碍性贫血等打开了新局面。

（五）造血调控的认识

血细胞生成是造血干细胞经历连续增殖与分化的结果。机体根据需要有条不紊地调控造血干细胞的增殖与分化，保持各类细胞数量的相对恒定。在这个复杂的细胞活动中，造血细胞与间质细胞之间通过受体与配体的相互接触，以及细胞因子与造血细胞受体之间相互作用，并通过不同的信号转导通路启动或关闭一系列的基因而实现对造血细胞增殖、分化与凋亡的调控。近年来，在生理性及病理性造血调控研究方面取得明显进展，对血细胞的发生从分子水平上有了进一步的了解。造血调控研究是造血的基础研究，它对于阐明造血机制以及造血系统疾病的诊断、治疗和病因分析等都有重要作用。细胞因子及其受体的互相作用与信号传导是造血调控研究的另一个热点领域。对各系血细胞的调节因子如 SCF、G - CSF、GM - CSF、EPO、TPO、IL 等的理化性质、氨基酸序列、作用特点均已有较为详细的了解，细胞因子与受体的纯化、克隆、功能研究等不断地有新的进展。造血微环境中同时存在着造血细胞和间质细胞。它们之间的相互作用构成了造血调控的重要内容。造血微环境主要包括基质细胞、细胞外基质分子（extracellular matric，ECM）、细胞黏附分子（cell - adhesion molecules，CAM）各种正负调控因子等，造血微环境对于造血干细胞的增殖与自我更新，造血细胞的迁移与定位，各系祖细胞的发育、分化与成熟等均具有十分重要的调控作用。各种 Integrins、Ig 超家族分子、Selectins 等 CAM 间的互相识别，各种蛋白多糖（PGs）如 SHPG、CS、HC 等对细胞因子的富集作用，各型胶原、糖蛋白（如 Fn、Lm、Hn、TSP 等）与造血细胞的定位、分化、成熟、释放等方面的研究也都取得了明显的进展。1973 年 Dexter 等建立了造血细胞体外长期培养体系，为体外模拟造血迈出了一大步。由骨髓细胞构造的贴壁细胞层对造血干细胞增生与分化的调控是通过造血微环境细胞分泌的细胞因子实现的。造血调控的研究一方面为认识生命科学的许多基本问题提供了重要的研究模型和理论；另一方面在血液系统疾病、恶性肿瘤、遗传性疾病等的发病机制、诊断、治疗和预后判断中均具有十分重要的意义。

（陈　娜）

第二节　血液病患者评估

怀疑患者有血液系统异常时，应该系统全面了解病史并做体检，获得尽可能多的关于患者疾病的发病和演变过程信息，患者一般健康状况和以往的病史有助于了解疾病的发生和进展，以及遗传和环境因素的影响。医师认真体检时，通过床边观察，仔细寻找疾病体征，获得组织器官异常的证据。皮肤改变，肝、脾或淋巴结肿大等体征对疾病诊断有很大帮助。外周血、骨髓、影像和活体组织检查都是必不可少的。血液系统疾病并不少见，但更多看到的是继发于其他疾病的血液系统改变。例如，贫血的体征和症状以及淋巴结肿大既是血液病的常见临床发现，也是继发性疾病经常可以产生的血液病的体征和症状。尤其当结缔组织疾病患者出现贫血的体征和症状，并有明显的淋巴结肿大时，通常可发现造血和淋巴系统以外的其他系统的原发性病变。

一、病史

在当今技术手段驱动的医疗环境下，仔细询问病史和体检收集信息的重要性已然大不如前，但病史和体检仍然是对任何临床疾病进行评估的第一步。

（一）症状和体征

1. 体重减轻　很多严重疾病的常见伴随症状，包括原发性血液病，但大多数血液病并不表现明显的体重减轻。很多消耗性疾病，如肿瘤扩散和结核病引起贫血。极度消瘦时，应该怀疑相关疾病，而贫血可能并不是原发性异常。

2. 发热　侵袭性淋巴瘤和急性白血病常见的早期表现是发热，是由于释放的致热原性细胞因子如白细胞介素引起的。化疗引起的造血细胞减少或伴有免疫缺陷导致的感染也通常是引起发热的原因。不明原因的发热，应该考虑淋巴瘤，特别是霍奇金淋巴瘤。原发性骨髓纤维化、急性白血病、晚期骨髓增生异常综合征和其他淋巴瘤也可引起发热。极少数严重恶性贫血或溶血性贫血患者也可出现发热。严重溶血，免疫缺陷或中性粒细胞减少患者并发的菌血症可伴有寒战。夜间盗汗提示低度发热，可见于淋巴瘤或白血病患者。

3. 疲劳、不适和虚弱　这是非特异性的，对其评估也非常复杂和困难。在有严重疾病的患者，这些症状可能是发热、肌肉消耗或其他相关情况引起的。中度或重度贫血患者经常出现疲劳、不适或虚弱，这些症状也可见于血液系统恶性肿瘤。缺铁，甚至并没有明显贫血的缺铁也可出现疲劳或虚弱。

4. 乏力　伴随贫血或恶性疾病过程而出现的消耗表现，常出现全身无力或体能下降。局部身体乏力也可能由血液系统疾病并发神经系统异常所致。维生素 B_{12} 缺乏（如恶性贫血）患者可出现下肢无力，伴有麻木、麻刺感、步态不稳。单克隆免疫球蛋白血症可出现外周神经病引起的肢体无力。白血病、骨髓瘤或淋巴瘤患者出现一个或多个肢体虚弱，可能表明有中枢或外周神经系统侵入。血液系统恶性肿瘤可引起继发性肌病，通常表现为近端肌肉群无力。脚下垂或腕下垂可见于铅中毒，淀粉样变，系统性自身免疫性疾病，或由于长春新碱治疗引起的并发症。

5. 神经系统

（1）头痛：贫血或者红细胞增多症可导致轻微至严重头痛。血液系统疾病患者可由于白血病或淋巴瘤细胞侵入或压迫大脑，隐球菌或分枝杆菌机会性感染中枢神经系统而导致头痛。血小板减少或者其他出血性疾病导致颅内出血或蛛网膜下隙出血可引起突然的剧烈头痛。

（2）感觉异常：见于恶性贫血引起的外周神经病变，或继发于血液恶性肿瘤或淀粉样变性的外周神经病变。长春新碱治疗也可引起感觉异常。

（3）意识模糊：可伴发于颅内肿瘤或感染，也伴发于高热引起。意识模糊见于重度贫血、高钙血症，或高剂量糖皮质激素治疗。意识模糊或明显智力衰退可能是恶性贫血的表现。急性间歇性卟啉病或用大剂量糖皮质激素治疗可引发明显的精神病症状。意识障碍可由于中枢神经系统出血，或白血病和淋巴瘤产生的颅内压增高所引起。重度贫血，红细胞增多症，由血浆单克隆免疫球蛋白引起的血液黏滞度过高，或者白血病性高白细胞血症，特别是慢性粒细胞白血病等，也可伴意识障碍。

6. 颈部　颈部无痛性肿大为淋巴瘤的特征，但一些其他疾病也可引起类似症状。淋巴瘤患者肿大的淋巴结可因继发感染或迅速增大而产生疼痛或触痛。疼痛或触痛性淋巴结病常见于炎性反应，如传染性单核细胞增多症或化脓性淋巴腺炎。淋巴瘤肿大可压迫并阻塞上腔静脉引起颈、面部弥漫性肿胀。

7. 胃肠系统　食欲减低是常见症状但通常无特异性诊断价值。高钙血症和氮质血症可引起食欲减低、恶心和呕吐。在血液系统疾病中可能出现的各种定义不详的消化道症状都归类为"消化不良"。脾脏极度肿大可引起腹胀，少食饱腹感，反酸，呃逆或不适。淋巴瘤阻塞肠道、腹膜后出血、铅中毒、急性溶血、过敏性紫癜、急性间歇性卟啉病等均可引起腹痛。腹泻可发生于恶性贫血，它也是各种形式肠吸收不良的突出症状。血小板减少或其他出血性疾病相关的胃肠出血常常表现为呕血或黑便，但也可能表现为隐匿性的。出血性疾病伴结肠病变可出现便血。高钙血症患者或接受长春花生物碱治疗的患者可发生便秘。

8. 皮肤　皮肤表现对血液系统疾病有非常重要的意义，包括皮肤纹理或颜色的改变，瘙痒及特异或非特异皮肤病变。缺铁性贫血患者的皮肤可变得干燥，头发干而细，指甲脆。甲状腺功能低下可引起贫血，患者的皮肤干燥、粗糙，呈鳞状。恶性贫血，先天性或获得性溶血性贫血患者可呈现明显黄疸。恶性贫血患者因黄疸和苍白同时出现故其皮肤被形容为"柠檬黄"。血液系统恶性肿瘤，特别是淋巴瘤，累及肝脏或造成胆管阻塞，也可出现黄疸。苍白是贫血患者常见的伴随症，但有些严重贫血患者却可不表现苍白。真性红细胞增多症患者可并发难受的红斑性肢痛病。斑片状或广泛的红皮病发生于皮肤T细胞淋巴瘤和某些慢性淋巴细胞白血病或淋巴细胞性淋巴瘤。在骨髓移植后的移植物抗宿主病，其皮肤常常受累，有时甚至非常严重。血色病患者可有青铜色或灰色皮肤色素沉着。硫化血红蛋白血症、氧亲和力降低的异常血红蛋白，以及原发性和继发性红细胞增多症，都可出现皮肤发绀。有冷球蛋白或冷凝集素者，在暴露于冷空气后耳朵或指端可发绀。霍奇金淋巴瘤可出现皮肤瘙痒，甚至极度瘙痒而无可见皮肤病变。蕈样真菌病或其他累及皮肤的淋巴瘤也可表现皮肤瘙痒。相当多的红细胞增多症患者有浴后皮肤瘙痒主诉。

淤点和淤斑最常见于血小板减少性紫癜、非血小板减少性紫癜，获得性或遗传性血小板功能异常，以及血管性血友病。如果没有创伤，这些淤点和淤斑通常不会引起疼痛，但精神性紫癜和红斑结节可出现疼痛。

浸润性病变可发生于白血病（皮肤性白血病）和淋巴瘤（皮肤性淋巴瘤），有时是患者来看病的主诉。单核细胞白血病比其他类型白血病发生皮肤浸润的频率高。坏死性病变可见于血管内凝血、暴发性紫癜和华法林诱发的皮肤坏死，极少数情况下血液循环有冷球蛋白或冷凝集素的患者，当暴露在寒冷中也可发生皮肤坏死。

（二）家族史

详细的家族史对研究血液病患者非常重要，对溶血性贫血，应询问亲属中有无黄疸、贫血和胆结石。对止血障碍或静脉栓塞的患者，必须特别注意家庭成员中是否有出血表现和静脉血栓栓塞。如果是常染色体隐性遗传病如葡萄糖－6－磷酸脱氢酶（G－6－PD）缺乏症，患者父母通常不患病，但其兄弟姊妹中可能已经有相似的临床综合征。询问关于死于婴儿期兄弟姐妹的情况尤其重要。如果怀疑 X 连锁遗传，有必要询问外祖父、舅舅、兄弟及其子女的症状。显性遗传性疾病患者如遗传性球形红细胞增多症，医师应该能够在父母一方以及很可能在同胞兄弟中和患者的子女中也发现这些病的特征。种族背景在考虑某些疾病的诊断时也非常重要，如地中海贫血、镰形细胞贫血、葡萄糖－6－磷酸脱氢酶缺乏等在地中海地区或东南亚有特定地理分布的遗传性疾病。

二、体格检查

对每一位患者应做详细的体检，对各系统都要认真检查，以获得对患者一般健康状况的全面了解。人体的某些部位与血液病尤其相关，因此应予以特别重视。这些部位包括皮肤、眼睛、舌、淋巴结、骨骼、肝脾以及神经系统。

1. 苍白和潮红　皮肤的颜色与皮肤中含有的色素和通过皮肤毛细血管的血液有关。血液对皮肤颜色的影响对诊断贫血或红细胞增多症有指导作用，因为血红蛋白水平降低可引起面色苍白，而血红蛋白水平增高引起皮肤潮红。皮肤中色素的多寡可影响皮肤颜色，可能误导临床医师，例如由于色素减少而皮肤变白或因色素过多而使皮肤颜色失去指导意义。

血流量和血红蛋白量的改变能改变皮肤颜色，这也可能误导临床医师。情绪变化既可引起面色苍白也可致面部潮红。寒冷或酷热同样可引起皮肤苍白或潮红。长期风吹或日晒能引起持久的皮肤发红，长期饮酒可致面部发红。皮肤发红的程度能通过拇指用力压迫皮肤来判断，如按压前额，使毛细血管中的血液排空，松开拇指后立即比较受压迫部位与周围未受压部位皮肤的颜色。

黏膜和甲床对判断贫血或红细胞增多症较皮肤更可靠。结膜和牙龈可因为炎症不能真实反映血红蛋白水平，或者由于嘴唇压迫，牙龈可呈浅白色。牙龈和甲床也可有色素沉着，使毛细血管模糊不清。有些个体的甲床毛细血管的颜色要从侧面或指甲末端压迫指尖才能完全看清。掌面的皱褶也可用来判断血红蛋白水平，手掌完全展开时应该呈粉红色，否则表示血红蛋白在 70g/L 或以下。肝病可诱发手掌鱼际和小鱼际隆起发红，即便在贫血患者也如此。

2. 发绀　皮肤发绀就像皮肤苍白一样，可因为皮肤色素而很难判断。发绀综合反映血红蛋白减少程度、高铁血红蛋白或硫化血红蛋白的总量。当血红蛋白降低至约 50g/L，高铁血红蛋白含量达 15 ～

20g/L，或硫化血红蛋白含量达 5g/L 时，可引起明显的发绀。

3. 黄疸　黄疸时可在结膜、黏膜，或者没有较深色素的皮肤观察到。黄疸患者应在白天自然光下检查，而不要在白炽灯或者荧光灯下，因为黄色灯光会掩盖患者的皮肤黄色。黄疸是由于皮肤被胆色素染色所致，葡萄糖醛酸胆红素（直接反应或结合胆红素）比非结合胆红素更易使皮肤着色。如果胆红素水平在 2~3mg/dl 以下，肉眼观察不到皮肤黄疸。皮肤黄色色素沉着也可见于胡萝卜素血症，特别在幼儿。

4. 淤点和淤斑　淤点较小（直径 1~3mm），是由皮肤内出血引起的圆形、红色或棕色皮肤病变，主要发生在静脉压力高的部位，如下肢。这些淤点压之不褪色。淤点有时稍稍隆起，可触摸得到，这种表现提示血管炎。淤斑可大小、形态不一，视皮肤出血的程度和时间，可显红色、紫色、蓝色或黄绿色。淤斑可呈扁平或隆起状，有些有疼痛和触痛。遗传性出血性毛细血管扩张症呈现细小，扁平，无脉动的，紫罗兰色淤斑，压之褪色。

5. 表皮脱落　某些血液系统疾病如霍奇金淋巴瘤，即便没有皮肤病变，也可出现严重瘙痒。抓痒导致皮肤表皮脱落是皮肤严重瘙痒症的唯一体征。

6. 腿部溃疡　开放性溃疡或溃疡愈合后的瘢痕常见于镰形细胞贫血患者的内外踝，在其他遗传性贫血时少见。

7. 指甲　慢性和严重缺铁性贫血患者的指甲可出现纵向皱褶和扁平，或反甲。

8. 眼睛　通过检查眼睛可发现黄疸、苍白或多血症。通过检查巩膜比检查皮肤更易发现黄疸。血液系统疾病患者还必须做检眼镜检查。视网膜出血和渗出发生在患严重贫血和血小板减少的患者，若出血面很大可使视网膜隆起，看起来像黑色肿瘤。视网膜中心呈白色的圆形出血也常见。静脉扩张可见于红细胞增多症。在巨球蛋白血症患者中，静脉充血呈香肠状节段。

9. 口腔　口腔黏膜溃疡常发生于中性粒细胞减少症患者。白血病患者也可因为牙龈浸润而表现红肿和出血。黏膜出血见于出血性疾病。铅中毒患者的牙基部牙龈处可因硫化铅沉积而形成一条黑线。恶性贫血和缺铁性贫血患者的舌头可变得完全光滑。营养缺乏的患者舌头可变得又红又光滑，并可伴有口角开裂。舌头增大，摸起来比正常的硬，可能表明有原发性淀粉样变性。

10. 淋巴结　淋巴结广泛分布于全身，任何单个或一组淋巴结在发生疾病时均可受累及。体检注意检查颈部、锁骨上、腋下、肱骨内上髁、腹股沟区域的肿大或触痛的淋巴结。正常成人仅在腹股沟处的淋巴结容易被触摸到，正常儿童颈部还可触及多个小的（0.5~1.0cm）的淋巴结。触诊动作应轻柔，最好用指尖作环形移动，缓慢增加压力。触痛的淋巴结通常提示炎症，但快速增生的淋巴瘤在触诊时也可产生触痛。检查深部淋巴结可通过特定的造影技术手段检查，包括 CT、磁共振（MRI）、超声波检查、镓造影术、正电子发射断层扫描等。

11. 胸腔　肋骨或胸骨的触痛是一个易被忽视的重要体征，全身性骨痛加剧见于白血病，局部性骨痛加剧见于浆细胞骨髓瘤或转移性肿瘤。应该用指尖间歇性施压，检查所有骨骼表面以确定可能的受累区域。

12. 脾脏　正常成人脾脏在体检时通常不能触及，但偶尔可以摸到脾尖。正常脾脏是否可触及可能与体型有关。通过叩诊、触诊或两者结合可检查出肿大的脾脏。脾大 40% 便可触及，通过放射性同位素扫描或超声波检查可估计脾的大小，并帮助发现体检时不能触及的脾大。

13. 肝脏　右上象限触及肝脏边缘常常用于检查肝脏肿大，尽管已有证据显示此方法不精确。为了适当评估肝脏大小，有必要通过叩诊决定肝脏的上下边缘。影像检查常用于显示局部浸润性病变。

14. 神经系统　对很多血液病患者必须进行神经功能的全面评估。维生素 B_{12} 缺乏损害大脑、嗅觉、脊髓和外周神经功能，严重慢性维生素 B_{12} 缺乏可导致不可逆的神经性退行性病变。白血病脑膜炎常表现有头痛、视觉受损或脑神经功能紊乱。脑内肿瘤生长或脊髓受压迫等，可由恶性淋巴瘤或浆细胞瘤引起。白血病、淋巴瘤和骨髓瘤患者可因为肿瘤浸润、出血、感染或副肿瘤综合征而发生各种各样的神经系统异常。原发性单克隆免疫球蛋白病患者可出现若干类型的感觉和运动神经病变。多神经病是 POEMS 综合征的特征，表现为多神经病、器官肿大、内分泌病、单克隆免疫球蛋白病和皮肤病变。

15. 关节 膝、肘、踝、肩、腕或髋关节畸形可能是因血友病或严重凝血因子缺乏导致反复出血引起，通常是出血的关节畸形。

（陈 娜）

第三节 血液病治疗原则

血液病都属于难治性疾病。依据不同的疾病类型，结合全身支持开展病因治疗是总原则。主要包括血液成分补充、补充造血物质、调整止血血栓平衡，对肿瘤性、遗传性疾病进行综合治疗等。在此，主要阐述血液肿瘤的抗肿瘤药物外治疗和抗血栓性疾病治疗原则。

一、造血细胞移植治疗原则

造血细胞移植成功并应用于临床是近一个世纪的医学探索、研究的重大发现。1975 年西雅图研究组发表了引人注目的改善移植预后的研究成果，使得造血细胞移植治疗正式成为血液病广泛使用的最重要治疗手段。

（一）移植适应证

恶性血液淋巴肿瘤患者选择自体或异基因造血干细胞移植部分取决于疾病的治疗状况、对常规剂量化疗的反应以及是否有合适的供者。一般情况下，自体造血干细胞移植适合对常规剂量治疗敏感的恶性疾病，并且使用的治疗药物不会严重损害骨髓。这些疾病的特点是肿瘤细胞可被移植预处理方案中的细胞毒药物清除，而自体骨髓回输则起到促进造血恢复的作用。异基因造血干细胞移植通常用于起源于骨髓的恶性血液病的治疗，如急慢性白血病、再生障碍性贫血以及骨髓增生异常综合征、骨髓增殖性肿瘤。对于那些具有广泛骨髓侵犯的疾病，如低分化淋巴瘤和骨髓瘤，究竟选择自体或异基因造血干细胞移植相对比较困难。一般而言，异基因造血干细胞移植更有利于控制疾病复发，但与异基因造血干细胞移植相关的风险因素，如 GVHD、感染和治疗不良反应，显著影响患者的总生存率。因此，对于这些患者，需要综合考虑患者的情况，如并发疾病、年龄、有无合适的供者、疾病本身特征和患者的意愿等，来决定进行自体或异基因造血干细胞移植。而对于那些 GVT 效应可能较强的疾病，如 CML、AML、ALL 和反复复发的低分化淋巴瘤，则推荐考虑选择异基因造血干细胞移植。对于骨髓增生异常综合征、骨髓增殖性肿瘤等，则只能选择异基因造血干细胞移植治疗。

造血干细胞移植可治疗多种良性肿瘤和先天性疾病。特别值得注意的是，HLA 相合同胞供者异基因造血干细胞移植治疗重型再生障碍性贫血疗效显著，80% ~ 90% 的患者可获得长期无病生存和完全血液学缓解。造血干细胞移植也可以用于治疗血红蛋白异常性疾病，在重型地中海贫血，尤其尚未累及到肝脏的患者中，异基因造血干细胞移植已取得了良好疗效。同样，异基因 HCT 可作为重型镰刀状贫血年轻患者的治疗选择。对血红蛋白病患者，异基因造血干细胞移植相当于一种基因治疗手段。对那些伴有严重免疫缺陷综合征或其他先天性淋巴免疫缺陷患者，异基因造血干细胞移植是一种可选择的治疗手段。异基因造血干细胞移植已经被用于储积性疾病的治疗，这类疾病是由于溶酶体水解酶或过氧化氢酶的单个基因缺失，而导致一系列临床症状，在这类疾病中尤以黏多糖沉积症的某些亚类的疗效最为显著。目前一些临床试验正在评估自体和异基因造血干细胞移植治疗那些有危及生命或有重要脏器损害的自身免疫性疾病的疗效。

（二）造血干细胞移植疗效

1. 急性髓细胞白血病 造血干细胞移植是治疗 AML 的重要手段。许多研究均表明异基因造血干细胞移植可明显降低复发率。随着白血病细胞的遗传学检查对预后预测水平的提高，具有高复发风险的患者可选择以移植为基础的治疗。

2. 急性淋巴细胞白血病 异基因造血干细胞移植已被广泛用于成人 ALL 患者的治疗，特别是具有高危因素的患者，如诊断时高白细胞计数，非 T 细胞免疫亚型，不良的细胞遗传学特征，髓外侵犯，治疗 30 天未达到缓解等。许多研究已经表明，这些情况下异基因造血干细胞移植具有重要作用，可降低复发率和提高预期总生存率。

3. pH 染色体阳性的急性淋巴细胞白血病 应用化疗方案治疗 pH 染色体阳性成人 ALL 患者疗效不佳，异基因造血干细胞移植可使这些患者生活质量提高，而单独化疗则预后差。

4. 多发性骨髓瘤 年龄小于 70 岁的骨髓瘤患者，开始治疗后一年内进行自体造血干细胞移植已经成为标准的治疗策略。虽然化疗和自体造血干细胞移植均不能治愈骨髓瘤，但是与传统化疗相比，自体造血干细胞移植可提高其无病生存率和总生存率。结合新的化疗药物，如硼替佐米、沙利度胺、来那度胺，作为起始治疗可提高进展期骨髓瘤的有效率和单纯化疗的生存率。

5. 非霍奇金淋巴瘤和霍奇金淋巴瘤 对于中、高危的化疗敏感的淋巴瘤患者，即使在第二次及以后缓解期，接受自体造血干细胞移植疗效仍然优于单纯化疗的挽救性治疗方案。对于 B 细胞 NHL 患者，应用利妥昔单抗作为体内净化和移植后的维持治疗可达到更好的疗效。高危恶性肿瘤，如具有高危因素的弥漫大 B 细胞淋巴瘤、套细胞淋巴瘤、部分 T 细胞淋巴瘤，在第一次缓解后应行自体移植，临床研究已证明可取得比标准化疗更好的疗效。对那些化疗反应差、PET 检查残留病灶持续阳性的淋巴瘤患者，应用自体造血干细胞移植是否可提高疗效尚正处于研究中。对于复发的 NHL 和 HL 患者，经挽救治疗后应用 PET 检查有助于确定患者在自体造血干细胞移植治疗后是否会处于复发的高危状态，对这样的患者应考虑在自体造血干细胞移植后，进行减剂量异基因移植或移植后免疫治疗。

相信在不久的将来，将不再需要利用外周血动员或骨髓抽吸的所有细胞进行移植，而是将根据不同疾病类型和治疗效果来分选所需要移植的细胞种类从而取得最佳疗效。

二、疫苗和免疫细胞治疗原则

（一）疫苗治疗

疫苗是一种用于刺激宿主免疫系统产生中和性抗体，以对抗各类临床靶抗原的生物制剂。尽管用于慢性感染和肿瘤的疫苗治疗已经取得初步疗效，但仍然还没有达到理想的预期目标。血液系统肿瘤是疫苗治疗的一类很好的疾病模型，其中一个重要的原因是血液系统肿瘤对免疫效应的敏感性及其标本的易获得性，以便进一步进行深入的机制研究。

治疗性肿瘤疫苗诱发的免疫反应较应用单克隆抗体产生的被动免疫治疗具备更多的优势。在主动免疫治疗中，所有免疫反应产生的效应均来源于宿主本身。同时，因为不具有其他外源性成分而使得宿主的免疫反应更为持久。如果疫苗含有多个靶抗原的成分，则可以产生更为广泛的免疫反应，识别抗原中多个表位。疫苗诱发的免疫反应所产生的抗体可识别肿瘤表面的完整蛋白质，此外可以通过细胞免疫反应递呈肿瘤细胞表面的抗原肽段激活 T 细胞。活化的 T 细胞可以通过多种机制杀灭肿瘤细胞，如通过细胞与细胞接触机制溶解肿瘤细胞，或者通过产生细胞因子而直接杀伤肿瘤细胞。

以细胞为基础的疫苗能够诱发患者体内产生肿瘤反应性 T 细胞用于肿瘤治疗，该方法有待于进一步研究。

（二）免疫细胞治疗

过继 T 细胞治疗是通过 T 细胞输注来增强或建立一种免疫应答，具有较强的抗感染和抗肿瘤效应。目前研究者们已经发现了一些病毒和肿瘤细胞上的靶抗原，改进了抗原特异性 T 细胞的分离方法和使该类 T 细胞在患者体内更长时间保留的基因工程技术，并且认识到了在淋巴细胞缺少的环境中输注 T 细胞有利于提高输注效率和治疗效果，所有这些将推动 T 细胞治疗方案在临床上的进一步开展。在免疫细胞治疗的下一发展阶段可能与特异性调控或抑制途径的靶向干预相结合。

三、抗血栓治疗原则

血栓性疾病是引起致死和致残的主要疾病，因抗血栓药物疗效显著，故是医疗中最常用的药物之一。根据抗血栓药物的作用机制不同可分为抗凝剂、抗血小板药和纤溶药，它们的作用之间有部分重叠。最重要的应用意义是预防高危人群的血栓性疾病。当然在治疗急性血栓形成中也有着重要的应用。但许多药物的风险受益比率较低，以致发生出血等并发症。而出血是在抗凝治疗中最常见的不良反应，因此，在选择治疗方案时应为每位患者小心谨慎地权衡风险和利益。这些药物本身可能不会导致出血，但会加重原有的出血。在决定治疗方案时，避免增加出血风险是很重要的。

（一）维生素 K 拮抗剂

维生素 K 拮抗剂作为口服抗凝药，来自于食用发霉的草料所致的低凝血因子血症。香豆素具有抑制维生素 K 的作用，在 20 世纪 40 年代被提纯并应用于临床。多种药理特性不同的香豆素衍生物统称为维生素 K 拮抗剂，在当今世界各地已被作为抗凝药广泛应用，其中的华法林使用普遍。这些药物被广泛用于预防和治疗血栓性疾病，是现有最为普及的口服抗凝药。

维生素 K 拮抗剂的抗凝效果用血浆凝血因子时间（PT）监测，它对依赖维生素 K 的凝血因子的降低很敏感，而且会随依赖维生素 K 的凝血因子水平的降低而逐渐延长。影响 PT 的重要成分是促凝血因子激酶。促凝血因子激酶成分的差异会导致结果的变化。国际标准化比值（INR）的广泛使用已经促进了结果的可比性，不同实验室得到的 INR 值可以对治疗效果进行可靠比较。治疗初期，INR 应每隔 2~3 天检查 1 次，持续 1~2 周，直到达到稳定的治疗效果。对大多数适应证来说目标 INR 为 2.5，可用的治疗范围是 2~3。对于心瓣膜置换术的患者和那些 INR 在 2~3 但抗凝治疗失败的患者，推荐达到更高的 INR。

（二）肝素和低分子肝素

肝素和低分子肝素（LMWH）是使用最广泛、作用迅速的非口服抗凝剂。肝素的组成具有很大的异质性，它由包括不同链长相对分子质量在 5 000~30 000 的不同分子组成。肝素并不直接作用于凝血因子，它通过丝氨酸蛋白酶抑制剂—抗凝血酶发挥作用。只有 1/3 的肝素分子含有独特的能与抗凝血酶结合的戊多糖序列并具有抗凝活性。

肝素通常采用静脉给药，以便于快速达到完全的抗凝效果。因为患者对肝素的反应性存在个体差异，所以尽管其抗凝作用迅速，实验室监测还是必不可少。最方便的实验室检测指标是活化部分凝血时间（APTT），血浆存在 0.1U/mL 或者更高的肝素浓度都会影响 APTT。此外，抗活化的 Xa 因子水平可在 APTT 时间不可靠时作为替代检测指标，比如狼疮等疾病而造成患者的 APTT 基础值延长时。通过 APTT 或抗活化 Xa 因子水平的检测来快速达到治疗剂量，对于确保足够的抗凝效果是非常重要的。

（三）纤维蛋白溶解治疗

纤维蛋白溶解治疗是通过注射高剂量纤溶酶原激活剂，加速纤溶酶原转变成有活性的纤溶酶，从而降解纤维蛋白。不同药物特有的生化和药理学特性是决定给药原则、血块溶解的效果和药物本身的不良反应的重要因素。纤溶治疗可用于动脉和静脉血栓的治疗，由于其具有加速血管再灌注，降低发病率和致死率等特点，纤溶治疗已成为急性心肌梗死患者的标准疗法。溶栓治疗也已成为治疗外周血管疾病，心脏搭桥术及心内导管介入的标准疗法。溶栓治疗也用于治疗并发血栓性脑卒中的部分患者。纤溶治疗还能改善严重肺栓塞并伴血流动力学不稳定的患者的预后。血浆纤维蛋白原和 D–二聚体水平检测有助于纤溶治疗监测。

（四）抗血小板药

血小板在止血和血栓形成中起着重要的作用，因此抗血小板制剂是治疗血栓性疾病的重要手段。一旦血管受损，血小板即黏附到暴露的内皮下膜上并被激活，释放致密颗粒、α 颗粒的内容物，从而发生聚集。凝血酶生成是与血小板黏附和聚集反应同步发生的。与静脉血栓相比，血小板在动脉血栓形成中的作用更明显，这是因为动脉的高剪切力能激活血小板，故抗血小板药物在动脉血栓中的治疗作用大于静脉血栓。

抗血小板治疗联合用药要比单一用药更为有效。因此，对于急性冠脉综合征和冠脉支架术后的患者，多个抗血小板药物联合使用已经成为常规的治疗策略，但同时也会增加并发出血的风险。参与联合用药的药物有：阿司匹林、双嘧达莫、氯吡格雷、受体抑制剂、华法林、利伐沙班和其他新型药物。阿司匹林和氯吡格雷联用降低经皮冠脉介入治疗支架再狭窄的发生，是这一领域的标准治疗方法，其联合使用是治疗急性冠脉综合征的首选。然而，双重或多重抗血小板药物联合使用并不是任何情况下都优于单种药物，例如在某些特殊的患有高风险脑血管疾病的患者中，阿司匹林和氯吡格雷的联合使用不会减少脑卒中的发生，反而会增加出血的概率。在部分患者特别是伴有房颤或者冠状动脉疾病的患者中，会用到华法林、阿司匹林和氯吡格雷的三者联合使用，但有出血风险。随着各类新型药物的问世，其他联合用药的方式也将变得更加普及，例如利伐沙班和阿司匹林合用（加或不加氯吡格雷）。这样的联合使用虽然能发挥更有效的作用，但同时也会相应增加出血等并发症的发生风险。必要时可选择血小板功能检查进行监测。

四、抗感染治疗原则

许多血液系统疾病患者存在感染的风险，包括严重遗传性或获得性的中性粒细胞减少症和再生障碍性贫血，中性粒细胞功能缺陷以及接受导致强烈抑制骨髓化疗的患者。由于细胞毒性化疗药物抑制了正常造血系统功能，化疗期间常常出现全血细胞减少。化疗后中性粒细胞减少期间，大多数患者都会发生感染。淋巴系统肿瘤患者常常发生明显的体液免疫和细胞免疫功能的改变，从而导致非细菌性的感染发病率增加。

（一）危险因素和引起感染的病原体

1. 中性粒细胞减少的严重程度　中性粒细胞减少患者可以发生细菌、真菌、病毒和寄生虫等感染。最常见的最严重的是细菌感染。如果中性粒细胞计数低于 $0.5 \times 10^9/L$，细菌感染的风险明显增加。当中性粒细胞计数低于 $0.1 \times 10^9/L$，感染的风险进一步加大。中粒细胞减少程度和持续时间是细菌感染风险的重要决定因素。黏膜屏障的破坏，尤其是口腔、食管和肠道黏膜的破坏为病原体的入侵打开门户，从而促进了感染的发展。

2. 细菌　革兰阴性杆菌是最常见的致病菌，包括克雷白杆菌、大肠埃希菌、假单胞菌属和变形杆菌。这些细菌引起多种感染，包括肺炎、软组织感染、肛周感染、原发性菌血症。使用导尿管或者发生尿路梗阻，可发生尿路感染。目前中性粒细胞减少患者发生的感染，大约一半由革兰阳性菌引起。葡萄球菌和肠球菌是目前中性粒细胞减少并发感染的患者中分离到的最常见的病原菌。其原因可能与半永久性静脉导管的应用和预防性应用抗革兰阴性杆菌药物有一定关系。

3. 真菌　真菌感染常常发生在持续性中性粒细胞减少、淋巴瘤或慢性淋巴细胞白血病患者。念珠菌属是引起真菌感染最主要的病原菌。以往白色念珠菌是最常见的病原菌，然而，近几年非白色念珠菌感染有所增加，部分原因可能是普遍预防性应用抗白色念珠菌药物所致。胃肠道被认为是念珠菌的储存库，有可能发生糜烂性食管炎。念珠菌可以通过留置导管进入血液循环。曲霉菌和毛霉菌也可能引起侵袭性疾病。这些病原菌往往会定植，引起鼻窦和支气管肺炎。由于细胞免疫是防御真菌感染所必需的，因此隐球菌、曲霉菌、球孢子菌、组织胞质菌和念珠菌感染在长期应用糖皮质激素的白血病和淋巴瘤患者中更为常见。

4. 病毒　病毒感染在细胞免疫功能受损的患者中尤其常见。在免疫功能受损的宿主所感染的病毒中，单纯疱疹病毒、水痘-带状疱疹病毒、巨细胞病毒和腺病毒最为重要。皮肤病变和黏膜炎通常由单纯疱疹病毒所致。带状疱疹病毒感染可能尤其严重，并有播散倾向。

5. 原虫　耶氏肺孢子虫，是一种普遍存在的内源性寄生虫，会导致中性粒细胞减少和细胞免疫缺陷的患者发生肺炎，特别是糖皮质激素治疗减量或停药后经常出现这种感染。另一种原虫即弓形虫，可以引起淋巴瘤或慢性淋巴细胞性白血病患者发生脑脓肿，尤其是糖皮质激素治疗的病例。接受糖皮质激素治疗的患者如果身处流行地区还存在类圆线形虫高度感染的风险。

6. 分枝杆菌感染　淋巴系统恶性肿瘤和结核病之间的关系已经被人们认识，特别偏远地区患者。结核病的死灰复燃，耐药菌株的大量流行，正在成为一个常见和严重的问题，非典型分枝杆菌感染在 HIV 阳性患者较为常见，化疗患者较罕见。

（二）初次治疗原则

1. 细菌感染　对多种不同的方案进行评估后发现，发热伴中性粒细胞减少患者进行经验性治疗是可以接受的。一般而言，初始经验治疗时联合用药效果好，但是对于中性粒细胞减少程度较轻、无明显的败血症表现以及能耐受氨基糖苷类的患者，单药治疗同样有效。对于所有干细胞衰竭，严重的中性粒细胞和单核细胞减少同时并发感染的患者，不推荐单药治疗。今后几年内，多药耐药病原体的出现将影响经验性治疗的效果。大约 60% 的院内获得性金黄色葡萄球菌菌株为耐甲氧西林金黄色葡萄球菌（MRSA）。

2. 真菌感染　真菌感染在中性粒细胞减少患者较常见，经验性抗生素治疗 3 ~ 5 天仍无效的发热患者，需要经验性抗真菌治疗。随着新型唑类和棘白霉素类抗真菌药物的出现，虽然两性霉素 B 脱氧胆酸盐在治疗真菌感染中的地位受到了挑战，但该药仍然是治疗中性粒细胞减少患者多数真菌感染的首选药物。目前有三种脂质体两性霉素制剂：两性霉素 B 脂质体，两性霉素 B 脂质复合物和两性霉素 B 胶质分散体，三者可选择使用。虽然目前耐药问题还不严重，耐药真菌的出现仍然是一个潜在的临床威胁。预防性抗真菌药物可能有助于治疗罕见的耐药菌属感染。抗真菌药物直接的交叉耐药及相互作用，也是一个潜在的重要的问题。

3. 病毒感染　病毒感染的治疗比较有限，阿昔洛韦对单纯疱疹病毒感染有效，大剂量阿昔洛韦可用于治疗水痘 - 带状疱疹感染，对巨细胞病毒和 EB 病毒无效。其他制剂，如泛昔洛韦和伐昔洛韦，对单纯疱疹病毒感染同样有效，但可能临床应用较少，且无静脉制剂。更昔洛韦、缬更昔洛韦、膦甲酸钠也可用于治疗巨细胞病毒感染和单纯疱疹感染。在感染早期使用最有效。因此，监测抗原血症和早期治疗高危患者，如移植受者，可以改善预后这些药物联合抗巨细胞病毒的免疫球蛋白已经成功应用于骨髓移植患者的巨细胞病毒性肺炎。利巴韦林用于治疗呼吸道合胞病毒感染。

4. 原虫感染　耶氏肺孢子虫感染可用甲氧苄啶 - 磺胺甲噁唑治疗，无法耐受甲氧苄啶，磺胺甲噁唑治疗以及对该药过敏的患者，可用喷他脒治疗。其他治疗方案，包括氨苯砜 - 甲氧苄啶、伯氨喹 - 克林霉素和阿托伐醌，已被证实对艾滋病有效。但是化疗相关的免疫抑制患者的治疗，还缺乏相关经验。

5. 分枝杆菌感染　在全世界范围内，血液系统恶性肿瘤患者存在较高的结核分枝杆菌感染率，所以伴有肺部浸润的中性粒细胞减少患者，应该排除结核。一线抗结核治疗包括利福平、异烟肼、吡嗪酰胺和乙胺丁醇。推荐联合治疗多药耐药结核感染的治疗比较困难，而且预后不良。

（陈　娜）

第二章

临床常用输血技术与检验技术

第一节 成分输血

成分输血即根据病情的实际需要，有选择性地输注红细胞、血小板、粒细胞或血浆及血浆衍生物。其中，最基本的是红细胞输血。国际上根据红细胞输血比率（$\frac{红细胞制剂单位数}{全血制剂+红细胞制剂单位数} \times 100\%$）来衡量一个国家（医院、血站）输血水平的高低。目前，国际上输成分血的比例已经达到 90% 以上，输全血不到 10%，发达国家输成分血的比例已经超过 95%。

成分输血是本着患者缺什么血液成分补充什么成分的原则，让患者避免无用的负担（量的过剩及同种免疫反应），使输血更安全，充分节约血源。

（一）浓缩红细胞

1. 制备 将所采全血离心，吸出上层血浆，保留少量血浆（90mL 红细胞留下 40mL 血浆 - 枸橼酸混合液），使血细胞比容约为 70%，即为浓缩红细胞，其中混有白细胞及血小板。可立即糖注，也可加入蔗糖保存液在 4℃ 中保存 25 日。

2. 浓缩红细胞的优点 浓缩红细胞与全血的成分比较（表 2 - 1）。浓缩红细胞有以下优点。

（1）虽然红细胞量和血红蛋白量相同，但输血量仅约半量，从而可减轻受者循环系统的负荷。

（2）由于除去了大部分血浆，因而该制剂中的钠、钾、氨等电解质减少，分别对心、肾、肝病患者有益。钾减少对尿毒症患者和需要交换输血的新生儿有益；钠减少对已有钠潴留的患者特别有益。

表 2 - 1 全血和浓缩红细胞成分比较

内容	全血*	浓缩红细胞
全量（mL）	230	130
红细胞（mL）	90	90
血红蛋白量（g）	28	28
血浆量（mL）	110	30
抗凝剂 ACD 量（mL）	30	10
血细胞比容（%）	39	69
血浆总蛋白（g）	8.2	2.3
K^+（mmol）	0.4	0.1
Na^+（mmol）	16.5	4.5
NH_3（mmol）	3.2	0.9
血浆中的抗原抗体	多	少
白细胞	多	少
血小板	多	少
凝血因子	多	少

注：*从全血比重为 1.055 献血者采集的鲜血。

（3）由于 ACD 溶液减少，从而减少了枸橼酸盐中毒及酸中毒的危险性；对新生儿、严重肝病者可减少低血钙的危险。

（4）血浆中含的各种蛋白质抗原及抗体少，可减少受者同种免疫反应。

3. 适应证

（1）本制品主要用于不需要补充血容量的各种贫血，提供红细胞以恢复和维持携氧能力，特别适用于不能耐受血容量迅速改变的心力衰竭者，老人、年幼、虚弱者，酸中毒或高钾血症，肾病及尿毒症，肝病贫血等。

（2）当失血等于循环血容量的 20% ~40% 时，在补充电解质或胶体溶液的同时，应输注浓缩红细胞，使血细胞比容维持在 35%。

（3）手术前及手术中需要输血的患者，多数应该输注浓缩红细胞和晶体液（但当患者同时要求扩张有效血容量和增加携氧能力时，则输注全血）。

（二）洗涤红细胞

1. 制备　全血经离心后在无菌条件下首先分出血浆并去除白细胞，向红细胞内加入无菌生理盐水混匀，再离心去除残余的白细胞，如此反复洗涤 3 次最终去除 98% 以上的血浆和 90% 以上的白细胞、血小板，同时也去除了保存过程中产生的钾、氨、乳酸等代谢产物，保留了 70% 以上红细胞，最后加入生理盐水悬浮即可，须在 24 小时内输用。

2. 洗涤红细胞的优点　本制品优点是除去了绝大部分血浆、白细胞、血小板、微聚物及 HbsAg，可防止由白细胞及抗体等引起的免疫反应，减少肝炎传播的机会。

3. 适应证　主要适用于自身免疫性溶血贫血，阵发性睡眠性血红蛋白尿，再生障碍性贫血，妊娠妇女的贫血，肾病与尿毒症，器官移植后，血液透析术，新生儿溶血病换血，多次输血而产生白细胞抗体，反复输血屡有发热反应、血浆超敏的患者。

（三）少白细胞的红细胞

1. 制备　白细胞过滤器过滤。

2. 适应证　少白细胞的红细胞主要用于：①由于反复输血已产生白细胞或血小板抗体引起非溶血性发热反应的患者；②准备行器官移植的患者；③需要反复输血的患者，如再生障碍性贫血、白血病、重型地中海贫血等患者，可从第一次输血起就选用本制品。剂量及用法与浓缩红细胞制剂相同。

3. 注意事项　本制品应尽快输注。只能在 4℃ 条件下保存 24 小时；如输本制品仍有发热反应，可改用洗涤红细胞。

4. 可减少病毒性疾病的传播　如 HIV、巨细胞病毒感染。

（四）辐照红细胞

对于有免疫缺陷或有免疫抑制患者输血，无论输用上述任何一种红细胞均需用 25 ~30Gyγ 射线照射以杀灭有免疫活性的淋巴细胞，从而防止输血相关性移植物抗宿主病（transfusion associated graft - versus host disease，TA - GVHD）的发生。

（五）浓缩血小板制剂

1. 制备及输注　挑选 5 天内未服用阿司匹林的供血者，用 ACD 或柠檬酸 - 磷酸 - 葡萄糖（CPD）抗凝，采集后 4 小时或 6 小时内，于 20 ~24℃ 低速度离心沉淀红细胞（如 1 220 × g 5 分钟），吸出血浆即为富血小板血浆，再将其高速离心（4 650 × g 6 分钟），吸出上层血浆，留下下层 15mL（从 200mL 全血中分离），即为浓缩血小板。宜保存在（22 ±2）℃，不断轻轻摇动使均匀悬浮（剧烈振荡可引起血小板不可逆的聚集）。pH 应为 7.4（<20℃ 生存性受损伤，当 pH 降至 6.0 丧失生存性）。其 ABO 血型应与受血者相合。在采集 24 小时内用带有标准滤网的输血器输注。每 450mL 全血制得血小板数约 3×10^{10}，若使用数份，应在即将输注之前混合，以免血小板凝集。

目前，利用血细胞分离机，以单采血小板方法从单一献血员可采集大量浓缩血小板 $[(2.5 ~4) \times$

10^{11}]。若盛袋为能透进氧的优质合成袋，加上适宜抗凝保养液可在 5 天内输用，注意细菌污染。

2. 适应证　由于输注血小板可产生抗体，另外，受者如有发热、脾大、感染等原因，则输注血小板效果很差，因此必须慎重选择适应证，若没有上述原因，每输注 1×10^{11} 个血小板可使受者血小板计数上升 $10\times10^9/L$。

（1）血小板输注：主要适用于血小板数量显著减少或功能低下时危及生命的严重出血，如再生障碍性贫血以及白血病和恶性肿瘤化疗时血小板减少引起的严重出血；心脏手术体外循环时有出血倾向且有血小板数减少和皮肤出血时间延长者；大量输注保存血所致的稀释性血小板减少症；血小板功能障碍所致的出血等。

（2）造血干细胞移植：预处理及移植后骨髓功能低下期，血小板缺乏或严重低下时（$<20\times10^9/L$）。这种浓缩血小板制剂输注前须经 $1.5Gy\ ^{60}CO\ \gamma$ 射线照射，使引起 CVHD 的淋巴细胞失活。

（3）至于免疫性血小板减少性紫癜（ITP），输入的血小板会迅速破坏，因而价值不大，仅用于有严重出血（如颅内出血）需要抢救生命时。

（4）对弥散性血管内凝血，因血液中血小板不断被消耗，必要时可在并用肝素基础上补充血小板。

（5）预防性血小板输注可使受者淋巴细胞毒性抗体的产生加速，有些人在以后发生出血时，输入的血小板无效，变成难治性。有建议选用血小板计数 $\leq5\times10^9/L$（无论有无明显的出血）作为预防性输注血小板的适应证，而不增加严重出血，也降低了同种免疫作用的发生率。如果应用影响血小板功能的药物后有全身严重感染、止血异常，则血小板计数 $<20\times10^9/L$ 可给予预防性输注。准备外科手术或创伤性操作；眼或脑及某些泌尿外科手术血小板计数需要 $\geq100\times10^9/L$。

（6）对已发生同种免疫作用者，除非有 HLA 配合的血小板，一般不予输注。

（7）肝素引起的血小板计数减少，血栓性血小板减少性紫癜（TTP），溶血 – 尿毒症综合征禁忌输注血小板制剂。

3. 血小板输注无效的原因

（1）血小板质量不合格。

（2）非免疫因素：受者有脾大、感染、发热、DIC 等。

（3）免疫因素：HLA 的同种免疫作用。

（4）血小板表面的特异性抗原可产生特异性抗体；ABO 血型不相合输注。

（六）粒细胞制剂

1. 制备　在有条件的地方利用连续或间断流动血细胞分离机单采粒细胞。若预先给供血者服用泼尼松或地塞米松使其外周血中粒细胞升高，并以羟乙基淀粉作细胞沉淀剂，可获得（2～3）$\times10^{10}$ 粒细胞。手工操作是将新鲜血离心移出血浆，然后吸出红细胞层表面的淡黄层（白膜收集法），利用分离血小板、白细胞保存液抗凝采血，可加速红细胞下沉，200mL 血液可分离 1.3×10^9 白细胞。

2. 适应证　只有严重中性粒细胞减少（绝对值 $<0.5\times10^9/L$），伴随细菌或真菌感染，且对最适宜的抗生素治疗无效者采用粒细胞输注，并至少连续输数天，才可能有效。主要对象是放疗或化疗后引起白细胞减少的白血病或肿瘤患者，或其他原因（如放射线、药物）引起骨髓抑制时，治疗效果取决于骨髓功能的恢复情况。

预防性粒细胞输注仍是有争论的问题，如果预防性输注的粒细胞取自无关的组织相容性抗原（hLA）不配合的献血者，易发生同种免疫作用。输白细胞可能降低并发严重感染的危险，但引起不良反应的弊病可能更大，故除非在严密观察下，不宜采取这种预防措施。

新生儿败血病，特别是早产儿，由于粒细胞的趋化性、杀伤力均较弱，故易发生感染，而严重感染又导致粒细胞的减少，这种病例给予粒细胞输注，可明显降低其死亡率。

粒细胞输注应坚持 ABO 和 Rh 血型相合，对已同种免疫的患者，应选择 HLA 相合的提供者。

3. 疗程与疗效的评价　如果期望输注粒细胞有效，则每次至少输入 1×10^{10} 粒细胞，并应当在采集后尽快输注，连续输注 4 日。局部感染或新生儿败血症输注 1×10^9 白细胞也有效。

因为粒细胞在输入后很快离开血循环而在体内重新分布，且常移至炎症部位，若仅以输注后外周血粒细胞计数升高判断疗效是不可靠的，必须根据发热消退、血培养转阴、临床改善或感染局限化来判断疗效。

4. 并发症

（1）可能因粒细胞抗体而致寒战、发热，严重的可有血压下降。

（2）激肽－激肽原系统释放的激肽或补体系统分裂产物致胸背痛或有极度忧虑等症状。

（3）粒细胞输注可产生严重的肺反应，特别是患者已存在肺部感染时。这可能是由于血清学凝集作用，或内毒素相互作用，使输入的粒细胞在肺内被扣押，并发生去粒作用及补体激活，患者可表现咳嗽、气短、呼吸增快、发绀，甚至严重呼吸窘迫。

（4）严重免疫抑制患者（继发于原来疾病或治疗）容易发生移植物抗宿主病（GVHD）。

（5）输注后感染肝炎、巨细胞病毒和弓形体病。

为减少并发症，输注速度不宜过快，输注前用糖皮质激素和抗组胺药，在接受骨髓移植患者、严重免疫抑制患者和新生儿输注前应该用15Gy照射浓缩粒细胞。

（七）血浆制剂

目前，在输血先进的国家，对全血浆的使用概念发生了根本变化，血浆不是主要作为抗休克的血容量扩张剂使用，而主要作为分离血浆蛋白制品的原料。临床使用的是新鲜液体血浆或新鲜冰冻血浆（fresh frozen plesma，FFP），储存液体血浆和冻干血浆已淘汰。

1. 制备　新鲜液体血浆可按照双程单采血浆操作规程采集（非自动化单采血浆法），也可通过血细胞分离机采集（自动化单采血浆法），这样同一献血者一次可采集300～500mL血浆。该制剂需ABO配合，于24小时内输注。

FFP是新鲜液体血浆分离后立即贮存在－18℃或以下（最好－30℃）冻结保存的血浆，有效期1年。使用前置30～37℃水浴中缓慢摇动，以加快解冻过程，防止纤维蛋白析出，融化后的血浆应立即经输血滤网输注。

基于病毒灭活技术的病毒灭活血浆制剂更为安全，但价格偏高。

2. 适应证　由于新鲜液体血浆或FFP保持正常含量的凝血因子，故适用于大出血造成多种凝血因子减少时；出血性疾病，尤其是尚未判明缺乏何种凝血因子，或缺乏其他更好的血液制品时；抗凝药物过量时，如华法林等；肝脏疾病并发出血者以及DIC。此外，某些疾病（如血栓性血小板减少性紫癜）血浆交换治疗时用作血浆替代液。对于大面积烧伤，输用含有免疫球蛋白和凝血因子以及补体的新鲜血浆比输用清蛋白、右旋糖酐等胶体溶液更有利。

3. 并发症

（1）液体负荷过重：1U FFP钠含量达170～190mmol/L。

（2）变应性和过敏性样反应：是由肥大细胞和嗜碱细胞释放的作用于血管的介质所引起，主要物质是组胺和血管舒缓素－激肽系统产生。临床表现严重面部充血、低血压、发热、血管性水肿和支气管痉挛，反复输注血浆和血浆制品增加反应发生率。此外，IgA完全缺乏的患者，经多次输血浆或全血及妊娠之后，20%～60%的人可产生抗－IgA，若再次接受含IgA血制品，可引起严重的变态反应，表现皮肤潮红、寒战、发热、肌痛、呼吸困难、循环衰竭，预先给糖皮质激素和抗组胺药物可减少血浆变态反应。

（3）传播肝炎疾病的危险，输病毒灭活血浆可预防。

（陈　娜）

第二节　血浆置换术

治疗性血浆去除（plasma pheresis）或血浆交换（plasma exchange，PE）疗法（下称换浆）已成为某些疾病的一种主要治疗手段，利用血细胞分离机，也可用手工方法换浆取得较好疗效者。

一、换浆的基本原理

换浆即从患者静脉抽取血液，经离心分离出血浆与血细胞，弃去血浆，而将血细胞（红细胞、白细胞、血小板）及适当的替代液（胶体和晶体液）输回患者体内。

其目的是去除血循环中致病的抗原、抗体、免疫复合物或其他有害因子，以达到缓解症状或控制致病过程。此外，换浆对恢复单核－巨噬细胞系统的功能可能起有益的作用。

在多数情况下，换浆是一个使患者度过生命危险期的暂时治疗措施，不是一种治本的方法。因此，同时应重视针对病因的治疗措施，如多发性骨髓瘤并发急性肾功能衰竭或高黏滞血症时，换浆的同时应给予化学治疗。

在自身免疫性疾病，自身抗体被置换移除后，抗体将继续产生，甚至显著超过交换前的水平（"反跳"现象）。因此，常常在换浆治疗时或紧接换浆之后给予适当的免疫抑制剂，如糖皮质激素和（或）环磷酰胺，以避免疾病复发或恶化。

二、换浆的最佳方案

每次应换出多少血浆，间隔多长时间交换一次，共换多少次，均应根据患者情况决定。对严重疾病的急性期，如急进性肾小球肾炎、重症肌无力危象，一般采用强化方案，即每次置换血浆 2～4L，每日或隔日 1 次，效果较好。而对于慢性疾病的维持治疗，每次换浆 1～1.5L 也有较好疗效。理论上，交换 1 倍容量的血浆，可清除约 63.2% 的异常血浆成分，交换 2 倍血浆容量，可清除约 86.5% 的异常血浆成分。因此，交换 1 倍血浆容量，清除率最高，而并发症可能较少。我国人 1 倍血浆容量约为 2L。计算交换的血浆量方法是：①称量患者的体重，我国人一般按每千克体重含全血 65～70mL，估计患者全身血容量；②测量患者血细胞比容，计算全身血浆量。例如，体重 50kg 患者，血细胞比容为 0.40，全身血容量则为 3 500mL，血浆量为 2 100mL，交换 2 100mL 血浆即为 1 倍容积。

三、换浆所用的替代液

换浆时补充液体，最重要的是恢复血容量和维持胶体渗透压的平衡，以避免低血压、肺水肿等心血管反应，其次才是考虑蛋白质、凝血因子和免疫球蛋白的补充。

适合于做补充的液体包括清蛋白、新鲜冰冻血浆（FFP）和等渗盐水。FFP 不但能恢复血容量和渗透压，还可补充凝血因子等成分，但是输用大量 FFP，可致枸橼酸反应、输血后肝炎及巨细胞病毒感染，而最危险的是致命的过敏性样反应。

替代液常联合应用，其比例由患者的全身情况、疾病性质、血液黏度及分离的次数和间隔时间以及所需费用而定。一般地，为保持血浆胶体渗透压稳定，每次换浆时补充的胶体不应少于 40%。对每次换浆 1～2L 且换浆次数不多者，多数只需补充适量的清蛋白和晶体液即可，如果是频繁大量换浆，或患者已有凝血因子缺乏，若有低免疫球蛋白血症时，应补充一定量的 FFP，补充纤维蛋白原制剂使血浆纤维蛋白原含量 >1.5g/L。对高黏滞血症者，或有高凝倾向的患者，可适当用低分子右旋糖酐替代，而不用 FFP。对 SLE 或肾病综合征患者，则应增加清蛋白的补充。

四、换浆的适应证

（1）换浆首先用于治疗恶性单克隆免疫球蛋白疾病，并且具有确切和显著的效果。巨球蛋白血症、多发性骨髓瘤、冷球蛋白血症等常并发危及生命的高黏滞血症，全血黏度急剧升高，这时应立即进行血浆交换。

此外，单克隆免疫球蛋白干扰止血机制引起的出血及多发性骨髓瘤并发的肾功能衰竭，也适于换浆。

（2）由于免疫性疾病的发病与某些抗体免疫复合物有关，在传统治疗方法［糖皮质激素和（或）细胞毒药物］无效时，可结合血浆交换疗法治疗。血浆交换疗法能去除各种自身抗体和免疫复合物。

尤其是患病早期，患者体内存在大量抗体，但尚未引起组织、器官损伤时，应尽早进行血浆交换，以减少组织、器官的损伤，改善症状。对那些用激素和免疫抑制剂效果不好且危及生命的重症患者，血浆交换与免疫抑制剂（如环磷酰胺）合用，可控制病情发展，改善症状。

1）特殊抗体所致的疾病

a. 肺出血－肾炎综合征（Goodpasture 综合征）：换浆对维持肾功能和预防威胁生命的肺出血是有益的。

b. 重症肌无力：换浆适用于经激素和抗胆碱酯酶药，以及胸腺切除治疗无效的严重全身型者，或肌无力危象者，或因并发消化性溃疡、糖尿病、感染等而不能使用大剂量糖皮质激素者。

c. 抗因子Ⅷ综合征：某些血友病者经大量因子Ⅷ治疗后，血浆中产生高浓度抗因子Ⅷ抗体，若并发严重出血，输注大量因子Ⅷ浓缩物也无效，这时，大量换浆可能起到止血作用。

d. 某些温抗体型自身免疫性溶血性贫血，特别是溶血危象而对大剂量糖皮质激素无效者，血浆交换结合红细胞交换有可能挽救患者生命。

2）同种抗体所致疾病：有输血后紫癜、新生儿 Rh 溶血病、ABO 血型不配合的骨髓移植术前受者的准备。

3）免疫复合物疾病

a. 急性肾炎，Ⅰ型和Ⅱ型疗效较好，对Ⅲ型疗效尚需验证。

b. 系统性红斑狼疮，出现威胁生命的紧急情况，或受损器官功能恶化时，如肾功能急性恶化、脑狼疮、急性暴发性狼疮肺炎等，换浆可能对再次控制疾病活动有价值，但对有心脏传导障碍或继发严重感染者慎用。

4）免疫机制未完全清楚的疾病：换浆对血栓性血小板减少性紫癜、吉兰－巴雷综合征疗效较好。类风湿关节炎时换浆疗效可疑，现已有试用血浆交换同时清除淋巴细胞而取得疗效的报道，在该病并发有威胁生命的血管炎或高黏滞血症时，适于换浆。

五、换浆的并发症

换浆并发症的发生率约为 2.6%，有些与血容量改变有关，有些与血浆正常成分的改变有关，有些则与替代液的性质有关。

1. 心血管反应　抽吸速度过快或体外循环血量过大可发生低血压、晕厥或休克；相反，回输速度过快，补充液体过多，尤其是含钠的胶体液过多，可致急性肺水肿和左心力衰竭，因此换浆中必须随时注意液体平衡（现有部分血细胞分离机可有自动平衡液体出入的自动化程序）。

2. 血浆变态反应　通常出现在 FFP 输注过程中，原因之一是释放的组胺和血管活性物质所致，另一可能原因是某些人体产生抗－IgA。主要表现为寒战、皮疹、发热和低血压，喉头水肿与心肺功能衰竭少见。在血浆置换之前，应用抗过敏药物如皮质类固醇、异丙嗪、肾上腺素等，可降低严重程度和发生率。在膜式血浆分离中，也有对膜分离器消毒剂过敏的报道。对输血或血浆已有变态反应者应尽量避免再次输用。

3. 枸橼酸钠反应　由于含抗凝剂的血液成分回输过快，或应用大量血浆作替代液，致使血浆游离钙降低，而表现口周麻木、畏寒、颤抖、心动过速、手足抽搐、甚至胃肠痉挛致呕吐等，可用葡萄糖酸钙预防和治疗。另一类不良反应发生在肾功能不全的患者，枸橼酸代谢物碳酸氢盐不能从肾脏排出，引起代谢性碱中毒。

4. 出凝血异常　换浆常见凝血常规改变，换浆后 24h 内常有纤维蛋白原、抗凝血酶含量及血小板计数减少，但是临床上异常出血少见，发生率为 2.2%。值得注意的是高凝状态以及血栓形成的危险，必要时加用适当肝素治疗。置换 1 倍容积血浆量后，凝血时间延长 30%，而活化的部分凝血活酶时间延长 1 倍，这些改变通常在置换后 4 小时恢复正常。但是短期内多次置换，往往加重凝血机制的减退，因此对于有高危出血倾向的患者（如肺出血、即刻肾穿刺后），补充一定量的 FFP 是必需的，使纤维蛋白原 >1.4g/L。

5. 感染 用新鲜液体血浆或冰冻血浆作替代液，有传播病毒性肝炎的危险，注射乙肝病毒疫苗可能对于预防乙型肝炎病毒感染有益。此外，许多经历血浆交换的患者，由于某些自身免疫性疾病本身或应用免疫抑制剂而免疫功能低下，加之频繁大量换血浆，降低了免疫球蛋白水平及调理素活性，增加了对感染的易感性。换浆中如何防治感染，以及如何适当应用激素和细胞毒药物是关系到疗效的关键问题之一。换浆前尽可能治疗感染病灶，如龋齿、肺部感染等，换浆后注意患者的清洁护理、保暖、病房空气消毒，注射适量静脉免疫球蛋白等有助于感染的防治，提高换浆的疗效。

6. 低钾血症 清蛋白溶液中不含钾离子，对有低钾的患者更应引起注意，每 1 个血浆量置换后血钾浓度大约可降低 25%，低钾血症偶尔会并发心律失常，因此每升清蛋白溶液中加入 4mmol 钾有助于减少此类并发症。

7. 药物同时被清除 常规血液透析技术对蛋白质结合率高的药物影响甚少。但血浆置换理论上能够降低血药浓度，如环磷酰胺、泼尼松、地高辛及万古霉素等，所以对使用这些药物的患者，需监测血药浓度，并做相应的剂量调整。

（陈　娜）

第三节　脐带血输注

脐血作为丰富的血源，早在 20 世纪初就已提出，国外 20 世纪 30 年代已开始应用于临床，我国 20 世纪 50 年代也陆续开展了脐血输注，由于脐血有形成分（红细胞、白细胞、血小板）较高，变态反应少，含有丰富的免疫球蛋白，最初对脐血的应用仅停留在补充血容量，纠正贫血等简单的治疗上，自 1988 年首例脐血移植成功以来，对脐血的研究更加深入，脐血不仅含有丰富的造血干细胞，而且某些细胞因子如红细胞生成素（erythropoietin，EPO）、粒细胞集落刺激因子（Ganulocyte colony stimulating factor，GCSF）等含量较成人血高数倍，更适合于血液病的应用。

一、适应证

脐血输注的适应证与一般输血基本相同，特别适合下列情况：

（1）再生障碍性贫血：纠正贫血，刺激骨髓造血功能。

（2）用于白血病或肿瘤化疗或放疗后骨髓抑制者。

（3）肾源性贫血：脐血中 EPO 含量较高，可用于肾源性贫血，但肾功能不全时要控制血容量。

（4）促进止血：新鲜脐血中血小板含量高，凝血活性强。

（5）输成人血过敏者。

二、禁忌证

（1）心肾功能不全或肺水肿患者。

（2）DIC 高凝期。

（3）其他：如红细胞增多症、高黏滞综合征等。

三、术前准备

准备齐全采集脐血的器材。

四、操作要点

1. 供者的选择 选择新生儿与其母均健康的脐血。

2. 采血时间 新生儿娩出后立即开始采血，采血完毕时间不超过分娩后 5 分钟。

3. 采血方法 在距新生儿肚脐 5～7cm 处用 2 把血管钳夹住脐带，再在两钳间将脐带切断。待新生儿断脐后采集。抗凝剂有肝素，ACD（枸橼酸，枸橼酸盐和葡萄糖）和 CPD（citrate/phosphate/dex-

trose/adenine，枸橼酸盐，磷酸盐葡萄糖和腺苷）。其中，CPD A 为等渗，中性 pH，而且不受所采集脐血体积的影响，现多被采用。采集用带 16 号针头内有 CPD A 约 23mL 的采血袋，适合采集 170mL 以内的脐血。采集前用 2% 碘酊和 75% 乙醇溶液依次消毒脐带欲穿刺处，通过脐静脉穿刺收集脐血。一般每个胎盘可采集 42~240mL。

4. 血样检测　取 1 份脐血样做细菌、真菌培养及致热源检查。目前还应检查肝炎病毒、CMV、EBV 及 HIV。

5. 血型鉴别　及交叉配型试验以 ABO 鉴定为常规，必要时可做 Rh 血型检查，脐血的血型抗原虽然较弱，但抗原抗体的特异性反应是明显的，其方法与成年人血的相同，如抗原性较弱，应选用高效价标准血清（抗 A、抗 B 效价 >1：128），有疑问时应重复鉴定。

6. 输注方法　同输注成年人血。

五、并发症及处理

同输注成年人血。

六、注意事项

（1）要求：①产妇无肝炎病史，分娩时无发热或贫血；②妊娠足月；③新生儿无黄疸、水肿、窒息；④羊水内无胎粪；⑤胎盘剥离距离分娩时间 <12 小时。

（2）脐血输注前一定要与患者血进行交叉配型试验。

（陈　娜）

第四节　胎肝细胞输注

在人类胚胎发育过程中，肝脏是主要的造血器官，含有丰富的造血干细胞，以 4~5 个月的胎肝最多，主要为红系造血祖细胞（colony forming unit - erythroid 和 burst forming unit - erythroid，CFU - E 和 BFU - E），也有粒系祖细胞和巨核细胞，以及 1%~2% 的 T 淋巴细胞，其功能还未成熟。所以胎肝细胞输注的主要作用是提供造血干细胞，促进造血，特别是红细胞系造血，如应用于再生障碍性贫血等；此外，还可提供造血生长因子刺激骨髓造血功能。

一、适应证

（1）再生障碍性贫血。
（2）白血病或肿瘤放疗后骨髓抑制的患者。
（3）重症 β 海洋性贫血。

二、术前准备

准备齐全制备胎肝细胞悬液的器材。

三、操作要点

（1）供者选择 4~5 个月胎龄的健康孕妇。
（2）引产：一般常用水囊引产。
（3）胎肝细胞悬液的制备 12 小时内，在严格的无菌条件下，先从胎儿腹腔取出肝脏，放入平皿内，去除结缔组织及肝包膜，用生理盐水冲洗 3 次，去除红细胞，然后将肝脏剪碎成小块，加入少量生理盐水，用玻璃研磨器轻轻研磨成匀浆（有条件者可用 220 目网筛或细胞悬液制备器），去除白色结缔组织，最后用 4 号针头的注射器吸出肝组织匀浆，注入 500mL 无菌输血袋，加生理盐水 250mL 配成胎肝细胞悬液，整个过程均应在无菌室的超净工作台内严格无菌操作。

（4）输注方法：与输血一样，输注前静脉给地塞米松 5mg，输注时给予庆大霉素 8 万 U 或青霉素（640～800）万 U 预防感染。

四、并发症及处理

过敏、发热等同一般血液制品的处理。

五、注意事项

（1）细胞计数：通常一个 22～24 周龄的胎肝可收集的有核细胞数为（5～8.2）$\times 10^9$ 个。

（2）台盼蓝染色计数：活细胞数 >70%。

（3）要求 1 小时内输注。

（4）胎儿与受者血型可不必相符，因为胎儿造血组织的抗原性弱。

（陈　娜）

第五节　治疗性血细胞单采术

治疗性血细胞单采术是指利用血细胞分离机单采患者的某一血液成分，然后废弃或经处理后回输于人体的一种治疗手段。按单采细胞种类的不同分为治疗性红细胞单采术、治疗性白细胞（粒细胞、淋巴细胞）单采术、治疗性血小板单采术以及外周血造血干细胞（单个核细胞）单采术。

一、治疗性白细胞（粒细胞、淋巴细胞）单采术

（一）适应证

文献认为，无论急、慢性白血病患者，当外周血 WBC $>50 \times 10^9$/L 并伴有白细胞淤滞症状或即使无症状但外周血 WBC $>100 \times 10^9$/L，均应行紧急的白细胞清除术。

1. 急性白血病　外周血白细胞计数 $>100 \times 10^9$/L 的急性白血病在临床上属于高危白血病。由于外周血白细胞异常增高可导致血液黏滞度增加，加上白血病细胞比正常细胞大而僵硬，变形性差，所以容易在小血管形成血栓或凝块，造成微循环障碍，脑出血、脑血栓、ARDS、DIC 等危及生命的脑、肺重要器官损害的并发症。另外化疗药物的应用可使大量白血病细胞在短期内破坏，导致高尿酸血症、高钾血症等肿瘤融解综合征，加速患者死亡。对于这类高白血病细胞急性白血病患者采用治疗性白细胞单采术可迅速清除患者外周血白细胞，从而缓解患者白细胞淤滞症状，避免因单纯化疗引起的肿瘤融解综合征，显著提高治疗缓解率，降低其早期死亡率。治疗性白细胞单采术最适处理血量约为患者血容量的 1.5 倍。每日或隔日一次，1～3 次为一个疗程。待白细胞计数下降至正常或接近正常或减少至原来的 1/3 时，即可停止单采，配合应用化疗药物维持疗效。

2. 慢性白血病　慢性粒细胞白血病（chronic myelocytic leukemia，CML）是一种发生在早期多能造血干细胞上的恶性骨髓增生性疾病（获得性造血干细胞恶性克隆性疾病）。外周血以不成熟性白细胞数显著增高为特征。当白细胞计数 $>100 \times 10^9$/L 时，血液呈高黏状态易致血栓形成，其白细胞淤滞症可引起重要脏器梗死、出血，危及患者的生命安全。有报道指出，约 40% 的粒细胞白血病患者有白细胞聚集和白色血栓的形成，而白色血栓被认为是导致 65% CML 患者死亡的直接原因，尤多见于患者处于高白细胞血症时（白细胞计数 $>200 \times 10^9$/L）。化疗前紧急进行白细胞单采术可去除循环池中的大部分增殖期细胞，并动员贮存池细胞进入循环池，诱导静止期细胞进入增生期，迅速降低肿瘤负荷，减少并发症的发生，提高对化疗药物的疗效，并能避免单纯化疗后大量白血病细胞被杀伤分解引起的溶解综合征。CML 患者伴有血小板减少、高尿酸血症以及妊娠等情况时，不宜进行化疗，也可采用治疗性白细胞单采术以减轻症状。慢性淋巴细胞白血病患者化疗前也可进行淋巴细胞单采术，但疗效较差。对于淋巴细胞 $>100 \times 10^9$/L 伴巨脾症的某些慢性淋巴细胞白血病，也可用白细胞单采术进行治疗。

理论上，处理 1 个血容量可使白细胞计数下降 50%。若处理 1.5 个血容量，多数患者的白细胞可下降 50% ~70%，但伴有脾脏明显肿大的患者白细胞计数降低不明显，可能是脾脏中的白细胞不断释放入外周血中所致。这样的患者往往需要多次进行白细胞单采术。对慢性白血病巨脾患者，行白细胞单采术后脾脏可马上明显缩小。

（二）注意事项

（1）治疗前医生应熟悉患者病情（症状，体征），完善必要的检查，如血常规，电解质、酸、碱平衡，肝、肾功能。

（2）准备好急救物品。

（3）治疗过程中对白细胞计数进行动态观察。当白细胞数降至所要求的范围即可停止治疗。伴有脾肿大的患者，在清除白细胞的同时，脾脏向外周血释放白细胞，导致外周血中白细胞计数下降不显著。但体内白细胞总量有显著减少。

（4）对于血小板计数 $<50 \times 10^9/L$ 的患者行治疗性白细胞单采术前应权衡其利弊。若必须行此治疗，则先备好浓缩血小板，单采术前或术中输注浓缩血小板以防重要器官出血并发症的发生。

二、治疗性血小板单采术

（一）适应证

1. 原发性血小板增多症　原发性血小板增多症是骨髓巨核细胞系的恶性增殖性疾病。由于血小板数量增多，功能缺陷，临床大多因出血（鼻出血、牙龈出血、皮肤紫癜、创伤和手术中止血困难）或动静脉栓塞（脾、肝、肠系膜静脉、颅内及肢端动脉）就诊而发现本病。血小板计数 $>1\,000 \times 10^9/L$ 伴有出血和血栓形成者是施行治疗性血小板单采术的良好适应证。

2. 慢性粒细胞白血病伴血小板异常增多　CML 患者外周血除白细胞数显著升高外，1/3 ~1/2 的初诊病例并发血小板增多。对于异常增多的白细胞，采用化学治疗 3 ~5 日即可使其增多的白细胞显著下降，但对伴有血小板异常增多（血小板计数 $>1\,000 \times 10^9/L$）的患者，血小板则未能降至正常。由于血小板异常增多易致静脉出血或血栓形成，危及患者的生命。临床常增加化疗药物的剂量治疗，但是过强的化疗势必会导致白细胞异常减少，容易引起感染、出血等一系列的并发症。治疗性血小板单采术可通过去除 CML 患者体内异常增多的血小板，从而改善血小板异常增多引起的并发症，在联合化学治疗的情况下可维持血小板的动态平衡。我院对 20 例伴血小板异常增高的 CML 患者共行 33 次治疗性血小板单采术，每次处理 1.5 个血容量，每日或隔日 1 次，1 ~4 次为一个疗程。结果单次治疗后血小板计数下降（43.0±14.9）%，联合化学药物治疗后，临床症状及体征全部改善或减轻，其中并发右踝关节部位皮肤溃烂不愈 8 月余的患者经先后 4 次治疗性血小板单采术联合羟基脲治疗后，血小板、白细胞计数降至正常范围，经植皮手术后溃疡痊愈。

3. 继发性（反应性）血小板增多症　对反应性、一过性血小板增多患者，绝大多数无症状，很少需要施行预防性血小板单采术。但对继发性持续性血小板增多症患者，在药物能有效控制前，也可施行血小板单采术。

（二）注意事项

1. 治疗前　医生应熟悉患者病情，完善必要的实验室检查，包括血常规、血生化指标；准备好急救用品。

2. 治疗中　注意不良反应的发生，尤其是枸橼酸盐中毒，及时补充钙剂。

3. 治疗后　要对血小板计数进行动态观察。当血小板计数下降到所需范围，即可中止单采；单采后及时应用化疗药物，防止"反跳"。

三、治疗性红细胞单采术

（一）适应证

（1）真性红细胞增多症、继发性红细胞增多症：此类患者常伴有高黏滞综合征，施行红细胞单采术可迅速降低红细胞压积和血液黏稠度，改善临床症状，减少血栓形成或出现严重并发症的危险。对于那些白细胞或血小板计数偏低难以化疗的患者，施行红细胞单采术最为合适。红细胞单采的量要根据病情而定。一般单采浓缩红细胞 200mL 可使血红蛋白下降 8～12g/L，平均 10g/L。在实施红细胞单采术的同时要以同样速率输入与采出的浓缩红细胞等量的替代液。一般先用晶体溶液，后用胶体溶液。多数患者单采红细胞一次就能收到良好效果。术后用小剂量化疗药物治疗即可长期维持血红蛋白在正常范围。

（2）镰状细胞性贫血：本病多见于非洲和美洲黑人，在我国各民族中极为罕见。它可发生痛风危象、中风、下肢溃疡和阴茎异常勃起等并发症。这是由于患者血液中含有大量的不能变形的镰状细胞使微循环发生淤滞，导致组织缺氧和坏死所致。上述并发症一旦出现，尤其是发生痛风危象时，应立即进行红细胞单采术或置换术。红细胞置换术就是一边单采患者的病理性红细胞，一边输注等量的献血者浓缩红细胞进行替代治疗。这种方法可以使组织缺氧和坏死很快得到改善，症状随之减轻或消失。定期进行红细胞置换术，可有效地预防各种并发症的发生。

（3）阵发性睡眠性血红蛋白尿、难治性温抗体型自身免疫性溶血性贫血、恶性疟疾及卟啉病等对上述疾病采用治疗性红细胞单采术具有急救的效果。红细胞置换量较大时应选用洗涤红细胞或少白细胞的红细胞，以避免或减轻同种免疫反应。

（4）利用新生红细胞单采，收集到网织红细胞、年轻红细胞，对于输血依赖的海洋性贫血、骨髓增生异常综合征或再生障碍性贫血等可减少输血次数，延缓血色病发生。

（二）注意事项

（1）行治疗性红细胞单采术前，医生应熟悉患者病情，完善必要的实验室检查，了解血常规、电解质情况。准备好急救物品。

（2）替代液的种类及构成应根据患者病情决定。一般情况下，晶体∶胶体＝2∶1。

（3）治疗过程中密切观察患者生命体征，注意有无不良反应发生，尤其是枸橼酸盐中毒反应和血容量失衡，一旦发现不良反应，及时处理。

（4）红细胞单采术后，应及时用药物治疗原发病，防止"反跳"。

四、外周血干/祖细胞单采

外周血干/祖细胞移植（peripheral blood stem cell transplantation，PBSCT）在造血系统恶性疾病和各种实体瘤的治疗中，已被广泛认为是一种可选择的有效治疗方法。外周血干/祖细胞采集除用于移植外，还适用于大剂量化疗的支持治疗。

外周血干祖细胞单采处理血量为 2～3 个血容量，连续采集 1～3 日，待采集的干/祖细胞数达到移植要求即可停止采集（自体外周血造血干细胞移植单个核细胞数 $>2\times10^8$/kg 体重，$CD34^+$ 细胞数 $>2\times10^6$/kg 体重；异基因外周血造血干细胞移植单个核细胞数 $>4\times10^8$/kg 体重，$CD34^+$ 细胞数 $>4\times10^6$/kg 体重）。

外周血干/祖细胞单采注意事项：单采术前①做好患/供者（尤其是供者）的心理评估，确保供者能胜任干细胞捐献者这一角色；②让患/供者了解干细胞单采术的有关知识，消除其紧张心理，争取患/供者的积极主动的配合；③对患/供者的血管情况进行评估，拟定血管通路的方式。单采术中：①密切观察病情，每 30 分钟测量血压、脉搏、呼吸一次；②注意采集过程中不良反应的发生并及时处理。常见的不良反应有血流不足、枸橼酸盐中毒、穿刺部位血肿、穿刺部位渗血、血管穿刺侧肢体麻木。单采术后：①患/供者至少要留观 4～6 小时，以监测其生命体征，有无枸橼酸盐中毒等。如仍有低钙反应，则补充钙；②穿刺部位于单采术后用消毒方纱稍微加压包扎 30 分钟，待止血后局部消毒，贴上止血贴。

嘱患/供者 24 小时内避免淋浴，预防穿刺部位的感染；③单采术后 1 周内避免做剧烈运动。由于采集过程对全血细胞机械的离心，对血小板及其他血细胞有一定的损耗，一般需 1~2 周才完全恢复，故于单采术后 1 周内不宜做剧烈运动。此外，尚需注意休息；④单采术后宜进食高蛋白、高维生素，富含铁、钙的食物。

（陈　娜）

第六节　基因检测技术

1984 年美国 PE 公司 Mulis 创建了聚合酶链反应（polymerase chain reaction，PCR）技术。1985 年 Saiki 等在《科学》杂志上全面介绍了此项技术。1987 年美国专利局授予 PCR 技术专利。

该项技术是一种在体外模拟自然 DNA 复制过程的核酸扩增技术。它以待扩增的两条 DNA 为模板，由一对人工合成的寡核苷酸引物介导，通过 DNA 聚合酶的酶促反应，快速体外扩增特异 DNA 序列。PCR 技术通过变性、复性和延伸，约 30 个循环可将靶 DNA 扩增数百万倍，具有操作简便、快速、特异性强和灵敏度高的特点。该项技术一经问世，在国际上引起强烈反响，成为分子生物学发展史上的里程碑。

PCR 技术应用广泛，能够快速扩增被检样本中某一段目的基因，不仅用于基因分离、克隆和 DNA 序列分析等，还用于血型方面的鉴定与研究，例如红细胞血型、人类白细胞抗原（HLA）及血小板血型研究等诸多方面。

PCR 技术以样本的 DNA 为检验标本，直接鉴定 ABO 或 Rh 血型基因型，可用于疑难血型鉴定、亲子关系鉴定、新生儿溶血病父母基因型鉴定等。PCR 技术进行疑难血型鉴定，常用于 ABO 亚型、高效价冷凝集素综合征、自身免疫性溶血性贫血等患者。对于这类患者，采用血型血清学的方法常难以确认血型，延误临床输血治疗时机，给患者诊治带来困难。采用基因分型方法，可较快速准确定型，在选择相容血液方面具有重要意义。但应明确，红细胞基因并不能全部代表抗原表达，所以基因检测不能完全取代血型血清学技术。

本节主要介绍红细胞血型系统基因分型相关技术。

一、PCR 的原理与操作

（一）分型基本原理

PCR 是体外酶促反应合成特异性 DNA 的一种方法。它利用人工合成顺序特异性引物介导的 DNA 聚合酶酶促反应，扩增位于两段已知序列之间的 DNA 基因片段，然后用凝胶电泳检测 PCR 产物。根据是否产生 PCR 扩增产物以及扩增产物的长度来指定相应基因。

（二）PCR 基本操作

由于模板 DNA、引物、被扩增片断长短、TaqDNA 聚合酶活力等诸多因素的差异，没有一套在任何条件下都能保证实验成功的条件。但是，根据众多积累的经验，可以设计多数情况下适用的标准 PCR 反应条件。但必须指出的是，PCR 试验全过程要求无菌操作。

1. 试剂盒保存　有两种方法：①直接置于 -20℃ 以下冻存。②PCR 引物混合液预分装到 PCR 板或 PCR 试管中，每个反应分装 7μl，然后加液状石蜡覆盖后冻存。

2. 采抗凝血液标本　采静脉血 0.5mL，用乙二胺四乙酸（EDTA）或酸性柠檬酸盐葡萄糖（ACD）抗凝剂抗凝。一般不用肝素抗凝，因为肝素能抑制限制性内切酶活性。

3. 分离有核细胞并提取 DNA　有多种方法。可以采用低渗溶解红细胞后获得白细胞，也可以采用淋巴细胞分离液提取淋巴细胞。

DNA 含量可以采用与已知含量的噬菌体人 DNA 标准品同时电泳，溴乙啶（EB）染色，紫外透射仪下比较判定。也可以采用比色鉴定，将 DNA 溶液稀释后，用蒸馏水作为空白，紫外分光光度计上测

定 OD_{260nm}、OD_{280nm} 及 OD_{230nm} 的值，DNA 含量按公式计算（DNA 含量 $= 50\mu l/mL \times OD_{260nm}$ 值 × 稀释倍数）。$OD_{260nm}/OD_{280nm} < 1.7$，比值低说明样品中残存蛋白质较多；$OD_{260nm}/OD_{280nm} > 2.0$，比值高说明样品中残存核苷酸、氨基酸或酚等有机杂质。

4. 扩增　按照试剂说明书进行操作。反复进行"热变性 – 复性 – 延伸"的循环过程，30 个循环后置 72℃ 再延长 5min，降温至 4℃，完成扩增操作。

5. 凝胶电泳　按照试剂说明书操作。一般情况下取 5μl PCR 产物直接点样到凝胶孔中，使用 1 × TBE 缓冲液，以 100V 电泳 25 ~ 30min，然后在紫外灯下拍照记录。

（三）结果分析

以 ABO 血型为例。

红细胞表面 ABO 抗原的特异性和抗原强度，取决于 A 和 B 糖基转移酶的特异性和酶的活性，它们受 ABO 基因控制。基因序列差异，导致产生 A 亚型、B 亚型、B（A）型以及 cis – AB 等变异体，目前已检测出近 200 个等位基因。

每个 PCR 反应都产生 207bp 或 429bp 的内对照产物。根据是否产生特异性产物，以及产物的长度来指定相应的基因型。应注意到同样的表现型，可以对应不同的基因型。

（四）常见问题分析

1. 无 PCR 产物　可能原因有：①DNA 浓度过低、DNA 已降解、DNA 样品中含有抑制 PCR 反应的物质，如肝素等。②Taq 酶活性偏低或用量不足。③PCR 扩增仪温度未校准，显示温度和实际温度有差异。④约有 1% 的 PCR 反应无产物，仔细加样并充分混合反应物，可降低其发生率。

2. 假阳性反应　可能原因有：①DNA 样本浓度过高。在做分型前，必须测定 DNA 浓度，最适浓度为 40 ~ 70ng/mL。如果 DNA 浓度过高，需要稀释后才能使用。②DNA 样品或 PCR 引物混合液被 PCR 产物污染。③使用过量或质量差的 Taq 酶。

二、PCR 的技术特点

随着分子生物学知识的不断发展与积累，人们已经清楚地认识到作为生命的物质基础—基因改变会导致各种表型的改变，由于方法学的发展和深入研发，可以采用各种分子生物学技术直接探查机体或病原体基因的存在和变异，从而对人体的状态和疾病做出诊断。在多种多样的基因诊断技术中，以核酸探针杂交技术和 PCR 技术在临床应用最广，其中尤以 PCR 技术以其巧妙的原理和与众不同的特点，成为基因诊断首选的技术之一。现将 PCR 主要特点概括如下。

（一）特异性强

PCR 技术以检测基因为目标，依赖顺序特异性引物，扩增特定核苷酸序列的目的基因。即引物与模板结合是否正确，决定了产物的特异性。

（二）灵敏度高

在 PCR 扩增中，模板 DNA 数量以指数级增加，被检标本中极微量的靶序列在数小时内即可以增加上百万倍，因此检测灵敏度高。

PCR 检测灵敏度可达 fg 级，理论上可以检出一个细菌或一个真核细胞的拷贝基因的存在。用 PCR 技术可以发现临床被检标本中微量的病原体或异常细胞，通常情况下，0.1mL 血液提取的 DNA，便可进行 PCR；特殊情况下单一双倍体细胞、一根头发甚至一个精子也可进行 DNA 分析。

（三）简便快速

初期使用的 PCR 方法操作烦琐。随着耐热的 TaqDNA 聚合酶在试验中的应用，操作步骤大为简化。加之 DNA 循环仪的发展和普及，使手工操作改为仪器自动循环，只需将反应管置入仪器内，反应便会按照预定的程序进行。商品化试剂盒的发展和应用，使样品处理更为简单。一些试剂盒将各种反应成分预先混合，制备成工作液并分装成单人份，操作者不需要自己动手配制各种试剂，便于操作标准化。技术人员只需要将样品做简单处理和加样后即可进行扩增。许多 PCR 检查项目在 2h 左右即可出报告。

对于疑难血型鉴定，PCR 方法更具优越性。对于某些患冷凝集素综合征患者，当病情未控制时，用血清学方法很难做出准确的血型判断，甚至耗时数日也难以做出准确定型。

（四）标本易于采集

取材不受部位限制。由于 DNA 没有组织特异性，全身任何部位的组织，都可作为被检标本。另外，由于 PCR 高度的特异性和敏感性，微量 DNA 即可通过扩增试验，获取大量检材。

用于 PCR 扩增的不同标本处理方法有所不同，但标本预处理都不复杂。近几年文献报道，对于血型基因检测，已成功地从孕妇血清或循环血标本即可对胎儿 Rh 血型进行基因定型。

（五）PCR 技术的局限性

由于 Taq 酶缺乏 3′~5′端的外切酶活性，因而不能纠正反应中发生错误的核苷酸掺入，使 PCR 扩增产物有一定程度的错误掺入。估计这种错误是每 9 000 个核苷酸掺入中仅发生一次错误，而合成 41 000 个核苷酸可能导致一次框码移位。但是错误掺入的碱基有终止链延伸作用的倾向，这使得发生的错误不会进一步扩大。

PCR 在临床应用中的另一个不足是：过高敏感性容易导致交叉扩增，在实验室出现污染的情况下可能出现假阳性结果；而在引物对范围过窄或存在抑制剂等影响因素下也可能出现假阴性结果。因此，需要严格设置各种对照以排除干扰。同时，操作技术人员还需不断积累经验，保证检验报告的准确性。目前有些实验室在开展 PCR 方面还受仪器设备条件的限制，还需进一步降低 PCR 试剂成本。总之，PCR 的优、缺点并存，它是现在各种检验方法的一种补充而不是代替。在血型血清学检验可以获得明确结果的情况下，就没有必要滥用 PCR。

（陈　娜）

第七节　血型鉴定

一、ABO 血型鉴定

1900 年，Karl Landsteiner 在研究 22 个人的血清与红细胞时，发现有些人的血清会与某些人的红细胞发生凝集。1927 年 Karl Landsteiner 按照凝集素原将其分别命名为 A、B、O、AB 型。为常规血型鉴定方法的发展奠定了基础。ABO 血型系统是第一个被发现的血型系统，对临床输血有很重要的意义。

（一）标本
静脉抗凝或不抗凝血 1.5~2.0mL。

（二）原理
ABO 血型鉴定，是根据 IgM 类特异性血型抗体与红细胞膜上特异性抗原结合能出现凝集反应的原理，用已知 IgM 类特异性标准抗 A 和抗 B 血清来测定红细胞上有无相应的 A 抗原或（和）B 抗原，同时用已知标准 A 型红细胞和 B 型红细胞来测定血清中有无相应的天然 IgM 类抗 A 或（和）抗 B。

（三）器材
载玻片、滴管、小试管、台式离心机、微柱凝胶离心机、玻璃棒、蜡笔或记号笔、显微镜等。

（四）试剂
（1）单克隆或多克隆抗 A、抗 B 血清试剂。
（2）0.8%、5% 和 10% A 型、B 型及 O 型试剂红细胞盐水悬液。
（3）受检者血清。
（4）受检者 0.8%、5% 和 10% 红细胞盐水悬液。
（5）10mm×60mm 透明的玻璃试管或塑料试管。

（6）微柱凝胶检测卡。

（五）操作步骤

1. 试管法

（1）查抗原：取洁净小试管2支，分别标明抗A、抗B，用滴管加入抗A和抗B分型试剂各2滴于试管底部，再以滴管分别加入受检者5%红细胞盐水悬液1滴，混匀。

（2）查抗体：取洁净小试管3支，分别标明A型、B型和O型细胞。用滴管分别加入受检者血清2滴于试管底部，再分别以滴管加入A型、B型、O型5%试剂红细胞悬液1滴，混匀。

（3）立即以1 000r/min离心（离心时间为离心机校准时间）。

（4）轻轻摇动试管，使沉于管底的红细胞浮起，先以肉眼观察有无凝集（或溶血）现象，如肉眼观察不见凝集，应将反应物倒于玻片上，再以低倍镜下观察有无凝集。

（5）凝集强度判断标准

4＋＝红细胞凝集成一大片或几片，仅有少数单个游离红细胞，血清清晰透明。

3＋＝红细胞凝集成数个大颗粒凝块，有少数单个游离红细胞，血清透明。

2＋＝红细胞凝成数个小颗粒凝块，游离红细胞＜1/2。

1＋＝红细胞凝成数个小颗粒凝块，游离红细胞＞1/2。

±＝红细胞凝成数个微小颗粒凝块，周围有很多游离红细胞。

MF＝混合凝集外观（mixed field，MF），镜下可见少数红细胞凝集，而绝大多数红细胞呈分散分布。

－＝阴性，镜下未见红细胞凝集，红细胞均匀分布。

HP＝部分溶血（part hemolysis，HP），有些残留红细胞。

H＝完全溶血（hemolysis，H），无残留红细胞。

（6）报告受检者红细胞ABO血型见表2-2。

表2-2 多检查红细胞ABO血型

| 分型血清＋受检者红细胞 | | 检者血型 | 受检者血清＋试剂红细胞 | | |
抗-A	抗-B		A细胞	B细胞	O细胞
＋	－	A	－	＋	－
－	＋	B	＋	－	－
－	－	O	＋	＋	－
＋	＋	AB	－	－	－

注：＋为凝集；－为不凝集。

2. 玻片法

（1）查抗原：取清洁玻片1张，用记号笔分别标明抗A、抗B，用滴管加入抗A和抗B分型试剂各1滴于玻片标记相对应处，再以滴管分别加入受检者10%红细胞盐水悬液1滴，混匀。

（2）查抗体：取清洁玻片1张，用记号笔分别标明A型、B型和O型细胞。用滴管分别加入受检者血清1滴于玻片标记相对应处，再分别以滴管加入A型、B型、O型10%试剂红细胞悬液1滴，混匀。

（3）将玻片不断轻轻转动，使血清与细胞充分混匀，连续约15s，以肉眼观察有无凝集反应。如肉眼观察不见凝集，应再以低倍镜下观察有无凝集或溶血。

（4）报告受检者红细胞ABO血型见表2-2。

3. 微柱凝胶法

（1）标本：同试管法。

（2）原理：①人红细胞抗原与相应抗体发生特异性免疫反应（其本质为血凝反应）。②检测系统是在微柱中（载体）将反应介质凝胶（sephdexG-100或50葡聚糖胶）或小玻璃珠装入微柱中。③凝胶或小玻璃珠的间隙具有分子筛作用。凝集的红细胞（结合的）被留在微柱上面呈带状或凝集颗粒散布凝胶中间。未凝集的红细胞（即未结合、游离的）通过离心后沉入微柱的底部。④微柱凝胶中所含的特异性单克隆抗－A、抗－B试剂检测红细胞上相应的血型抗原，或在含凝胶的微柱上用标准A型、B型红细胞检测血清中相应的血型抗体，从而鉴定红细胞的血型。

（3）查抗原：在微柱凝胶检测卡的A和B孔中加入受检者0.8%的红细胞生理盐水悬液1滴（或50μl）；即刻使用微柱凝胶离心机，以1 000r/min离心10min，取出观察结果。亦可用全自动血型检测系统直接检测。

（4）查抗体：在微柱凝胶检测卡的RG$_{A1}$、RG$_B$和质控Ctrl孔中加入相应的标准。

0.8%A型、B型和O型试剂红细胞盐水悬液和被检血清各1滴（或50μl），即刻使用微柱凝胶离心机，以1 000r/min离心10min，取出观察结果。

（5）结果判断：阳性反应，红细胞抗原与抗体结合使红细胞发生凝集，在离心后浮在凝胶表面或胶中；阴性反应，被检红细胞无相应抗原结合，在离心后红细胞沉于微柱的底部。检测结果：①质控管应为阴性反应。②A孔阳性B孔阴性、RG$_{A1}$孔阴性RG$_B$孔阳性为A型。③A孔阴性B孔阳性、RG$_{A1}$孔阳性RG$_B$孔为阴性为B型。④A孔B孔阴性、RG$_{A1}$孔RG$_B$阳性为O型。⑤A孔B孔阳性、RG$_{A1}$孔RG$_B$孔阴性为AB型。

（六）注意事项

（1）严格按操作规程操作，认真核对标本并做好标记。

（2）所用试管、滴管和玻片必须清洁干净，防止溶血。

（3）一般应先加血清，然后再加红细胞悬液，以便容易核实是否漏加血清。

（4）抗血清每次使用完后，应放回冰箱保存，以免细菌污染。

（5）为了防止冷凝集现象的干扰，一般应在室温下进行试验。

（6）严格控制离心速度和时间，防止假阳性或假阴性结果。

（7）观察时应注意红细胞呈特异性凝集、继发性凝固以及缗钱状排列的区别。

（8）未用的微柱凝胶免疫检测卡应入室温保存，用完后放4℃冰箱保存1周。

（9）观察结果时，若出现溶血现象，表明存在抗原抗体反应并有补体激活，应视为凝集。

（10）判断结果后应仔细核对，记录，避免笔误。

（11）分型试剂＋受检者红细胞与受检者血清＋试剂红细胞结果不符时，要看受检者基本情况，如果是婴幼儿、肿瘤患者，理论上应该检测到的抗体没有查到，可以忽略不计，以查到的抗原定型。

（12）分型血清＋受检者红细胞与受检者血清＋试剂红细胞结果不符时，受检者基本情况，又不是婴幼儿、肿瘤患者。理论上应该检测到的抗体没有查到，多见老年人，可以用以下方法加以检测抗体：

1）用试管法重做，在做完1、2步后，把试管放4℃环境15min，后取出离心，观察结果。

2）用试管法重做，在做完1、2步后，把试管放37℃环境15min，后取出离心，观察结果。

3）用试管法重做，用聚凝胺方法查抗体：①取洁净小试管3支，分别标明A型、B型和O型细胞。用滴管分别加入受检者血清2滴于试管底部，再分别以滴管加入A型、B型、O型5%试剂红细胞悬液1滴，混匀。②于三个试管中分别加入低离子强度液（low ionstrength solution，LISS液）0.7mL、聚凝胺液（polybrene solution）2滴，混匀。③以1 000r/min离心（离心时间应按离心机校准时间）。④倒掉上清液，管底残液体留约0.1mL。⑤轻轻摇动试管，目测红细胞有无凝集，如无凝集，则必须重做。⑥加入解聚液（resupension solution）2滴，轻轻转动试管混并发同时观察结果。如果在30秒至1分钟内凝集散开，代表是由聚凝胺引起的非特异性聚集；如凝集不散开，则为红细胞抗原抗体结合的特异性反应。如反应可疑，可进一步倒在玻片上用显微镜观察。

（13）受检者血清＋试剂红细胞试验中，O型细胞凝聚要查自身抗体和不规则抗体。

（七）方法评价

（1）玻片法定型简单，不需要离心设备，适用于大规模血型普查。亚型红细胞抗原与抗体的凝集反应慢、凝集强度弱，有时容易被忽略而导致定型有误。该法仅靠抗体的力量凝集红细胞而无离心力加速反应，故反应时间较长，且不适用于交叉配血。

（2）试管法定型反应快、时间短，特别是紧急输血时可在抗原抗体反应 1 分钟后离心观察结果；通过离心增强凝集，可发现亚型和较弱的抗原抗体反应，结果准确可靠。

（3）微柱凝胶法定型使用安全，操作简单，结果稳定可靠，灵敏度高，重复性好，但费用昂贵，需要特殊的仪器设备。

（八）临床意义

（1）血型鉴定是实施输血治疗的首要步骤。进行交叉配血前必须准确检测受血者和供血者的血型。

（2）进行组织器官移植时，供、受器官者的 ABO 系统血型必须相同。

（3）母、子 ABO 系统血型不合可以造成 ABO 系统新生儿溶血病。

（4）查抗体的目的在于复检血型抗原结果的准确性，纠正漏检、误报。

（5）查抗原时，对一些具有弱抗原的亚型，如 A_2B 型，因其 A 型抗原较弱而被忽略，误定为 B 型。通过查抗体可发现此类患者血清中既无抗 A，也无抗 B 凝集素，提示检查的抗原可能有误，应进一步核实鉴定结果。

（6）查抗体可以纠正某些肿瘤患者因红细胞抗原性减弱造成的抗原检测错误，同时还可以克服和排除获得性类 B 抗原和全凝集现象对红细胞定型的干扰。

（7）查抗体还可以发现血清中存在的一些不规则抗体，如抗 M、抗 N、抗 P_1、抗 Lewis 等。

二、ABO 亚型鉴定

人类红细胞 A 抗原主要有两种亚血型，即 A_1 和 A_2（构成全部 A 型血液的 99.99％）亚型。二者的红细胞与抗 A 试剂血清反应结果很强。其血清学区别由 B 型人血清或双花扁豆（dolichos biflous）种子提取液制备的抗 A_1 与红细胞的反应确定。A 型红细胞除 A_1 和 A_2 外，时而可见一些与抗 A 呈弱反应、甚至不反应的"弱 A"变异体，一般也称为 A 亚型，国内报道的有 A_3、A_x、A_m 亚型，受控于一些罕见的等位基因，其频率在几千分之一到几万分之一之间。A_3、A_x 和 A_m 亚型的鉴定，主要根据各自的特点相互比较，尚无特定的抗血清加以区别。本试验主要鉴定 A_1 和 A_2 亚型。

（一）标本

静脉抗凝或不抗凝血 1.5～2.0mL。配成 5％红细胞盐水悬液备用。

（二）原理

根据 ABO 血型血清学特点，A 型和 AB 型可分为 A_1、A_2、A_1B 和 A_2B 四种亚型。抗 A 血清中含有抗 A 和抗 A_1 两种抗体，抗 A 抗体可以凝集所有 A 型和 AB 型红细胞，而抗 A_1 抗体只能与一部分 A 型和 AB 型红细胞反应。据此凡与抗 A_1 血清反应者被指定为 A_1 或 A_1B 亚型；不与抗 A_1 血清反应者指定为 A_2 或 A_2B 亚型。

（三）器材

吸管、小试管、记号笔、台式离心机、显微镜等。

（四）试剂

（1）单克隆或多克隆抗 A_1 试剂。

（2）生理盐水。

（3）A_1 和 A_2 亚型 5％红细胞盐水悬液。

（五）操作步骤

（1）取两支小试管，一支测定受检者红细胞用，另一支供对照用并标明 A_1 和 A_2。

（2）将单克隆或多克隆抗 A 试剂分别在受检者小试管中和对照小试管的 A_1 和 A_2 中各加 1 滴。

（3）将受检者5%红细胞悬液加1滴于受检者小试管中。

（4）将对照用5%A_1和A_2红细胞悬液相应各加1滴于小试管的A_1和A_2中。

（5）摇匀，立即以1 000r/min离心1分钟。

（6）轻轻摇动，在低倍镜下观察结果。

（六）结果判断

如A对照红细胞凝集，而A_2对照红细胞不凝集，说明该试验结果可靠。此时如果受检者红细胞凝集者为A型，不凝集者为A_2型。

（七）注意事项

（1）对其他亚型的鉴定还须做吸收与放散试验来确定，如出现鉴定困难，可采用分子生物学的方法鉴定。

（2）用A_2红细胞吸收过的B型人血清和双花扁豆种子提取液测定结果，可推测A_1和A_2细胞是抗原量的变化，而从A_2或A_2B的人所产生的抗A_1观察，A_1和A_2红细胞A抗原是质的不同。因此，检查时必须掌握好反应时间。

（3）如A_1和A_2对照红细胞都凝集或都不凝集，表示抗A_1血清不纯或有其他质量问题。

（4）新生儿红细胞ABO血型抗原较弱，不宜做A_1和A_2亚型鉴定。

（八）临床意义

（1）若A_1和A_2基因共同遗传时，人体的表型为A_1亚型，此时A_2基因被A_1基因所隐蔽。当A_2基因与B和O基因配对时，则人体的表型将为A_2B或A_2亚型。

（2）在常规输血试验中，除非A_2或A_2B亚型人的血清含有抗A抗体，患者与供者间的A_1或A_2亚型不需加以区别。

（3）只有在37℃有反应的抗A_1亚型，才考虑具有临床意义，因其能造成红细胞与血清试验间的ABO定型不符，且亦可引起交叉配血试验不相合。

三、Rh 血型鉴定

Rh血型系统通过输血或妊娠可产生免疫性抗体，当遇到相应抗原，可致溶血反应或新生儿溶血病。若误诊误治，可导致患者残废或死亡。临床输血时，一般需作Rh血型鉴定（Rh blood typing）。

（一）检测原理

Rh抗原主要有5种：C、c、D、E、e。Rh血型形成的天然抗体极少，主要是免疫抗体。抗－D抗体是Rh血型系统中最常见的抗体。Rh抗体有完全抗体和不完全抗体两种，完全抗体在机体受抗原刺激初期出现，一般属IgM型。机体再次受抗原刺激，则产生不完全抗体，属IgG型。Rh抗体主要是不完全抗体，如用5种不完全抗体的血清（抗－D、抗－E、抗－C、抗－c、抗－e）做鉴定，可将Rh血型系统分为18个型别。在临床上，因D抗原的抗原性最强，抗体出现频率高，临床意义又较大，故一般只作D抗原的血型鉴定。如仅用抗D血清进行鉴定，则凡带有D抗原者称为Rh阳性，不带D抗原者称为Rh阴性。

（二）试剂

（1）Rh抗血清：5种不完全Rh抗血清（IgG）；单克隆Rh抗血清（IgM/IgG）。

（2）5%受检者红细胞盐水悬液。

（3）0.067mol/L磷酸盐缓冲液（pH5.5）由0.067mol/L Na_2HPO_4 5mL加0.067mol/L KH_2PO_4 95mL混合而成。

（4）1%菠萝蛋白酶（或木瓜酶）溶液，称取菠萝蛋白酶1.0g，溶解于0.067mol/L磷酸盐缓冲液（pH5.5）100mL内。

（5）5%Rh阳性红细胞和5%Rh阴性红细胞悬液各1份。

（三）操作

1. 酶法　取小试管（10mm×60mm）5 支，用蜡笔标记，分别加上述 5 种抗血清各 1 滴，再加 5% 受检者红细胞盐水悬液及 1% 菠萝蛋白酶试剂各 1 滴，混匀，置 37℃水浴中 30min，以肉眼观察凝集反应。

2. 盐水法　取小试管（10mm×60mm）5 支，蜡笔标记，分别加 5 种单克隆 Rh 抗血清（IgM）各 1 滴，再加入 5% 受检者红细胞各 1 滴，混匀，1 000g，离心 15s 观察结果。

3. 对照管　用蜡笔标记阳性和阴性分别加入抗 D 血清（IgG）1 滴，阳性对照管加 Rh 阳性红细胞 1 滴，阴性对照管加 Rh 阴性红细胞 1 滴，再各加 1% 菠萝蛋白酶溶液 1 滴，置 37℃水浴中 30min，肉眼观察反应结果。

4. 结果判定　如阳性对照管凝集，阴性对照管不凝集，受检管凝集，即表示受检者红细胞上有相应抗原；受检管不凝集，即表示受检红细胞上没有相应抗原。用 5 种抗 Rh 血清的检查结果可能有 18 种表型（表 2-3）。

表 2-3　5 种抗 Rh 血清检查结果判定

与各抗血清的反应					受检者 Rh 表型	Rh 阳性或阴性	
抗 C	抗 c	抗 D	抗 E	抗 e		临床上通称	血清学区分
+	+	+	+	+	CcDEe	Rh 阳性	Rh 阳性
+	+	+	-	+	CCDee	Rh 阳性	Rh 阳性
+	+	+	-	+	CcDee	Rh 阳性	Rh 阳性
+	+	+	+	-	CCDEE	Rh 阳性	Rh 阳性
-	+	+	+	-	ccDEE	Rh 阳性	Rh 阳性
-	+	+	-	+	ccDee	Rh 阳性	Rh 阳性
-	+	+	+	+	ccDEe	Rh 阳性	Rh 阳性
+	-	+	+	+	CCDEe	Rh 阳性	Rh 阳性
+	+	+	+	-	CcDEE	Rh 阳性	Rh 阳性
+	-	-	-	+	CCdee	Rh 阴性	Rh 阳性
-	+	-	+	-	ccdEE	Rh 阴性	Rh 阳性
+	-	-	+	+	CcdEe	Rh 阴性	Rh 阳性
-	+	-	-	+	Ccdee	Rh 阴性	Rh 阳性
-	+	-	+	-	ccdEe	Rh 阴性	Rh 阳性
+	-	-	+	-	CCdEE	Rh 阴性	Rh 阳性
+	-	-	+	+	CCdEe	Rh 阴性	Rh 阳性
+	+	-	+	-	CcdEE	Rh 阴性	Rh 阳性
-	+	-	-	+	ccdee	Rh 阴性	Rh 阴性

（四）注意事项

（1）单克隆 IgM：Rh 抗血清有商品试剂供应，可用盐水介质做凝集试验。抗血清（IgM）1 滴，加 5% 受检者红细胞悬液 1 滴，混合，1 000g 离心 15s，观察凝集反应。

（2）如临床上只要求检查是否为 Rh（D）阳性还是阴性，只需用抗-D 血清进行鉴别。如结果为阴性，则应进一步检查排除弱 D。

（3）在我国汉族人群中，Rh 阳性占 99.66%，Rh 阴性占 0.34%。

（4）阳性对照可取 3 人 O 型红细胞混合配成。阴性对照不易得到。

（5）一般设计方法为正带 AB 型血清 1 滴，加 5%D 阳性红细胞悬液 1 滴和菠萝蛋白酶试剂 1 滴混匀，与受检管一同置 37℃水浴 30min。

（6）Rh 血型鉴定应严格控制温度与时间，因 Rh 抗原、抗体凝集反应时，凝块比较脆弱，观察反应结果时，应轻轻摇动试管，不可用力振摇。

（7）如鉴定结果只与抗 – D 血清起反应，而与抗 – C，抗 – c，抗 – E 和抗 e 都不凝集，则受检者为 Rh 缺失型，以 – D 表示。

（五）假阳性反应原因分析

（1）试剂中存在具有其他特异性的抗体（指不完全抗 – D 抗体），因此，对疑难抗原定型时，建议用不同来源的抗血清同时做两份试验。因为使用两份特异性相同的抗血清得到不一致的结果时，就会使检测人员意识到有进一步试验的必要。

（2）多凝集红细胞与任何成人血清都会发生凝集。

（3）当用未经洗涤的细胞做试验时，试样中的自身凝集和异常蛋白质可能引起假阳性结果。

（4）试剂瓶可能被细菌、外来物质或其他抗血清所污染。

（六）假阴性反应原因分析

（1）搞错抗血清每次试验时应细心核对抗血清瓶子上的标签。

（2）试管中漏加抗血清在加入细胞悬液之前，必须检查试管中有无抗血清。

（3）某种特定的抗血清不能和其相应抗原的变异型起反应。例如，抗 D 血清与弱 D 抗原，红细胞不起凝集；抗 – E 血清可能与 E″红细胞反应微弱，甚至完全无反应。

（4）如某种抗血清含有主要对抗 Rh 复合抗原的抗体，则可能与独立的基因产物的个别抗原不发生反应。这在抗 C 血清最为常见，因为很多抗 – C 血清含有反应性更强的抗 – Ce 成分。如受检者为 CDE/cde，其反应可能明显减弱，或完全不反应。

（5）未遵照抗血清使用说明书做试验，如抗血清和细胞间的比例以及温育的温度和时间不正确。

（6）抗血清保存不妥，试剂中的免疫球蛋白变质。

（陈　娜）

第八节　交叉配血实验

交叉配血主要是检查受血者血清中有无破坏供血者红细胞的抗体，故受血者血清加供血者红细胞相配的一管称为"主侧"；供血者血清加受血者红细胞相配的一管称为"次侧"，两者合称交叉配血。

交叉配血试验又称不配合性试验，是确保患者安全输血必不可少的试验，完整的操作规程应包括：①查阅受血者以前的血型检查记录，如与这次检查结果有所不同，应及时分析原因。②对收到的受血者血样应做 ABO 正反定型，必要时做 Rh 血型和其他血型检查以及血型抗体检测和鉴定。③选择预先进行血型检查的合格供血者做交叉配血试验。

一、交叉配血方法

（一）盐水介质交叉配血试验

盐水介质（saline medium）交叉配血试验是用生理盐水作为红细胞抗原和血清抗体之间的反应介质，通过离心来观察抗原抗体反应情况。盐水介质配血试验是最古老的一种配血试验，临床上多与其他能检出不规则抗体的配血试验（如抗球蛋白试验等）联合使用。

本法是目前最常用的配血方法，可以发现临床上最重要的 ABO 不配合性。当受血者和供血者细胞经混并发离心后，如有 ABO 不配合问题，就会很快显示出来，所以常称为"立即离心"（immediate spin）配血试验。本方法简单、快速，不需要特殊条件。ABO 血型交叉配血最常用方法，适用于无输血史或妊娠史患者。但仅用于检查 IgM 血型抗体是否相配，不能检出不相配的 IgG 血型抗体。

1. 标本　受血者不抗凝静脉血 2.0mL，供血者交叉管血 2.0mL。

2. 原理　人类 ABO 血型抗体是以天然 IgM 类血型抗体为主（包括 MN、P 等血型抗体），这种血型抗体在室温盐水介质中与对应的红细胞抗原相遇，出现红细胞凝集反应，或激活补体，导致红细胞膜损伤，出现溶血。进行交叉配血试验时，观察受血者血清与供血者红细胞以及受血者红细胞与供血者血清之间有无凝集和溶血现象，判断供、受者之间有无 ABO 血型不相合的情况。

3. 器材　试管架、小试管、塑料吸管、离心机、显微镜、载玻片、记号笔等。

4. 试剂

（1）0.9% 生理盐水。

（2）5% 红细胞生理盐水悬液取洗涤后压积红细胞 1 滴，加入生理盐水 8 滴，此时是约为 10% 的红细胞悬液。取此悬液 1 滴，加入生理盐水 5 滴，即为 5% 红细胞生理盐水悬液。

5. 操作步骤

（1）取受血者和供血者的血液标本，以 3 000r/min 离心 3min，分离上层受、供者血清，并将压积红细胞制成 5% 受、供者红细胞生理盐水悬液。

（2）受血者血清标记为 Ps（patient serum），供血者血清标记为 Ds（donor serum）。

（3）受血者 5% 红细胞生理盐水悬液标记为 Pc（patient cell），供血者 5% 红细胞生理盐水悬液标记为 Dc（doner cell）。

（4）取 2 支小试管，分别标明主、次，即主侧配血管和次侧配血管。主侧配血——受者血清 + 供者红细胞（ps 2 滴 + Dc 1 滴），次侧配血——受者红细胞 + 供者血清（Pc1 滴 + Ds 2 滴）。

（5）混匀，以 1 000r/min 离心 1min。

（6）小心取出试管后，肉眼观察上清液有无溶血现象，再轻轻摇动试管，直至红细胞成为均匀的混悬液。

（7）取载玻片一张，用两根吸管分别从主侧管和次侧管内吸取红细胞悬液 1 滴于载玻片两侧，用显微镜观察结果。

6. 结果判断　ABO 同型配血，主侧和次侧均无溶血及凝集反应表示配血相合，可以输用。任何一侧凝集、溶血或两侧均凝集、溶血为配血不合，禁忌输血。

7. 注意事项

（1）配血前严格查对患者姓名、性别、年龄、科别、床号及血型，确保标本准确无误，同时，要复检受血者和供血者的 ABO 血型是否相符。

（2）配血试管中发生溶血现象是配血不合，表明有抗原抗体反应，同时还有补体参与，必须高度重视。

（3）试验中，每次滴加不同人血清或红细胞时，都应当更换吸管，或将吸管放置在生理盐水中反复洗涤 3 次，防止血清中抗体拖带，影响试验结果。

（4）红细胞加入血清以后，立即离心并观察结果，不宜在室温下放置，以免影响试验结果。

（5）观察结果时，如果存在纤维蛋白时，可以去除纤维蛋白块，主要观察混合液中有无凝集。

（6）室温控制在（22±2）℃，防止冷抗体引起凝集反应，影响配血结果的判断。

（7）患者一次接受大量输血（10 个以上献血者），则献血者之间亦应进行交叉配血试验。

（8）盐水介质配血试验操作简单，是最常用的配血方法，可以发现最重要的 ABO 血型不合。但只能检出不相合的 IgM 类完全抗体，而不能检出 IgG 类免疫性的不完全抗体。对有输血史（特别是有过输血反应的患者）、妊娠、免疫性疾病史和器官移植史等患者，必须增加另外一种可以检测 IgG 类抗体的方法，保证输血安全。

（二）酶介质交叉配血试验

酶介质（enzymes medium）交叉配血试验既能检出不相合的完全抗体，又能检出不相合的不完全抗体。从而使 ABO 系统抗体以外其他血型系统的绝大多数 IgG 类抗体得以检出，提高了输血的安全性。本法敏感性高，对 Rh 血型抗体的检出尤为显著，操作简便，试剂也容易购到，故一般实验室均应建立。

1. 标本　受血者不抗凝静脉血 2.0mL，供血者交叉管血 2.0mL。

2. 原理 蛋白水解酶（木瓜酶或菠萝蛋白酶等）可以破坏红细胞表面带负电荷的唾液酸，使红细胞失去产生相互排斥的负电荷，导致红细胞表面的 Zeta 电势减小、排斥力减弱、距离缩短。同时酶还可以改变红细胞表面的部分结构，使某些隐蔽的抗原暴露出来。这样，IgG 类抗体可与经过酶处理的红细胞在盐水介质中发生凝集。

3. 器材 试管架、小试管、吸管、离心机、显微镜、载玻片、37℃水浴箱、记号笔等。

4. 试剂

（1）生理盐水。

（2）1% 木瓜酶或 0.5% 菠萝蛋白酶。

（3）5% 不完全抗 D 致敏的 Rh 阳性红细胞悬液。

（4）5% O 型红细胞生理盐水悬液。

（5）抗球蛋白血清试剂。

5. 操作步骤

（1）取受血者和供血者的血液标本，以 3 000r/min 离心 3min，分离上层受、供者血清，并将压积红细胞制成 5% 受、供者红细胞生理盐水悬液。

（2）取 6 支小试管，分别标明主侧管、次侧管、阳性对照管、阴性对照管、盐水对照 1 管和 2 管。

（3）主侧管加受血者血清和供血者 5% 红细胞盐水悬液各 1 滴；次侧管加供血者血清和受血者 5% 红细胞盐水悬液各 1 滴，主、次侧管各加 1% 木瓜酶或 0.5% 菠萝蛋白酶 l 滴。

（4）阳性对照管加 5% 不完全抗 D 致敏的 Rh 阳性红细胞悬液 1 滴和抗球蛋白血清 1 滴；阴性对照管加 5% O 型红细胞盐水悬液 1 滴和抗球蛋白血清 1 滴；盐水对照 1 管加供血者 5% 红细胞盐水悬液 1 滴和等渗盐水 1 滴；盐水对照 2 管加受血者 5% 红细胞盐水悬液 1 滴和等渗盐水 1 滴。

（5）混匀，置 37℃水浴中孵育 15min。

（6）以 1 000r/min 离心 1min，先用肉眼观察，再用显微镜确证，并记录结果。

6. 结果判断 轻轻转动试管观察结果，如阳性对照管凝集，阴性对照管和盐水对照管不凝集，主、次侧管均不凝集，表明配血相合，可以输用。

7. 注意事项

（1）1% 木瓜酶或 0.5% 菠萝蛋白酶应用液 4℃可保存一周，用完后立即放回冰箱。

（2）红细胞经蛋白酶修饰后可以改变红细胞悬液的物理性质，在交叉配血试验中可以出现非特异性自身凝集，因此必须做阳性对照、阴性对照和自身盐水对照。

（3）样本和试剂加完后，也可置 37℃水浴中孵育 30min，不必离心，直接观察结果。

（4）酶介质交叉配血试验敏感性高，对 Rh 血型抗体的检出尤为显著。但由于木瓜酶或菠萝蛋白酶不能检出 MNS 和 Duffy 血型系统中的某些抗体，存在输血安全隐患，而且酶会产生非特异性凝集，可得到假阳性或假阴性结果，因此目前临床上很少使用此试验。

（三）抗球蛋白介质交叉配血试验

抗球蛋白介质（antiglobulin medium）交叉配血试验主要检测 IgG 类性质的不完全抗体，避免因 ABO 以外的血型抗体引起的输血反应。本法是检查不完全抗体最可靠的方法，操作步骤较烦琐，时间长。适用于特殊需要的情况。

1. 标本 受血者不抗凝静脉血 2.0mL，供血者交叉管血 2.0mL。

2. 原理 IgG 类抗体相邻两个结合抗原的 Fab 片段最大距离是 14nm，而在盐水介质中的红细胞间的距离约为 25nm，所以 IgG 抗体不能在盐水介质里与相应的红细胞发生凝集，仅使红细胞处于致敏状态。由于抗人球蛋白试剂是马或兔抗人球蛋白抗体，可与致敏在红细胞膜上的 IgG 型血型抗体结合反应，经抗球蛋白抗体的"搭桥"作用，使二者结合，出现红细胞凝集现象。因此，为了检出 IgG 类性质的不完全抗体，需要使用抗球蛋白交叉配血试验。

3. 器材 试管架、小试管、记号笔、塑料吸管、载玻片、离心机、37℃水浴箱、显微镜等。

4. 试剂

（1）生理盐水。

（2）多特异性抗球蛋白血清（IgG，C3d）。

（3）人源性 IgG 型抗 D 血清。

（4）AB 型血清。

（5）O 型 RhD 阳性红细胞。

5. 操作步骤

（1）取受血者和供血者的血液标本，以 3 000r/min 离心 3min，分离上层受、供者血清，并将压积红细胞制成 5% 受、供者红细胞生理盐水悬液。

（2）取 2 支小试管，分别标明主侧和次侧，主侧管加受血者血清 2 滴和供血者 5% 红细胞盐水悬液 1 滴，次侧管加供血者血清 2 滴和受血者 5% 红细胞盐水悬液 1 滴。

（3）阳性对照管加 5% 人源性 IgG 型抗 D 致敏的 RhD 阳性红细胞悬液 1 滴。

（4）阴性对照管加正常人 AB 型血清作为稀释剂的 5% RhD 阳性红细胞悬液 1 滴。

（5）盐水对照 1 管加供血者 5% 红细胞盐水悬液 1 滴和生理盐水 1 滴；盐水对照 2 管加受血者 5% 红细胞盐水悬液 1 滴和生理盐水 1 滴。

（6）各试管轻轻混匀，置 37℃ 水浴箱中致敏 1 小时后，取出用生理盐水离心洗涤 3 次，倾去上清液（阳性对照管不必洗涤）。

（7）加多特异性抗球蛋白血清 1 滴，混匀，1 000r/min 离心 1min，取出后轻轻转动试管，先用肉眼观察结果，再用显微镜确证。

6. 结果判断　阳性对照管红细胞凝集，阴性对照管红细胞不凝集；受血者、供血者盐水对照管不凝集；主、次侧管红细胞均不凝集，表明配血相合，可以输用。阳性对照管红细胞凝集，阴性对照管红细胞不凝集；受血者、供血者盐水对照管不凝集；主、次侧管红细胞一管或两管凝集，表明配血不相合，禁忌输血。

7. 注意事项

（1）抗球蛋白介质交叉配血试验是检查不完全抗体最可靠的方法，该方法还可以克服因血浆蛋白或纤维蛋白原增高对正常配血的干扰。但操作烦琐，耗时较多，仅用于特殊需要的检查。

（2）如果阳性对照管红细胞凝集，阴性对照管红细胞不凝集，但盐水对照管凝集，表明反应系统有问题，试验结果不可信，应当分析原因，重新试验。

（3）为了除去红细胞悬液中混杂的血清蛋白，以防止假阴性结果，受、供者的红细胞一定要用生理盐水洗涤 3 次。

（4）如果试验结果阴性，要对该试验进行核实。可以在试验结束后，在主侧和次侧管中各加入 1 滴 IgG 型抗 D 致敏的 O 型红细胞，离心后应当出现红细胞凝集现象，表示试管内的抗球蛋白试剂未被消耗，阴性结果可靠；如果没有出现红细胞凝集则表示交叉配血结果无效，必须重新试验。

（5）抗球蛋白试剂应按说明书最适稀释度使用，否则，可产生前带或后带现象而误认为阴性结果。

（6）红细胞上吸附抗体太少或 Coombs 试验阴性的自身免疫性溶血性贫血患者，直接抗球蛋白试验可呈假阴性反应。

（7）全凝集或冷凝集血液标本及脐血标本中含有 Wharton 胶且洗涤不充分、血液标本中有很多网织红细胞且抗球蛋白试剂中含有抗转铁蛋白时，均可使红细胞发生凝集。

（8）如需了解体内致敏红细胞的免疫球蛋白类型，则可分别以抗 IgG、抗 IgM 或抗 C3 单价抗球蛋白试剂进行试验。

（四）聚凝胺介质交叉配血试验

本法快速、高度灵敏，结果可靠，能检测 IgM、IgG 等引起溶血性输血反应的几乎所用的规则和不规则抗体，适合各类患者的交叉配血，也可应用于血型检查、抗体测定、抗体鉴定，应用广泛。但该法操作要求较高，漏检 Kell 系统的抗体。

1. 标本　受血者静脉血 2.0mL，供血者交叉管血 2.0mL。

2. 原理　聚凝胺是带有高价阳离子的多聚季铵盐（$C_{13}H_{30}Br_2N_2$）x，溶解后能产生很多正电荷，可以大量中和红细胞表面的负电荷，减弱红细胞之间的排斥力，使红细胞彼此间的距离缩小，出现正常红细胞可逆性的非特异性凝集；低离子强度溶液降低了红细胞的 Zeta，电位，进一步增加抗原抗体间的引力，增强了血型抗体凝集红细胞的能力。当血清中存在 IgM 或 IgG 类血型抗体时，在上述条件下，与红细胞紧密结合，出现特异性的凝集，此时加入枸橼酸盐解聚液以消除聚凝胺的正电荷，由 IgM 或 IgG 类血型抗体与红细胞产生的凝集不会散开，如血清中不存在 IgM 或 IgG 类血型抗体，加入解聚液可使非特异凝集解散。

3. 器材　试管架、小试管、塑料吸管、载玻片、记号笔、离心机、显微镜等。

4. 试剂

（1）低离子强度液（low ion strength solution，LISS 液）。

（2）聚凝胺液（polybrene solution）。

（3）解聚液（resupension solution）。

5. 操作步骤

（1）取受血者和供血者的血液标本，以 3 000r/min 离心 3min，分离上层受、供者血清或血浆，并将压积红细胞制成 5% 受、供者红细胞生理盐水悬液。

（2）取 2 支小试管，标明主、次侧，主侧管加患者血清（血浆）2 滴，加供血者 5% 红细胞悬液（洗涤或不洗涤均可）1 滴，次侧管反之。

（3）每管各加 LISS 液 0.7mL，混合均匀，室温孵育 1min。

（4）每管各加聚凝胺液 2 滴，混合均匀后静置 15s。

（5）以 3 400r/min 离心 15s，然后把上清液倒掉，不要沥干，让管底残留约 0.1mL 液体。

（6）轻轻摇动试管，目测红细胞有无凝集，如无凝集，必须重做；如有凝集，则进行下一步。

（7）加入解聚液 2 滴，轻轻转动试管混并发同时观察结果。如果在 30 秒内凝集解开，表示聚凝胺引起的非特异性聚集，配血结果相合；如凝集不散开，则为红细胞抗原抗体结合的特异性反应，配血结果不合。

（8）当上述结果反应可疑时，可取载玻片一张，用吸管取红细胞悬液 1 滴于载玻片上，用显微镜观察结果。

6. 结果判断　如主侧管和次侧管内红细胞凝集散开，则为聚凝胺引起的非特异性反应，表示配血相合，可以输用。如主侧管和次侧管或单独一侧管内红细胞凝集不散开，则为抗原抗体结合的特异性反应，表示配血不相合，禁忌输血。

7. 注意事项

（1）若受血者用血量大，需要 10 个献血员以上时，献血员间也要进行交叉配血。

（2）溶血标本不能用于交叉配血，因为配血试管中发生溶血现象，表明有抗原抗体反应，同时还有补体参与，是配血不合的严重情况。

（3）血清中存在冷凝集素时，可影响配血结果的判断。此时可在最后滴加解聚液时，将试管立即放入 37℃ 水浴中，轻轻转动试管，并在 30s 内观察结果。

（4）聚凝胺介质交叉配血试验中，可以用 EDTA 的血浆标本代替血清使用。

（5）当解聚液加入以后，应尽快观察结果，以免反应减弱或消失。

（6）聚凝胺是一种抗肝素试剂，若患者血液标本中含有肝素，如血液透析患者，须多加几滴聚凝胺液以中和肝素。

（五）微柱凝胶介质交叉配血试验

微柱凝胶介质（micro column agglutination medium）交叉配血是基于游离的红细胞和凝集红细胞是否能通过特殊结构的凝胶介质，从而使不同状态的细胞得以分离这一原理进行的。该技术实质上是一种在微柱管中利用凝胶介质经过改良的血凝反应。

1. 标本　受血者静脉血 2.0mL，供血者交叉管血 2.0mL。

2. 原理　将适量献血者红细胞和受血者血清、受血者红细胞和献血者血清加入微柱凝胶孔内，放37℃孵育器中孵育后，如果血清中存在针对红细胞抗原的血型抗体（无论是 IgM 型或 IgG 型红细胞血型抗体）时，离心后，发生红细胞凝集，形成红细胞凝集团块，凝胶柱中的凝胶具有分子筛作用，阻止凝集的红细胞下沉，留在凝胶的表面或胶中。如果血清中不存在针对红细胞抗原的血型抗体，经过孵育、离心后，红细胞仍然以单个分散形式存在，沉于微柱凝胶的底部。

3. 器材　试管架、小试管、吸管、台式离心机、加样器（0～50μl）、微柱凝胶离心机、37℃微柱凝胶孵育器等。

4. 试剂

（1）微柱凝胶检测卡（每管除含凝胶外，已加抗球蛋白抗体）。

（2）生理盐水。

5. 操作步骤

（1）取受血者和供血者的血液标本，以 3 000r/min 离心 3min，分离上层受、供者血清或血浆，并制成 0.8% 受、供者红细胞生理盐水悬液。

（2）取出微柱凝胶卡，除去铝箔，分别标明主孔和次孔。

（3）主孔中（主侧）加入 50μl 10.8% 供血者红细胞，25μl 受血者血浆或血清。

（4）次孔中（次侧）加入 50μl 10.8% 受血者红细胞，25μl 供血者血浆或血清。

（5）加样后的微柱凝胶卡，置 37℃微柱凝胶孵育器中 15min。

（6）将卡放入微柱凝胶离心机中，以 1 000r/min，离心 10min，取出卡肉眼观察结果。

6. 结果判断　配血不符：主侧和次侧孔内红细胞与相应血浆或血清发生凝集，在离心后抗原抗体复合物悬浮在凝胶表面或胶中。

配血相符：主侧和次侧孔红细胞与相应血浆或血清没有凝集，在离心后红细胞沉于微柱的底部。

7. 注意事项

（1）微柱凝胶卡必须保存在室温下，实验前，要将微柱凝胶卡空卡放入微柱凝胶离心机中，以 1 000r/min，离心 1min，避免卡中的凝胶在运输途中产生胶质不均匀、胶面不整齐或气泡等。

（2）微柱凝胶介质交叉配血试验，可一次性检出 IgM 型和 IgG 型红细胞血型抗体，因此在临床输血实际使用时，可以省去盐水介质交叉配血试验。

（3）不要将微柱凝胶试剂卡长期保存 4℃，在此温度下，试剂卡中液体蒸发凝集于封口铝箔下，胶易干涸，应将试剂卡保存在 18～22℃。

（4）封口已损坏，管中液体干涸或有气泡的微柱凝胶试剂卡不能使用。

（5）配血标本要新鲜（3d 以内），不能被细菌污染，否则会出现假阳性反应。

（6）血清标本必须充分去纤维蛋白，否则标本中纤维蛋白在微柱凝胶中析出，阻碍阴性红细胞沉淀，呈假阳性反应。

（7）如果使用的标本是血浆，一定要用标准的含抗凝剂的标本管采集，否则血浆中纤维蛋白在微柱离心时析出，阻挡分散的红细胞下降，出现假阳性。

（8）微柱凝胶卡中出现溶血现象，强烈提示为红细胞抗原抗体阳性反应，也不排除其他因素所致溶血，故对标本一定要认真分析。

（9）微柱凝胶介质交叉配血试验操作简单、结果稳定、灵敏度高、重复性好、可标准化、可自动化、使用安全。

8. 微柱凝胶全自动配血系统操作步骤

（1）接通电源，打开全自动配血系统 WADiana 的开关。

（2）双击操作系统图标（即小黑人图标），进入自动系统。

（3）初始化 1min 后，单击黑色箭头，出现对话框（提示请清空废卡盒），单击确定。

（4）出现 test 菜单栏，在当前界面 test 的右边点击下拉键，选择实验名称：crossmatch（交叉配血）。

（5）对话框提示：请将前一个患者的献血员试管与下一个患者试管之间空一个试管位，单击确定。

（6）样品栏（samples）出现样品及试剂反应盘。

（7）样品盘图示的相应位置（从1号到48号）双击，出现对话框。

（8）按照提示输入患者 ID 号，选择试管直径，单击绿色箭头（即 OK 键）。再次输入，确定。

（9）按照步骤6~8输入所有的样本号（输入样本时前一个患者的献血员试管与下一个患者试管之间空一个试管位）。

（10）所有样本输入完毕，单击当前界面的黑色小人（自动配置实验）。

（11）单击凝胶卡（cards）栏按照提示放卡（diana gel coombs 卡），单击 reagents（试剂）栏按照提示放好试剂（D_{112}），试剂量要达到要求（放置实验用品前单击开门图标）。

（12）试剂放好后，关门，再次检查所有用品是否放好，单击当前界面的绿色箭头（运行实验）。

（13）当凝胶卡被拿去离心时，再次出现操作图标，可以按照3~12步骤操作，进行新的实验。

（14）所有实验结束后，双击判读图标，单击眼睛图标，选择批次，进行结果判读。

（15）双击打印图标，选择打印模式，打印报告存档。

二、临床意义

交叉配血试验是输血前必做的红细胞系统的配合性试验，是保证输血安全的关键措施和根本性保证。

1. 验证血型　进一步验证受血者与供血者血型鉴定是否正确，以避免血型鉴定错误而导致的输血后严重溶血反应。

2. 发现 ABO 血型系统抗体　含有抗 A_1 和抗 A_2 型的血清，与 A_1 型红细胞配血时，可出现凝集。

3. 发现 ABO 血型以外的不规则抗体　虽然 ABO 血型相同，但 Rh 或其他血型不同，同样可引起严重溶血性输血反应。特别是不进行 Rh 和其他稀有血型的鉴定，可通过交叉配血发现血型不同和免疫性抗体存在。

三、质量控制

1. 配血前质量控制

（1）严格查对制度：仔细核对标本上的标签和申请单的有关内容，防止配血错误。

（2）试剂：试剂质量性能应符合商品合格试剂的要求，有效期内使用，严防细菌污染。试验结束后应放冰箱保存，注意保存温度。

（3）器材的要求：①各种器材要清洁、干燥，防止溶血。为防止交叉污染，试管、滴管均应一次性使用。②微柱凝胶血型卡法产品质量符合要求，注意保存温度，有效期内使用，使用微柱凝胶血型卡专用水平离心机。

（4）标本：①标本新鲜，符合要求，防止污染，不能溶血。②红细胞浓度按要求配对，血浆成分可能影响鉴定结果，要用盐水洗涤3次红细胞，防止血浆中血型物质中和抗体。③新近或反复多次输血或妊娠可以引起意外抗体出现，若对患者输血史或妊娠史不明，标本应在48h内抽取。

（5）检验人员：检验人员应认真、负责、仔细工作。

2. 配血过程质量控制　按要求建立 SOP 文件，严格按操作程序操作。

（1）标记：标记准确清楚。

（2）加标本、试剂：标本和试剂比例要适当，加量准确，注意加入顺序；血型试剂从冰箱取出应待其平衡至室温后再使用。用后应尽快放回冰箱保存。

（3）时间和温度：严格控制反应时间和温度。

（4）离心：离心时间、速度按要求，严格控制。微柱凝胶配血卡法，最好使用微柱凝胶配血卡专用水平离心机。

（5）观察结果：观察结果认真仔细，应注意红细胞呈特异性凝集、继发性凝固的区别，弱凝集要用显微镜证实。

3. 配血后质量控制

（1）配血试管中发生溶血现象是配血不合，必须高度重视，如主侧试管凝集，应禁止输血，必须查找原因。

（2）登记结果和填发报告要仔细正规，查对无误后，才能发报告。

（3）配血后，应将患者和献血者的全部标本置冰箱内保存，保存至血液输完后至少7d，以备复查。

（4）盐水配血阴性，应加用酶法、抗球蛋白配血等方法进行交叉配血。

（5）为确保输血安全应输同型血，交叉配血时血型相合可以输血。在患者输血过程中要主动与医师、护士取得联系，了解有无输血反应。如发生输血反应，应立即停止输血，查找原因。

（陈　娜）

第三章

内科输血

第一节 慢性贫血的输血

慢性贫血的起病慢，机体常能逐步适应，一般症状为头晕，活动后心悸，有时有耳鸣、无力、食欲不振等。皮肤黏膜苍白是常见的客观体征。贫血是一种症状，而不是独立的疾病。积极寻找贫血的原因并进行病因治疗比输血更为重要。

一、慢性贫血的原因

慢性贫血的原因较为复杂，归纳起来有以下 3 点：

（一）红细胞生成减少

（1）由于造血干细胞受损或受到抑制而发生增生分化障碍或骨髓红系祖细胞受到恶性血液病或骨髓转移癌的侵袭而致红细胞生成减少。

（2）由于维生素 B_{12}、叶酸缺乏引起的代谢异常及由嘌呤、嘧啶合成异常所致的幼红细胞增殖异常，发生巨幼细胞性贫血；由于缺铁或铁代谢异常导致血红素合成障碍而引起贫血。

（二）红细胞破坏过多

由于红细胞膜异常、酶异常、血红蛋白异常以及红细胞周围环境异常（如抗红细胞抗体和血管异常等）引起红细胞破坏过多，超过骨髓代偿增生所能补偿的能力时发生的贫血。

（三）慢性失血

由于慢性失血，长期丢失血红蛋白，以致造血物质缺乏，特别是铁的丢失，如消化道溃疡慢性失血、痔疮出血、月经过多等。

二、慢性贫血的临床表现和特点

由于贫血发展慢，机体可能适应，而且红细胞内 2, 3 - 二磷酸甘油酸（2, 3 - DPG）浓度增高，使血红蛋白与氧的亲和力减低，易于解离，增加了氧的释放，所以有时贫血较严重也可以不出现症状，但检查时可见脸色苍黄或苍白，眼睑结膜苍白，有的患者可出现头晕、乏力、食欲缺乏、活动后心悸、气短等，严重时可出现恶心、呕吐、晕厥等。

慢性贫血的特点：

（1）常伴有与病因相关的症状或体征：如缺铁时，可能有因上皮细胞含铁酶的障碍而出现的反甲、舌炎、食管炎症状；慢性溶血患者常伴黄疸、肝脾肿大；维生素 B_{12} 缺乏常伴有神经症状；造血干细胞增殖低下者常由于有白细胞及血小板的减少而引起感染及出血症状。

（2）慢性贫血患者：除并发急性失血或急性溶血时，一般不须紧急处理，有较充足的时间进行病因诊断，而且只有针对不同病因进行治疗才能有较好的效果。

（3）慢性贫血患者大多数不需输血：必要输血时，由于不存在血容量不足的问题，故只需输浓缩红细胞即可。

（4）某些慢性贫血尚无特殊治疗方法：需靠定期输血维持生命活动者，常会引起体内含铁血黄素的沉着，导致血色病。

（5）贫血的评估有三方面：①血红蛋白及血细胞比容；②患者的症状；③脏器功能。无疑第一点是最客观的，但不是决定输血的最好指标。后两点虽然较不客观，而且受贫血发病的速度和机体某些异常（如发热及心肺疾病）以及患者基础疾病的影响，但这两点对判断输血与否却比前者更有价值。所以慢性贫血患者的输血指征必须进行综合评估后决定。

（6）慢性贫血患者的许多症状为非特异性：如有人研究美国缺铁性贫血的妇女血红蛋白在 80～120g/L 时的易激动，易发生心悸、气短、头昏、疲乏及头痛症状，用铁剂治疗及安慰剂治疗后进行对照，发现这些症状与缺铁性贫血无明显关系。这些症状的出现与其说与贫血有关，不如说是"神经性（neurotic）"者更确切。所以综合评估慢性贫血患者的症状以确定输血与否要注意准确判断。

（7）慢性贫血患者生理代偿表现：①氧解离曲线右移，红细胞携带的氧易在组织中释放；②心脏代偿；③呼吸代偿。慢性贫血时红细胞 2，3-DPG 增高，这是红细胞葡萄糖代谢的媒体，它的作用是降低氧合血红蛋白的亲和力。由于 2，3-DPG 增高，故血红蛋白在经过组织时，就释放较多的氧得以代偿血红蛋白降低后组织供氧的减少；慢性贫血时心搏出量增加亦是一种对缺氧的主要代偿，但心脏代偿作用要到血红蛋白降到正常人的 1/2 时才明显。假如血红蛋白在 70g/L，以上而出现心力衰竭征象，则几乎都伴有心脏本身的疾病（多数为冠心病或高血压性心脏病）。当血红蛋白 <50g/L 时，冠状动脉血流可能相对不足，因而心室功能下降，这可能引起心力衰竭。因此，严重贫血者要注意观察有无心绞痛、胸闷、气喘、水肿、心率加快、颈静脉充盈或怒张、静脉压增高、肝颈静脉反流征阳性、肺底啰音等，及时判断输血与否，且输血时速度要慢，并在输血过程中观察上述症状体征。文献报道血细胞比容 <0.20 的患者进行手术时，心脏病发作（心脏猝死、心肌梗死、不稳定心绞痛、缺血性肺水肿）明显增多。因此，严重贫血患者需要进行手术时，应将贫血纠正至一定程度再进行。慢性贫血患者呼吸功能代偿与心脏代偿平行。呼吸率及深度增加以增加每分钟肺活量。任何限制肺功能的因素（特别是那些减低最大通气和减低肺泡和毛细血管间气体弥散的疾患）均将影响贫血患者肺功能的代偿。根据患者是否静息时也感气促、胸闷及呼吸率是否过快等，可评估肺功能的代偿，其中动脉血氧测定及呼吸量的测定更为准确。在判定有肺功能代偿不全时，要及时排除影响因素，必要时也应适当输血，同样要十分注意输血的速率。慢性贫血患者输血的目的乃是使代偿的需要减低到可以耐受的程度，而不是解除代偿的需要。能达到此目的的最低输血量乃是最适当的输血量。

三、慢性贫血的输血原则和指征

（1）血红蛋白 <40g/L，伴有明显症状者。

（2）某些暂时尚无特殊治疗方法的遗传性血液病患者，在其生长发育期，应给予输血，纠正贫血到一定程度，以保证正常的生长发育。

（3）贫血严重，而又因其他疾病需要手术者或待产孕妇。

（4）一般均应输浓缩红细胞。

（5）有条件者可输年轻红细胞。

四、慢性贫血的输血方法和注意事项

（1）制订输血方案：如果判定患者需要长期输血时，头几个月的时间应用来作为临床试验的时间。应仔细和经常评估患者的需要是否已经达到。足以减轻慢性贫血患者严重不适的血红蛋白和血细胞比容的水平常可在 3 个月内找出，并可估计出维持此水平所需的最低输血量。然后最好制订一个计划，按一定时间输血，不要等到血红蛋白或血细胞比容明显降低或症状明显加重后再输血。因为在后一种情况，往往要多输几次血才恢复到所要求的水平。

（2）输血量和间隔时间的确定：慢性输血的疗效决定于两个因素，即输血量和输血间隔时间。一般来说，慢性骨髓造血功能障碍的患者，每 2 周输红细胞 2 个单位。造血物质缺乏的患者需要输血时，往往输一次红细胞即可。

（3）输血效果判断：如果输血需要量超过每 2 周 2 个单位红细胞时，提示可能有一个以上的原因引起无效输血。由于慢性贫血的血容量相对稳定，故血细胞比容可反映其红细胞量。在没有明显活动性出血或免疫性溶血的患者，一般于输血后 15min 检测的血红蛋白水平和 24h 后检测的一样。因此输血后测定血红蛋白或血细胞比容可很快评估出输血的效果。如果效果不佳，则要找出其他原因，如是否存在症状尚不明显的隐性同种免疫性溶血，是否存在胃肠道或其他部位的隐性出血，是否有脾功能亢进，是否同时伴发溶血。

（4）病因不同，输血时应注意其不同要求。纯粹以血红蛋白水平来确定输血不一定完全正确，应根据病因、临床症状和有无并发其他疾病来决定。

（5）长期输血者，不宜用维生素 C，因维生素 C 虽可增加尿铁的排泄，但也可增加胃肠道对铁的吸收。如血浆铁明显增高，应加用去铁胺，防止含铁血黄素沉着症或血色病的发生。

（6）注意治疗原发病。

（7）心肺功能不全者或老年人，需注意输血速度，一般以 1mL/（kg·h）为宜，并在输血过程中严密观察，及早发现心力衰竭的征兆。输血时如已有心功能不全征象，可同时加用利尿剂。

（陈　娜）

第二节　急性贫血的输血

贫血是指循环血液的单位容积内血红蛋白、红细胞计数和（或）血细胞比容低于正常的病理状态，它可发生于许多疾病。贫血使血液携氧能力降低，其直接后果便是组织缺氧，从而导致脏器功能障碍，甚至造成死亡。贫血的临床表现与贫血发生的快慢密切相关，急性贫血由于发生快，症状较为明显，常需紧急输血；慢性贫血起病缓慢，机体已适应低氧状态，症状常不明显，无输血指征时不必马上输血。

一、急性贫血的原因

急性贫血的原因是红细胞突然大量丢失或破坏，骨髓不能及时地补充循环血液中的红细胞容量。此外，骨髓造血功能突然严重受损甚至停滞，也可引起急性贫血。

（一）急性失血

外科创伤出血最为常见。其次就是内科疾病伴发的大出血，如消化道出血、出血性疾病的出血、咯血等。

（二）急性溶血

主要见于溶血性疾病（如阵发性睡眠性血红蛋白尿症、自身免疫性溶血性贫血、血红蛋白病等）以及外因（如蛇毒、血型不合的输血、化学毒物等）引起的急性溶血。红细胞大量在血管内破坏，血红蛋白从红细胞内溢出，丧失其携氧的功能。

（三）急性骨髓造血功能障碍

主要见于急性再生障碍性贫血、急性造血功能停滞、急性纯红细胞再生障碍性贫血及急性放射病等，骨髓造血干细胞受损或增生障碍，不能生成红细胞。

二、急性贫血的临床表现和特点

（一）急性贫血的临床表现

由于红细胞突然大量减少，引起组织缺氧，需氧量较高的脑、心肌、肌肉组织最先有反应，出现头晕、疲乏无力、心跳加快，严重者可出现精神萎靡或烦躁不安、神志淡漠、反应迟钝，甚至意识不清。

（二）急性贫血的特点

（1）贫血原因不同，表现也有差异。急性失血较多时伴有血容量的减少，常出现心悸、出汗、口渴，甚至血压下降，收缩压在 10.7kPa 以下时呈休克状态，出现皮肤湿冷，苍白或紫灰花斑，少尿或无尿。失血初期由于血液尚未被从组织间隙进入血管的组织液稀释，检测血红蛋白或红细胞不能正确反映红细胞丢失程度，处理时应当注意。急性溶血常伴发热、腰痛、腹痛、皮肤黏膜黄染，尿色深或出现血红蛋白尿及酱油色尿，严重时可有因胆红素脑病而出现精神神经症状，甚至昏迷。造血功能障碍者常伴有白细胞和（或）血小板的减少，出现感染及皮肤黏膜出血等症状。

（2）贫血原因不同，处理也不一样。急性失血者要及时补足血容量，急性溶血者要积极防治溶血引起的并发症，造血功能障碍者要防治白细胞减少及血小板减少引起的并发症。

（3）急性贫血常需紧急输血，由于病因不同，故输血的要求有所不同。急性失血者要求快速输血，可输红细胞，也可输全血；溶血者最好输红细胞，且对红细胞制品根据病因进行选择。

三、急性贫血的输血原则和抢救措施

急性贫血的输血由于病因不同，其原则和抢救措施亦不相同。

（一）急性失血的输血

急性失血时伴有血容量的减少，脏器血流灌注减少，组织缺氧，常导致细胞功能障碍及脏器损伤。收缩压降至 10.7kPa 以下时，肾排泄代谢产物的功能显著下降，甚至引起少尿或无尿而发生尿毒症，如不及时纠正，将严重威胁生命；脑细胞严重缺氧可引起细胞水肿甚至坏死而危及生命；心肌严重缺氧可导致心肌受损产生心力衰竭，对原有冠状血管供血不足者，将会严重加剧病情，引起严重后果。因此，急性失血的输血要首先考虑补足血容量，保证组织灌流，其次考虑补充红细胞以纠正贫血。

1. 急性失血的输血原则

（1）积极消除失血原因，及时止血。

（2）补充血容量。

（3）根据病情需要决定是否输血。

（4）根据失血量及贫血严重程度决定输血量和输血速度。

（5）优先考虑输红细胞。

2. 急性失血的抢救措施

（1）补充血容量：轻度失血（失血量 500mL）只需补液即可；中度失血（800～1 000mL）者及时补液，然后视出血情况再考虑输血，如出血已止，可以不输血；重度失血（＞1 500mL）者，应积极进行抢救，给予足量补液，并采取措施（包括手术）进行止血。常用的补液方法有：①晶体液输注：常用平衡盐液，其电解质成分近似血浆，不仅可有效地补充血容量，也可补充血管外间隙的细胞外液的丢失，保证有效的组织灌流，维持血液循环的稳定。由于晶体液的稀释作用，可以降低血液黏度，使血红蛋白氧解离曲线右移，因氧释放系统有巨大的储备，只要灌注改善，即使贫血存在，其供生命器官的氧释放亦可充分恢复。由于晶体液能快速分布到血管外，所以输液量常须达到失血量的 3～4 倍。近年来不少人用高渗盐液（7.5% NaCl）及高渗氯化钠右旋糖酐液（7.5% NaCl/6% 右旋糖酐）进行抗休克研究，仅用 4mL/kg 就可保持血压稳定 2h，不少人主张将高渗盐液与平衡盐液共同使用；②胶体液输注：可选用中分子右旋糖酐（Dex 70）。Dex 70 渗透压相当于 1.7% 清蛋白溶液，扩容效能为输入量的 2 倍。临床上多用其制成 6% 的含生理盐水溶液。输后 8h 循环中尚能保持 50% 的输注量，可维持血容量达 12h 之久。轻度失血或中度失血，仅输 500～1 000mL 的 Dex 70，就能收到良好的扩容、提高血压的效应而免于输血。用本晶体液输注不宜超过 1 500mL/d，以免加重出血，因它对血小板功能有影响。严重出血时常与其他晶体液（平衡盐液）或血液及血浆搭配使用。羟乙基淀粉亦有较明显的扩容作用，快速输注（120 滴/分）有明显升压效果，用量也不宜超过 1 500mL/d。

（2）纠正贫血：失血后正常骨髓反应性增生，加快红系祖细胞的增生、分化、成熟和释放，所以失血量 <1 000mL 时，如应用晶体液及胶体液后，血压能维持正常稳定，保证组织灌流，则可以不用输血去纠正贫血。但失血量大时，由于红细胞丢失过多，使血液携氧功能显著下降，将影响组织代谢，故需适量输血。输血可采用：①输全血：在成分输血已广泛使用的今天，大量失血是少数尚允许输全血的

病种。它可补充丢失的红细胞和血浆以及稳定的凝血因子。一般均在输晶体液和胶体液后进行。它与晶体液及胶体液的比例一般为1：1。输全血量较大时，应输部分新鲜冰冻血浆和浓缩血小板及某些凝血因子浓缩剂；②输浓缩红细胞：目前趋势，在失血性贫血中，多主张在输晶体液及胶体液后输浓缩红细胞，以避免输贮存全血时的代谢并发症。因为全血在贮存过程中会发生生化和代谢改变，所以含有细胞碎屑、枸橼酸盐以及钠、钾、氨离子等。此血大量输入体内会产生并发症。而浓缩红细胞中上述物质含量仅为全血的1/30～1/2。此外，输注全血易使受血者产生抗体，影响再次输血。一旦产生抗体后，再输含相同人类白细胞抗原（human leucocyte antigen，HLA）的全血就会发生输血反应。如果为了补充血小板，则全血的血小板亦太少，无济于事。因此，近年来全血的使用已大为减少。浓缩红细胞可以用生理盐水稀释，以克服浓缩红细胞输注速度过慢的问题。

3. 急性失血的输血注意事项　失血性贫血输血须注意：①大量输血（指24h内输血量接近或超过自身全血量）时，如用的是贮存全血或浓缩红细胞，将会出现血小板和凝血因子的不足，需要适量使用浓缩血小板及新鲜冷冻血浆；②抢救过程中，要检测血压、脉搏、尿量及血细胞比容，有条件者应监测中心静脉压、肺动脉楔压、心输出量等，据此调整输液、输血量及输注速度，避免输液、输血量不足，不能维持正常组织灌流，也避免输液、输血量过多，引起肺水肿、心力衰竭等；③原有心肺疾病者，更要注意输液、输血量及输注速度；④失血量较大而单用晶体液及胶体液补充血容量时，需注意血液过度稀释的问题。因为血红蛋白＜40～50g/L，血细胞比容＜0.20时，不仅会影响出血部位的愈合，而且易发生感染；⑤抢救过程中不要忘记积极想办法止血；⑥注意大量输血时可能引起的并发症，如枸橼酸盐中毒、血钾改变、酸碱平衡失调、低温、免疫性溶血以及防止输血传播疾病的发生。

（二）急性溶血的输血

急性溶血时产生大量红细胞碎片，并有血红蛋白溢出，血浆中的血红蛋白除与结合珠蛋白结合外，尚有多量的游离血红蛋白经肾排出。严重溶血可引起重要脏器的功能障碍。例如，心肌缺氧诱发心绞痛、心力衰竭；脑缺氧产生精神神经症状；肾缺氧引起肾小管坏死及上皮细胞脱落，加上经肾排出的游离血红蛋白在肾小管内的酸性条件下结晶析出以及胆红素对肾小管的损伤，造成急性肾功能衰竭。急性溶血时，大量的红细胞碎片及基质对单核－巨噬细胞系统有阻滞作用，可促使休克的发生，过高的胆红素尚可引起胆红素脑病。因此，急性溶血时的处理不同于急性失血性贫血，它不存在血容量减少的问题，加上许多溶血性疾病发生溶血的机制与抗原抗体反应及补体有关，输血需特别慎重，否则还可能加重溶血。但急性溶血引起的重度贫血如不及时纠正又往往会造成死亡，实践证明此类患者如及时输血可以大大减低病死率。

1. 急性溶血的输血原则

（1）及时阻断溶血的原因或诱因，注意电解质平衡。

（2）严重贫血，特别是引起心、肾、脑功能障碍时，应及时输血。

（3）必须输血时，选择浓缩红细胞，并根据病因不同而严格配血。

2. 急性溶血的抢救措施

（1）终止溶血：视不同病因而异。例如药物性所致者不再使用此类药物，输血所致者应立即终止输血，与抗原抗体反应有关者多采用肾上腺皮质激素或免疫抑制剂。近年来，自身抗体介导的顽固的免疫性溶血性贫血多采用血浆置换术。

（2）防治休克及急性肾功能衰竭：有休克表现者，可适量输注中分子右旋糖酐。给予适量5%碳酸氢钠滴注，以碱化尿液。遇有肾功能衰竭表现时，尚需补充晶体液，并给予利尿剂，保证有足够尿量，同时注意监测并治疗高钾血症、酸中毒。

（3）纠正贫血：由于不少溶血性疾病输血不当时反而加重溶血程度，故对溶血性疾病尽可能不输血。但急性溶血引起严重贫血时，仍应紧急输血以挽救生命。输血量无须过大，目前强调输浓缩红细胞，一般输浓缩红细胞2个单位即可。对于血液成分的选择，则视原发病而定。如能积极治疗原发病，及时终止溶血以及防止休克和急性肾功能衰竭，往往一次输血即可缓解。约有10%的病例溶血继续存在，输血后未见明显改善者，可考虑第二次输血。近代提倡输注年轻红细胞，效果更佳。

3. 急性溶血的输血注意事项　急性溶血性贫血输血时须注意：①溶血性疾病的急性溶血多数有抗原抗体反应及补体参与。由于患者体内有可能存在自身抗体或同种抗体，所以要严格配血；②要结合原发病慎重选择适合的血液制品；③严格掌握输血适应证：可输可不输者不输，即使要输血，也以少量为宜，开始输注应慢速滴注，观察 10～15min 无不良反应后再加快速度。

（陈　娜）

第三节　红细胞疾病的输血

贫血是红细胞疾病（除真性红细胞增多症及继发性红细胞增多症外）患者共同的临床表现。大多数红细胞疾病患者的贫血是缓慢发生的，血容量保持相对稳定，如有输血指征，应以输红细胞为主。贫血的治疗方法和疗效因病因不同而有显著差异，因此对输血的需求也大不相同。①红细胞生成障碍的贫血中，因骨髓造血功能障碍所致者（包括溶血性贫血并发的再生障碍危象），在治疗未获缓解前，常需反复输血以维持生命；因造血物质缺乏所致者，如缺铁性贫血、叶酸缺乏或维生素 B_{12} 缺乏引起的巨幼细胞性贫血等，主要治疗措施是补充造血物质，无适应证时无须输血。其输血适应证为休息时有明显贫血症状，血红蛋白 <40g/L 或血红蛋白 <60g/L 伴有下述情况之一者：冠心病、高血压心脏病、贫血性心脏病伴心功能不全、待产孕妇和因外科情况需要手术者；②红细胞破坏过多所致的贫血（溶血性贫血）多数需要输血，少数呈慢性经过而又有有效治疗方法者亦无须输血。例如，遗传性球形红细胞增多症等，脾切除可有显著疗效，输血仅作为手术前准备措施及溶血危象发作时应用；③出血所致的贫血中，急性出血的输血见本章第二节；慢性出血患者，常引起缺铁性贫血，而消除出血原因及补充铁剂可有显著效果，一般无须输血。

一、再生障碍性贫血（再障）的输血

因贫血严重（Hb <40g/L）须输血者，一次输注 2 个单位。需较长期输注维持生命者，每 2 周一次，可用年轻红细胞。应尽量延长输血的间隔时间，如输血间隔延长超过一个月以上尚能耐受时，常可不再输血，即所谓"过输血关"。多输血并无好处，一来会抑制造血，二来可引起含铁血黄素沉着及输血传播疾病。

若同时有明显出血，血小板 $<20 \times 10^9/L$ 者，可输浓缩血小板。

因感染发热用抗生素无效或感染严重者，可输免疫球蛋白 2.5g/d，隔日一次。若白细胞 $<1.0 \times 10^9/L$ 或中性粒细胞 $<0.5 \times 10^9/L$，在用抗生素的同时，应选用粒细胞集落刺激因子（G－CSF）3～5μg／（kg·d）。若用抗生素 72～96h 后感染仍得不到控制，而中性粒细胞继续下降，特别是中性粒细胞 $<0.2 \times 10^{10}$，感染将危及生命者，可输浓缩白（粒）细胞，但必须足量，一般输注粒细胞总数为（1.0～3.0）$\times 10^{10}$，连续用 4～7d，并与强有力的广谱抗生素合用。必要时，可考虑每天输 2 次。有学者研究粒细胞减少者在发热时立即用粒细胞输注，其存活率为 52%，与对照组无显著差异，而另一些学者则在用抗生素 72h 无效时再用粒细胞输注，其存活率为 58%，比对照组的 15% 显著增高，表明严重感染时粒细胞输注有明显效果。

多次输血后引起 HLA 抗体的产生，从而引起输血反应而使输血难以进行。遇到这种情况，而又必须输血时，可用白细胞过滤器进行红细胞输注。如果此类患者需输血小板，而输任意供体的血小板已产生同种免疫而使输血小板无效时，则可选用家庭成员中 HLA 相合的血小板。

长期输血后易致脏器含铁血黄素沉着，影响脏器功能，甚至发生血色病。因此，当输血次数较多（例如输 10 次以上）时，应适当给予去铁胺注射，以增加铁的排泄。

二、6－磷酸葡萄糖脱氢酶（G6PD）缺乏症的输血

溶血严重者应迅速给予输血。输血是治疗重症病例的一个主要措施，输血能显著降低病死率。据杜传书等报道，1955—1963 年住院的 1 464 例中输血者为 948 例（占 64.8%）。在 1 464 例中死亡 34 例，

其中 17 例因未输血或未来得及输血而死亡。输血后仍死亡 6 例（0.4%），均为并发严重酸中毒、重症肺炎或脑实质出血者。1955 年，经输血治疗者仅 15.6%，其病死率为 5.1%；而 1956—1973 年间输血率增加至 63%~79.5%，病死率下降至 0.4%~2.2%，足见输血对于挽救生命的重要性。他们曾观察到数例临近死亡的患者，瞳孔已散大，脉搏已不能触及，对刺激无反应，由于立即给予静脉推注全血 100~150mL，神志立即清醒，其中 1 例患儿仅静脉推注 50mL 后得救，神志恢复正常。

病情危急，出现脑部缺氧或脑细胞水肿症状，如昏迷、抽搐、两眼同向性偏斜、瞳孔散大者，不必等待血红蛋白检查结果，应立即配血，给予快速推注血液以抢救生命。

贫血症状严重，血红蛋白 <40g/L，或住院后仍有显著血红蛋白尿者可考虑输血，一次 2 单位红细胞即可。如果病情十分危急，则也可输贮存全血。少数患者一次输血后，由于溶血尚未终止，症状未见明显改善或仍有明显血红蛋白尿，可考虑第二次输血。输血量按全血计为 5~15mL/kg（成人 150~300mL，小儿 80~150mL），也可用至 10~20mL/kg。

亲属的血很可能也是 G6PD 缺乏的，输入后有可能出现再次溶血，因此尽量不输亲属的血。最好是对献血者进行快速筛查，选用非 G6PD 缺乏者作为血源。

对轻、中型病例可不用输血，但应及时注意水、电解质的平衡及纠正酸中毒，及时补充晶体液及应用碳酸氢钠碱化尿液，保证足够的尿量。

三、珠蛋白生成障碍（地中海）贫血的输血

（一）输血的指征

（1）轻中度贫血者可不输血，只当感染或妊娠引起贫血明显加重时，或需要进行手术时给予输血。

（2）重症珠蛋白生成障碍贫血常从幼年开始发病，严重影响生长发育及智力发展，导致脾大以及脾功能亢进，心脏肥大，也因无效性造血促使胃肠道对铁吸收过多而发生继发性血色病，故一旦确诊，宜尽早输血。

（二）输血的方法

（1）因需长期输血，常易致铁过多，故应尽量使输入的红细胞寿命维持较长时间；同时为了减少患者输血反应，宜尽量减少白细胞及血小板的输入。常输入的红细胞有：①年轻红细胞：输入人体后存活时间长，携氧能力比一般红细胞增强，是珠蛋白生成障碍贫血患者最为理想的血制品。缺点是价格昂贵；②少白细胞的红细胞：能明显减少 HLA 抗原的输入从而减少非溶血性发热反应的发生；③洗涤红细胞：减少了 HLA 抗原的输入；④洗涤后的冷冻红细胞：因红细胞经过洗涤和冷冻后，已极少含白细胞、血小板和血浆，这是珠蛋白生成障碍贫血较理想的血液制品；因为约有半数的长期输血者可能有抗红细胞抗体，比较难找到相容的血液输注，采取冷藏措施（即从献血者中分离红细胞，在中心地区冷藏）后，可预选供者及预先交叉配血，从而有多种血液可供选择，故容易找到相容的血液供患者使用，缺点是价格昂贵。

（2）输血的目的之一是减轻贫血的症状并维持生命，为达到目的，一般定期输给中等量的红细胞，使血红蛋白保持在 60~70g/L 的水平即可，但患者仍处于贫血状态，不但生命质量差，而且贫血的各种病理改变得不到明显纠正，影响生长发育。随着岁月的推移，患者年龄增长了，但发育障碍，健康不佳，且由于反复长期输血导致血色病而夭折。因此，这种中量输血方法虽为大多数人采用，但绝不是理想的方法。现在趋向于用高量输血的方法。一旦确诊后尽早开始输血，且短期内反复输血，使血红蛋白上升到正常水平（100g/L 以上或血细胞比容在 0.27 以上），之后定期输血，维持在这水平上。其目的不是单纯为了减轻贫血症状和维持生命，而是使供氧恢复正常，组织氧合作用改善，同时，由于铁饱和的贫血中血浆铁转运率提高，使胃肠道吸收铁增高，血红蛋白提高到正常后，可降低血浆铁转运率，并使胃肠道对铁的吸收恢复正常水平，不但保证正常生长发育，减轻骨髓及脏器的病理生理改变，而且减少血色病的发生。近年来更有人主张用超高量输血，使血红蛋白升至 130g/L 以上及血细胞比容 >0.35，认为对纠正病理改变更有效。如从婴儿期开始使用，还可避免出现典型的珠蛋白生成障碍贫血的面容和

病理生理改变，保证患者的生命质量。具体输注方法是每 2 周输冷冻红细胞一次，为了保持血红蛋白在正常水平，输入量为 10～20mL/kg，随生长发育再增加 1～2 单位。滴注速度为 1～2mL/min。若用年轻红细胞，则输血的间隔可延长到 1～1.5 个月，用血量仅在开始时较大，经过 1～4 个月后，输血量就可减少。由于脾功能亢进呈渐进性进展，输血也会进行性增加，并导致铁负荷增加。因此，脾功能亢进明显时，及时进行脾切除不但可使全血细胞上升，输血量减少，输血时间延长，而且也可减轻铁负荷。有人主张，当输血需要量每年达到 200～250mL/kg 以上时就应该进行脾切除。

（三）输血的注意事项

（1）输血前最好进行完整的红细胞血型系统检测，尽可能应用多种亚型相配的血，避免长期输血产生同种抗体，影响到以后的输血。

（2）由于长期多次输血，故很容易发生经血传播的疾病，如病毒性肝炎、艾滋病等。

（3）长期输血会引起铁负荷增加。一般统计，输血 100 次以上时有可能引起血色病，因此不能给患者使用铁制剂，也不宜进食含铁量高的食物，因为肠道中铁浓度过高时，较多的铁能弥散入肠黏膜细胞，增加铁的吸收。宜多喝茶，定期检查血清铁，如明显增高（＞200μg/L）伴有皮肤色素改变、肝功能改变、糖尿病及心脏功能不全时宜用去铁胺肌内注射 10mg/（kg·d），此剂量可使机体每日排出铁 10～20mg。

四、自身免疫性溶血性贫血（AIHA）的输血

（一）输血的指征

（1）轻中度溶血不必输血：较严重溶血时，应每 2～4h 进行检测，观察溶血及血红蛋白或血细胞比容下降情况，如果病情稳定，可不必输血，因为患者对溶血较易耐受，甚至老年人亦然。只要严格卧床休息，限制活动即可。此外，患者对治疗反应及自然恢复均可较快，50% 的患者用足量肾上腺皮质激素后可在 1 周内取得效果。

（2）严重溶血时，血细胞比容可降至 0.15 以下。当血细胞比容降至 0.12 以下或血红蛋白降至 40g/L 以下时，会出现神经精神症状以及严重疲乏，食欲不振，恶心甚至呕吐，或心悸气急，甚至昏迷。此时必须紧急输血，同时给吸氧。

（3）发生溶血危象，出现休克时，应及时用晶体液或胶体液纠正休克，紧急配血及时给予输血。输入的红细胞的寿命可能与患者本身的红细胞一样缩短，但输血仍可有暂时的挽救生命作用；出现严重血小板和（或）粒细胞减少时，可按再障贫血处理。

（二）输血的方法

（1）选择好献血者：认真配血，选择 ABO 相合的红细胞输注。如果估计需要重复输血者，则要注意同种抗体的产生。所以最好一开始就做红细胞基因表型的检测，因为输过血的患者再做基因表型的确定是很困难的，甚至是不可能的。如果已知 Rh 表型就可选用同型的血，避免同种抗体引起溶血，又如假定 JK^a 阳性，则输了 JK^a 阳性或阴性的血均不会产生抗 JK^a 同种抗体，如果 Kell 阴性，则用 Kell 阴性的血才可避免抗 Kell 抗体的产生。如果自身抗体有 Rh 等相关抗原特异性，则应选择缺乏此类抗原的红细胞输注；如检测出同种抗体，则选择与此抗体相容的红细胞输注。

（2）由于自身抗体可能在试管中与所有供体的红细胞起强反应（间接抗球蛋白试验＋＋～＋＋＋＋），以至于无法获得相配的血。在交叉配血不完全相合时，应多配几个 ABO 血型相同的血，不得已时可以采用患者血清与供体红细胞反应最弱的红细胞输注。

（3）如因自身抗体存在，影响到 ABO 血型的判断，在紧急情况下，可输 O 型红细胞。

（4）自身血输注：有人报道某些 AIHA 患者，自身血输注有实际意义。有些 AIHA 患者尽管直接抗球蛋白试验阳性但可无溶血性贫血，试管中红细胞破坏只占 2%～14%，而治疗后恢复的患者则红细胞在试管中可不破坏，故可将治疗恢复的 AIHA 患者的红细胞冷冻保存，等到以后复发时，将之输回，可不必担心同种抗体引起的溶血，也可在患者需要手术的时候给予回输，可保证不在手术中发生同种抗体引起的溶血反应。还有人报道有一甲基多巴诱发的直接和间接抗球蛋白试验阳性的患者需要紧急手术。

该患者虽有溶血但血红蛋白及血细胞比容正常，其抗体对所有正常红细胞均有反应，停药后未等到抗体滴度下降，就抽取 3 个单位的红细胞保存起来，到手术中用了上去。其他学者也在另一些患者身上应用了同样的方法取得良好效果。如果不方便或不可能延迟手术以等待收集到足够的自身血者则可用温吸收技术及其他血清技术以排除供血中存在同种抗体的可能。

（5）输注洗涤红细胞或少白细胞的红细胞有人报道冷抗体型 AIHA 输洗涤红细胞后可使血清中补体降低，并认为这是输注后红细胞存活时间延长的原因。但另一些学者认为资料太少，不足为凭。不过，他们承认应用洗涤或少白细胞的红细胞以避免红细胞以外的抗体引起的反应是合理的。因为在严重的 AIHA 中，发热的原因较难确定，如有发热则可导致不必要的延迟或停止输血。

（6）冷抗体型 AIHA 应用温血问题观点尚不一致：有人认为准确配型的血可以不用加温进行慢速输注。另一些学者则认为必须用加温血。还有人认为除加温血外，更重要的是置患者于温室中。再有一种看法是如果将血液加温至体温水平并置患者于温室中则不太可能发生溶血。至今为止，这个问题尚未进行深入的研究。但应强调指出，如果要加温，则一定要处理得当，随意加温是十分危险的。血的加温不应当超高 38℃，否则输入后在体内会很快被破坏，甚至引起患者死亡。

（7）血浆置换 AIHA 患者的抗体滴度较高时，先用血浆置换后再用激素，效果较好，不但症状减轻得快，而且激素用量也可以减少。特别是对于治疗效果不佳的患者，血浆置换后再用激素可以取得良好效果。

（三）输血的注意事项

1. 输血的危险性　从血清学的角度来说，患者的自身抗体对自己的红细胞和多数正常红细胞都能起反应。输血可能使溶血加速，使黄疸和贫血加重，甚至引起急性肾功能衰竭或弥散性血管内凝血（DIC）造成死亡，特别是大量输血时更危险，因此尽量不输血。必须输血时一定要按前述严格配血。输血速度要慢，严密观察，以少量多次为宜，一般一次只能输 100mL 红细胞，必要时可一天输 2 次，但没有必要使血红蛋白升至 80g/L 的水平，只要能达到防止低血氧即可。这样，输血既达到了缓解严重贫血的症状，又可避免过多输红细胞而可能出现的溶血加重。此外，某些 AIHA 患者的自身抗体有明显的"相关特异性"，即其抗体与含 Rh 抗原的红细胞反应性最强。而汉族人中 Rh 阳性者占大多数，因此输血后引起溶血加重的可能性很大。再者，AIHA 患者过去如输过血则有可能有同种抗体存在，这种抗体在自身抗体存在的情况下很难查出，输血后往往引起溶血加重。所以必须在输血前用特殊方法检测同种抗体。如有同种抗体存在，则要选择与同种抗体相容的血液输注。

2. 注意血型的鉴定以及血型抗原、抗体的检测

（1）AIHA 患者的 ABO 血型检测通常无问题，用普通检测方法即可。但仍需用 6% 小牛人血清蛋白盐水溶液作阴性对照。此对照若阳性，则提示或者是未分散的自身凝集或者是严重致敏的细胞在白蛋白中的自动凝集，因而 ABO 配型不准确；这时候，将患者的细胞用加温至 45℃ 盐水洗涤 5～10min，可使对照呈阴性，从而使 ABO 配型可靠。此外，用 ZZAP 试剂（0.1mol/L dihiothreitol + 0.1% cysteine – activated papain）预先处理患者的红细胞后也可得到可靠的 ABO 血型鉴定。二磷酸氯喹处理红细胞也可取得同样的效果。对于有在室温中起反应的冷凝集素的患者，需要在 37～45℃ 中洗涤红细胞。对于防止自体凝集也可以在 ABO 血型鉴定前用 0.01mol 的 dihiothreitol（DTT）在 37℃ 中处理红细胞 30min。

（2）当出现自动凝集时用盐水或化学改良血清去鉴定 Rh 血型常有困难，故最好用"玻片及快速试管"配型血清去测定用 ZZAP 处理过的红细胞的方法去鉴定 Rh 血型。

（3）检测其他抗原：当抗球蛋白试验直接强阳性时，抗原的检测常遇到麻烦，需要采用一些特殊方法：①将红细胞在 45℃ 加热 5～30min 或 50℃ 中 3～10min，足已解离附在红细胞上的抗体，从而使红细胞能被强的反应血清鉴定。有时细胞甚至需要在 51～56℃ 中加热 3～5min，其缺点是常引起溶血，同时红细胞抗原性减弱；②ZZAP 处理红细胞可使直接抗球蛋白试验减弱甚至消失，但它使许多红细胞抗原变性，如 Duffy，MNSs 及 Kell 血型等，所以只限定用于 ABO，Rhhr 及 Kidd 系统的鉴定；③二磷酸氯喹的酸溶液能解离附着的 IgG 又不引起红细胞抗原变性，其缺点是不能使每例抗球蛋白试验转阴，而且需要长达 2h 的孵育时间，有时引起显著溶血；④当上述方法均不能使直接抗球蛋白试验减弱至足以进

行抗原鉴定时，可采用血清及抗血清吸收法。方法是将等量抗血清和洗涤过的红细胞在37℃中共同孵育1h，用杂合子和纯合子的红细胞以及缺乏相应抗原的红细胞做试验。比较上层吸收血清和同样的患者的红细胞和抗血清的混合液的活性。最好测定出抗相应抗原的红细胞的吸收血清的滴度。例如，如果患者的红细胞含 JK^a 抗原，红细胞将从抗 JK^a 的配型血清中吸收抗体，留下低滴度。杂合子的细胞，如 JK（a$^+$b－）将更易吸收抗体。缺乏相应抗原的红细胞（如 JK^a－）不能吸收任何的抗 JK^a 抗体，因而吸收后将不会改变抗体的活性。用对照红细胞进行的吸收血清的滴度积分可和用患者红细胞进行的吸收血清的滴度进行比较从而鉴定抗原。

（4）刚刚输过血的患者的血型鉴定：主要是根据年轻和年老的红细胞比重不同而将患者的红细胞分出网织红细胞（即患者的细胞）和较老的细胞（即输入的细胞）。然后将网织红细胞进行配型鉴定，此方法常可在输血后48～72h鉴定出患者的红细胞血型。在 AIHA 患者分离出的网织红细胞可用 ZZAP 或二磷酸氯喹做预处理。

（5）检测同种抗体：当患者曾输过血或妊娠过，就可能产生同种抗体，它能引起溶血性输血反应（如抗 Rh、抗 Kell、抗 Kidd 及抗 Duffy）。温型自身抗体常与所有正常红细胞起反应，因此使检测同种抗体发生困难。此时，有一种肯定的检测同种抗体的方法，即用不能吸收同种抗体的红细胞从患者血清中吸收自身抗体的方法。由于同种抗体不吸附在患者自身的红细胞上，所以吸收自身抗体后的患者血清就用来测定同种抗体。美国血库协会输血服务和血库标准中指出："假如患者在3个月前用过全血和含红细胞的血制品或前3个月内曾妊娠过或者病史不清者，必须在计划输血前3天内采集患者血样本。"由于大多数自身抗体会被患者红细胞吸附，所以在温型抗体的 AIHA 中，间接抗球蛋白试验的阳性要比直接抗球蛋白试验的阳性弱，所以，如果间接抗球蛋白试验比直接抗球蛋白试验显著增强，则提示有同种抗体的高度怀疑。如果直接抗球蛋白试验（＋＋＋＋）或者它与间接抗球蛋白试验一样或更强，则有无同种抗体存在不能肯定，假如血清抗体的过筛试验显示有在37℃起反应的抗体，血清就需进行红细胞基因表型的检测，正如像任何血库确定同种抗体特异性常做的那样。

（6）含冷性抗体的 AIHA 患者在交叉配血时，可在37℃条件下用生理盐水作介质，不必用清蛋白。许多学者均认为在37℃不反应的同种抗体罕见临床溶血表现，他们在20年中用了数百万单位的血也未出现过此类输血后溶血，所以可以忽略。但配血一定要在严格的37℃环境下进行，样本要先用37℃温浴，生理盐水也要用40℃温浴者（因放入试管时会降几度），离心过程也要保持在37℃中进行。如果没有此类加热离心的设备，则可用45℃预温离心杯及用45℃盐水洗涤，这样可以在离心过程中保持约37℃。较少数患者血清冷抗体在37℃中亦起反应，可采用另一种方法进行配试，即在交叉配试时对患者的血清进行冷抗体的吸收。还有一种方法是用 0.01mol/L DTT 进行 1.5min 孵育，这样可以大大减低 IgM 的滴度而不影响 IgG 抗体。

3. 输血反应的预防 输血前可用肾上腺皮质激素，如地塞米松 3～5mg 预防输血反应。

五、阵发性睡眠性血红蛋白尿症（PNH）的输血

急性溶血引起严重贫血需要输血时只输红细胞，尽量避免输全血。原因是全血的血浆中可能不但含有补体，而且可能含有能激活补体的物质，甚至有已被激活的补体。

（一）关于洗涤红细胞应用问题

以前强调此病要输洗涤红细胞，现在认为无此必要。1940 年，Dacie 报道 A 型 PNH 患者输了 O 型全血后发生溶血，持续48h，估计有50%红细胞被溶解，之后输洗涤红细胞，未见溶血反应。他认为 O 型血的 A 凝集素与 A 凝集原发生了凝集反应，导致溶血。1939 年，Hams 和 Diugle 证实 PNH 患者的红细胞在体外对凝集素的敏感性增高，后来 Dacie 也证实了这一点。他提出对 PNH 患者输血要输洗涤红细胞，因为即使是浓缩红细胞仍有少量血浆，其中有些物质可能激活补体。红细胞经过洗涤后，血浆基本去除了，能够激活补体的物质也就很少了，所以比较安全。1977 年，Sherman 及 Taswell 对此观点提出质疑，根据他们27 年中13 例 PNH 的138 次输血经验，输入全血、浓缩红细胞及洗涤红细胞的 PNH 患者之间，溶血反应的发生率无明显差异。Grockerman 认为 PNH 患者输入洗涤红细胞后，使对补体敏

感的细胞，特别是Ⅲ型细胞的百分率下降，从而中止溶血。但Dacie的观点仍被传统地沿用下来，各种教科书上仍明确提出PNH患者输血要输洗涤红细胞。1989年，Brecher回顾1950—1987年间23例PNH的输血，共输注556单位血液成分（其中输全血94单位，浓缩红细胞208单位），结果仅1例发生溶血。此例为AB型PNH患者输入一单位O型全血，类似Daice者。而另20例PNH者输336单位洗涤红细胞及123单位同型血小板及新鲜冰冻血浆者，均未发现溶血反应。他认为PNH患者发生输血反应均是由于输注含有非同型ABO血浆或者将含有白细胞的血液制品输给具有白细胞抗体的PNH患者所致。因此，他提出PNH患者的输血主要是输特定血型的全血或血液制品（group - specific blood and blood products），对以往输血曾发生过发热反应的患者应输少白细胞的红细胞。他认为输洗涤红细胞殊无必要，而且还增加费用及在生理盐水洗涤过程中导致10%的红细胞丢失及增加污染的机会。但是否洗涤红细胞含有较少的白细胞和血小板，从而减少了白细胞抗原抗体复合物的形成而降低了溶血的机会则尚值得探讨。

（二）输少白细胞的红细胞

PNH红细胞主要缺陷是缺乏磷脂酰胺醇连接蛋白，使补体调节蛋白不能锚在细胞膜上，因而对补体敏感，易被激活的补体破坏而发生溶血。多次输血者可能产生白细胞抗体，再次输血时会产生抗原抗体复合物，从而激活补体发生溶血。有人给32例PNH患者输注去除白细胞的红细胞共998单位，未见到溶血反应。因此，为预防输血诱发的溶血反应，可应用白细胞过滤器去除白细胞进行输血。

（三）输冷冻红细胞

冷冻红细胞去除了绝大部分白细胞和血小板以及血浆，比较安全，但价格昂贵。只当碰到稀有血型的PNH患者，为避免输血反应，可选择输注这种血制品。

因为输入的血浆中所含ABO凝集素能破坏对补体敏感的红细胞，以及血浆中的补体成分可能促进PNH细胞的溶解，所以即使第一次输血也可能发生溶血。因此，输血时开始要慢，要注意观察有无溶血反应，如有反应，应立即停止输入。

六、珠蛋白生成障碍（镰状细胞）贫血的输血

（1）发生再障危象时，可按再障贫血处理。

（2）梗死危象时可考虑输血：输血可减少镰变细胞的数量，减轻微血管痉挛，改善组织供氧和梗死情况，对缓解疼痛、避免器官功能障碍有好处，有人研究发现红细胞中如正常细胞 >60% 时，疼痛常停止。

（3）脾滞留危象时，脾扣留大量红细胞导致溶血加剧，贫血急剧加重，有时出现低血容量休克，甚至死亡，此时输血可挽救生命。

（4）下肢溃疡和阴茎异常勃起常可因输血而好转。

（5）通常以 10~15mL/（kg·12h）的量输浓缩红细胞，使血红蛋白上升至 120~130g/L 以上。之后保持在此水平，镰状细胞的生成将受到抑制，原有的镰状细胞较快死亡，在血液中很快消失，可使症状迅速好转，以后 2~3 周输血一次，保持镰状细胞在 40% 以下，可避免各种并发症的发生。

（6）脾阻留危象出现低血容量休克时可适当输全血，或同时输浓缩红细胞及晶体液补充血容量。

（7）红细胞置换疗法大量输浓缩红细胞，有过多增加血容量引起心力衰竭的可能。用红细胞置换疗法可在不增高血容量的情况下更快更有效地降低血红蛋白S的浓度。

七、内科系统疾病的输血

除血液系统疾病外，其他系统的疾病也可引起贫血或者并发有贫血，按一般贫血治疗即可，如无适应证一般无须输血。

（一）心血管系统疾病的输血

（1）细菌性心内膜炎引起的贫血如果特别严重（30~50g/L）有可能引起贫血性心脏病心功能不全

时，可考虑输浓缩红细胞。

（2）心脏病并发各种原因引起的慢性失血性贫血，有明显贫血症状、失血原因未除、血红蛋白＜50g/L 者，为避免加重心脏负荷，可适当输浓缩红细胞。

（3）冠心病并发贫血发生心绞痛，单用药物治疗效果不佳，而血红蛋白＜100g/L 者，可考虑输浓缩红细胞，患者自觉症状良好是最好的治疗监测。

（4）动脉粥样硬化或脉管炎等血管病由于并发贫血而加重间歇性跛行或暂时性大脑缺血出现症状时，可考虑适当输浓缩红细胞。

（5）心力衰竭并发低蛋白血症引起严重水肿时，可在应用利尿剂基础上，适当输注清蛋白。

（6）心脏病患者如出现失血性休克，应分秒必争，按类似正常心脏的情况进行输血、输液，不应拘泥于心功能不全而贻误时机，但应严密观察，一旦休克好转，情况稳定时就应减少用量及减慢速度，以免心功能恶化。如紧急情况已过，应按慢性贫血处理。

（二）消化系统疾病的输血

（1）慢性失血多导致缺铁性贫血，常无须输血。

（2）严重肝病引起肝肾综合征可能存在酸中毒及高血钾者，必须输血时宜输新鲜制备的红细胞，避免用含钾较高的制备时间较长的红细胞。

（3）肝硬化所致棘形红细胞增多症等发生严重溶血性贫血需输红细胞时，宜用洗涤红细胞。

（4）肝硬化患者在用分次放腹腔积液治疗时，每次放腹腔积液后输清蛋白40g，如用一次性全量放腹水治疗则每放腹水 1L 给输清蛋白 6～8g。

（三）泌尿系统疾病的输血

（1）慢性肾功能衰竭血浆蛋白极低及进食少者，宜适当补充清蛋白，但输注速度宜慢，同时给予利尿剂。

（2）慢性肾功能衰竭必须输红细胞时，使用年轻红细胞或洗涤红细胞。

（3）肾移植前输血能提高存活率，有许多肾移植中心将肾移植前输血当作提高肾移植存活率的有效措施。其机制尚不十分清楚，推测可能是输入 HLA 不相合的淋巴细胞使受体产生了免疫耐受性，从而减低对异基因肾的排斥反应。但近年来因强效免疫抑制剂的应用，输血已不重要。

（四）其他

（1）风湿性疾病的贫血如为免疫因素所致者，以输洗涤红细胞为宜，用血浆置换去除抗体，可以取得一定的治疗效果。

（2）肿瘤患者的贫血按一般贫血处理，严重贫血时可输浓缩红细胞，如伴发骨髓病性贫血而导致血小板和（或）白细胞严重减少时，可适当输注浓缩血小板或浓缩白（粒）细胞。

（陈　娜）

第四节　白细胞疾病的输血

白细胞疾病中需要输血治疗的主要是白细胞及组织细胞增殖异常的血液病，如恶性血液病（白血病、多发性骨髓瘤、恶性组织细胞病等）、骨髓增生异常综合征（MDS）、骨髓纤维化症以及各种原因引起的急性粒细胞缺乏症。恶性血液病常引起成熟红细胞、血小板以及成熟粒细胞的减少，加上化学治疗过程中使上述改变进一步加重，如果不进行处理，常导致严重并发症的发生，如严重贫血、出血及感染，甚至造成死亡。因此，输血是治疗恶性血液病的十分重要的辅助措施之一。

一、白血病的输血

（一）输血的指征和方法

（1）贫血：白血病患者病情严重，血红蛋白迅速下降，休息时仍有明显症状，有引起脑细胞缺氧水肿及心肌缺氧,甚至心功能不全并发症的可能,不但对患者有危险,而且也十分不利于化疗药物的应用。因为化疗药物对心、肝、肾均可能有毒性作用,在缺血、缺氧状态下,有可能诱发脏器功能明显损害,所以适当输入浓缩红细胞有助于改善症状及联合化疗的进行。当血红蛋白<40g/L,休息时有明显贫血症状时,可输浓缩红细胞,每次以少量为宜。如遇准备进行异基因骨髓移植的白血病患者,输红细胞时,最好选用少白细胞的红细胞(如洗涤红细胞,或用白细胞过滤器输血),尽量减少因输入白细胞产生 HLA 抗体的可能,以免移植时这些抗体有可能对植入干细胞起排斥作用。

(2)粒细胞减少:化疗后白细胞明显减低,易引起感染而危及生命,一般情况下,只要进行隔离防护,避免感染,白细胞会逐渐上升。中性粒细胞减少的患者感染危险增高,当中性粒细胞<1.0×10^9/L 时,感染的危险较高,当<0.25×10^9/L 时,则危险更高。对于已有感染的中性粒细胞减少的患者,输粒细胞在理论上是合理的,但普遍应用较少,原因之一是过去很难收集到足量的粒细胞。在外周血中循环的中性粒细胞约 2.0×10^{10}/L,等于每天产量的 20% 左右,当感染时,中性粒细胞的消耗增加 7 倍,供者的全部循环的中性粒细胞只能提供患者每日所需的 20% 以下。20 世纪 50 年代前就有人应用输粒细胞的方法。1965 年,Freireich 等报道 80 例次受体输注慢性粒细胞白血病患者的粒细胞,54% 发热消失,而且疗效与输入粒细胞数量相关,至少输入 1×10^{10} 粒细胞才能使发热消退。Mathe 等也有类似报道,效果很好。经验表明,对于预后较差的革兰阴性细菌败血症输注粒细胞效果明显。现在已可用血细胞分离机收集到足量的粒细胞用于治疗。有作者进行了前瞻性研究,76 例粒细胞<0.5×10^9/L 的革兰阴性细菌败血症的患者应用粒细胞输注,对照组单用抗生素,结果存活率无差异,但接受了 4 次以上输注者存活率为 100%,而未输注者存活率仅 26%。Higby 等研究结果是感染患者输粒细胞后 20 天存活率为 88%,而对照组只有 26%。Vogler 及 Winton 等研究细菌培养阳性并用抗生素 72h 后无效的感染患者输注粒细胞者存活率为 58%,而对照组仅 15%。美国癌症研究所也证实粒细胞输注能提高革兰阴性杆菌败血症患者的存活率。公认的结论是对于中性粒细胞减少时间长达 1 天以上的革兰阴性杆菌败血症的患者,粒细胞输注是有用的。目前白血病患者革兰阴性杆菌败血症或真菌的感染率仍较高,且感染的病死率高达 20%~30%,因此白血病患者在严重感染时仍考虑输注粒细胞。白血病患者感染的第一征象是发热,也可以是感染的唯一症状,由于中性粒细胞减少,肺炎患者可以不出现肺部浸润,故胸部照片可以阴性,也可无痰,泌尿系感染者可无脓尿,皮肤黏膜感染者可无局部红肿及疼痛。

而粒细胞减少者常易感染革兰阴性杆菌及真菌。粒细胞减少的患者如发热持续不退,则一方面要积极寻找感染的证据,一方面要积极用抗生素。一般来说,粒细胞减少的持续时间低于 1 天者,感染常易控制,不需输粒细胞。粒细胞输注不用作预防。粒细胞显著减少的时间延长时,不管有无感染,可用 G-CSF,以期缩短中性粒细胞减少的时间及发热的天数和降低应用静脉注射抗生素的天数。静脉注射免疫球蛋白尚有争论,但人们习惯在中性粒细胞减少伴感染者中联合应用免疫球蛋白及抗生素。白血病患者骨髓移植也用免疫球蛋白以期减少移植物抗宿主病(GVHD)及巨细胞病毒、细菌、真菌感染和降低间质性肺炎的发生。单纯粒细胞减少的患者一般不预防性应用免疫球蛋白。当中性粒细胞减少又可能存在感染的患者,建议按下述程序处理:①临床体检寻找感染的部位和证据;②拍胸片;③尿液镜检及培养;④至少两次血培养;⑤放置导管者,其顶端进行细菌培养;⑥考虑做鼻、牙龈、直肠的细菌培养;⑦开始按经验选用足量和敏感的广谱抗生素,最好根据血液检测浓度调整剂量;⑧抗生素的应用至少 10~14 天或更长;⑨如果中性粒细胞减少时间延长则考虑开始应用 G-CSF 或粒巨噬细胞集落刺激因子(GM-CSF);⑩在联合应用广谱抗生素至少 72~96h 之后,如果患者感染严重,症状体征不减,发热高于 38.5℃,粒细胞显著减少,特别是中性粒细胞<0.2×10^9/L 者,则开始粒细胞输注。粒细胞输注量至少 1.0×10^9 个粒细胞/L,连用 4 次以上,最好用 7 次。

(3)血小板减少:白血病患者常有血小板减少,在化疗时常会加重血小板的减少,并因此诱发出血,而严重出血(如颅内出血)常导致死亡。但许多研究表明,血小板在 20×10^9/L 以下时,出血并无明显增多,只有当<(5~10)×10^9/L 时肉眼可见的出血才会明显增多。Lawrence 等研究发现,未输注血小板的白血病患者的出血较输注过血小板者多,但严重出血则无差异,血小板下降至 5×10^9/L 以下时,出血天数较长,程度也较严重。据统计,在一组儿童白血病中,血小板在(0~10)×10^9/L

者，严重出血者占 26%，（10~20）×10^9/L 者，出血者占 10%，而（20~40）×10^9/L 者，出血者仅占 4%~5%。Aderka 等报道 18 岁以下的白血病患者出血的危险较高，急性非淋巴细胞白血病中血小板数 <10×10^9/L 者出血危险比介于（10~20）×10^9/L 之间者明显增高。许多学者发现在一定的血小板水平下，当有并发症如败血症、DIC、肝功能不良或抗凝药物的使用、解剖部位损伤、血小板下降及高热时，出血的危险增高。目前世界上的情况是 70% 的医院血小板输注用于预防出血，其中 60% 的医院定的输注血小板阈值为 20×10^9/L。有 20% 的医院定的阈值高于或低于此。例如，Aderka 等定为 <10×10^9/L。他回顾性研究 64 例急性白血病的血小板输注的结论是，在无发热的 18 岁以上的急性非淋巴细胞白血病患者伴有化疗引起的血小板减少时，预防性血小板输注可安全地延迟至血小板 <10×10^9/L。Gmur 等则前瞻性研究了 102 例急性白血病患者的血小板输注，结论是预防性输注阈值，在无发热或明显出血为 5×10^9/L，而在有发热或明显出血者为 10×10^9/L。有凝血障碍，损伤或用肝素者至少为 20×10^9/L。Lawrence 认为应当每天检查评估一下患者以确定治疗策略，如果患者病情稳定，则血小板预防性输注应当在血小板 <10×10^9/L 时进行，但当患者出血危险明显增加时，则血小板 <20×10^9/L 就应进行预防性输注。剂量为 2 单位/10kg 体重，除非发现患者对血小板输注有抵抗性，否则每周输注次数不应超过 2~3 次。多数学者认为在化疗过程中引起的血小板减少，如果患者没有明显出血及其他并发症，则当血小板 <10×10^9/L 时，应当进行预防性血小板输注。但当患者有其他并发症，如发热、感染、鼻出血、牙龈出血局部处理无效、咯血、呕血、黑便、肉眼血尿、大量阴道出血、头痛、视网膜或中枢神经系统出血及其他较明显出血时，则血小板 <20×10^9/L 时就应当进行治疗性血小板输注。剂量为 2 单位/10kg 体重，一般用 8~16 单位血小板，每周 2~3 次。

（4）外科手术时的血小板输注：有人报道了 95 例伴血小板减少（<100×10^9/L）的血液学恶性肿瘤患者进行了 167 次手术，全部血小板 <50×10^9/L 者在术前及术中接受了血小板输注（中位数 6 单位），但血小板数 >50×10^9/L 者则未做预防性输注。大手术术后使血小板维持在 >50×10^9/L 以上达 3 天，而小手术（如拔牙等）术后使血小板维持在 >30×10^9/L 以上达 3 天。术中失血，62% <20mL，76% <50mL，17% 为 50~500mL，>500mL 者仅 7%。手术前后出血情况与术前血小板计数无关。普遍认为血小板 >50×10^9/L 时进行手术不需要进行预防性血小板输注。但中枢神经系统手术、视网膜手术，以及解剖结构上小血栓或血块可能引起严重损害或阻塞的部位的手术，如输尿管等手术中，有需要保持血小板在较高一些的水平，如果血小板数量低于正常，则术前需要进行预防性血小板输注。

（5）腰穿时出血的预防：腰穿引起出血并发症的报道很少。Lawrence 进行了咨询研究，被咨询的 40 个医生中只有 5 个见到过血小板减少的患者有过腰穿并发症。35 例有并发症者中有 6 例血小板 <20×10^9/L，另有 1 例慢粒患者估计是白血病细胞浸润引起脊髓受压（血小板 85×10^9/L）。其余 28 例患者的血小板均在正常范围，其中 1 例为血小板功能异常，9 例为血友病，14 例是用抗凝药物治疗者，另 4 例诊断不明但血小板正常。3 个医生指出除非有其他易引起出血的情况，否则不管血小板多低，在腰穿时也不给预防性输注血小板。另有 37 个医生则指出在血小板特定水平下，他们会在腰穿时作血小板预防性输注，其中 3 个医生定的阈值为 10×10^9/L，一个定为 15×10^9/L，16 个定为 20×10^9/L，2 个定为 30×10^9/L，13 个定为 50×10^9/L，1 个定为 75×10^9/L，还有一个定为 100×10^9/L。总的资料表明，血小板减少的患者进行腰穿时，除非血小板 <20×10^9/L，否则危险性是很小的。

（二）输血的注意事项

（1）白血病患者可出现血型抗原的改变。所以在给白血病患者定血型时，应做正反定型。如两次定型不符，则要进一步做吸收放散试验，可以证实不凝集红细胞上有相应的血型抗原。正常的血型一经鉴定，即应输注同型血液，而不应当输 O 型血液。

（2）强烈化疗后输血有可能引起输血相关移植物抗宿主病（TA-GVHD），原因是化疗后患者自身免疫功能极度低下，输入的血中如果含免疫活性的淋巴细胞，而宿主本身又不能将之灭活，这些淋巴细胞将会攻击宿主而产生 GVHD，最好用白细胞过滤器输注以去除白细胞或预先用 γ 射线照射后输入。新型过滤器可滤除将近 6 个对数级的白细胞，不但可预防 GVHD，还可预防传染巨细胞病毒。不过，在遗传性免疫缺陷病患者或骨髓移植患者中，输血常致 TA-GVHD，而在白血病患者中则发病率不太清楚。

因此，也不必输血时常规照射或用过滤器，但如果患者存在严重免疫功能低下时则要考虑采用。

（3）经静脉输入的粒细胞，需要通过肺，可能有部分积聚在肺的毛细血管中，如果患者有肺部炎症或本身有明显白血病浸润时，有可能加重肺部的炎症或引起肺血管阻塞，产生肺气体交换不良、呼吸、困难，即成人呼吸窘迫综合征。故白血病并发肺炎者输浓缩粒细胞时要特别慎重，尽可能不输。

（4）白血病病情恶化或强化疗后易引起感染，特别是发生二重感染，如果不及时用抗真菌药，则常易致死。过去常用两性霉素 B 治疗时，有人发现在用两性霉素 B 的同时如输注浓缩白（粒）细胞会加重肺部反应，易出现成人呼吸窘迫综合征，所以尽可能不要两者合用。幸而近年来有了强有力的不良反应小的抗真菌药氟康唑（大扶康），因此尽量避免使用两性霉素 B。

（5）输注浓缩白（粒）细胞速度放慢可减少不良反应的发生率和严重程度。一般速度不要超过 1.0×10^{10}/h。

（6）血小板输注除临床需要外，还要考虑患者经济问题，要权衡利弊再作决定。另外，需要考虑的因素有：①同种免疫反应的不良反应：有人研究表明免疫与输注血小板数量无关。急性白血病患者强化疗后常需要用 10~20 单位血小板，在此剂量或较高剂量的情况下，同种免疫的发生率无明显改变，因此，没有必要为预防同种免疫的可能发生而限制这些患者的血小板输注。不过，许多资料表明用少白细胞的血液制品可明显减少同种免疫的发生，必要时可考虑用白细胞过滤器输注血小板；②传播疾病，特别是艾滋病和肝炎。

二、其他白细胞疾病的输血

急性粒细胞缺乏症的输血可参照白血病患者粒细胞严重减少时的输血进行处理。多发性骨髓瘤、恶性组织细胞病、MDS 及原发性骨髓纤维化症的输血原则基本同白血病。多发性骨髓瘤的高黏滞综合征较严重时可进行血浆置换。原发性骨髓纤维化症需要长期输血者，如输血间隔时间明显缩短时，则需认真检查有无食管静脉曲张或痔瘘等并发少量持续出血，是否有长期输血后引起同种免疫反应而使输血效果不佳，有无并发脾功能亢进所致红细胞破坏过多，是否已转变成其他恶性血液病，并迅速针对病因给予积极治疗。此外，如果每 2 周输浓缩红细胞 2 个单位仍不能满足患者需要，而患者脾又较大时，很可能是巨大的脾已引起脾脏内溶血。这种患者切脾可取得较好效果。

（陈　娜）

第五节　出血性疾病的输血

出血性疾病是止血、凝血功能障碍引起出血的一类疾病。其中因血管或毛细血管壁本身的缺陷所致者，如过敏性紫癜、遗传性出血性毛细血管扩张症、单纯性紫癜等，除非并发有凝血因子异常，否则输血不能取得止血效果。此类疾病只在有严重贫血时才考虑适当输红细胞。因血小板减少或功能障碍以及凝血因子缺乏所致者，输血和（或）血液制品可取得显著止血效果，如特发性血小板减少性紫癜（ITP）或各种继发性血小板减少性紫癜、血友病、血管性血友病（vWD）、血小板无力症等。此外，某些出血性疾病，如血栓性血小板减少性紫癜（TTP），近年来应用血浆输注或血浆置换的方法治疗取得了显著效果。

一、特发性血小板减少性紫癜的输血

（1）除非并发胃肠道等大出血，须考虑输血外，因继发贫血而需输血者较少。

（2）血小板明显减少（$< 20 \times 10^9$/L），伴有明显出血倾向者，或疑有中枢神经系统出血者，可考虑输浓缩血小板。每次输注 8~16U，一般隔 2~3 天一次即可，如出血不止，也可每天输注 1~2 次，直到出血停止或血小板上升至（30~40）$\times 10^9$/L 以上。效果不佳时，尚可连续滴注血小板（1~2U/h），有希望控制严重出血。必要时可在输血小板前先静脉滴注免疫球蛋白，可延长血小板寿命，止血效果更佳。

（3）脾切除术前及术中渗血不止，或患者血小板极低而又需作其他紧急手术者，可考虑适当输注浓缩血小板。但 ITP 患者手术前加用肾上腺皮质激素及免疫球蛋白，或应用免疫抑制剂则效果会更好。

（4）大剂量免疫球蛋白静脉滴注：每次静脉滴注 0.4g/kg，连用 5 天，有显著提高血小板的效果，切脾治疗无效者用免疫球蛋白静脉滴注亦可奏效。其作用机制可能是：①单核 - 巨噬细胞系统的 Fc 受体受封闭；②免疫球蛋白静脉滴注后自身抗体的合成减少；③阻碍抗体与血小板或巨核细胞结合；④免疫球蛋白静脉滴注能控制病毒感染。常用作手术前准备，以及用于分娩和致命性出血时。但免疫球蛋白价格昂贵，只部分儿童用后可获得痊愈，而成人用后少数获得持久缓解，多数升血小板作用短暂，故一般成人不轻易作为治疗方法使用。

（5）血浆置换：在血细胞分离机上进行，一次至少清除患者血浆 1/3 以上，然后回输新鲜冰冻血浆及晶体液和胶体液（如明胶或羟乙基淀粉等）。血浆置换后，为防止反跳现象，激素照常应用。置换后血小板开始上升，虽置换了不少血浆，尚未见血小板比置换前减少的情况，置换过程比较安全。有时为避免血浆置换中意外颅内出血，在置换开始前如果血小板数过低可适当给予输注浓缩血小板。

（6）ITP 患者血内有自身抗血小板抗体，研究表明输入的血小板寿命明显缩短，输注血小板虽能控制威胁生命的出血，但预防效果差，因此，除非患者血小板呈进行性下降，且到了极度低下水平，已有严重出血的预兆之外，一般不做预防性浓缩血小板输注。

（7）经常输注血小板容易引起抗血小板同种抗体的产生，使以后真正需要输血小板抢救生命时输血小板变得无效。因此非必要时，不轻易给患者输浓缩血小板。

二、血友病的输血

（一）输血的指征及输血的方法

输血指征为自发性出血及关节积血和外伤性出血或手术前后预防出血。

（1）甲型血友病轻型患者一般不会有自发性出血，只在外伤时或手术时出血，可以应用新鲜冰冻血浆，其中含所有各种凝血因子。为避免大量输注引起心脏负荷过重，一次最大安全量为 0 ~ 15mL/kg；中型患者因第Ⅷ因子活性（FⅧ：C）水平只有 2.5%，常有皮下出血及肌肉出血，也有关节出血，出血常反复发作，可应用冷沉淀，所含 FⅧ：C 较新鲜血浆高 5 ~ 1.0 倍；轻型患者也可用冷沉淀；重型者 FⅧ：C < 1%，出血部位多且重，可应用中纯度 FⅧ制剂，其 FⅧ：C 提高 25 倍以上，保存在 4℃冷藏箱中，用时加注射用水溶解后静脉滴注。现在已有高纯度 FⅧ制剂，其活性更高；FⅧ：C 以国际单位（U）表示，1U 相当于正常人 1mL 新鲜血浆的 FⅧ：C。一般输入 FⅧ浓缩制剂 1U/kg 体重可提高血浆 FⅧ活性 2%。简单的剂量计算公式为：所需剂量（U）＝体重（kg）×所需提高的水平（%）× 0.5。剂量根据 FⅧ缺乏的程度和病情及有无并发症而定。自发性出血每日用量 20 ~ 30U/kg；危险性较大的血肿或为了拔牙，剂量为每日 30U/kg；严重创伤或大手术每日用 50 ~ 100U/kg，分 2 ~ 3 次注射，每 8 ~ 12h 一次。FⅧ活性水平保持在 25% 左右即可防止术中出血，大手术时少数需达 50% 以上。维持剂量常用于重型患者。一般无慢性关节病变的轻型出血患者，剂量只要 7U/kg 足以有效地止血。若有关节强直等慢性关节病变的出血，剂量往往需增加 2 ~ 4 倍才能有效。根据不同情况应用 FⅧ。

（2）有时患者需要进行预防性输注，一般 20U/kg 静脉输注，每 2 天一次，可使 FⅧ：C 上升 2% 甚至 4% 以上。现已公认在参加剧烈体育活动前给予预防性注射有显著效果。

（3）乙型血友病一般用血浆或凝血因子复合物均有效。可用新鲜冰冻血浆。1mL 血浆中含第Ⅸ因子（FⅨ）1U。血浆 15 ~ 20mL/kg 可使 FⅨ提高 5% ~ 10%。由于 FⅨ的分布在血管外约为血管内的 1 倍，输血浆后 FⅨ回收率只有 30% ~ 50%。开始生物半存活期仅 2 ~ 3h，以后为 20 ~ 30h，故在第一次输注血浆或凝血因子复合物后 2 ~ 4h 就应作第二次输注，以后每 24h 输注一次。关节出血、单纯肌肉血肿、血尿时，首剂 10U/kg，以后 5U/kg，每天一次。大手术、大出血时，首剂 40 ~ 60U/kg，2 ~ 4h 输第二次，剂量 20 ~ 30U/kg，以后 5 ~ 10U/kg，24h 一次，维持 10 ~ 14 天，直至伤口愈合。有的专家认为用 FⅨ时，开始 3 ~ 4 天持续输注，达到 70% ~ 100% 水平后逐渐减量，比一次注射好，其优点是避免一次冲击高峰，可按血中水平随时减量，还可减少浓缩剂的用量。

（4）丙型血友病发病率较低，自发性出血少见，偶有鼻出血、血尿和女性月经过多，但在拔牙、创伤及手术时易出血，且出血倾向与第XI因子（FXI）含量减少不呈正相关。出血时可输新鲜冷冻血浆（含 FXI 0.9U/mL），每次输注量不宜超过 10~15mL/kg，以免心脏超负荷，可每 12h 输注一次。FIX 很少弥散在血管外，生物半存活期为 40~48h。在 4℃下稳定，故替代疗法时可用贮存血浆，给予 7~20mL/kg 血浆，可使 FXI 水平提高到 25%~50%。新鲜冷冻血浆制备冷沉淀后的上层液中含 FXI 1 000IU/L。手术时可于手术前输血浆 30mL/kg，以后每天 5mL/kg，或隔日 10mL/kg，直至伤口愈合。

（二）血友病患者应用血浆制品须注意的两个问题

（1）感染传染病的问题：20 世纪 70 年代，大多数输凝血因子浓缩制剂的血友病患者均感染一种以上的肝炎病毒，以后由于筛查工作的进展，乙型肝炎病毒感染率大大下降，但丙型肝炎病毒的感染率仍很高，约 50% 血友病患者有丙型肝炎感染的证据，原因之一是筛查时只检测献血员的丙型肝炎抗体，而抗体的形成可迟至感染后 4 个月，所以有的新近感染的献血者就会被漏掉了。在未严格检查 HIV 之前，估计每年美国公民的血友病患者有 800~1 000 人感染 HIV，1993 年 6 月估计有 1 926 名血友病患者成为艾滋病患者。现在这些问题基本解决了，因为已有灭活病毒及基因重组的 FⅧ浓缩剂可以使用。

（2）伴发抑制因子的问题，有学者发现在 1975—1980 年期间，曾用中纯度 FⅧ浓缩剂的严重甲型血友病儿童患者有 25% 产生 FⅧ抑制物。现已发现在注射高纯度或低纯度的血浆提取或重组的 FⅧ后的头几天产生抑制物的百分率较高。甲型血友病在治疗过程中，一般有 10%~15% 的患者会产生 FⅧ抗体。长期注射，特别是做预防性注射 FⅧ制剂时要注意 FⅧ抗体产生的问题。当临床上在输入足量 FⅧ后出血仍持续，甚至加剧，就应考虑 FⅧ抗体的存在，应及时做白陶土部分凝血活酶时间测定，如仍延长，提示有 FⅧ抑制物。此时为止血，可采用下述方法：①持续输注大剂量 FⅧ浓缩制剂，剂量视抗体滴度而定，每天剂量可达 100U/kg，每日 2 次；②猪第Ⅷ因子浓缩剂，此制剂专用于有第Ⅷ因子抑制物的患者，因为第Ⅷ因子抑制物具有物种特异性，所以患者的第Ⅷ因子抑制物不与猪的第Ⅷ因子产生明显的交叉反应，该制品能有效地控制甲型血友病患者的出血，初次剂量为 50~100U/kg 体重，以后根据第Ⅷ因子水平决定用量。缺点是可能出现变态反应，所以应用前最好先滴注氢化可的松或地塞米松；③活化的凝血因子复合物，其中含有活化的第 X 因子、第Ⅶ因子和第Ⅸ因子，其治疗机制不同于"替代疗法"，因为它不是通过第Ⅷ因子活化的途径，所以有人称之为"旁路疗法"。这种制剂对于控制有较高抑制物的甲型或乙型血友病患者的大出血有显著疗效，缺点是价格昂贵；④血浆置换去除抗体后再用 FⅧ浓缩剂。

三、血管性血友病（vWD）的输血

（1）Ⅰ型的中型及ⅡA 型可用 1 - 去氨基 - 8 - 右旋精氨酸 - 加压素治疗，但如效果不佳或在拔牙、胃肠出血、分娩或大手术时，需用冷沉淀。

（2）输血可选用新鲜冷冻血浆、冷沉淀或 FⅧ浓缩剂。新鲜血浆用 10mL/kg 体重，每日一次，可使 FⅧ：C 保持在 30% 以上，可改善出血倾向。冷沉淀的优点是含丰富的 vWF 及 FⅧ：C，能同时纠正出血时间和 FⅧ：C 的减低，而 FⅧ浓缩剂可有效升高 FⅧ活性，但缺点是不能纠正出血时间的延长，使 vWD 患者达到止血的目的，则须同时纠正出血时间及凝血异常。冷沉淀常用剂量是在重型出血时应达 10IU/kg 体重，或每天 FⅧ：C15~20IU/kg 体重，若进行大手术，则重型者给 FⅧ：C20~40IU/kg 体重，2d 后 10~20IU/kg 体重，3~8d 后 5~10IU/kg，轻型者可适当减量，小手术也可适当减量。术前输注冷沉淀应在 24h 前进行。此外，对血小板型 vWD，输浓缩血小板有效。

四、弥散性血管内凝血的输血

（1）失血过多引起显著贫血者，可输浓缩红细胞。

（2）继续出血，而血小板及凝血因子水平很低，可输新鲜冰冻血浆和（或）浓缩血小板。也可输冷沉淀及纤维蛋白原。亦可适当用凝血因子复合物及 FⅧ浓缩剂等。

（3）肝素抗凝是治疗 DIC 的主要方法之一。而肝素的抗凝作用主要是增强抗凝血酶Ⅲ的生物活性，DIC 时抗凝血酶Ⅲ均显著降低，因此使用肝素抗凝治疗时，应使用抗凝血酶Ⅲ浓缩剂，不但能缩短 DIC

的病程，还可以使生存率得到提高。

（4）蛋白C有抗凝作用，主要是对活化的Fv及活化的FⅧ的灭活。实验表明其对内毒素引起的DIC具有良好效果，已可用基因重组技术生产。

（5）凝血因子的补充，在使用前必须准确检查确定DIC过程已得到控制，否则必须在应用肝素抗凝的基础上使用。

（6）纤维蛋白原的使用，每次2~4g，使血中纤维蛋白原含量达到1~2g/L为度（每输入1g可使血浆浓度升高0.5g/L）。因其半存活期较长，故达到要求后不必再用维持输注。

（7）抗凝血酶Ⅲ水平降至50%以下时就应使用抗凝血酶Ⅲ制剂，平均1IU/kg的抗凝血酶Ⅲ可使血中抗凝血酶Ⅲ活性升高1%，成人第一天给1 000IU，以后每天100IU，连续用2~3天。

（8）冷沉淀15单位可使成年患者FⅧ水平从20%升至100%，并能提供纤维蛋白原约3g，一举两得。

五、血栓性血小板减少性紫癜的输血

（1）血浆置换：此为首选治疗方法。最近观点认为本病的发病机制是血小板聚集能力过强，形成血小板栓子黏附于血管内皮上。导致血小板聚集的因素有血小板聚集因子、钙激活胱氨酸蛋白酶、大分子vWF因子多聚体等；血小板聚集也可因血小板聚集天然抑制物如前列环素、正常分子vWF多聚体、某些保护性IgG分子等的减少。血浆置换能去除患者体内促血小板聚集物，补充正常抗聚集物，从而抑制血小板栓子的形成。一旦确诊，应及早进行。每天血浆置换量3~4L，至少用5~7天，有效率可达50%以上。部分病例治疗缓解后不再复发，也有的病例会反复发作，但复发时用血浆置换仍可有效。由于配合肾上腺皮质激素、免疫抑制药物（如长春新碱2mg/周×4~6次）及脾切除等治疗，病死率已由30年前的90%下降至20%以下。

（2）如果未进行血浆置换，则可输注新鲜冰冻血浆，用量为30mL/（kg·d），效果也较好，复发者用之仍可有效。

（3）有人试用冷冻血浆上清液代替血浆作血浆置换亦有效。

（4）静脉滴注大剂量免疫球蛋白亦有效。

（5）肾功能衰竭严重时，血浆输注可同时联合应用血液透析。

（6）血浆置换时注意其不良反应，包括枸橼酸盐中毒、血容量失衡、变态反应、出血异常等，并及时处理。

六、其他内科疾病并发出血的输血

（一）循环系统疾病并发出血

（1）左房室瓣（二尖瓣）狭窄引起大咯血，主要治疗措施是降低肺静脉压，不宜用输血来止血。

（2）左房室瓣（二尖瓣）狭窄或左心力衰竭所致急性肺水肿时可见口鼻涌出粉红色泡沫血痰，也不宜输血。

（3）体外循环异常出血时，血小板异常者输浓缩血小板，凝血因子减少者可输新鲜冰冻血浆、冷沉淀、凝血因子复合物及纤维蛋白原制剂等。

（二）呼吸系统疾病并发出血

（1）肺结核、支气管扩张、肺癌、肺栓塞引起的大咯血，如果并发血小板显著减少或凝血因子缺乏者，可考虑输浓缩血小板或输新鲜冷冻血浆、凝血因子复合物等补充凝血因子。如果反复出血导致显著贫血（血红蛋白<40g/L）伴有明显贫血症状者，可考虑输浓缩红细胞。

（2）肺源性心脏病并发消化道出血者按消化道出血处理。

（三）消化系统疾病并发出血

（1）严重出血按急性失血性贫血处理。

（2）纠正血容量不足时，输液输血的量要大，速度要快。但肝病患者，特别是肝硬化晚期的患者，其循环血量较低，一旦输血超过其原有血容量，可使门脉压升高而再次出血。故用量应以量出为入或按测定循环血量准确补充。

（3）其他内科疾病并发严重出血要用输血采止血者少见，可根据病因、血小板减少及功能缺陷程度、凝血因子缺乏情况进行输血处理。

（陈　娜）

第四章

外科输血

第一节　失血性休克

一、失血性休克的病理生理

急性失血导致失血性休克在急性创伤及外科疾患中甚为常见。导致血容量减少最常见的原因是：①各种原因引起的大量失血；②广泛的创面或大面积烧伤引起的血浆外渗；③心脏或大血管以及实质脏器的出血未能迅速制止；④心脏损伤（或受压）导致回心血量下降及搏血障碍。

急性失血或血容量急剧下降时首先刺激主动脉弓及颈动脉窦的压力感受器，神经中枢及自主神经受到上述神经冲动刺激即可导致各种激素的释出。失血后即刻就可见交感和肾上腺激活，血中 5 - 羟色胺、肾上腺皮质激素及垂体激素迅速明显增多，引起强烈的选择性小动脉收缩以维持静脉和动脉压，外周血管阻力明显增高，血液重新分配以保证重要生命脏器的血流灌注。在正常情况下，供应心脏的血流量仅为心输出量的 5%～8%，失血性休克时可多达心输出量的 25%。而供应胰腺、脾脏、皮肤、肌肉及骨骼的血流量仅为正常值的 16%～20%，胃肠道的血流量也降为正常值的 30%～38%。另一方面尽管总的心输出量由于血容量剧降而心输出量仅为正常值的 50%，而供应心、脑和肾上腺的血流量仍为正常值的 85%～95%。其中心肌收缩力及心率的增高也起着重要的作用。

血压呈中等度下降时，肾血流量和肾小球过滤率由于微动脉的反射性松弛而仍保持正常。

血压降至 8kPa（60mmHg）以下时，由于失代偿而肾血管阻力增高，肾血流量及肾小球过滤率均下降，同时由于血管升压素（抗利尿激素）及肾素－血管加压素－醛固酮活性的作用导致钠和水的潴留明显地增多。

失血性休克的早期或失血量为正常血容量的 20% 以下时，组织液可从组织间隙进入血管腔内以补充血容量的不足。但失血量超过总血容量的 25% 以上时，体内的细胞外液总量就无法弥补因失血所丢失的液量。这不仅由于细胞内离子浓度增高而妨碍了液体从细胞内进入间质间隙，而且也反映了细胞膜的通透性也直接受损伤，同时细胞内外的转运功能及能量供应均受到干扰或损伤。当失血量超过机体所能代偿的程度时，机体呈现恶性循环的反应。持久的小动、静脉收缩必然有碍氧的释出以及营养基质的供应，从而导致缺血性损害，甚至器官功能不全。

值得注意的是，持久的毛细血管瘀滞促使乏氧代谢的酸性产物的积聚，pH 值下降，由于毛细血管前微动脉扩张而毛细血管后微静脉仍保持收缩，导致血液瘀滞，毛细血管静水压升高，反而使血管间隙内的液体逸至血管外，从而进一步加重了血细胞成分的积聚和微栓塞的形成、血小板的黏附和聚集增加。随着血小板因子Ⅲ及肝素中和因子的释出促进了凝血活酶的产生，使凝血因子转变为凝血酶以及纤维蛋白沉积。凝血因子的大量消耗可导致弥散性血管内凝血的发生。

当失血性休克发展为不可逆性休克时，由于细胞膜的损伤，离子转运障碍，乳酸大量堆积，细胞膜结构破坏，线粒体发生肿胀，溶酶体膜破裂，从而使细胞完全酶解而死亡。

二、失血性休克的处理

Schoemaker 等比较了失血性休克死亡和活存者有关心功能和呼吸功能指标，发现直接和间接与氧运输有关的一些参数（如心输出量、血流量等）差别最为显著。失血性休克的存活患者，其氧运输远较死亡者为高。在死亡患者中，虽然全身血管阻力明显增高，但心输出量和氧运输仍无法满足基本的需要。因此失血性休克患者的复苏能否成功似取决于早期的血容量恢复以及血流量、氧运输的恢复情况。

一般情况下，失血性休克的复苏目的在于恢复循环血量，保证血容量的合理分布，保证足够的气体交换，同时保护肺功能以免负荷过重，保证肾灌流量以维持尿量。

根据病程，失血性休克的液体复苏可分为3期：血容量复苏、补充红细胞和纠正凝血障碍。

（一）容量扩充

一般情况下，失血性休克的治疗最理想的是首先输液而不是输血。容量扩充剂常用的有平衡盐液及血浆代用品，如低或中分子右旋糖酐和羟乙基淀粉，生物制品则有清蛋白溶液。前两种血浆代用品国内外均甚常用。初期输液时究竟以输入晶体液或平衡盐液为好还是输注胶体液为好仍存在着争论。国外20世纪70年代前后提倡使用清蛋白胶体液，认为可防止肺间质性水肿的发生。然而赞成输注晶体液或平衡盐液者认为复苏液内加入清蛋白可增加肺间质间隙的清蛋白池，这样反而增加肺间质性水肿的可能。

大量的实验和临床研究表明先给予胶体液并无好处。复苏时应先输注晶体液，如平衡盐液，它不仅可有效地扩充血容量，也可补充细胞外液的缺失，保证有效的组织灌流，维持血液循环的稳定。

一般静脉快速输注 1 000 ~ 2 000mL 晶体液（如平衡盐液）可使血压回升，减轻失血性休克的症状。输液过程中应严密观察毛细血管充盈时间、肢体温度、尿量、中心静脉压以及肺动脉压等以便结合动脉血压综合考虑输液的速度和输液量。

除平衡盐液外，近几年来对高渗盐液（7.5% NaCl）及高渗氯化钠右旋糖酐液（7.5% NaCl/6% 右旋糖酐 70）的抗休克效果进行了系统的研究和临床观察，发现输入量仅为 4mL/kg 时可保持血压稳定约 2h 左右。其效果可令人满意，但并不能认为复苏时只输注高渗盐液即可，也不能完全代替平衡盐液的输注。

（二）补充红细胞，增强携氧能力

显著的失血加剧，心输出量及血红蛋白浓度的下降。循环血液中的红细胞数及血红蛋白浓度是至关重要的。输血的适应证是低血红蛋白血症，目的在于恢复机体的携氧能力。

大量失血时输注全血显然是合理的，这是补充红细胞和血浆的最简便的方法。然而"储存的全血和已经丢失的全血最为近似，因而应选择全血"这种观点是危险的。因为血液在体外储存过程中血液的生化和代谢发生了显著的改变，而且改变的程度与储存的时间成正比。虽然血浆可作为血容量扩充剂，但其中含有相当量的细胞碎屑、腺嘌呤、枸橼酸盐以及钠、钾、氨离子等对失血性休克患者来说是一种沉重的代谢负担，因这些患者往往需输入大量的全血。避免输入大量的血浆可明显地减少由大量输注全血所引起的代谢负担。为此有人提出输注浓缩红细胞（packed red blood cells），既能满足循环血液中血红蛋白浓度恢复的需要，又可减少代谢并发症的危险。500mL 全血经离心后可获得 300mL 浓缩红细胞，其中腺嘌呤、枸橼酸盐、钾、钠、氨离子、血浆蛋白抗原及抗体仅为原先全血含量的 1/3 ~ 1/2。

浓缩红细胞输注时最大的问题是输注速度较慢，因其黏度明显地高于全血，因此明显减慢的输注速度不利于失血性休克患者的快速复苏。使用生理盐水可使红细胞再悬浮而且可使血细胞比容恢复到 60% 左右时就可顺利地解决输注速度的问题。

（金阿荣）

第二节　神经外科输血

神经外科患者输血是神经外科治疗的重要组成部分。输血可防治患者的低氧血症，纠正休克，挽救患者的生命，提高患者对手术的耐受性。神经外科患者输血最常用于神经外科手术中，但术前及术后也使用。

一、术前

(1) 神经外科患者如果营养状况差，或有贫血，术前应给予少量多次输血，以改善患者的营养状况，提高患者对手术的耐受能力。

(2) 一般颅脑损伤患者很少发生休克，但较大面积的头皮撕脱伤或伤及大的颅内静脉窦可引起大量失血；并发内脏损伤或其他部位损伤时，往往可出现失血性休克。对上述情况往往需迅速输血、输液。对外出血部位应立即采取措施止血。经抗休克后，血压回升，其他生命体征趋于稳定后，才适于开颅手术或同时进行其他手术。

(3) 配血是神经外科手术前的常规准备，一般开颅手术前需配血 300～900mL。如果确诊为颅内动脉瘤或血运极为丰富的脑膜瘤等，术中出血常较多，术前应配血 3 000～4 000mL 或更多，以应付术中的大出血。伴有高血压、动脉硬化的患者，颅脑手术过程中出血也较多，而且常出现止血困难和不能耐受血压下降等特点，故术前配血量应相应增加为宜。

二、术中

(1) 术中失血往往为全血，因此有必要输注全血补充。麻醉医师应根据手术中患者的全身情况，按失血量进行输血。如出现大出血或失血性休克时应快速输血和输液。如需大量输血时，应按比例适量输注新鲜血液以维护凝血功能和防止由大量输血所致的不良反应。

(2) 严重颅脑损伤患者往往出现颅内压增高，且常伴有代偿性血压升高，脉压增宽。然而一旦掀开颅骨瓣时，代偿性血压增高的机制即解除，血压有可能骤降到甚至测不到的程度。因此必须事先做好快速输血、输液的准备，以防止加重缺血、缺氧。小儿和老年患者进行手术时尤其需要充分的输血保证。

(3) 近年来，对血管极为丰富的脑膜瘤手术，术前常采用经皮股动脉插管行颈外动脉栓塞术，以减少术中大量出血，从而有可能减少手术中的输血量。这种措施已取得良好的效果。其他可供采用的方法包括氟碳代血液输注或血液稀释法等以减少术中的输血量。

三、术后

由于术中难于估计患者的失血量，因此术后必须及时检查血常规，包括红细胞数、血红蛋白及血细胞比容等。一旦存在贫血，应及时给予输血或浓缩红细胞。一般认为血细胞比容降低 2% 时，应予输血 200mL，但输血速度不宜过快，以防止加重脑水肿。输血量可按下列公式补充：

(1) $(85 - Hb\%) \times$ 体重（kg）。

(2) $(40 - Hct\%) \times 2.2 \times$ 体重（kg）。

(3) $15 \times \dfrac{450（万）- RBC（万）}{100} \times$ 体重（kg）。

（金阿荣）

第三节 烧伤输血

大面积深度烧伤后常出现严重烧伤休克。输液和输血是抗休克的主要措施。但是，在补充何种液体及其剂量方面，各家看法不一。有人认为，烧伤后主要是细胞外液中缺钠和缺水，因此主张要以补充足够的电解质为主。又有人认为烧伤创面外渗液中不仅有电解质，而且其主要成分是血浆，因此主张应输注胶体、电解质和水分，三者兼顾，胶体中应以血浆为主。又有一种观点认为烧伤后不但有血浆外渗，还有红细胞的大量破坏，因此主张应补充一定量的全血。不同意早期输血的依据是：休克期有明显的血液浓缩和黏度增加，再输血势必加重血液浓缩，血液黏度也更高，必然会导致微循环淤滞，影响组织和器官的灌流。因此，不主张在烧伤后 24h 内输注全血。然而烧伤早期流经烧伤区的红细胞被大量破坏，

— 61 —

红细胞脆性明显增加，常导致溶血和血红蛋白尿。据报道大面积烧伤后 8~10h 红细胞破坏可占红细胞总量的 12%；48h 可达 40%。因此可以认为烧伤休克期输注一定量全血是完全必要的。深度烧伤面积 >10% 的患者，在休克期都需要补充一定量的血液。

根据我国的烧伤治疗经验认为：严重烧伤休克期要输注胶体，而全血应占胶体总量的 1/3 左右。大量的临床病例和实验证明输注全血的烧伤患者的并发症少，病死率低；输注全血对纠正贫血、改善组织供氧、保护内脏器官、改善免疫功能和维持血液胶体渗透压等方面均有积极作用。而且实践证实烧伤休克输血后血液黏度并不增加；相反，低蛋白血症的发生率明显减少。

至于其他血液容量扩充剂在血浆和全血供应不足的情况下仍较常用。如中分子右旋糖酐（平均相对分子质量 75 000）在烧伤面积不大而较浅者可代替血浆。但在面积较大而较深的烧伤患者需与血浆混合应用。用量一般不超过 1 500mL。临床有用右旋糖酐后出现出血倾向和急性肾功能衰竭的报告，因此需密切观察。近来也有人在烧伤休克期用低分子右旋糖酐（相对分子质量为 20 000~40 000），发现在降低血液黏度和利尿方面的作用较为明显。

烧伤后期由于红细胞半存活期缩短以及侵袭性感染等因素所致的骨髓造血功能受抑制，常可出现不同程度的贫血。因此应及时输注全血或浓缩红细胞，使患者的血红蛋白含量保持在正常范围的高界，这将有利于病情的好转和上皮的生长。

大面积深度烧伤患者常需分期分批地进行切痂植皮或剥痂、脱痂植皮。手术时常可使血液大量流失，因此手术过程中必须输注足量的新鲜全血。

对小儿和老年烧伤患者，应多次少量输注新鲜全血。电烧伤患者后期常存在较严重的贫血，也应及时输注全血或浓缩红细胞。

烧伤患者输血时不要将氢化可的松加入全血中，以免导致肾功能衰竭。

（金阿荣）

第四节　骨科输血

骨科创伤处理时常需输血，输血量应根据骨折部位的出血量以及骨折部位出血后的病理改变而定。骨折部位常伴有骨质的骨营养血管、哈佛管中毛细血管断裂，此类血管的断裂情况与软组织迥然不同点是断裂的血管不能回缩，难以形成血栓，因此骨折端出血较为猛烈。

只有当血肿的压力超过了断裂血管内的压力时方可逐渐止血。

一般成人常见的闭合性骨折的失血量为：肱骨骨折 100~800mL，尺桡骨骨折 50~400mL，股骨骨折 200~2 000mL，骨盆骨折 500~5 000mL。若创伤严重，为粉碎性骨折，软组织损伤过重者出血估计量还会增加。以骨盆骨折为例，若全骨盆环骨折脱位伴有骨盆壁小血管，盆腔静脉丛、盆壁肌肉撕裂甚至髂内、外动脉损伤时，出血量应当在 4 000mL 以上，可超出腹膜后间隙 2 000~4 000mL 的容量而发生腹膜前血肿，因此对失血量的估计要充分而留有余地，否则将增加病死率。此外，股骨中段 1/3 骨折中，粉碎骨折占 12%~13%。此类不稳定性骨折多数由于强大暴力所致，所伴有的软组织损伤也较严重，其出血量估计多在 800~1 000mL 或其以上。若处理不当，也有一定的病死率。

严重挤压伤所致肌肉丰富部位的骨盆、股骨骨折可造成局部组织缺血、破坏，一旦解除压力，伤部毛细血管破裂，血管通透性增高，从而可发生大量隐性出血、血浆渗出等，所以在估计出血量时也应估计在内。

骨科创伤处理需输血时尚需注意下述各点：

（1）失血量的估计：闭合性骨折出血量的估计，除参考上述数据外，还应结合伤情的轻重、骨折类型和肌肉丰厚部位的松质骨等适当追加估计量。若为开放性骨折则应根据伤情、伤后失血量等追加输血量。

（2）建立输血通道的部位：伤部同侧以远的部位不宜作为输血通道的部位，如骨盆骨折不应在下肢；肱骨、股骨骨折不宜在同侧相应的上、下肢建立输血通道，否则输入的血液将从骨折断端丢失，且可加剧骨折部位的肿胀，压力升高，重者可能造成筋膜间隔综合征的恶果。

（3）在输血的同时应及时进行骨折的整复：只有在骨折整复良好的前提下，才能防止骨折断端继续出血，真正达到输血的预期效果，纠正休克。

（4）骨科输血的适应证：一般指一次失血量超过1 000mL。因此对重度骨盆、股骨中1/3粉碎性骨折的失血量多在800～1 000mL以上，在参照伤情与有关辅助检查指标后应列个常规输血的范围。

（5）上止血带超过4～8h的肢体骨折，应视为严重挤压伤造成的继发性损伤，输血量和建立输血通道的部位均可参照（1）、（2）实施。

（6）脊柱骨折并发脊髓损伤时在输血补充血容量不足的同时，应在输血、输液总量和速度方面予以适当控制，这样既可达到抗休克的目的，又可防止脊髓水肿，从而避免加重脊髓损害。

（金阿荣）

第五节　普通外科手术的输血

普通外科多为腹腔内脏器质性疾病，常需手术治疗。手术前及手术中的失血量差别很大，失血速度也各有不同，少则仅几十毫升，多则可于数分钟内失血达数千毫升以上，甚至总量可达上万毫升。因此普通外科的输血有其本身的特点。本节将从输血适应证、方法和特殊并发症等方面进行阐述。

一、输血的适应证

（1）消化道出血：它包括胃肠道肿瘤或溃疡、胆道出血、食管－胃底静脉曲张及出血性胃炎等。术前患者常有呕吐、便血或胃肠道内滞留大量血液也为其特点：这些患者多有不同程度的休克、严重贫血及低蛋白血症等。如经内科治疗48h仍不能控制出血时即可作为急诊手术的指征。此类患者在术前、术中均需输血。

（2）脾脏手术：原发性或继发性脾功能亢进需手术切除脾脏者，多有脾脏明显大，红细胞、白细胞、血小板数减少和骨髓造血细胞增生，同时多有不同程度的贫血及肝功能损害、低蛋白血症及凝血障碍。因此术前应给予输血以纠正或改善贫血。手术过程中也可因脾周围粘连严重，游离脾脏或搬动脾脏过程中及处理脾蒂时可能发生意外的大出血，因此术前必须大量配血，做好快速大量输血的准备。

（3）门静脉高压症手术：这类患者多有肝硬化及肝功能损害，存在出血倾向及凝血障碍。这是因为肝合成凝血因子减少，导致复合性凝血因子的缺乏或不足（如纤维蛋白原、血小板数减少，凝血因子时间延长，第Ⅴ因子缺乏，血浆纤溶活性增强等），并并发有低蛋白血症。当血浆蛋白＜25g/L或血浆胶体渗透压＜40kPa（300mmHg）时，常有严重的腹水和水肿。并且常同时存在脾功能亢进，因此术中一般出血较多，需及时输血及输入新鲜血。也可根据患者的具体情况输入浓缩红细胞、冰冻新鲜血浆及清蛋白等。

（4）肝脏手术中出血：肝外伤、肝巨大海绵状血管瘤、肝内胆管结石、肝癌、肝移植手术时，出血是个严重的问题。肝门区组织较脆弱，瘤体解剖分离时出血多，手术难度大，手术中常可发生难以控制的大出血。即使没有大血管撕裂出血，创面渗血也较严重。如术前患者即存在肝功能严重减退者，则术中发生大出血的可能性更大。

（5）腹腔实质脏器及血管创伤出血：腹腔实质脏器损伤以肝、脾破裂较多。严重的肝脾破裂一般出血都在3 000mL以上。肠系膜血管破裂出血也较多见。下腔静脉破裂出血往往来不及抢救即死亡。腹部创伤引起的腹内出血常导致较严重的失血性休克，必须及时急救、复苏，大量输血、输液。而且绝大部分病例需行剖腹探查和止血，因此必须做好术中大量输血的准备。

（6）其他：如直肠癌手术导致骶前静脉破裂，因血管回缩入骶骨内，止血甚为困难，术中常需大量输血。

二、输血的方法和注意事项

（1）对腹腔实质脏器手术及血管损伤手术，宜常规用粗针头开放两条静脉通道，确保输血速度。

静脉穿刺部可选择前臂、肘前及头静脉，以利于所补充的血液从上腔静脉回至右心，防止下肢输血而从腹腔内血管破裂处进入腹腔。

（2）普外科大出血患者输血时原则上应量出为入，丢多少、补多少，输注速度宜快不宜慢。要根据失血量、血红蛋白、血细胞比容、尿量、血压、脉压、中心静脉压等指标予以补充。

（3）大量输血（>3 000mL）时，库存血与新鲜血（贮存在血库内不超过24h）的比例应为3：1，比例为2：1则更佳。

（4）严重肝功能损害者如总蛋白量低于45g/L，清蛋白<25g/L或清、球蛋白比例倒置者应适当补充血浆或清蛋白、全血。术前应争取血红蛋白>100g/L、红细胞在 3×10^{12}/L 以上，血清总蛋白在60g/L、清蛋白30g/L以上。

（5）因血小板减少引起出血者，也应输入浓缩血小板。400~800mL新鲜血或浓缩血小板即可提供丰富的血小板。一单位浓缩血小板其容积为20~25mL，内含相当于450mL新鲜血的血小板含量。

（6）腹腔内实质脏器及血管创伤时，腹腔可存留大量血液。脾切除后也可回收部分脾内血液。若上述情况并无明显污染时可经适当抗凝、过滤后再回输给患者，尤其在血源困难时。

三、输血的并发症

腹部手术及腹部损伤时出血量较大，除大量输血引起的枸橼酸中毒、凝血障碍、高血钾、低温等并发症外，下列问题亦应重视和观察：

（1）快速输血时应密切注意防止气栓的发生。随时监听心音，当大量气泡进入右心时，心前区可听到"水沸音"，应及时抢救处理。

（2）脾切除后因存在一过性的血小板增高，通常术后2~3天即开始出现，7~10天达高峰，在术后1~2个月始恢复正常。术后血小板数可高达（400~700）× 10^9/L，甚至可超过 $1 000 \times 10^9$/L，在这种情况下极易并发深静脉血栓形成，因此脾切除时可对患者进行一定的血液稀释，稀释度以血细胞比容25%~30%为宜。少用新鲜血和血小板制剂。术后尽可能早期活动。必要时可使用抑制血小板功能的药物，直至血小板数恢复到 500×10^9/L 以下。

（3）肝脏手术时间长，体腔暴露面大，输入库存血时易导致低体温，从而发生心律失常，在肝叶切除前若体温低于34℃，应先复温。可在腹腔内灌注热生理盐水，同时采用加温输血（血液在40℃水中加温15~30min），血液温度在20℃左右即可，过高时有溶血的危险。

（金阿荣）

第六节 胸心血管外科的输血

我国胸心血管外科起步较晚，但发展迅速。一些基层医院已开展了普胸外科，心血管外科也在许多中等城市医院建立。新型高难度手术不断开展。麻醉和输血是开展胸心血管外科的基本条件。

一、胸心血管外科的特点

胸心血管外科是以手术为主要手段治疗胸心血管疾病的学科。其特点是：

（1）手术范围较大，剥离面较广，易出血和渗血。

（2）许多胸科手术需解剖血管（如肺切除）或对邻近肺门或纵隔内大血管进行解剖（如纵隔肿瘤），这些手术易误伤血管，需紧急大量输血。

（3）正常胸腔内呈负压，出血不易自然停止，而且术后均有一定量血性渗出，总量达600mL左右，应作为失血部分计算。

（4）心内直视手术多需在体外循环下施行，体外循环机内需预充一定量血液。体外循环运转时可使红细胞破坏，血浆中凝血因子消耗，血小板减少，各种凝血因子如纤维蛋白原、凝血因子、血浆易变因子、抗血友病球蛋白、血浆凝血活酶等均有所减少；体外循环机运转时，如肝素用量不足可发生机器或血管内凝血，并消耗大量凝血因子。在循环系统内凝血增高的情况下，血细胞及组织损伤，释出激活酶进入血循环，使纤维蛋白溶酶原转换为纤维蛋白溶酶，从而溶解纤维蛋白及许多凝血因子，使凝血功能失调，导致术中或术后严重渗血。

（5）自发性血胸或胸部创伤所致的血胸，血液积聚在胸腔内，可回收并用于自身血回输。

二、胸心血管外科输血的原则

（1）术前准备：对贫血及低蛋白血症患者术前应多次小量输注浓缩红细胞及血浆蛋白以纠正贫血和改善营养状态，增加手术的安全性和术后吻合口以及伤口的愈合。

（2）术前应根据手术的大小备血：如术前难以估计用血量时，应与血库联系及了解库存血情况，以便紧急情况时保证用血。

（3）术中输血量应按失血量确定。简易而较准确的测定失血量方法是：

失血量（按 g＝mL 计算）＝吸血后纱布重量（g）－吸血前纱布重量（g）＋吸引器内吸出的血量（mL）。

（4）胸部手术创伤较大，对呼吸、循环功能有显著影响，尤其对全肺切除及心血管手术患者，应特别注意输血量及速度，以免发生肺水肿。

（5）体外循环手术应根据人工心肺机的类型及患者体重计算出预充血量。在体外循环开始前，体内和心肺机内的预充血均需用肝素抗凝。在体外循环的全过程，应对肝素的抗凝效果及停止灌注后用鱼精蛋白拮抗肝素的效果进行监测。术后应根据患者的全身情况、血细胞比容及渗血量适当输血。

（6）对术中大失血而供血暂时有困难者，应及时输注平衡盐液、血浆代用品扩容，然后再输全血，同时注意利尿以排出过多的水分，根据血红蛋白浓度及血细胞比容继续补充全血或浓缩红细胞。

三、血胸血回输

胸血自身回输已广泛用于创伤性血胸，在胸、心等出血量大的手术中也可应用。实验和临床研究发现血胸血的血细胞比容、血红蛋白、红细胞数、纤维蛋白原、血小板等均较血循环内血液明显减少，这可能由于肺和心脏活动的去纤维蛋白原作用及胸腔内小凝血块形成以及胸膜渗出液的稀释作用所致。血胸血液多不凝固，因而收集积血时一般不需另加抗凝剂。

胸血自身回输的适应证为自发性血胸或创伤性血胸，无严重肺损伤，胸部伤口无明显污染，引流出的血液色泽正常，时间一般应在 6h 以内，特殊情况可适当延长，但以不超过 12h 为宜。收集胸血时，应加以过滤，注意无菌操作，适量加入庆大霉素及地塞米松。输注过程中及输注后应严密观察患者有无不良反应。

（金阿荣）

第七节　严重创伤急救时的大量输血

严重创伤大出血在急救时往往需在短时间内输入接近或超过全部血容量的血液。快速大量输血将带来与常规输血不同的一些特殊问题。

一、大量输血的监测

严重创伤大量输血时除监测中心静脉压、肺动脉楔压外，还需监测心泵功能。尤其是伴有胸部外伤的多发伤，除低血容量性休克外，也要考虑心源性休克。由于张力性气胸、心肌挫伤、心包压塞、心肌梗死或冠状动脉气栓可导致心泵功能衰竭。如伤员存在休克，但颈静脉怒张，中心静脉压正常或高于正常，血压不升，则可能为心源性休克。对此应迅速查明原因，针对病因做胸腔闭式引流，心包穿刺引流，控制输液量，使用血管活性药物。对心肌挫伤可选用多巴胺或多巴酚丁胺。此外，在达到快速有效的输血的同时，不可忽视手术制止继续出血的重要性。

二、合理应用输液疗法减少输血量

严重创伤，尤其是严重多发伤，约有半数以上的患者并发中度或重度创伤性失血性休克。其特点是除失血外，还伴有严重创伤及微循环瘀滞，使有效循环血量的减少大大超过失血量。往往血容量的补充要达到失血量的 3 倍。目前，较一致的认识认为输全血只能补充失血量，而不能补充功能性细胞外液，微循环得不到改善，因而无法迅速改善细胞的灌流。再者，严重创伤以青、壮年居多，其内环境稳定反应能力较强，没有必要只输注全血来复苏，且可减少大量输注库存血引起的并发症。当前严重创伤性休克时，主张采用晶体液和胶体液以及适当输注全血及血液成分进行复苏。一般晶胶体液的比例为 2：1 或 3：1。晶体液以平衡盐液为好，因其电解质组分与血浆相似，不易导致电解质紊乱，同时可补充血管外间隙的细胞外液丢失。适度的血液稀释可降低血液的黏度和外周阻力、疏通微循环，适度血液稀释也可使血红蛋白氧解离曲线右移，有利于红细胞的释氧。此外，含有碳酸氢钠的平衡盐液有利于纠正酸中毒。轻度失血性休克于 1h 内输注平衡盐液、1 200～2 500mL，重者半小时内输入 3 000mL，一般多能见效。这种试验性治疗对监测失血情况有较大的临床指导意义。若上述措施效果不明显，且未能止血，而血压仍处于很低或测不到时，应在快速输液、输血的同时，迅速手术探查止血。然后根据患者的需要有针对性地输注全血或红细胞以提高血细胞比容。输入血浆或清蛋白等以维持患者的胶体渗透压。

在输液过程中要防止输液过多，因血液过度稀释，易于导致脑水肿、肺水肿及心力衰竭。当血液过度稀释，血红蛋白 $<40\sim50g/L$，血细胞比容低于 20% 时，不仅会影响创伤愈合，而且易发生感染。因此应监测血压、脉搏、血细胞比容、尿量、毛细血管充盈时间等，有条件时应监测中心静脉压、肺动脉楔压、心输出量等。

近年来使用高渗盐液治疗失血性休克在临床上取得较满意的效果。输入失血量的 10%～12% 即能收到明显的升压效果。目前常用的高渗盐液有 7.5% 氯化钠及 7.5% NaCl/6% 右旋糖酐 70（右旋糖酐相对分子质量为 7 万），输注量为 100～200mL（2～4mL/kg），在 3～5min 内快速输入。15min 后可重复输注，总量一般不超过 400mL。一般 15min 内血压即明显上升，然后可迅速输血。最近也有人提出在出血未控制之前要慎用，以免加重出血。

三、大量输血的注意事项

根据创伤急救时大量输血的特点，需注意的问题：

（1）为保证大量快速输血，必须及早迅速建立两条以上大口径的静脉通道。在腹腔脏器外伤出血时，应在上肢或颈部静脉建立输液通道而不用下肢静脉。反之，上肢、头颈部损伤时，应选用下肢静脉。

（2）在非常紧急的情况下，为了抢救患者生命，可先输注未经交叉配血的 O 型全血 400～600mL，及时有效地恢复循环血量，使细胞及器官功能免受灌流不良的严重损害，以防止多脏器功能衰竭。

（3）除测定中心静脉压外，应留置导尿管观察尿量及血细胞比容。如尿量接近正常（40～50mL/h），常提示输血、输液已足量；如血细胞比容高于 45%，应输入血浆、代血浆或平衡盐液，如血细胞比容 < 30%，应输注浓缩红细胞或全血。

（4）大量输血过程中发生出血倾向时，应及时鉴别原因，分别情况输入新鲜血、冷冻新鲜血浆、浓缩血小板、纤维蛋白原或抗纤维蛋白原的溶酶等。在有条件的情况下，输血 4～5L 后，可输注冷冻新鲜血浆 500mL，以预防出血倾向。

（金阿荣）

第八节　妊娠期输血

妊娠期血液循环系统的生理变化，虽然有利于防御子宫出血所造成的低血容量状态，但目前产科出血仍然是孕产妇死亡的主要原因之一。全国孕产妇死亡监测协作组（1989）统计产科出血致死者占49.1%，居首位。Kaunitz 等（1985）复习 1974—1978 年发生于美国的 2 475 例母体死亡中，有 331 例（13%）死于产科出血。妊娠期的某些并发症，由于血细胞和血浆成分的病理改变，对母体健康和胎儿发育亦会带来严重威胁。因此，对产科出血患者或者患有血液病的孕妇及时采取适当措施，特别是正确合理地输血和输注血液成分，积极纠正病理状态，这是抢救危重患者、保证母婴安全、降低孕产妇和围产儿的病死率的重要环节。

一、产科出血

产科出血是指妊娠、分娩或产褥期女性生殖器官的出血，可以发生于生殖道的任何部位，如子宫、输卵管、阴道和外阴等。大量出血者如抢救不力，可发生失血性休克、脏器衰竭甚至危及患者生命。

（一）临床特点

产科出血均与妊娠有关，其出血过程具有以下特点：①在妊娠的不同阶段可由不同的原因引起出血，如自然流产、异位妊娠、葡萄胎可引起妊娠早期出血；前置胎盘、胎盘早期剥离、子宫破裂和子宫翻出等疾患都是引起妊娠晚期和分娩期出血原因；分娩后由于宫缩乏力、软产道裂伤、胎盘潴留或残留以及凝血机制障碍往往引起产后出血，或是由于子宫胎盘附着处复旧不良，剖宫产术后创口裂开等原因引起产褥期出血；②产科出血的形式多数为大量急骤的出血，亦有少数为少量持续的出血或隐性官腔积血，出血可以由阴道排出，呈外出血，亦可以是腹腔内出血；③产科出血患者大多数年轻体健，出血、创伤多局限于子宫及邻近区域，如能及时去除病因，病情多能迅速好转；④由于孕产妇循环血量和血管外体液量显著增高，血液处于高凝状态，加之胎盘分泌多量类皮质激素，故孕产妇对出血的耐受性较强；⑤产科出血性休克多数为单纯失血引起全血容量减少所致，但有时亦可能伴有创伤因素如子宫破裂、产科手术或子宫翻出等，另外亦可发生于其他疾病基础上如妊娠高血压综合征、羊水栓塞、脏器衰竭等，使休克的病理生理变化和临床处理更加复杂；⑥由于孕产期血液处于高凝和低纤溶状态，失血性休克时易于并发 DIC；⑦妊娠期由于肾素－血管紧张素Ⅱ－醛固酮系统活力增强并处于致敏状态，容易发生Ⅰ型变态反应（Schwartzman 反应），因此休克时易于并发急性肾功能衰竭；⑧出血、休克使患者全身抵抗力下降，子宫胎盘创面有利于细菌繁殖，所以极易并发感染。

（二）诊断要点

产科出血的诊断除应考虑出血原因及时止血外，还应估计出血量的多少、休克的严重程度以及扩容输液量是否充分等，以便采取必要措施积极进行临床抢救工作。

出血量的估计：产科出血量通常采用目测法作出估计，这是很不准确的，经常会低估实际失血量，而血容量和有效血流量的测定非常复杂，不适用于临床抢救工作。目前简单易行的估计失血量的方法有以下几种：

（1）测量法：即测量收集到的血液和血块的容量；称量拭血敷料、外阴纸垫的重量或计算血染敷料的面积来估计失血量。

（2）休克指数：休克指数为脉率/收缩压的比值，当血容量正常时休克指数为 0.5。如指数为 1，有 20%～30% 血容量丧失，即失血量为 1 000～1 200mL。如指数 >1，则有 30%～50% 血容量丧失，即失血量为 1 800～2 000mL。有人观察了宫外孕患者失血与休克指数和平均动脉压的关系，发现休克指数每增加 0.5，平均动脉压每降低 1.33kPa（10mmHg）左右，其出血量增加 500～1 000mL。

（3）临床表现：即根据患者症状和体征估计失血量。Lucas 将产后出血引起的可逆性休克分为四度。第一度出血，血容量降低 15%（相当于 500～750mL），患者出现中度心率增快，坐起时出现眩晕和血压下降。第二度出血，血容量降低 20%～25%（700～1 200mL），患者收缩压明显下降。脉压降低 <3.99kPa（30mmHg），呼吸和心跳加快，毛细血管充盈速度明显减慢。第三度出血，血容量降低 30%～35%（1 000～1 500mL）患者出现苍白、冷汗、烦躁或淡漠，严重低血压和少尿。第四度出血，血容量降低 40%～45%（1 400～2 000mL），患者血压极低或测不到，脉搏触不清，心率明显增快，代

谢性酸中毒明显。Hagashi 提出严重产后出血的指标为：①血压降低（收缩压或舒张压下降 3.99kPa 或以上）；②在未输血患者血红蛋白浓度下降 30g/L 或以上；③在输血 500mL 的患者，血红蛋白浓度下降达 20g/L 或以上；④估计失血量在 1 000mL 或以上。

（4）血容量测定：利用染料 T - 1824 和放射性核素[51]Cr 标记的红细胞测定血容量，方法烦琐，临床极少采用。

（三）输注方法

目前主张对低容量休克患者，首先应输注平衡盐液及血浆代用品以恢复和维持患者的循环血容量，然后再根据患者红细胞损失的程度、氧的需要和呼吸系统的反应输注适当数量的浓缩红细胞。出血患者采用成分输血的方法可根据失血量选择。

（1）失血量 <20%：一般应输注晶体盐溶液及新鲜冷冻血浆。如果在出血前患有贫血，可适当加输浓缩红细胞。

（2）失血量等于血容量 20%~40%：应迅速输注晶体盐溶液，新鲜冰冻血浆，然后输注浓缩红细胞或半浆血以补充丧失的红细胞。一般每失血 1 000mL，可输注 4~6U 浓缩红细胞。

（3）出血量等于血容量 40%~80%：除输注晶体溶液，新鲜冷冻血浆和浓缩红细胞外，还应补充清蛋白或全血。

（4）出血量 >80%：除输注上述晶体液、胶体液、全血外，还应酌情加输凝血因子，如浓缩血小板、冷沉淀等。

在我国目前的条件下，如确需大量输血，应 1/3 鲜血的原则，大量输注库血可能引起高钾而缺乏凝血因子和血小板，因此应及时补充钙、凝血因子和血小板，以防止医源性止血障碍的发生。

总之，在扩容治疗过程中，应密切注意血容量、血细胞比容、胶体渗透压、血小板和凝血因子的变化，并适当输注相应的血液成分，使其调整至正常水平。

二、妊娠并发血液病

妊娠并发的血液病主要有贫血、血小板减少性紫癜和白血病，其中以妊娠并发缺铁性贫血最常见，其次为妊娠并发巨幼细胞贫血、妊娠并发血小板减少性紫癜，并发白血病比较少见。鉴于血液病和妊娠间的相互影响，在妊娠期根据其病理特点，采取综合措施，特别是正确运用输血和输注血液成分进行妥善处理，协助孕产妇安全渡过妊娠和分娩期具有重要意义。

（一）缺铁性贫血

据世界卫生组织 1970 年在亚洲的调查报告，患有缺铁性贫血的孕妇在 40% 以上。在我国上海的纺织女工中，妊娠期缺铁性贫血的患病率为 66.3%。铁是合成血红蛋白的重要元素，妊娠期缺铁性贫血主要由于铁摄入量不足和需要量增加的缘故。

缺铁性贫血对母婴的影响，主要是由于血红蛋白低、携氧量下降所致。另外，铁还可以与多种不同蛋白结合形成肌红蛋白和许多重要的酶。例如，过氧化物酶、过氧化氢酶、细胞色素氧化酶等，与能量的释放和细胞线粒体聚集均有关系。因此，当孕妇缺铁时对自身以及胎儿发育均有不良影响。对孕妇的影响有：①为了代偿组织的缺氧，母体心搏出量、血流速度相应增加，周围阻力下降，血红蛋白氧离曲线右移，心脏负担加重，易于发生心力衰竭，尤其血红蛋白在 40~50g/L，并发感染和妊娠高血压综合征更易发生；②贫血造成组织缺氧，降低了抗御细菌侵入的能力，严重蛋白缺乏亦影响了体内抗体形成与巨噬细胞的活力。因此，贫血患者易于发生感染；③贫血孕妇对出血的耐受性降低易于发生休克，因贫血出血致死者占孕产妇死亡的 20%~30%；④易于并发妊娠高血压综合征。

当血红蛋白 <70g/L 时往往对胎婴儿造成不良影响，如胎儿宫内发育迟缓、早产、死胎和新生儿窒息，分娩期胎儿宫内窘迫率可高达 35.6%。因此，围生儿病死率增高。由于孕妇铁蛋白含量降低，贮存铁减少，严重者亦可能造成婴儿贫血。

输血治疗：正常孕妇在妊娠晚期阶段应适当补充铁剂，在妊娠 24 周前不需常规补铁，如有缺铁者应及时补铁治疗，通常不需要输血。

严重贫血或即将分娩未及时治疗者应及时输血，以防止贫血性心脏病、心力衰竭的发生。一般认为孕妇血红蛋白 <60g/L 时，即应少量多次输注浓缩红细胞以纠正贫血。妊娠期贫血属高血容量的贫血，血液相对稀释，输注浓缩红细胞一方面可以提高血液的携氧能力，另一方面其容积只有全血的一半，可以减轻或避免输注后循环超负荷而发生充血性心力衰竭的可能性。即使如此，严重贫血的孕产妇输注浓缩红细胞时，速度亦应控制，一般以 1mL/（kg·h）为宜，同时严密观察输注反应。

少白细胞的红细胞是由全血或红细胞内移去白细胞而制成，这种制剂可以防止患者白细胞抗体所引起的输血反应。多次输血或妊娠均可形成白细胞抗体，妊娠两次的妇女约有 19% 形成白细胞抗体，妊娠 4 次以上则有 24% 妇女形成抗体。这种制剂适用于输血或妊娠致敏已产生白细胞抗体的患者。

洗涤红细胞是用盐水反复洗涤 3~6 次，再以生理盐水稀释的红细胞悬液，血细胞比容为 70%。这种制剂适用于因妊娠或输血致敏产生血浆蛋白抗体的患者。

此外，妊娠期贫血亦可采用换血疗法，即单采出孕妇的血浆，输回红细胞，再输入和血浆等量的浓缩红细胞，这样不致增加孕妇的总血容量。

（二）巨幼细胞贫血

患巨幼细胞贫血占孕产妇的 0.5%~10%，双胎比单胎发生率高。主要由于叶酸或维生素 B_{12} 缺乏所致。叶酸和维生素 B_{12}。都是脱氧核糖核酸合成过程中的主要辅酶，缺乏时脱氧核糖核酸合成障碍使得细胞成熟延迟，核分裂受阻，而对胞质内成分影响较小，造成核与细胞质发育不一致，成为巨幼红细胞，这种红细胞存活期缩短故产生贫血。

对母婴的影响：对孕妇的影响，除严重贫血易导致贫血性心脏病，对出血耐受性降低，易于并发休克和感染外，还有叶酸缺乏时胎盘早期剥离的发生率增高。对胎儿的影响主要是引起畸胎、胎儿宫内发育迟缓、早产和新生儿死亡。因此围生儿病死率增加。

输血治疗：除治疗原发病去除病因外，应补充叶酸或维生素 B_{12}，叶酸缺乏者可用叶酸 10~20mg/d；维生素 B_{12} 缺乏者应给予维生素 B_{12} 100~200μg/d。同时还应补充维生素 C 和铁剂，加强营养，多食绿色蔬菜、动物肝脏、花生、豆类等食物。妊娠期血红蛋白 <60g/L 应输注浓缩红细胞以矫正贫血。

（三）再生障碍性贫血

再生障碍性贫血系骨髓多能干细胞增殖与分化障碍导致的造血功能衰竭，在临床上是一种以全血细胞减少为主要特征的综合征，北京医科大学人民医院报道妊娠并发再生障碍性贫血患者占住院孕妇的 0.04%。

再生障碍性贫血与妊娠间的相互影响：有人认为妊娠是再生障碍性贫血的诱发因素，患者在妊娠期发病，分娩后骨髓造血功能明显改善或恢复，说明妊娠所产生的某种物质对骨髓有毒性作用。但是 Knispel 通过文献复习认为妊娠不是再生障碍性贫血的病因，而是两者并存，或是潜在的再生障碍性贫血因妊娠而恶化。因此，再生障碍性贫血与妊娠的关系可以分为：①再生障碍性贫血时妊娠。②因妊娠而发生再生障碍性贫血，终止妊娠后疾病好转。③妊娠与再生障碍性贫血同时存在，与妊娠无关。

再生障碍性贫血对妊娠的影响主要是贫血、出血和感染。分娩后宫腔内胎盘剥离的创面，容易发生出血和感染，这是患者致死的主要原因。严重贫血影响胎盘对氧的输送，导致流产、早产、死胎、胎儿宫内发育迟缓和低体重儿，故围生儿病死率增加。

输血治疗：输血治疗的目的是矫正贫血、预防感染和防止出血。因此，是再生障碍性贫血孕妇支持治疗的重要组成部分。为了减少输血的不良反应，其指征应从严掌握。妊娠期血容量增加，需要输血者无须输注全血，应根据患者情况输注所需的血液成分，这样既有利于妊娠的进展，又能减少输血的不良反应。①输注浓缩红细胞：当贫血明显，血红蛋白 <60g/L，并伴有心功能代偿不全时，应输注浓缩红细胞，使血红蛋白 >70~90g/L，以恢复携氧功能，但应缓慢滴注，以防心力衰竭。中山志郎等曾报道血红蛋白在 70~90g/L 的情况下安全地施行了剖宫产术，术后血常规缓解；②输注浓缩血小板：因血小板数量过低而有严重出血倾向，特别是有颅内出血危险或接近分娩期时，应酌情输注浓缩血小板。但是再生障碍性贫血的出血除了考虑血小板的数量外，还应考虑血小板的功能、血中抗凝物质等因素，因此，难以掌握其指征和时机。一般说来，如果血小板计数 $>20 \times 10^9/L$，多数患者不致发生明显出血，故不必输注血小板。如妊娠晚期已有出血征象，出现迅速发展的紫斑，口鼻黏膜、眼底或胃肠道出血；血小板计数明显 $<20 \times 10^9/L$ 应及时输注浓缩血小板，以防分娩过程的大量出血；③输注粒细胞：输注粒细胞目前已日益减少，临床上控制感染主要是应用抗生素。只有当粒细胞计数 $<0.5 \times 10^9/L$ 并发严重感染，应用抗生素或其他方法无效时才考虑输注粒细胞。输注剂量要充足，每日输 1 次，连续 4 天以上，直到感染控制。

近年，国内外有试用胎肝细胞悬液输注以治疗再生障碍性贫血患者的报道。妊娠中期胎肝成为胎儿造血的主要器官。此时胎儿的免疫机制尚未成熟，输注后不易发生 GVHR，特别是自身胎肝输注，即再生障碍性贫血的孕妇在孕 4~6 个月时，人工流产后，将自己怀的胎儿的肝做成悬液输注，有报道获得了血常规和骨髓象缓解的良好效果。

再生障碍性贫血孕妇妊娠早期如血红蛋白 $<40g/L$ 以终止妊娠为宜，血红蛋白 $>60g/L$ 者在妊娠期间应适当给予支持治疗，但不宜在妊娠早期应用雄性激素和同化激素康力龙。在分娩期应使血红蛋白维持在 $80g/L$，血小板计数在 $30 \times 10^9/L$ 以上，并应采取适当措施严密监护，缩短产程，减少出血和预防感染。

（四）血小板减少性紫癜

血小板减少性紫癜按病情缓急分为急性和慢性两种；按病因又可分为原发和继发两类。其并发妊娠者多为慢性和原发性，即特发性血小板减少性紫癜（ITP）。妊娠并发血小板减少性紫癜的发生率为 $0.01\% \sim 0.07\%$。

（1）临床特点：本病是一种自身免疫性疾病，60%~80% 患者的血清中有抗血小板抗体，由于正常免疫的自我识别功能受到破坏，其正常的血小板可被自身所产生的抗血小板抗体所破坏，现已证明孕妇血清中的这种抗血小板抗体属于 IgG 中沉淀系数为 7S 的免疫球蛋白部分，由于人类胎盘中含有 IgG 的 Fc 受体，故可通过胎盘进入胎儿血液循环，破坏胎儿血小板，从而产生暂时的血小板减少症。在分娩以后，新生儿可以出现皮肤紫癜，严重时可发生颅内出血。随着出生后婴儿体内这些抗体的逐渐消失，症状逐渐好转。影响新生儿血小板计数恢复的因素有：①母体抗血小板抗体在新生儿血液中消失的速度；②婴儿从母乳中吸取抗血小板抗体的量；③婴儿血小板生成素产生的速度。通常新生儿血小板计数在产后 4~6 周恢复正常。

ITP 患者在妊娠期可发生流产、胎盘早期剥离和死胎，其自然流产率为 7%~30%，先兆子痫发生率为活产例数的 13%。患者在分娩期易产生产道损伤出血和血肿，产后出血率较正常产妇高 5 倍左右，严重者可有内脏出血。

（2）输血治疗：Kelton 研究血小板表面相关 IgG（PAIgG）表明，ITP 患者 PAIgG 水平与血小板计数，血小板生存时间密切相关。但 Cines 等的研究证明 ITP 孕妇 PAIgG 水平与新生儿血小板减少症却无相关关系。母体 PAIgG 不能预测新生儿能否发生血小板减少症，而新生儿脐静脉血中 PAIgG 的水平和其血小板计数明显相关。Ayromlool 主张在分娩时应用胎儿头皮血标本测定胎儿血小板数，决定分娩方式和出生后的治疗。然而胎儿头皮血只能在宫颈口扩张，胎膜破裂后采取，在时间上有很大的限制。Moise 等认为经腹脐血管穿刺术所采取的胎血标本，测定的血小板数值和 5 日内分娩的新生儿血小板数明显相关，故主张 ITP 孕妇可在孕 38 周后行经腹脐血管穿刺术采取胎血，进行血小板计数，然后决定产科分娩方式和新生儿的处理。

ITP 孕妇伴有显著出血倾向时，应考虑给予糖皮质激素、脾切除或静注免疫球蛋白及浓缩血小板治疗。糖皮质激素有降低血管壁通透性及抑制抗体形成的作用，故有利于症状的控制。脾脏是产生抗血小板抗体和破坏血小板的场所，故脾切除有治疗效果。但糖皮质激素在孕晚期可产生妊娠高血压综合征，脾切除亦易引起流产和早产，故应慎重考虑。输注血小板及大剂量静脉注射免疫球蛋白，对严重出血或需行手术治疗的患者短期内有良好效果。

目前由于 HLA 配型及细胞分离器的发展，有可能长期多次输注血小板以维持一定水平为分娩创造有利条件。如果血小板计数明显减少而已进入分娩期或急需施行剖宫产术时，Wood 主张采取联合措施应急处理。术前首先给予单次冲击量泼尼松 $500mg/m^2$，接着进行新鲜冷冻血浆交换，而后再给予免疫球蛋白 $400mg/kg$，并输注适量同种血小板，这种联合方案可以减少抗体的生成，去除已形成的抗体，改变细胞免疫机制，吸附剩余游离的血小板抗体，使血液中血小板数量增加，减少出血，增加了分娩和剖宫产的安全性。

（五）白血病

由于白血病对生殖器官能引起不同程度的浸润导致闭经，既往白血病并发妊娠者少见。随着化疗和支持疗法的进展，使白血病缓解率提高，生存期延长，因此并发妊娠者较已往增多。探讨白血病并发妊娠的合理治疗方案，保障孕妇平安分娩已日益得到临床工作者的重视。

输血治疗：白血病并发妊娠的治疗原则是增强孕妇全身抵抗力和缓解白血病的病情。可以采取综合疗法，即输血、化疗、抗生素等，争取孕妇与胎儿安全度过妊娠期。避免使用大剂量糖皮质激素，以免胎儿畸形、肾上腺皮质功能不全和免疫功能受到抑制。

细胞毒类药物能通过胎盘影响胚胎发育，甚至造成畸形，因此妊娠早期化疗尚有争议。多数学者认为妊娠中、晚期进行抗白血病化疗是安全的，化疗后病情改善，生存期延长，婴儿健康。

治疗期间加强支持疗法，适当输血是保证疗效的重要环节，如患者贫血严重可输注浓缩红细胞以纠正贫血。浓缩红细胞不仅可以避免血容量的过度增加，而且其抗原负荷亦最小。患者一般情况的改善有利于化疗的进行。慢性粒细胞白血病并发妊娠，症状不明显，常能正常度过妊娠期，分娩时应注意失血的可能性。急性白血病患者如病情未能控制则出血和感染的机会增加，病情较凶险。出血原因既要考虑产科因素，又存在着白血病本身的因素。有人认为主要是纤维蛋白原及血小板减少，也有人认为是由于纤维蛋白溶解亢进。因此分娩前后均应注意血小板和有关凝血因子的检测，并适当给予纠正。输注浓缩血小板最好应用单采分离术所得到的 HLA 相合供体的血小板，或自身贮存的血小板，以免发生对 HLA 抗原的致敏作用。除血小板外，纤维蛋白原、冷沉淀和新鲜冰冻血浆应根据具体情况输注。慢性粒细胞白血病患者亦可应用单采白细胞术（leucopheresis）治疗，使白细胞数量降低。Lowenthal（1977）应用单采白细胞术治疗慢性粒细胞白血病，认为此术能避免药物及辐射对孕妇和胎儿的不良影响。

三、妊娠高血压综合征

妊娠高血压综合征为血管痉挛性疾病，以全身的动脉压升高及循环血量减少为特征。重症患者血容量降低，血液浓缩，血细胞比容升高。

（一）扩容疗法

重度妊娠高血压综合征的扩容治疗，虽然目前尚有争议，但多数认为重度妊娠高血压综合征，在出现临床症状前数周已有低血容量存在，是一种必须纠正的严重病理——慢性休克状态。Dieckmann 首先使用扩容剂使血细胞比容下降，尿量增加，改善了临床症状。上海新华医院妇产科采用大剂量硫酸镁并发扩容治疗等综合措施，改善全身灌流量，提高了治疗效果。

为了恰当地选择扩容剂和观察疗效，在治疗过程中应动态观察血细胞比容、血液黏度、血浆蛋白和电解质等。清蛋白及血浆能提高血浆蛋白及胶体渗透压，适用于低血浆蛋白间质性水肿；浓缩红细胞可纠正贫血；低分子右旋糖酐具有疏通微循环，减少血小板黏附，预防 DIC 和利尿作用，适用于血浆蛋白和电解质正常，尿比重≥1.020 尿少的患者；羟乙基淀粉或 706 代血浆效果不及右旋糖酐适用于血浆蛋白和电解质正常者；平衡液可促进排钠利尿，可用于低钠血症；有酸中毒者可选用碳酸氢钠溶液。

扩容是治疗重度妊娠高血压综合征出现低血容量——慢性休克的重要措施，根据其病理生理改变，在治疗时应遵循在解痉的基础上扩容，在扩容的基础上脱水，胶体液优于晶体液的原则。这样才能既调节血容量，改善组织灌流状况，又避免增加心脏负担，以防止肺水肿的发生。

（二）HELLP 综合征的血浆治疗

HELLP 综合征是重度妊娠高血压综合征先兆子痫或子痫的严重并发症，孕产妇病死率可高达 24%。

自 1982 年 Weinstein 首次报道以来，至今其病因和病理生理尚不明确，本病综合征的发生常与妊娠高血压综合征、DIC、微血管病溶血性贫血（MHA）和肝、肾损害有关。临床表现有三大主征：溶血（H）、肝酶升高（EL）和血小板降低（LP）。

（1）病理生理：Sibai 认为 HELLP 综合征是由于某种侵袭导致血管内血小板激活和微血管内皮细胞损害所致，当红细胞通过内膜受损并有纤维蛋白网样沉积的微血管时，即可引起以 MHA 为特征的溶血。Cunningham 等电镜观察发现，红细胞膜结构的改变亦是产生 MHA 的原因。

（2）血浆治疗：鉴于有证据提示血管内皮损害，凝血和纤溶对先兆子痫的病理生理起着主导作用；前列环素（PGI_2）缺乏或功能受损可使毛细血管内皮的舒血管/缩血管因子失去平衡，从而成为血小板损耗、变形，并发 MHA 和多脏器功能障碍的主要病因；亦可能有某种免疫因素，如抗内皮细胞抗体、血小板抗体，促使血管收缩活力增强并导致血管内皮损伤。因此，对本病综合征的治疗文献上曾有采用抗血栓剂、免疫抑制剂、血浆扩容等保守疗法的报道。

Martin 等认为对轻度 HELLP 综合征患者可采用输注新鲜冷冻血浆治疗，对经保守治疗无效的重症患者可试用血浆置换疗法。Martin 采用细胞分离器，以连续的毫升对毫升进行血浆置换，治疗了 7 例持续性重度先兆子痫伴发重度血小板减少和 MHA，产后 72h 以上未能缓解，并有神经系统、肾、心、肺功能和（或）凝血系统恶化征象的患者，获得了病情缓解，痊愈出院的良好效果。Martin 等认为采用新鲜冷冻血浆置换，可能是通过清除患者血清内的激惹因子，或是补充某些血浆因子，以减少血小板聚集，并促使血管内皮恢复，以达病情缓解的。

四、产科弥散性血管内凝血综合征

产科 DIC 是由多种疾病引起的血凝亢进、弥散性微血栓形成、循环和脏器功能障碍以及明显出血的一系列病理生理过程。在妇产科临床上诱发 DIC 的原发病有：胎盘早期剥离、羊水栓塞、死胎滞留综合征、感染性流产、重度妊娠高血压综合征、产科出血（包括前置胎盘、子宫破裂、产后出血等）引起的产科休克、葡萄胎、异位妊娠、妊娠脂肪肝和严重肝病并发妊娠等。另外，妇科恶性肿瘤，特别是卵巢癌有 30% 以上并发慢性 DIC。

（一）病理生理

产科 DIC 主要发生于妊娠期和分娩期，多数呈急性发作。因为妊娠期多数凝血因子增加而纤溶抑制，提示血小板释放功能的 β-血栓球蛋白（β-thromboglobin）增多，血小板黏附性增高，反映纤维蛋白原转换亢进的纤维蛋白肽 A 以及可溶性纤维蛋白单体复合物增加，再加上妊娠晚期血浆黏度升高，这就提示已具备了 Schwartzman 反应的预激状态，如出现某种病理刺激时就容易激发 DIC。妊娠子宫的压迫使下肢和盆腔血流缓慢；分娩过程的各种操作易造成血管损伤，使血管内皮下的激活第 XII 因子释放；胎盘、胎膜、羊水、胎粪均含有组织凝血活酶，一旦进入血液循环即可能触发 DIC。但是产科 DIC 只要迅速解除病理因素，进行适当治疗，往往易于解除，获得治愈。

（二）处理原则

产科 DIC 的一般处理原则，应在去除病因、补充血容量、解除血管痉挛、纠正酸中毒等基础上，尽速采用肝素治疗。通常不急于应用抗纤溶药物和过早补充纤维蛋白原。在 DIC 的早期阶段导致出血的因素主要是血小板减少和纤维蛋白裂解产物的增加。肝素治疗有利于促进血小板回升，纤维蛋白裂解产物降低和凝血机制改善。但是肝素无直接对抗凝血作用，只有在血浆内含有抗凝血酶 III（AT III）的情况下，才能催化并加速其对凝血过程的阻断作用，而 AT III 在 DIC 中是抗凝血亢进首先被消耗的因子。因此，对 AT III 明显减少者，应输注 AT III 浓缩剂或新鲜血浆等以及时补充。亦有人主张 AT III 浓缩剂与小剂量肝素并发应用治疗 DIC，效果良好。

在继发纤溶亢进的 DIC 患者严重出血，单用肝素治疗效果不佳，可考虑和抗纤溶治疗同时进行。抑肽酶兼有抑制纤溶系统和血管内凝血的作用亦可以选用，同时输注鲜血，以补充被消耗的凝血因子、自然抗凝物质、血小板和纤溶酶原等。但是 DIC 时发生的纤溶是机体对抗损伤反应的防御功能，保护性的纤溶亢进对促使微循环通畅至关重要；抗纤溶药物应严格掌握，避免过度使用。因凝血物质的产生和消耗显著失去平衡而出现止血衰竭时，血小板 < （20 ~ 30）× 10^9/L，纤维蛋白原 < 0.5 ~ 1.0g/L，则使用肝素的价值明显降低，而危险性显著增加，有致死性出血的危险，应进行补充治疗，如输注新鲜血浆、浓缩血小板、纤维蛋白原等，可同时应用小剂量肝素以预防凝血的反跳。

（三）不同病因处理的侧重点

产科 DIC 的具体处理方案，在不同的诱发因素和不同病理阶段应有所区别和侧重。

（1）胎盘早期剥离：主要由于促凝物质进入母血循环促发 DIC；在外周血循环内的微血栓和胎盘后血肿处都消耗了大量的凝血因子，故使凝血因子（Ⅰ、Ⅱ、Ⅴ、Ⅷ等）和血小板数明显降低，随着纤溶亢进的发生，血内 FDP 浓度升高。故在补液过程中应兼顾恢复血容量和防止凝血障碍两个方面。扩容量要充足，可输注血浆冷沉淀、富血小板新鲜血浆或浓缩血小板，并适当补充钙，及其他电解质和维生素 C、维生素 K。如大量输入库血，可进一步加重血小板减少和第 Ⅴ、Ⅷ因子缺乏的程度。若能及时终止妊娠，一般不需应用肝素，如分娩前出现凝血障碍或分娩后有血栓形成的倾向，可适当应用肝素。

（2）重度妊娠高血压综合征：本病综合征并发 DIC 的问题比较复杂，某些机制尚待研究，其发展过程包括高凝状态、微血栓形成和凝血障碍。但有些凝血和抗凝因子，如第 Ⅷ因子（Ⅷ：C），ATⅢ 和血小板等，可在妊娠高血压综合征症状出现之前已下降，而预防性肝素的应用并无确切效果。一般来说，妊娠高血压综合征病情越重，并发凝血障碍和血小板减少者越多、越明显。这常是严重并发症——重要脏器出血、微血管病溶血性贫血和成人呼吸窘迫综合征发生的预兆。因此，目前认为重度妊娠高血压综合征应加强血液学和血液流变学的监护。在诊断上将注意重点转向高凝状态，多数易耗凝血因子虽然可以代偿性升高，但Ⅷ：C 则进行性降低，使ⅧVWF：Ag/Ⅷ：C 增高。血纤维蛋白肽 A 含量和可溶性纤维蛋白单体复合物含量升高，血小板数和纤维蛋白原进行性降低，病情将出现危险。在治疗上注意调整凝血、纤溶和抗凝三系统之间的平衡状态。重度妊娠高血压综合征患者常先出现纤溶活力和抗凝功能的下降，而后出现低凝血状态，因此主张给予新鲜冰冻血浆而不主张首先补充纤维蛋白原和应用抗纤溶药物，以保护血浆自然阻抑系统（如 ATⅢ 和纤溶酶原等）防止微循环阻塞和脏器的损害，此时如能尽早终止妊娠将能避免严重并发症的发生。Schwartz（1978）认为当重度妊娠高血压综合征子痫患者并发血小板减少、凝血障碍和微血管病溶血性贫血而难以和血栓性血小板减少性紫癜鉴别时，宁可采用硫酸镁、新鲜血、新鲜血浆和血小板的支持疗法而不需要盲目地使用肝素或皮质激素。肝素虽能阻断被激活的血管内凝血过程，减少纤维蛋白原的消耗，但不能抑制激活反应，以及血小板和第Ⅷ因子的消耗，特别是加速 ATⅢ 的消耗。肝素仅能阻抑 DIC 进展，但不能改善妊娠高血压综合征的病情，而且有增加脑出血的危险性。

（3）羊水栓塞：本症是分娩过程中，羊水进入母血循环引起的肺栓塞、休克等一系列严重症状的综合征，主要临床表现除呼吸循环衰竭外，其中 50% 并发 DIC。所以在抢救呼吸、循环衰竭同时，有人主张早期应用肝素，既有利于缓解肺部栓塞的症状，又对 DIC 高凝阶段起阻断作用。但如果失去时机，患者出现止血衰竭，则肝素应用的价值亦大大降低，同时加重出血的危险性亦相应增加。一般肝素用量为 1mg/kg，24h 总重为 150 ~ 200mg，首次剂量 50mg 静注或置生理盐水 100mL 中静脉滴注，可用间歇法给药，每 6h 1 次。在肝素化下再输入新鲜血、血浆或其他凝血因子制剂，如在加强宫缩后出血仍难以制止可静脉注射抑肽酶。在促凝因素解除后，肝素用量应迅速减少。呼吸衰竭时应行气管内插管，呼吸机行呼气终末正压给氧。抢救休克应迅速置入中心静脉导管以供输血和监护中心静脉压之用，以输入新鲜血浆、浓缩红细胞、血小板和晶体溶液为宜。

（4）死胎综合征：本综合征是指死胎滞留造成母体纤维蛋白原含量降低（<1.58/L）所引起的出血倾向。其主要原因是由于退变胎盘组织含有的凝血活酶物质进入母体血流，导致血液内纤维蛋白原含量降低，FDP 增加，有时第Ⅷ因子和血小板减少。其过程缓慢，介于亚急性和慢性进展型 DIC 之间，伴纤溶亢进，但未有血管内纤维蛋白沉积和双侧肾皮质坏死。

凡死胎稽留时间较长的患者均应行血液学监护，应反复检查纤维蛋白原定量、副凝试验、FDP 和血小板计数，如在分娩前出现凝血障碍，应早期使用肝素，血浆纤维蛋白原和其他易耗凝血因子常能恢复到有效水平。在使用肝素期间可适当输注鲜血或富血小板的新鲜血浆。死胎综合征亦可选用抑肽酶预防其产后出血倾向。

（5）妊娠脂肪肝或严重肝病并发妊娠：本病的凝血障碍过程既有 ATⅢ产生减少，又有消耗性凝血障碍，Liebman 等认为这种情况宜用 ATⅢ制剂和新鲜冰冻血浆治疗，以控制 DIC 的发展。

五、习惯性流产

连续自然流产 3 次以上称为习惯性流产，其病因可由多种因素造成，其中免疫因素占有重要位置。Takano 等在一组流产病例中发现 44.2% 有母、胎 ABO 血型不合，Taylor 等认为如夫妇间共有 HLA 抗原，可使胚胎与母体间共有滋养层淋巴细胞交叉反应（TLX）抗原，TLX 相容的胚胎组织不能刺激母体产生保护性或封闭因子，故在胚胎植入后，母体可能产生排异现象造成流产。据此，有人在排除染色体异常、生殖器畸形和内分泌失调等因素之后，给习惯性流产患者输入同种白细胞，刺激保护因子的产生，以防止母体排斥具有特殊抗原性的胚胎。临床实践证明这是一种有效的方法，其成功率为 70%～100%。

Mueller - Eckhardt 采用静脉注射免疫球蛋白（IVIG）治疗原发和继发性习惯性流产亦获得了同样良好效果。IVIG 从妊娠 5 周开始，初次剂量为 0.5～0.6g/kg，根据半寿期需每 3 周重复注射 1 次，剂量为 0.3～0.4g/kg，直到妊娠 22～24 周。他们报道原发习惯性流产应用 IVIG 治疗成功率为 88%，继发者为 86%，两者成功率是相似的，说明 IVIG 对胚胎发育具有保护作用。

IVIG 和输注异体白细胞比较具有以下优点：①没有病毒感染的危险；②妊娠前不需治疗；③可用于对白细胞治疗"无反应"者；④可避免 HLA 异体免疫；⑤不良反应小，仅少数患者有恶心、心动过速和低血压等。

IVIG 治疗习惯性流产的机制尚不十分明确，可能是被动转移封闭抗体或抗个体基因型抗体，掩蔽胎儿抗原，封闭巨噬细胞 Fc 受体或增强抑制 T 细胞的功能。

（金阿荣）

第五章

临床输血的质量管理

输血是现代医疗活动的重要组成部分，存在许多风险，甚至可能导致患者死亡，需要采取相应的措施保障输血安全。输血安全不等同于血液安全。血液安全强调权力机构对血液的管理和标准制定，而输血安全是保障患者输血全过程的安全，包括血液安全及其他与输血相关的因素。为保障输血安全，许多国家和地区制定了国家或地区性的血液预警系统，旨在监控输血全过程，发现存在的漏洞，制定改进措施。临床输血是输血过程中的临床部分，包含输血安全的三个关键点：医师做出输血的决定、患者血标本采集和床边输血，临床输血的质量管理是血液预警系统的基础，其重要性不言而喻。

临床输血管理委员会负责管理和审查医疗机构内部的临床输血过程，包括制定医疗机构内的输血程序、输血相关制度、审查各科室输血治疗情况和对医务人员进行输血医学教育等。输血科（血库）是采供血机构与临床科室的纽带，是临床输血过程中容易出现错误的一环。输血科（血库）的质量管理有助于加强这一薄弱环节，对输血安全有重要的贡献。临床输血过程涉及的部门和人员众多，是一个复杂的过程，最好的质量管理方法是全面的、系统的质量管理。而且将来在应用质量管理的基本原则和方法的基础上，还可以借鉴计算机科学的方法，如采用计算机程序语言将临床输血过程形式化，使临床输血过程运行更加精确。患者对于输血治疗也会存在影响，并有可能参与到输血过程之中，保障自身输血安全，但这方面研究才刚刚开始。

本章主要介绍临床输血过程的质量管理，内容包括质量管理的基本原则和方法、血液预警系统、输血科（血库）质量管理和临床输血过程管理，最后简要介绍患者在临床输血过程中的作用。

第一节　质量管理体系

管理体系是指建立方针和目标并实现这些目标的体系，管理体系可包括若干个不同类型的管理体系，如质量管理体系、财务管理体系、环境管理体系等。与输血有关的质量管理体系主要有采供血机构质量管理体系、医疗机构临床输血质量管理体系等。下面介绍与医疗机构临床输血有关的质量管理体系的基本知识，以及质量管理活动中最重要的文件管理和过程管理。

一、质量管理体系概述

ISO9000：2005 将质量管理体系定义为"在质量方面指挥和控制组织的管理体系"。作为一项管理体系，它需要建立关于质量的方针和目标以明确体系的方向，并为实现这些目标提供相关的要素。医疗机构临床输血质量管理体系要明确质量的目标，这个目标通常由临床输血管理委员会制定。

（一）质量和质量管理

1. 质量　质量是一组固有特性满足要求的程度。所谓特性是指"可区分的特征"。特征可以有许多不同的特性，例如物理特性、感官特性、行为特性、时间特性等。所谓要求是指"明示的、通常隐含的或必须履行的需求或期望"。"明示的"可以理解为相关方文件规定的要求，如医疗机构临床输血管理委员会制定的输血规章制度。"通常隐含的"是指组织、顾客和其他相关方的惯例或一般做法，所考虑的需求或期望是不言而喻的，如医疗机构、患者希望输血安全、有效。"必须履行的"是指法律法规等强制性要求，如我国1999年制定的《医疗机构临床用血管理办法》对医疗机构临床用血提出了强制性要求。因此临床输血的质量目标既要符合国家法律的要求，又要符合医疗机构关于临床输血规章制度的要求，保证输血安全和有效。

2. 质量管理　　质量管理是指在质量方面指挥和控制组织的协调的活动。除了制定质量方针和质量目标外，还包括质量策划、质量控制、质量保证和质量改进。质量管理通过质量策划、质量控制、质量保证和质量改进来实现所有管理职能。

质量管理的发展历经质量检验、统计质量控制、全面质量管理三个阶段。在质量检验阶段，产品质量主要由个人的经验进行管理，依靠检验部门进行检测。在统计质量阶段，运用数理统计的原理，在生产过程中控制产品质量。后来随着科技水平和生产力的快速发展，顾客除了对产品一般性能有要求外，还对产品的可靠性、经济性、维护性等多方面提出了要求，而单纯在生产过程中控制产品质量并不能完全满足这些不断增长的需要。在这种情况下催生了"全面质量管理"的概念。临床输血不仅仅在于将合适的血液输给合适的患者，还应当包括血液的合理利用、患者的知情同意、医务人员的培训等内容，因此临床输血质量管理应当是全面的质量管理。

（二）质量管理体系

建立和实施质量管理体系的方法一般包括以下步骤：①确定顾客和其他相关方的需求和期望；②建立组织的质量方针和质量目标；③确定实现质量目标必需的过程和职责；④确定和提供实现质量目标必需的资源；⑤规定测量每个过程有效性和效率的方法；⑥应用这些测量方法确定每个过程的有效性和效率；⑦确定防止不合格并消除其产生原因的措施；⑧建立和应用持续改进质量管理体系的过程。

质量管理体系通过开展各项质量管理活动，实现质量管理目标。质量管理体系的基础包括八大原则。

1. 以顾客为关注焦点　　组织依存于顾客，组织应当理解并满足顾客当前和未来的需要，最好是超越顾客的期望。对于临床输血质量管理而言，最终的"顾客"是患者，因此血液制品、输血过程除符合法律法规要求外，还要满足患者的期望，如安全、经济、有效等。这项原则与我国所提倡的以患者为中心的理念一致。医疗机构最终的目标是为患者提供更好的医疗服务，临床输血质量管理体系以患者为关注焦点。

2. 领导作用　　领导者应确保组织的目的与方向一致，使员工能理解并参与实现组织的目标。领导作用是质量管理成功的关键。临床输血质量管理主要由医疗机构的临床输血管理委员会负责。临床输血管理委员会制定医疗机构临床输血质量管理体系的目标与方针，明确临床输血质量管理的方向，为临床输血质量管理体系的建立、运行和持续改进，提供所需的人力、物力和财力。临床输血质量管理委员会要保证临床输血质量管理体系的各项方针和规范得到正确执行，监督其运行过程，审查执行效果并对效果做出评价，决定是否需要进一步完善。临床输血管理委员会还应当协调广大医务人员，统一思想，为实现临床输血质量管理的目标而努力。

3. 全员参与　　各级人员都是组织之本，唯有其充分参与，才能使他们为组织的利益发挥其才干。全面的临床输血质量管理涉及多个部门和多种医疗活动，牵涉临床医师、护士、检验技术员、输血医师等不同岗位的医务人员。临床输血过程是环环相扣的过程，需要各部门人员互相协调、配合，保证临床输血活动的总目标一致。只有充分调动所有参与人员的积极性，明确各人的职责，发扬主人翁精神，鼓励他们提出建议和意见，才能使临床输血质量管理体系有效运行和维持。

4. 过程方法　　系统地识别和管理组织所应用的过程，特别是这些过程之间的相互作用，称为过程方法。将活动和相关资源作为过程进行管理，可以更高效地得到期望的结果。临床输血过程从临床医师根据患者病情，决定采用输血治疗开始，到护士将合格的血液输入患者体内并观察后续效果为止，其中包含许多的子过程，如医师正确评估病情及患者身体状况，护士正确执行医嘱并完成输血前血标本采集和标记，输血科（血库）完成血标本核对并进行相容性检测，护士完成输血操作等。过程管理就是对所有这些大大小小的过程进行管理，使输血过程顺利完成，达到医师与患者所希望的治疗效果，并满足质量体系本身的要求。

5. 管理的系统方法 将相互关联的过程作为体系来看待、理解和管理，有助于组织提高实现目标的有效性和效率。临床输血过程是一个完整的系统，各子过程相互衔接、相互联系和相互影响，只有采取系统的管理方法，识别它们的相互关系并有效管理各个环节才能协调好它们，防止过程脱节、工作重复、甚至互相矛盾的情况发生，保证整个输血过程安全、有效。

6. 持续改进 持续改进总体业绩应当是组织的永恒目标。随着法律法规要求的变化，技术进步，设备更新，临床需求变化等各种内部和外部情况改变，为保持临床输血质量管理体系能满足新的质量目标，必须建立一个持续改进的过程，修改临床输血质量管理体系，应对不断增长的需要。

7. 基于事实的决策方法 有效决策建立在数据和信息分析的基础之上。一切从实际出发，是所有工作的根本点和出发点。除了满足相关法律法规外，临床输血质量管理体系必须符合临床的实际情况和医疗机构的实际条件。从临床输血质量管理体系运行所产生的真实记录中，积累决策相关的数据和信息。

8. 与供方互利的关系 组织与供方相互依存，互利的关系可增强双方创造价值的能力。临床输血质量管理体系应尽可能使医疗机构、患者乃至全社会均获益。

以上八项原则中，"以顾客为关注焦点"、"持续改进"是基本点，"领导作用"是关键，"全员参与"是基础，其他原则是手段和方法。

二、质量管理体系文件

质量管理体系包括 5 个基本要素，即质量体系标准、组织管理、质量管理文件、培训和评估。质量管理体系文件是建立质量管理体系的关键。

（一）文件的价值

1. 满足顾客要求和质量改进 现代医疗机构，部门众多，人员庞大，运营复杂，只有通过文件对医疗活动和医疗服务进行规范的指导，沟通意图、统一行动，所有医务人员才能协调一致，保证医疗机构正常运转，满足患者的要求。在临床输血实践中获得的技术、经验可通过文件的形式固定下来，提高临床输血的质量。

2. 提供适宜的培训 新招聘的医务人员虽然经过学校或其他教学机构的学习，或有相关工作经历，但要完全融入医疗机构的正常运行，仍需经过培训。医疗机构临床输血质量管理体系文件涵盖了临床输血的各个方面，凝结了医疗机构以往的经验、技术。应用这些文件作为培训教材，新医务人员能很快地了解工作要求，明确责任，掌握岗位技能，参与临床输血。质量改进后的新文件则作为全体医务人员的培训教材，提高临床输血水平。临床输血质量体系文件将培训简单化、标准化，掌握了文件就掌握了实际工作的要领。

3. 重复性和可追溯性 临床输血质量管理体系文件使临床输血过程标准化，保证临床输血质量的均一性和可重复性。临床输血质量管理体系文件把整个临床输血过程固化于纸上，将实践情况记录在表单中，使追溯临床输血活动及临床输血质量成为可能。

4. 提供客观证据 如今法律法规日益健全，对医疗活动有详细的规定。实际工作中临床输血质量是否符合各项法律法规的要求，临床输血质量管理体系文件提供了这方面的详细文字资料，留存了大量的客观证据，可作为向各相关方提出观点、意见的依据。临床输血质量管理体系文件在某种程度上是向相关方证实医疗机构能力的客观依据，是临床输血质量管理制度化、规范化和标准化的体现。

5. 评价质量管理的有效性和持续适宜性 在竞争激烈的现代社会，不进则退愈发明显。要在竞争中保持一席之地，不仅要保证原有质量，还要不断满足顾客新的要求，提高质量。而这一切的前提是对自身质量情况的充分了解。临床输血质量管理体系文件记录了医疗机构临床输血过程，有助于评价当前临床输血质量管理体系是否达到预期要求，也可反映出是否能满足可预见的新要求。临床输血质量管理体系文件作为审核的证据，尤其是真实、完整的输血记录，有助于发现问题和解决问题，使输血质量持续改进。

（二）文件的种类

临床输血质量管理体系文件按层次从高到低，可分为质量手册、程序文件、规程类文件和记录表单。

1. 质量手册　质量手册是规定医疗机构临床输血质量管理体系的文件，是内部的规范性文件，具有普遍约束力，其宗旨在于保证有关法律、法规、规范和标准的正确实施。质量手册向上承接国家法律法规、医疗机构规章制度的要求，向下规定临床输血如何正确实施。质量手册是判定有否建立临床输血质量管理体系，及该体系是否满足法律法规要求的重要依据。

2. 程序文件　程序是指为某项活动或某一过程所规定的方法和途径。当程序形成文件时，通常称之为书面程序或文件化程序，含有程序的文件可称为程序文件。从广义上来说，所有质量活动规定的方法都是程序文件；狭义上说是指介于质量手册和规程类文件之间的指导性文件，主要规定管理活动，而具体的技术细节由规程类文件进行规定。程序文件应分层次编写，编写时必须以质量手册为依据。程序文件的结构通常包括目的、适用范围、职责、管理程序、相关文件和相关表单。

3. 规程类文件　规程类文件也被称为作业指导书，它详细规定某项活动如何进行。规程类文件可看作是程序文件的细化，但并不是所有程序文件都要细化，只有当程序文件不能满足具体活动的特定要求时，才需要编制规程类文件。

4. 记录表单　表单是带有表格的书面材料或电子记录，表单填写内容之后就成为记录，但表单并不是记录的唯一形式，图表、报告、磁盘、照片等均可作为记录。记录是为已完成的活动或达到的结果提供客观依据的一种特殊文件，它从属于程序文件或规程类文件。由于记录与质量密切相关，故又称为质量记录。

（三）文件编写的原则

1. 符合性　临床输血质量管理体系文件的内容必须符合相关的法律法规和医疗机构规章制度的要求，符合患者和相关方的需求。如果外部或内部环境发生变化，所要符合的要求也会发生变化，那么临床输血质量管理体系文件也需要进行修改以符合新的要求。

2. 系统性　临床输血质量管理体系的文件之间要有相互依附和支撑关系，形成"文件树"。质量手册是文件树的主干，是第1层次，即最高层次文件。程序类文件是从文件树的主干派生出来的2级枝干，是第2层次文件。规程类文件是从文件树的2级枝干（程序类文件）派生出来的3级枝干，是第3层次文件，而记录表单是从2级或者3级枝干派生出来的树枝，是第4层次文件。

3. 可操作性和确定性　文件必须有可操作性，才能使文件本身得到有效实施。临床输血质量管理体系文件覆盖医疗机构的临床输血过程，涉及众多具体操作过程的实施。为提高文件的可操作性，应对所有临床输血活动进行明确规定，包括执行的条件、时间、场所，需要的设备和物料，需要记录的内容，执行效果如何评价等。

4. 适用性　临床输血质量管理体系文件应该立足于医疗机构的实际情况，依托现有的人员、设备和技术水平，指导医务人员有效操作。避免照搬其他医疗机构的文件，否则操作性必然受限。生搬硬套只会破坏整个体系的完整性和相互间的依存关系。根据运行情况，对重复的、自相矛盾的、孤立的文件重新整编，适当精简，避免文件泛滥。

三、过程管理

（一）过程的概念

ISO9000将使用资源输入转化为输出的任何一项或一组活动视为一个过程。为使组织有效运行，必须识别和管理许多相互关联和相互作用的过程。通常一个过程的输出将直接成为下一个过程的输入。ISO9000鼓励通过管理过程来管理组织。临床输血过程包含着若干子过程。临床输血过程管理即是对临床输血过程及其众多子过程进行管理。

（二）过程方法

过程方法包括过程计划（plan）、过程实施（do）、过程检查（check）和过程改进（action）4个部分，即 PDCA 循环。PDCA 循环是由美国质量管理专家戴明将美国质量统计控制专家休哈特提出的 PDS（Plan Do See）改进而成，又称为"戴明环"。其中 P 阶段细分为 4 个步骤：①分析现状，找出问题；②分析各种影响因素或原因；③找出主要影响因素或原因；④针对主要因素或原因制定措施，提出改进计划。D 阶段只有一个步骤，即执行和实施计划。C 阶段也只有一个步骤，即检查计划执行情况。A 阶段细分为 2 个步骤：①总结经验，将有益的成果纳入质量管理体系；②把未解决的问题放入下一 PDCA 循环中。PDCA 循环是质量管理的基本方法，大到整个医疗机构，小到科室、个人都可以按照 PDCA 循环的方法改进工作质量，形成大大小小的 PDCA 循环。如果把个人、科室小环与医疗机构的大环联系起来，围绕着医疗机构的目标，彼此协同，互相促进，就可以使医疗机构向总目标前进。应用 PDCA 循环进行临床输血过程管理，就像爬楼梯一样，每经过一个循环，将有益成果纳入临床输血质量管理体系，临床输血质量就会提高一步，然后再制定下一个循环，如此不断，使临床输血质量持续提高。临床输血质量管理的过程就是按照 PDCA 循环不停地周而复始地运转，推动临床输血质量持续改进的过程。

（金阿荣）

第二节　血液预警系统

血液预警系统是输血质量管理的组成部分，是国家公共卫生监控的组成部分，涉及采供血机构和医疗机构，涉及献血者、患者及临床医务人员。世界范围内采供血机构和医疗机构存在多样性、复杂性和差异性，血液预警系统难免因地而异。然而，随着输血医学的发展，各国血液预警系统开始进行广泛协作，努力在世界范围内提高输血质量。

一、概况

从 17 世纪进行的第一次人体输血开始，人们就意识到，输血是存在风险的，输血是需要监管的。特别是 20 世纪 80 年代后，随着输血导致传染性疾病事件不断发生，尤其是艾滋病的传播，输血安全受到极大关注。为保障输血安全，法国于 1991 年开始建立一套监管输血的系统，称之为"haemovigilance"系统，即血液预警系统，并在 1994 年形成了全国性的血液预警网络。继法国之后，德国（1994年）、希腊（1995 年）、卢森堡（1996 年）和英国（1996 年）相继建立了血液预警系统。目前几乎所有欧洲国家都建立了血液预警系统，欧洲以外的国家也越来越多地建立该系统。国际血液预警网络（International Haemovigilance Network，IHN）将血液预警定义为：监控整个输血链（从血液及其成分的采集到受血者随访）的一套程序，这套程序旨在收集、分析使用血液及其成分进行治疗时发生的不良反应或意外事件，从而防止这些反应和事件再次发生。血液预警系统应用多种方法发现输血过程中的差错、不良事件和不良反应，这些方法包括警报系统、投诉审查系统、追踪系统、公告系统和审查程序等。同时血液预警系统也关注献血反应、血液制品生产线缺陷、幸免事件等。总之血液预警系统就是观察、记录、报告和分析输血过程中的异常情况，并从中吸取经验教训，避免异常情况再次发生。

二、有关定义

（一）输血链

输血链是指人类血液及其成分的采集、供应和临床使用的所有过程，见图 5-1，包含血液获取和临床输血两个过程。

1. **血液获取**　血液获取是指输血链的血液生产部分，包括以下几个步骤。

（1）原材料的收集：包括对公众的献血动员和教育，潜在献血者的信息采集和筛选，献血者的咨询和指导，血液的采集。

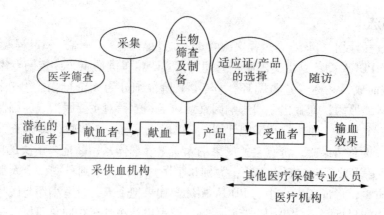

图 5-1 输血链

（2）血液的加工：包括血液制品的制备，血型、传染病标志物检测和其他血清学检测。

（3）原材料、中间产品和成品的储存：对各种血液及其成分状态的监控和标签管理等。

（4）血液的发放：血液的发放是连接血液获取与临床输血的部分。只有完成筛查和最终质量检测之后，才能发放血液及其成分。血液标签应注明该袋血液的最终状态信息，如 ABO 血型、Rh 血型和传染性疾病检测结果等。

2. 临床输血　临床输血是指血液及其成分最终被输注的临床过程，包括以下几个步骤。

（1）做出输血的决定：这是临床医师的首要职责。医师必须根据临床输血知识和经验提出合适的输血申请。

（2）血液成分的供应：包括必要的血标本采集和相容性试验。不论是电子交叉配血还是进行真实地交叉配血试验都应该正确地识别受血者和准确地记录试验结果。

（3）床边输血：通常由具有执业资格的护士执行。包括核对所输的血液与医师处方是否吻合，核对受血者的身份，核对受血者信息与血液成分信息是否相符，监测和记录输血最初的临床反应和任何急性不良反应。

（4）监测、记录和评价输血效果及输血反应：包括免疫性反应、感染性反应及其他反应。

（二）不良事件及不良反应

由于各国血液预警系统对不良事件和不良反应的定义存在差异，为了有效对比各血液预警系统的数据，监控输血相关的不良事件和不良反应，国际输血协会的血液预警工作组和 IHN 在充分借鉴各血液预警系统相关定义的基础上，对血液预警所使用的术语进行标准定义，对不良事件和不良反应的等级和与输血的归因关系进行分级，制定受血者不良反应的分类和诊断标准，同时对献血反应也进行分类和分级。

1. 基本术语　不良事件是指输血前、输血中和输血后，可能与血液及其成分的输入有关的非预期或有害事件。这些事件可能是由差错或意外事件导致，可引起或不引起受血者出现反应。意外事件是指患者进行了不符合要求的输血，包括输血过程中出现差错，违反标准操作规程和医疗机构规章制度导致的错误输血。这些意外事件可引起或不引起受血者的不良反应。幸免事件是指在输血前即被发现的违反标准操作规程和医疗机构规章制度的事件，如果不进行改正，这些事件会引起错误输血或受血者不良反应。不良反应是指接受输血的患者出现与输血相关的有害反应和效果。出现不良反应的原因可以是意外事件、患者与所输入血液的相互作用或输入血液中包含的生物活性物质。发生在献血者的不良反应称之为献血反应。不良反应、意外事件和幸免事件的关系见图 5-2。

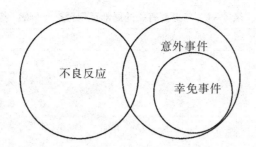

图 5 - 2   不良反应、意外事件和幸免事件的关系

2. 受血者不良反应的分类和分级

（1）分类：受血者不良反应根据发生的时间分为急性（＜24 小时）输血反应和迟发性输血反应（＞24 小时），根据病因分为感染性输血反应和非感染性输血反应，其中非感染性输血反应可分为溶血性输血反应和非溶血性输血反应。

溶血性输血反应包括急性溶血性输血反应、迟发性溶血性输血反应和迟发性血清反应。迟发性血清反应是指有红细胞抗体存在的证据，而无溶血的临床表现和实验室证据。

急性非溶血性输血反应包括非溶血性发热性输血反应，过敏反应（包括过敏样反应），输血相关性急性肺损伤（transfusion - related acute lung injury, TRALI），输血相关性循环超负荷（transfusion - associated circulatory overload, TACO），输血相关性呼吸困难，低血压反应和高钾血症。

迟发性非溶血性输血反应包括输血后紫癜（posttransfusion purpura, PTP），输血相关性移植物抗宿主病（transfusion - associated graft versus host disease, TA - GVHD）和含铁血黄素沉着症。

急性感染性输血反应通常由血液及其成分的细菌污染引起，而迟发性感染性输血反应则由病毒（如乙型肝炎病毒，丙型肝炎病毒）或寄生虫传染（如疟疾）引起。

（2）严重程度分级：输血是有危险的，但有些危险小到甚至不会和输血联系在一起。对于公众来说，输血危险的概念通常和传染性疾病联系在一起。而实际情况是，大多数发达国家，与输血有关的不良事件绝大多数不是输血相关感染。为有效监测不良事件的临床影响，血液预警系统对不良事件进行了分级。

1 级——轻度，无生命危险，局限的并发症（如皮肤过敏反应、发热、寒战、迟发性抗体形成）。

2 级——中度，长期病态，伴或不伴生命危险（如慢性溶血、乙型肝炎、丙型肝炎、艾滋病）。

3 级——重度，立即威胁生命（如急性溶血、TA - GVHD、败血症）。

4 级——死亡。

（3）归因关系分级：在输血患者中所观察到的许多事件与输血是否有关，需要建立一个机制，通过收集和分析有关基础疾病、输血指征、联合治疗（外科、内科）和医嘱等临床状况来确定。归因分析，或称为基本原因分析是预防事件再发和制定改进措施的基础。归因关系可分为以下几级：

0 级——无关，可排除原因。

1 级——可疑，无明确的证据。

2 级——可能的，有表面性的证据，而无实质性证据。

3 级——很可能，有不能证实的间接证据，无实质性证据。

4 级——肯定，可确立为原因。

法国、卢森堡和英国血液预警系统的数据分析结果表明，大部分分析报告明显倾向归因关系 0 ~ 2 级，只有少数报告归为归因关系 3 ~ 4 级。

3. 献血反应   献血者的不良反应在临床表现、病因方面与受血者不良反应均不同，故称为献血反应。这些反应分为与穿刺有关的局部反应、全身性反应和其他少见而严重的不良反应，见表 5 - 1 ~ 表 5 - 3。献血反应也应报告发生率，方便数据对比和制定干预措施。

表5-1 与穿刺有关的局部反应分类和分级

分类	临床症状	分级
(1) 血管损伤		
血肿	局部肿胀、疼痛	中度：只有主观症状
		重度：需要治疗
动脉损伤	局部肿胀、疼痛，肘部活动受限	中度：只有主观症状
		重度：需要治疗
血栓性静脉炎	静脉肿胀，局部疼痛，皮肤发红	重度：需要治疗
(2) 神经损伤		
神经直接损伤	穿刺立即引起剧烈疼痛，并向前臂放射，常伴有感觉异常	轻度：症状持续<2周
		中度：症状持续>2周，但<1年
		重度：症状持续>1年或需要治疗
血肿引起的神经损伤	穿刺后出现与神经直接损伤相似的症状	轻度：症状持续<2周
		中度：症状持续>2周，但<1年
		重度：症状持续>1年或需要治疗
(3) 其他		
肌腱损伤	穿刺引起局部剧烈疼痛	重度：需要治疗
局部过敏反应	穿刺部位出现皮疹性水肿和瘙痒	重度：需要治疗
局部感染	局部皮肤红肿及疼痛	重度：需要治疗

表5-2 全身性反应分类和分级

分类	临床症状	分级
(1) 急性血管迷走神经性反应	离开献血点之前出现感觉不适、无力、焦虑、出汗、面色苍白、头晕、用力呼吸、恶心、呕吐、抽搐、意识丧失	轻度：只有主观症状 中度：意识丧失±失禁、呕吐、抽搐 重度：需要治疗
(2) 慢性血管迷走神经性反应	离开献血点之后24小时内出现感觉不适、无力、焦虑、出汗、面色苍白、头晕、用力呼吸、恶心、呕吐、抽搐、意识丧失	轻度：只有主观症状 中度：意识丧失±失禁、呕吐、抽搐 重度：需要治疗

表5-3 其他少见而严重的不良反应分类和分级

分类	临床症状	分级
(1) 血管损伤	肱动脉假性动脉瘤	
	动静脉瘘	
	间隔综合征	
	腋静脉血栓	
(2) 意外伤害	血管迷走神经性晕厥	
	其他	
(3) 心血管反应	心绞痛	
	心肌梗死	
	急性神经系统症状，如短暂性脑缺血发作、脑卒中	
	弥散性过敏反应	
(4) 与单采有关的反应	过敏反应	这些症状只在需要治疗时才归入此类
	溶血	
	空气栓塞	
(5) 死亡		献血后7天之内死亡
(6) 其他		

三、组织形式

当前各国血液预警系统还没有统一的组织形式，主要存在两个方面的差异，即报告的信息内容和组织架构。

（一）报告的信息内容

在信息报告方面，有自愿报告与强制报告之分，各有优缺点。信息收集方面有集中与分散之分。集中收集可以保证数据格式的统一及有效对比。

绝大多数血液预警系统除要求报告不良反应外，还要求报告不良事件，如幸免事件、可能导致并发症的差错等。有的血液预警系统要求报告所有不良反应，有的仅要求报告严重不良反应。报告所有不良反应能更好地提供血液预警，但是需要的配套资源较多。

有的血液预警系统仅要求报告受血者不良事件，有的要求报告受血者和献血者的不良事件。大多数血液预警系统都没有要求报告献血者情况，但近几年，越来越多的血液预警系统要求报告献血者的信息。这样有利于减少献血反应，增加献血率和提高献血者的满意度。

有的血液预警系统仅要求报告血液制品相关不良反应和不良事件，有的要求报告输血过程中所有不良反应和不良事件。在欧洲，每个国家都要向欧盟委员会报告血液制品相关不良反应和不良事件。但原则上，血液预警系统应涵盖整个输血链的所有不良反应和不良事件。要求报告所有不良反应与仅报告严重不良反应事件的血液预警系统相比，每输入 1 000 单位血液及其成分，会收到更多的报告（如英国、爱尔兰和法国、荷兰、加拿大魁北克），见表 5 - 4。无论血液预警系统是强制性还是自愿性，都不影响报告率（如法国和荷兰），而同一模式下的系统报告率也会有所不同（如荷兰和加拿大魁北克）。

表 5 - 4　不同血液预警系统的报告数量、内容和方式

国家/地区	报告数/1 000 单位	报告内容	系统类型
英国	0. 20	严重不良反应 + IBCT	自愿
爱尔兰	1. 22	严重不良反应 + IBCT	自愿
法国	2. 83	所有反应	强制
荷兰	2. 90	所有反应	自愿
加拿大魁北克	7. 07	所有反应	自愿

（二）组织架构

血液预警系统主要有两个层次：医疗机构、采供血机构和当地的血液预警系统，地区、国家和国际的血液预警系统。当地血液预警系统由医疗机构和采供血机构的血液预警系统组成，这是所有预警系统的基础。在输血安全方面，地区和国家级血液预警系统的作用更明显，同时也面临更多的挑战，如数据保密、管理、向政府报告和面对媒体等。

血液预警系统有"热"与"冷"之分。采供血机构和医疗机构的血液预警是"热"系统，要求立即报告，立即改正。这对血液制品有关的事件具有重要的意义，可立即进行修正。而大部分地区和国家级的血液预警系统都是"冷"系统，即在年度数据的基础上，制定后续的修正措施。一般来说血液预警系统都是被动的。只有血液安全研究项目和血液制品制造商的产品随访是主动的。

血液预警系统的管理可由政府机构、专业组织、制造商或公共卫生组织的任何一方承担。政府机构管理的优点是可以集中收集报告，调动充足的资源，与其他学科预警系统进行充分协作，如药物预警、医疗器械预警等。缺点是会受到政府管理机构的政策影响，有可能导致未能收集所有的差错。

制造商管理的优点是利用高素质人才进行管理，报告率较高；最大的缺点是有可能影响制造商的利益。专业组织管理的优点是整个输血链（尤其是医疗机构部分）均由输血方面的专家进行检查，所提供的报告质量很高；缺点是建立在专家们自愿的基础之上，缺乏集中控制力。公共卫生机构管理的优点是提供专业的方法进行监控，能够很快地进行数据处理和分析，缺点是缺少对输血知识的了解。

在许多国家，血液预警系统监测的不良反应信息需要向特定的政府机构报告，如美国食品和药品管

理局，法国的卫生安全和健康产品局，瑞典的国际健康福利委员会和药品署、英国药品和保健品管理局等。但英国也要求将不良反应呈报给输血严重危害监控体系（Serious Hazards of Transfusion，SHOT）。而意大利，不良反应是上报给当地的采供血机构。

四、血液预警系统的效果

（一）减少与输血相关的不良事件

法国血液预警系统每年收到的不良事件报告约 7 000 例次。大部分（75%）被归类为最轻微的级别（1 级），多半是发热、寒战或过敏样症状。其中约 20% 的事件经调查后最终考虑与输血无关或疑与输血有关（即归因关系分级为 0 级或 1 级）。2000—2006 年，法国血液预警系统发现输注血小板的不良反应可分为单采血小板和手工混合浓缩血小板两类。单采血小板不良反应发生率高（8.61/1 000），但 93% 的患者反应轻微，通常为过敏反应。手工混合浓缩血小板不良反应的发生率为 4.21/1 000。于是法国血液预警委员会开始评估血小板添加剂对过敏反应发生频率的影响。法国血液预警系统还发现细菌污染是输血相关疾病和死亡的主要原因。因此法国 1995 年发布采血过程无菌操作指引，1999 年，开始使用采血时弃去最初 30mL 血的做法，随后血液预警系统数据显示细菌污染导致的死亡数下降。血液预警系统数据还证实，应用去除白细胞技术后，与白细胞相关的输血反应显著降低。例如，非溶血性发热性输血反应下降 41%，HLA 同种免疫力下降 51%。

英国 SHOT 发现错误输血在所有不良事件中所占比例最大。错误输血仍然是引起受血者死亡或罹患严重疾病的最重要危害之一，仅次于 TRALI。进一步分析发现，导致错误输血的原因多是床边核对出错。这些资料促使英国国家患者安全署发动 SHOT 与国家输血委员会通力合作以减少 ABO 血型不合的输血，要求英国所有医疗机构完成对输血医务人员的能力评估，取消使用相容性报告表格来核对患者身份，开发使用电子系统如条形码患者身份识别系统来进行输血管理。采取这些措施后，红细胞输血中 ABO 血型不合的频率降低。2003 年有 26 例红细胞的输注是 ABO 血型不合，而 2008 年则只有 10 例且无人死亡。SHOT 发现输血导致的感染中有 59% 是由细菌污染引起，84% 与输注血小板有关。SHOT 也发现随着 1999 年英国引进血液成分去除白细胞技术后，PTP 和 TA－GVHD 的报告也减少了。

（二）对公共卫生的贡献

血液预警，涵盖了从献血者到受血者的全过程，是公共卫生监测的一部分，医疗机构、采供血机构和卫生管理部门负有共同的责任。医疗机构是观察、收集和呈报资料的最早单元。医疗机构应当确保血液预警系统在医疗机构内的实施，并与地方采供血机构保持联络。如果发生严重的输血事故应当立即呈报给采供血机构和政府，以便能迅速地做出反应，避免类似事件的发生。

地方采供血机构将血液及其成分提供给医疗机构，负责血液及其成分的安全和质量。采供血机构依据医疗机构的反馈，在管理或技术方面做出必要的改进，预防差错的发生。采供血机构作为血液预警系统地方协调人的角色，与医疗机构进行沟通交流，收集和汇编各医疗机构的资料并定时进行评价，保持与地方卫生管理部门的信息交流。

负责公共卫生保健的管理部门要根据血液预警系统上报的资料制定政策。为卫生部门提供足够的资料和信息非常重要。这些资料和信息来源于血液预警系统的地方协调人，如采供血机构等。目前欧盟关于血液预警的指南中，规定了追踪和通报严重不良事件和不良反应时，成员国要采取的措施，确保在血液及其成分采集、检验、加工、储存、发放和（或）分配过程中，能从献血者追踪至受血者，或从受血者追踪至献血者。

五、国际合作

早在 1997 年，为了提高欧洲的临床输血安全，欧盟各成员国开始组建欧洲血液预警网络（European Haemovigilance Network，EHN）。该网络由各国的国家血液预警系统组成，最初只有 5 个成员，后来逐步发展到 28 个，其中还有 7 个非欧洲国家，而 2010 年的会议有 33 个国家参与，其中三分之一是非欧洲国家。随着成员的增加，涵盖地域的拓展，EHN 遂更名为 IHN。IHN 的目标是建立和维持一个与血液及其成分安全、输血安全及血液预警有关的世界通用组织框架。

IHN 各成员间互相交流信息，提供早期预警，相互协作，提供血液预警有关的教育培训。IHN 的活动主要有以下几个方面：网站（http：//www. ihn‑org. net）的公开活动和内部活动，后者通常面向指定的联系人和参与者；每年的一般性会议，委员会向各成员公布 IHN 一年的活动和委员会的重要决定；每年组织一次为期 2 天的研讨会；IHN 工作组负责统一各成员国的一些术语，对比各成员国有关血液安全和血液合理使用方面的质量数据；建立现代血液预警的国际数据库。

在标准化方面，IHN 和国际输血协会的血液预警工作组做出了重要贡献。它们对受血者的不良反应和不良事件进行了标准化定义，推动构建献血预警，并对献血反应进行标准化定义。这些定义已被欧盟委员会采纳，并作为条例，要求各欧盟成员国按要求进行上报。通过数字信息共享，召开会议、研讨会等活动，IHN 明显提高了欧洲血液预警系统的质量。

完成标准化定义之后，IHN 着手建立世界血液预警数据库。先期研究表明这个数据库是有可能建立的，可为世界输血安全提供有益的信息。由于国际标准定义还未能广泛推广，目前世界范围内各个国家的血液预警报告系统还存在差异，不同系统的数据并不能进行有效对比，因此推动国际标准定义的普及，有助于世界血液预警数据库的建立。反之，推动世界数据库的建立也有助于国际标准定义的推广。

六、展望

相对于血液及其成分方面的数据，关于血液替代品使用方面的数据较少，因此为了有效使用血液替代品，血液预警系统未来可以拓展监控的范围，将血液替代品的使用也包含在内。血液预警系统也可转向分析血液合理使用方面的数据，使医疗机构的血液预警人员能够监控血液的合理使用，节约血液资源。血液预警系统还可以用于监控其他人体移植制品，如细胞、组织、器官等。在美国，已经有"生物预警"（biovigilance）这个词来代表对上述移植制品的监控。欧盟委员会也将这些移植制品归于同一个理事会进行管理。血液预警还提供了进行集中的流行病学研究的机会。通过对受血者进行标准化的临床随访，收集输血安全、输血效果和输血可靠性方面数据，有助于将临床输血建立在循证医学的基础之上。

（金阿荣）

第三节　临床输血管理委员会和输血科（血库）的管理

一、临床输血管理委员会

按照我国《医疗机构临床用血管理办法》（1999）规定，医疗机构应当设立由医疗机构领导、业务主管部门及相关科室负责人组成的临床输血管理委员会，负责临床用血的规范管理和技术指导，开展临床合理用血、科学用血的教育和培训。该委员会对内依照国家法律规定，制定本单位输血方面的政策、临床用血管理规定，培训相关人员，监督临床输血过程并解决发生的问题；对外协调血液制品、替代品及特殊用品的供给。

（一）组织结构

临床输血管理委员会成员包括分管院长、质量主管部门负责人、业务主管部门负责人、临床相关科室负责人。输血相关部门有输血科（血库）、血液科、肿瘤科、外科、产科、妇科、麻醉科、儿科等。国外有学者认为：除临床医师外，委员会还可增加一些无决定权的人员，如医疗机构或采供血机构行政人员、病案管理人员、信息科人员和护理人员；如果开展术中自体输血，也可包括这项技术的负责人；采供血机构负责人也可包括在内，该负责人可以提供其他医疗机构的经验作为参考；如果考虑到相关医疗法律方面的问题，那么医疗机构的律师也可包括在内；院校教师也可考虑包括在内，以利于学校输血相关知识的教学。一个多学科的临床输血管理委员会有助于制定适用于各学科的规章制度。临床输血管理委员会经常性召开会议有利于将审查结果及时反馈，制定更有效的管理措施。医疗机构和医疗管理机构应保证临床输血管理委员会的政策能得到执行。委员的任期应持续数年以熟悉临床输血管理委员会的运作，并且各人的任期应错开，保证政策的持续性。

（二）主要功能

临床输血管理委员会的主要功能是监管输血过程，保证输血质量，保证医疗机构输血相关制度与政策法规、行业标准相符；向临床科室提供输血相关的信息，为医务人员或其他医疗卫生人员提供教育培训；通过制定有效的措施和制度降低输血成本，减少医患纠纷，展示医疗机构的医疗质量。

1. 输血的审查

（1）审查的主要对象：不必要输血和输血不足是输血审查的主要对象。临床输血管理委员会应制定和实施输血筛查程序和审查程序，了解医疗机构输血情况，以减少不必要的输血。制定筛查程序和审查程序的人员要考虑到实际工作中的可行性，并且能为以后复查工作提供重要的信息。利用筛查程序，可筛选出可能不必要的输血。临床输血管理委员会还必须结合实际运行情况，评价和改进这些程序，而这一过程可能要持续几年。在评价过程中，欢迎临床医务人员提出修改意见，无论是筛查程序还是审查程序，一经修改，必须广而告之。

患者该输血时不输血，比不必要的输血伤害更大。虽然不必要的输血受人关注，但是临床输血管理委员会也应该注意到有输血指征却没有输血的患者。例如通过查找医疗记录，了解血红蛋白<50g/L的患者是否接受了输血。延迟输血也可能有害。目前对存在或潜在输血风险的各种宣传，关于错误输血的报道，导致患者或家属、甚至部分医务人员对于输血产生不正确的认识，从而延误输血的时机。各种严格的输血相关政策、程序和管理，也可能导致某些情况下不能紧急输血。临床输血管理委员会要向医务人员提供充分的输血信息，使医务人员能向患者或家属解释说明输血的必要性，还应制定特殊情况下的输血程序，保证非常规的紧急输血不会被延误。

（2）审查的时间：对输血的审查可以在输血前、输血中或输血后。输血前审查要求输血科（血库）在发血之前，要保证输血的申请符合各种标准及相应的临床情况。这样可以避免不必要的输血，但是有可能造成紧急输血的困难。紧急输血情况下，通常都不适合审查输血。因为临床医师做出判断的依据不仅来自于检查结果，还来自于当时的临床情况，而输血科（血库）技术人员通常看不到正在发生的事情。此外，床边检查结果对于临床医师来说是输血的重要依据，但对于输血科（血库）技术人员而言床边检查结果可能并不是那么可靠。输血科（血库）技术人员在输血前的审查可为临床医师提供良好的同期指导使输血疗法更加有效。床边检查结果可帮助临床医师决定是否立即输血，但是这些结果通常不适合用于回顾审查。

所谓输血中审查是指输血24小时内进行的审查，虽然非常有用，但有时难以执行。输血后审查是指输血1天或更长时间后进行的审查，通常较容易办到，但如果可能就应该尽早进行审查，使审查结果更加有用。

有一种方法是将输血前审查和输血后审查结合起来。由输血科（血库）技术人员或计算机系统根据输血申请表完成输血前审查。选择那些输血风险大，或基于实验室检查结果认为不适合输血的患者，尤其是非常规输血者，进行输血后的审查。需要进行输血后审查的非常规输血和常规输血均在输血后第2天进行审查。

（3）审查结果与输血改进：输血审查的一个重要部分是将发现的问题与临床医师、科室负责人交流，提高输血的正确性。审查结论和建议要由临床输血管理委员会讨论。如果某项输血被认为是不符合规定，申请的临床医师可以有解释的机会。临床输血管理委员会关于输血的结论也可直接与科室负责人进行讨论。如果临床医师的解释合理，那么临床输血管理委员会可做出关于输血是否合适的最终结论并通知临床医师。如果临床医师不回应，临床输血管理委员会要记录在案。如果发现输血过程存在问题，则需要立即提出整改计划。这份计划要指明整改目标，由何人负责，在多长时间内要见效。改进后要再次评价以了解整改计划是否达到预期目的。如果审查没有发现需要改进的地方，那么筛查程序及审查程序可以相对固定下来。

输血审查是输血质量持续改进的一个重要部分。改进输血的方法有建立培训体系、临床医师与输血专家一对一交谈、输血专家参与临床查房和在发放血液前对血液预订进行审查等。许多观察报告发现进行输血审查和提供输血教育可改进临床输血质量。有学者提出将临床输血前或输血后1天或2天的审查与申请医师教育结合起来是最成功的方法。

2. 人员培训

（1）个人培训：一对一的个人接触培训效果良好。Lichtiger等人报道，采用临床医师向输血专家单独进行咨询的方式，4年时间里所有血液成分的输入量明显降低。Soumera等报道，输血专家与外科医师进行简单的一对一交谈，即使没有建立相应的临床输血管理体系也可以把输血比例从40%下降到24%。参与交谈的外科医师都减少了输血，而对照组的医师则没有。Toy认为，一对一培训有助于改进临床输血质量。

（2）输血安全员、输血护士和质量保证（QA）技术员：目前有些国家设立输血护士、输血安全员等职位，在输血科（血库）之外工作，与具体执行输血的人员接触，为临床医护人员提供输血相关的培训，加强临床环节的输血安全。

美国梅奥医学中心还设立了一个QA技术员的职位。QA技术员是临床科室的医务人员，一半事件从事所在科室的工作，一半事件从事质量管理工作。QA技术员负责协调科室包括输血在内的质量管理活动，行使质量管理职能。临床输血管理委员会可给予QA技术员明确的指引和培训。通过QA技术员向科室人员提供输血质量管理的宣传和教育。

（3）模块化培训：制定若干个培训模块，内容可包含质量管理的基本知识和原则、标准化操作规程、文件管理、内部审查和输血质量管理文件的撰写等。澳大利亚、英国要求医疗机构输血过程涉及的人员，如医师、护士、技术员等都要参加电子化培训。而且英国要求这些人员培训结束后进行考试。模块化培训还可广泛用于培训其他医务人员，通过修改和改进后，还可用于培训住院医师和医学生，进行输血医学教育。

（三）主要活动

1. 制定输血制度和程序 临床输血管理委员会要制定医疗机构输血相关的规章制度，制定医疗机构内患者、血标本和血液成分识别程序，制定输血不良反应的监测、报告和评价程序。审查医疗机构现存的输血制度和输血程序是否满足新的法律法规、指南及认证标准的要求。

2. 监管输血过程 对输血过程的医疗记录进行监管。保证相关记录必须符合医疗机构的规定。审查患者医疗记录内的输血记录、输血处方和输血结果。输血记录要包括患者身份识别、交叉配血试验记录、输入血液的容量、血液成分保质期、输血时间、输血过程中患者身体状况和输血过程的护理记录。审查临床医师用于决定输血的标准是否可靠。监督医务人员遵守血液发放和处理的制度。审查发血的时间和数量。监察科室输血管理，保证患者和血液标识无误，保证输血前和输血后各项程序和规定被认真执行。审查某些科室或医疗机构的交叉配血与输血比率。虽然这个比率的用途以前被夸大，但有些情况下也是个很好的评价指标，此比例最好<2∶1。

对连续输血患者的后几次输血进行审查。需要多次输血的患者，后几次输血可能是不必要的。因此，临床输血管理委员会要对多次输血的病例进行审查，了解后几次输血是否合适。如果可能的话，每输1单位血后，复查血常规，降低红细胞的输入量。

3. 审查院内的血液制品 审查自体输血和特定献血者的血液采集。临床输血管理委员会要考虑是否对自体输血采取开放性的政策。审查血液到期率及未使用又不能送回输血科（血库）所造成的损耗。输血科（血库）应使红细胞的到期率<1%，红细胞的损耗率<0.5%，交叉配血与输血比例<2∶1，新鲜冰冻血浆和血小板的损耗<1%。审查预订的血液用品，如辐照血等。

4. 人员和物资管理 向输血科（血库）提出管理、人员配备、设备和场地要求。推动患者识别电子化过程，倡议设立全职或兼职的输血安全员。监督医务人员输血相关的教育培训。监管输血所使用的设备。保证输血泵和血液加温器的质量并培训操作人员。

二、输血科（血库）

（一）日常质量控制

1. 人员与物料　执行血液及其成分检测、血液发放的人员必须接受足够的培训。明确岗位功能与责任，一旦确认工作岗位，就必须接受相应的培训。岗位培训对所有人员都非常重要。培训计划和培训评价都要记录。由于政策和程序的可变性，因此培训也是个持续的过程。对人员周期性考核也是必要的。

设备从验收检测、校准、日常维护、维修，直到离开实验室所有的记录都要能追踪。在开始使用前，设备需要行检测和校准。开始使用后，只有当维修或程序修改后才需再次校准。日常维护及用于化学分析的仪器校准应按制造商说明进行。

温度监控是质量控制的重要一环，每天必须记录冰箱、培养箱、水浴箱的温度。必须审查温度记录以确保符合血液及其成分的要求。温度报警器要定期进行测试。

要制定评价采供血机构和产品制造商的程序。送来的血液及其成分和关键试剂在接收时都要进行验收，并记录接收日期、制造商、批号和保质期等。

2. 过程管理　为保证服务质量的稳定，所有过程和程序必须严格规定，不得随意更改。如果过程发生变化，那么需要制定新的要求和程序。监控设备、试剂和其他物品要进行质量控制。

关键设备的使用、操作程序，血液及其成分的储存、处理、检查、发放和运输，全过程都要有记录。差错、意外事故和误差都必须记录。正确地记录和随访意外情况，是防止再次发生的关键。没有按照标准操作规程进行或者血液及其成分质量、储存、检测不达标，这样的血液应当禁止用于临床输血。当发生有可能导致影响血液安全的事件时，血液的功能和纯度都必须再次进行检测。

美国要求各实验室每年对 2～4 个测试样本进行检测，所得结果上报管理机构，检测结果达到一定的分数才算合格。这种方法可综合评价实验室的检测水平。

（二）输血服务中心模式

美国匹兹堡在尝试使用输血服务中心（centralized transfusion service，CTS）模式。CTS 模式是以一个含有大型中心实验室的 CTS 为中心，整合各医疗机构输血科（血库）的网络。匹兹堡地区有十余间医疗机构和 CTS 建立了供血和输血服务联系。

1. 运作模式

（1）人员配置：CTS 内主要有 4 名输血医学专家，一名管理者，数名行政人员，一名信息技术专家，一名技术员老师及其他技术员。还有实验室助理及其他辅助性人员。这 4 名输血医学专家同时也是宾夕法尼亚州仅有的输血医学专家，他们同时在匹兹堡大学病理学部门任职，有各自的输血医学研究方向。CTS 的技术员都是有经验的实验室技术员，每个人都有特定的专长，如血细胞分离、抗体检测等。

（2）与医疗机构关系：CTS 与各医疗机构形成辐射状结构，见图 5-3。采供血机构采集血液，生产各种血液成分，如血小板、新鲜冰冻血浆和冷沉淀，并将大多数产品运至 CTS。然后再从 CTS 运抵网络内的各家医疗机构。每一个医疗机构都有一个卫星血库，但这个血库是属于 CTS 的，医疗机构只提供场地，CTS 则提供技术人员、冰箱、血液和制定标准操作程序等等。CTS 保存绝大部分的血液及其成分，并完成大部分的日常工作。医疗机构仅保存与自身需要相当的血液量。医疗机构卫星血库的规模及储血的数量，根据医疗机构重症医学科水平、手术数量和病例复杂程度而定。

CTS 在在大量的血制品，建立大型专业的血清学实验室，外周是各医疗机构的血库。血标本和血液及其成分可在 CTS 与各医疗机构间、各医疗机构血库之间快速传递。CTS 有数名司机，每日清晨开车将血液及其成分送至医疗机构并把常规检查的血标本送回 CTS，如果某间医疗机构有紧急情况，那么司机可变更路线或直接快递至医疗机构。但是一般情况下是常规运送，只有在运输血小板或少量特定红细胞时才用这种快速到达方式。

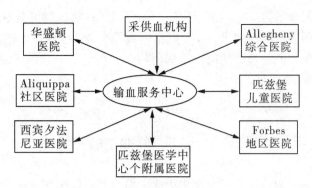

图 5-3 输血服务中心模式图

（3）日常工作：大部分的血小板在 CTS 进行手工混并发送至医疗机构。血液辐照、去除白细胞、洗涤和去甘油都在 CTS 执行。有些操作则由医疗机构批量执行，如新鲜冰冻血浆和冷沉淀的解冻等。输血前的检测，如 ABO 血型及 Rh 血型检测，通常由 CTS 在夜间利用自动化设备进行批量操作。一些特定情况，如医疗机构急需了解外伤患者检测结果，则可由设立在医疗机构的卫星实验室进行 ABO 血型和 Rh 血型检测。抗体检测一般在 CTS 执行，即使医疗机构进行了抗体筛查，一旦出现阳性结果，通常还会将血标本送至 CTS 进行最后确认。

2. 对输血安全的贡献 CTS 模式可通过几种途径增强患者的安全性。CTS 有经验丰富的输血医师，为医疗机构提供专业的输血指导，一些效果显著的措施可以很快地在本地区推广。高效的 CTS 可有效分配血液资源，缓解血液短缺。整个网络可共享受血者的信息。利用 ABO 血型和其他血清学信息共享系统来保障患者的安全是其中的亮点。

（1）专业的输血指导：专业的医学支持非常重要。CTS 的 4 名输血医师服务网络内的所有医疗机构，大部分规模小的医疗机构不需要输血专家常驻，每周只巡视一次，但可以 24 小时全天电话联系输血专家以解决紧急问题。规模较大的医疗机构需要每天常驻，尤其是对实习生和医务人员进行培训的时候。

所有 CTS 的输血医师均是各医疗机构临床输血管理委员会成员，这一点很重要。每个医疗机构不需要专门招聘输血专家，因此这些专家的最佳输血方案可迅速地推广给网络内的医疗机构。

输血专家的大部分时间都在与患者的主治医师讨论输血治疗及输血过程中遇到的问题。评价输血反应也是输血专家主要工作之一。

总的来说，专业的输血指导主要在以下几个方面：输血治疗的咨询，输血反应评价，血清学问题咨询，用血审查，建立并监测医疗机构的输血规章制度，对医务人员进行输血方面的培训，进行临床和基础方面的科学研究。

（2）自动化检测：CTS 的一个重要特点是自动化检测。如果靠手工是不可能在短时间内完成大量交叉配血的。对于大部分没有抗体存在的患者，使用电子配血可大大提高效率。ABO 血型鉴定、Rh 血型鉴定和抗体筛查利用夜晚的时间进行自动化检测，大大节省了日常工作时间。

（3）信息共享：患者的输血记录、血型、输血反应、对于血液的特殊需要等信息均在系统内保存，各医疗机构可共享这些信息，方便追踪患者的血标本，了解患者的输血史，防止 ABO 血型不合的输血。信息系统可满足电子配型的需要。对一些稀有血型，可在网络内进行监控和调配，满足特殊的需要。

要保证患者接受 ABO 血型相合的血液，首先要保证患者血型鉴定的正确。即使是标签上的小错误也会大大增加血标本采集错误的风险。抽血者素质不同导致血标本采集错误的发生率在 1/467 ~ 1/5 555。CTS 可通过共享数据库对患者在不同医疗机构的 ABO 血型检测结果进行复查。例如几年前某患者在一间医疗机构做了手术并接受了输血治疗，无不良事件发生。当患者入住另一间医疗机构接受另外一次手术时，两次血标本检测都是 A 型，但输入 1 单位 A 型血后，患者发生血压降低，血红蛋白尿和弥散性血管内凝血，最后死亡。事后复查发现患者血标本采集错误，患者实际血型应为 O 型。如果患者信息能在两间医疗机构共享，那么这样的错误是可以避免的。CTS 网络中，所有患者的血清学信息和对特殊血液制品的需求都会被数据库记录。网络中的所有医疗机构都可共享这些数据库，以帮助发现是否血标本采集错误。在两年半的时间里，CTS 网络发现了 16 例 ABO 血型错误，其中 6 例的发现是由于患者当前就诊的医疗机构与既往就诊的医疗机构所检测的血型不一致，才发现是血标本采集错误的。从而避免了 6 位患者接受 ABO 血型不合的血液。

（金阿荣）

第四节　临床输血过程管理

对于医疗机构而言，输血的过程管理主要集中在输血链的临床输血过程。临床输血过程管理的主要任务是避免错误输血。英国 SHOT 将错误输血定义为，将原本应当输注给其他人或与患者要求不符的血液及其成分输注给患者。

一、错误输血概况

整个临床输血过程的任何环节出现差错都可能导致错误输血的发生，包括血标本采集、实验室检测、从输血科（血库）取回血液和输血前的床边核对等。错误输血的发生率远高于输血导致艾滋病病毒和丙型肝炎病毒感染的概率。

（一）错误输血的危害

错误输血发生率为 1 ∶ 14 000 ~ 1 ∶ 19 000，即每 14 000 ~ 19 000 次输血，会发生 1 次错误输血。英国 SHOT 发现错误输血占所有输血不良事件的大部分（见图 5 - 4）。加拿大魁北克血液预警系统发现错误输血是最常见的输血不良事件，法国情况也类似。实际上，由于一些错误输血未被发现并报告，因此真正的发生率肯定更高。

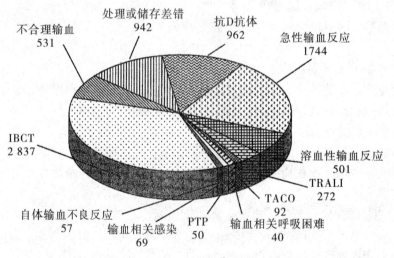

图 5 - 4　英国 SHOT 收集的不良事件报告数

错误输血大部分是 ABO 血型不合输血，而 ABO 血型不合输血是导致输血患者死亡的重要原因之一。1980 年，Honig 等研究了报告给美国食品和药品管理局的 70 例输血相关死亡病例，发现 44 例（63%）是由于急性溶血性输血反应引起的，其中 86% 是由于 ABO 血型不合所致。对 1976—1985 年报告给美国食品和药品管理局的 256 例输血相关死亡进行分析，发现 ABO 血型不合输血占所有死亡患者的 37%。2000 年美国纽约州超过一半的红细胞错误输血是 ABO 血型不合，也就是说 ABO 血型不合的发生率超过 1 ∶ 38 000，其中 2% 接受 ABO 血型不合输血的患者死亡，死亡风险是 1 ∶ 1 800 000。这一发生率超过目前美国使用核酸检测技术发现的血液成分中残存艾滋病病毒或丙型肝炎病毒的概率。

错误输血是美国食品和药品管理局收到输血致死报告中，最主要的两个原因之一。英国 SHOT 发现错误输血是输血相关死亡原因的第二位。由此可见错误输血是临床输血过程中主要的严重不良事件，是输血导致患者死亡的重要原因，因此在制定临床输血的各项规章制度和输血程序时，要尽一切办法避免错误输血的发生。

（二）发生错误输血的关键点

临床输血的全过程都有可能发生差错导致错误输血，差错最常发生的地点是床边，即采血和输血时，见图 5 - 5。1980 年 Honig 等报告 46% 的致死性急性溶血性输血反应发生差错的地点是床边，而发生在实验室错误占 35%，血标本错误占 19%。2000 年纽约州的研究也可见类似的分布：38% 的差错发生在输血时，29% 是实验室的技术或操作失误，13% 是采血差错，15% 是复合性差错。采血和输血差错所占比例加起来超过一半。可见床边是差错发生的关键地点。

实验室差错包括检测错误的患者血标本、血型鉴定的技术性差错、没有按照患者的特殊要求给予合适的血液（如辐照血、巨细胞病毒血清阴性血等）和领取错误血液等。其中检测错误的患者血标本是实验室最常见的错误，导致这种错误的实验室自身的原因通常是血标本移位。英国 SHOT 报告了这样一个案例。1 名需要择期输血的患者和 1 名需要紧急输血的流产患者，两人的血标本被错误移位。择期输血患者的血型实际是 B 型 RhD 阳性，但检测结果变成了 A 型 RhD 阴性，由于库存血不足，因此发出了 O 型 RhD 阴性血。流产患者的血型实际是 A 型 RhD 阴性，而检测结果却是 B 型 RhD 阳性。当输入 2 单位 B 型 RhD 阳性血后发生溶血性输血反应，需要使用抗 - D 免疫球蛋白和换血疗法。由此可见后果的严重性。从输血科（血库）领取错误血液也是可能导致错误输血的主要实验室差错之一。未能按要求提供特殊的血液通常是由于临床医师与实验室之间沟通不足导致的。

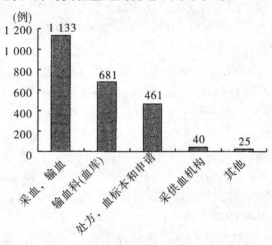

图 5 - 5　英国 SHOT 报告导致错误输血的差错数量分布

需要注意的是，SHOT 2000—2001 年度报告指出，1997—2001 年，812 例幸免事件报告中超过一半（52%）是血标本错误，实验室错误占 31%，血液成分发出、运输和使用中的问题只占 9%，其余的是输血申请错误和其他错误。错误标记血标本的问题是世界范围内的问题。一项包括 10 个发达国家的国际研究显示，血标本累计平均错误标记率为 1/165，同时每 1 965 个血标本就有 1 个血标本名称错误。为强调正确采血和正确标记血标本对交叉配血试验的重要性，Lumadue 等检查了所有被输血科（血库）拒收的错误标记血标本，他们发现这些血标本数，是血标本采集错误数量的 40 倍。由此可见，血标本错误是最有可能导致错误输血的潜在原因之一。

二、错误输血的对策

（一）电子识别技术

由上可见，错误输血发生的原因大多数与识别问题有关，包括患者的身份识别、血标本标记、血袋与患者核对等。随着科学技术的发展，临床输血过程开始使用电子化识别技术帮助解决输血过程中遇到的识别问题，尽可能地避免错误输血。

1. 条形码技术　条形码技术被广泛用于商业领域。从小型便利店到大型超市都使用条形码技术管理存货和显示价格。血液制品使用条形码技术已经技术已经很长时间了，但是患者身份识别和床边核对却没有广泛使用。

患者条形码识别系统使用手持电脑终端扫描患者条形码腕带，用于血标本采集和输血，还可以对输血全过程，包括输血科（血库）储存的血液进行管理。血标本试管贴上与患者腕带相同的条形码标签。血标本的条形码含有患者和输血信息，扫描后这些信息可上传至医疗机构和实验室数据库。发出的合格血液也标有同样的条形码。当血袋送至床边，患者腕带与血袋条形码同时扫描，如果两者一致则进行输血，反之禁止输血，并开始调查原因。采用这种技术后，识别正确率大大增加，且操作简单易行。

患者条形码识别系统可以使医务人员按规定的步骤进行患者身份确认。一线医务人员在检查血液时经常会被其他患者或同事打断操作流程，如接听电话、回答患者问题等。使用条形码识别系统后，要求医务人员，按步骤扫描血袋和患者腕带的条形码，只有两者匹配才能进行最后输血，这样防止操作中断导致床边核对错误。经过 5 年的试用，英国牛津市将此系统推广至三家急诊医疗机构。类似的条形码系统也已经在香港使用数年。使用后，41 000 份血标本采集、27 000 例输血过程中没有出现 1 例输血错误或标签错误。而使用前 4 年，采取传统双人核对程序时，发生了 13 例标签错误。

2. 射频识别技术　虽然条形码系统是使用最广泛的识别技术，但是条形码识别需要将条形码对准扫描器的光线，这在某些情况下，如手术中，使用并不方便。射频识别技术（radio frequency identification devices，RFID）是利用电磁波在射频标签和读取器之间互动和传递信息的技术。RFID 技术最早是英国皇家空军在第二次世界大战期间用于战机识别。如今随着这项技术可靠性上升及成本下降，人们越来越有兴趣将其应用在生产过程、安全控制和医疗卫生方面。医疗卫生方面应用 RFID，是想利用该技术增强患者安全和提高血液供应链的有效性。

（1）基本技术结构：RFID 标签由芯片或小型回路板加天线组成的。标签规格、形状、大小不一，可以为某种特殊的应用而采用特殊的设计。几乎所有的芯片在出厂时都设计成含有唯一的特异性标签识别码（UID）。射频标签有各种不同的技术结构和记忆功能。

1）技术结构。①被动标签：从与其联系的读取器中获得能量。感应距离依据标签能获得的能量而定。被动标签是应用最广泛的射频标签。②半主动 - 半被动标签：含有一个薄电池为芯片供电。电池可用于增强 RFID 的识别范围，在某些高级芯片上，还可进行数据储存和分析。③主动式芯片：使用电池供电，为标签的接收和传递供能，可以不依赖读取器发射信号，增强 RFID 识别范围。可实时监控诸如汽车、集装箱、医疗设备等物品的位置。

2）记忆功能。①只读：一次性写入标签，这种标签在出厂时由厂家或用户编制；②读/写标签：包含记录模块的芯片，可用于储存或更新用户自定义的数据，有些标签还含有密码以保护数据；③清除：一种 RFID 命令，可擦除记录，并使标签丧失功能，不能被任何读取器识别。

RFID 读取器利用天线发射和接收标签的电磁波，进行数据交换。读取器可由电线或电池供电。有些只能读取标签信息，有些则包含处理器，可执行软件程序。接收的信息可直接传到数据站或进入网络。读取器形式多样，包括手持式、读取门、读取通道等。有些手持读取器也可包括条形码读取功能。读取门和读取通道可快速批量读取标签信息。读取器的读取范围受标签形式、读取器类型，使用的频率和环境影响。

RFID 所使用的电磁波频率通常分为低频、高频和超高频三种。①低频（LF）：在许多国家不需要特殊许可就能使用，频率最常用的是 125～134Hz；②高频（HF）：由于标准化的非接触式商务智能卡广泛使用，以及越来越多护照使用 RFID 技术，几乎所有国家都可使用 13.56Hz 这个频率，因此这是 RFID 最常用的频率；③超高频（UHF）：在亚洲、欧洲及美国，由于与手机的频率冲突，所以超高频 RFID 并不适合在这些地区应用。

RFID 的技术特点使得它既可以快速批量识别，也可以在远距离上识别，识别速度大大增加，较条形码系统应用更广泛，某些产业领域已经常规使用。

（2）RFID 在输血医学的应用：输血医学方面，RFID 可快速、简单处理血液供应链中产生的数据，包括血液采集，血制品生产，血液及其成分的检测、储存和发放。每个过程均产生详细的记录，满足质量管理的要求。但 RFID 在输血医学上的应用也存在许多不同的瓶颈。以下是 RFID 在输血过程的潜在价值。

1）献血者管理：许多国家献血者都有条形码或磁条的身份识别卡。将 RFID 整合入这种卡中，可增加更多的信息和方便更新数据，如献血者相片，献血史和地址变更等。将 RFID 识别信息与献血者管理系统连接，可在采血前对献血者进行身份识别。在血袋生产过程整合 RFID 标签，或采供血机构采血过程中将标签贴在采集的血袋上，并在标签内记录血袋的重量、采集日期、有效期等信息，利用 RFID 可在有效范围内自动识别的特点，方便血袋的批量识别。

2）血液制品管理：血袋包含 RFID 标签可有助于在血液采集、处理、发放和储存监控等过程中，可以方便地识别和追踪血液。还有诸如货号、有效期甚至重量等信息也可整合入标签中。采供血机构根据这些信息，进行物料管理，货物发放和进一步处理。血袋包含的信息就可在不同的处理者间进行传递。最初，RFID 标签只整合入红细胞血袋中，后来血浆袋也安装 RFID 标签进行病毒灭活监控。未来可能需要开发两种 RFID 标签，一种用于红细胞另一种用于血浆。

3）储存和发放：通过标签信息管理储存产品，防止产品过期，还可通过储存设备或移动读取器找到所需血液的存放位置。数间实验室成功地运用这项技术管理他们的采集物。在血液发放过程中，可快速完成大批量的信息检查，运输信息也可快速完成。医疗机构可对货物快速扫描，将其中的信息上传至医疗机构的信息系统，更好地完成批量接收任务和批量信息传递。

自动化监测的进一步应用是将读取器整合到冷藏设备中。冰箱门中的读取器可以监测含有 RFID 标签血袋离开的时间，而且精确到秒。还能监测所有冰箱内储存的血袋，并对产品的储存温度进行监测。

4）患者识别：患者识别一直依赖于直接询问患者，或从腕带中了解。口头表达在某些困难情况下表述不清，而手写或打印的腕带可能会被错误使用或错误理解。RFID 标签可植入腕带、甚至人体中进行身份识别。RFID 标签植入人体后，可帮助识别无意识患者和一些神经功能障碍患者（如阿尔茨海默病患者）。美国新泽西州着手准备一项计划，将 RFID 植入患者体内，研究其在急诊科中的用途。但是 RFID 还有许多问题需要解决，如磁共振成像或 X 线照射可使标签信息丢失，在大规模应用之前这些问题是必须要解决的。

其他患者识别应用包括记账功能，如给药、辅助材料或特殊护理功能的床边结算，饭堂服务、电话、付费电视等。其他可能的应用有追踪或指引患者在医疗机构的活动，包括门禁、排队管理，精神病、新生儿或痴呆患者的监护和安保。

（3）RFID 对血液制品的影响：研究发现，红细胞经过 23～25 小时的超高量射频暴露，实验组和对照组的溶血均数均小于 1%。血小板经过 23～25 小时的超高量射频暴露，实验组和对照组的 pH 均大于 6.2。经过 23～25 小时的射频暴露，实验组相对于对照组，温度上升最多不超过 1.5℃。这些体外实验表明，强能量的射频长时间暴露不会影响红细胞和血小板的完整性，也不会影响这些血液成分的温度。美国食品和药品管理局也认可这个结论。

无论是条形码系统还是 RFID 在输血过程中的应用还需要进一步研究。计算机辅助输血不能完全消除人为错误，但可以把过程简单化，推广这些系统需要综合考虑培训、后续的技术支持等问题。考虑到性价比问题，在医疗机构推广这些系统，最好尽量扩展它们的使用范围，将这些方法应用于其他容易发生患者身份识别错误的过程，以降低成本。这样不仅仅有利于输血，还能改善其他临床活动，如药物注射、实验室检测、体征监测、手术、床位管理和出入院管理等。

（二）过程形式化

虽然输血医学是第一个利用方法学对影响患者安全和疗效的医疗差错进行分类管理的学科，但是输血安全的焦点仍是质量管理措施、差错报告系统和实验室处理血液制品的自动化。这些措施对患者安全和疗效起着积极的作用，但在过去数十年里，临床输血过程没有根本性的变化。除实验室外的大部分临床输血过程主要还是依靠人工进行监测和确认。要进一步增强输血的安全性和有效性，应当努力把全面质量管理体系推广到实验室之外的临床输血过程。

过程形式化（process formalization）也被计算机专家称为形式过程定义（formalprocess definition），是用计算机的程序化语言将复杂的临床操作过程精准化、简明化，可用于任何层面的操作。过程结果的精确度，可用于评价过程是否能满足最初制定的安全要求。过程形式化广泛用于生产工程、数字化管理、商业活动管理和软件开发。以下简要介绍过程形式化在临床输血安全中的作用。

1. 输血过程存在的问题　在临床操作过程中，无论是护士、医师还是技术人员，都会发生各种各样的差错。医务人员辨识差错的能力，与其他医疗过程一样，受多种因素的影响。依靠审查流程图或医师自行报告来分析输血过程的差错会低估问题的严重性。直接观察是最有效的发现问题方法，但在研究机构以外的医疗机构，资源紧张，实行这种方法并不实际。而不管哪种传统方法，都是建立在既往知识、经验的基础上，因此并不能发现以往未发现或未出现的问题。

临床输血过程的各种质量措施、患者安全措施，如血液预警机制、失效模式结果分析（failure mode effect analysis，FMEA）等都集中在输血过程。血液预警系统是对输血全过程进行监控的系统，将获得数据用于分析差错发生的原因，从而预防或阻止差错再次发生。FMEA通过检查过程中可能的漏洞，并分析其成因和这些漏洞的影响，再通过改进措施，降低输血风险。血液预警和FMEA对发现输血过程中的安全问题非常有用，但目前大部分改进输血质量和输血安全的具体措施都是依靠非形式化的过程来进行的，如流程图等。这些非形式化的过程对输血过程总体而言是有效的，但仅可解决一般情况下的问题，并不能解决如何处理意料之外的事件。

过程形式化可对过程中出现的所有可能的情况进行精确的定义，并作为各种分析的基础，多用于软件设计和企业过程管理等，少用于医疗活动。美国研究人员使用过程形式化的方法对潜在的差错进行前期定义，从而改进输血过程。

计算机程序语言语义丰富，可涵盖复杂的过程，对于医学而言这一特点很重要，因为医疗活动通常要求多种因素协作来完成复杂的过程，医务人员要了解各种情况，并对这些情况进行反应和配合。程序语言能够描述同时进行的各种活动间的协调和能做出选择的范围，有效定义医学过程。

2. Little - JIL 语言　目前几乎没有任何程序语言可涵盖输血的方方面面，但研究人员仍在不断改进语言结构，最大可能地满足临床应用的需要。Little - JIL 语言就是其中的一个尝试。Little - JIL 语言最初用于软件程序开发，后来逐渐用于其他领域，如数字化管理和科学数据分析等。Little - JIL 语言和其他类似的程序语言通过发现存在的或可能发生的差错，达到改进的目的。

Little - JIL 的许多特点有利于医学领域中的应用。它使用图标式符号，能把错综复杂的临床过程，转化为图标式的网络，容易被非计算机专业的人员所理解，见表 5 - 5。它还可以表达一些过程中的关键性问题，如发生差错的情况和需要多方面协助等。Little - JIL 语言将输血过程分解为不同层面的子过程，并严格执行，保证每个过程符合安全规定，保证输血过程细节的精确。

表 5 - 5　Little - JIL 语言的部分图标及其含义

图标	含义
■	过程
→	由左向右执行子过程，只有当上一子过程完成时才能执行下一子过程
×	出现意外情况时，本过程终止，并开始意外情况处理过程
=	各子过程不分先后，全部完成即可
⤻→	各子过程只要完成一个即可
●	出现意外情况，执行下一过程
▭	注释框

在输血过程中 Little - JIL 语言可定义程序并制定异常情况下的反应。如输血相关差错可被归入一定

的类别中，当这些差错出现时，按它们所归入的类别进行处理。用于检查计算机系统的自动分析技术也可用于检查与输血安全相关的重要医疗程序。

（1）输血过程形式化举例：现提供过程形式化的两个例子，来说明如何将它用于改进临床输血安全。如图5-6所示的"执行输血"过程是高层次的输血过程描述，它包括输血前床边核对、输血中和输血后的过程，还包括了如何处理输血过程中的各种情况。每一个黑框代表一个完整的过程，可包含若干子过程或意外情况。

"执行输血"过程包括"床边核对"、"输入血液"和"输血后记录"三个子过程。"执行输血"过程明确了每个步骤所需执行的指令和如何应对意外情况。如图5-6所示，"执行输血"过程要求"床边核对"全部完成之后才能进行输血。它还明确了任何过程中，出现意外情况的应对过程。图5-6显示，出现"可疑输血不良反应"，则"执行输血"这个过程停止，随后接"可疑输血反应记录并上报"这个处理过程（图5-6未显示）。

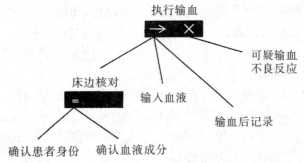

图5-6 应用Little-JIL语言将"执行输血"过程形式化

"床边核对"过程包括"确认患者身份"这个子过程。"确认患者身份"又包括若干子过程。图5-7所示，"确认患者身份"要求向患者（或家属）询问患者的姓名。而当患者所述姓名与腕带标识不一致时如何处理。

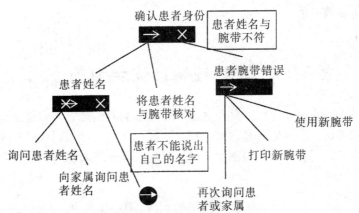

图5-7 应用Little-JIL语言将"确认患者身份"过程形式化

图5-6和图5-7展示了保证输血前和输血后安全性的复杂步骤。需要注意的是这里展示的Little-JIL语言并不完整，它还有许多丰富的语义，要成功用于输血过程，还需要进一步研究。

（2）利用过程形式化改进输血治疗：过程形式化可通过多方面改进输血，如增强医疗活动的监控、为医务人员提供教育和培训、评价过程的执行结果、过程的部分自动化等。利用过程形式化来改进输血安全仍处于早期阶段。将来还要对这些措施进行模拟和实际应用的评价。

1）增强对医疗活动的监控：过程形式化需要多个专业的专家共同制定详细的步骤，然后由计算机专家将这些步骤转换为程序语言。各学科专家将本专业的要求融入过程之中。如识别和报告可疑输血反应过程，需要护士、医师和实验室技术员共同制定，每个专业的人员为过程的具体活动提供本专业的意见，使全过程能够经得起全面的评价。

输血过程制定以后，跨学科的检查是十分必要的。如输血前最重要的一步是确认患者的身份，但是部分医疗机构的制度通常都没有说明在无法确认患者身份的情况下（比如昏迷）如何操作。在制定过程中，发现这些情况及制定相应的对策是十分重要的。

2）评价和过程改进：计算机专家开发了各种软件分析技术，用来检验复杂系统行为的安全性。这些技术提供了一些自动工具，可以分析过程执行中可能出现的全部情况，并检查是否能得到需要的结果（或不出现不需要的结果）。如果不能达到预期目的，分析工具会发现问题出在哪里。这些工具同样可用于检查形式化的输血过程。

Little－JIL语言及其他类似的精确定义语言通过修正安全目标及相关程序，从而改进过程。如果出现差错或非预期结果，就要对全过程进行分析，找出原因，并做出修改。对形式化过程进行修改后，有可能会发现原来没有发现的差错。

3）教育与培训：与传统制度相比，完整、精确的过程形式化可增强对整个过程的审查，明确各人的责任分工。还可用这个过程模拟患者情况，对医务人员进行培训。

4）自动化：过程形式化使得将来有可能用计算机协助输血过程的执行。计算机辅助有利于与其他部门的沟通，增加执行速度，生成审查文件。一些影响安全的关键性步骤，如血袋标签和患者腕带的核对，由计算机执行可避免人为差错。

虽然相对于其他医疗差错，与输血差错有关的死亡率较低，但是输血相关差错却是常见的。美国医学研究院（Institute of Medicine，IOM）建议，减少医疗差错要通过医疗活动的根本性变革才能达到。在过去十年里，医疗活动进行了重组，但是IOM还是认为在信息技术推动医疗活动改进方面没有根本性变化。现在普遍认为医疗差错是一种系统性错误，而不是个人错误。IOM提出，患者安全是一个系统工程，减少患者所承受的风险，增强患者安全要通过系统的方法解决。

过程形式化可涵盖所有常规或非常规情况。非常规情况的处理对医疗机构而言非常重要，这些情况往往导致输血过程出现缺陷。随着医疗活动的不断增加，医疗差错也会相应地增加，因此需要制定新的医疗活动结构和过程。利用信息科学的方法帮助解决复杂的跨学科医疗活动，增强患者的安全，过程形式化是其中一种值得尝试的方法。

（金阿荣）

第五节　患者在输血安全中的作用

在输血过程中，患者有许多参与保障自身输血安全的机会。但患者参与输血过程需要多方面综合考虑，目前这方面的研究还不多。对患者愿意参与程度，如何参与，年龄、疾病和家庭关系对患者的参与有多大影响尚不明确。尽管还有那么多问题没有研究清楚，但是患者参与输血过程会是输血安全的一个重要进步。

一、患者对输血的认识与态度

（一）知情同意问题

多个国家的研究发现，患者对知情同意的内容（包括输血的利与弊）记忆不清，这是因为医师没有详细解释还是患者记忆不好导致的，并不十分清楚。加拿大一项调查显示，80%的成年人患者记得曾经与医务人员谈及输血的知情同意并签署输血治疗同意书，而44%的人表示不记得谈及输血风险（如病毒感染、细菌感染等）。75%的患者表示未谈到错误输血的后果，88%的患者表示没有谈及输血的替代治疗。另一项英国调查发现，71.5%心脏术后患者表示术前并不了解输血的相关风险。英格兰和苏格兰的一项共同研究发现，3个科室（骨科、小儿心脏外科和产科）的输血患者中，47%不记得曾被告知他们可以要求输血。这些患者大都乐于了解更多有关输血的信息，更好地了解输血的相关风险。瑞典的一份公开报告显示95%的患者对输血的态度都是积极的。可以想象，如果患者能够有一本关于输血各方面的小册子，那么他们会感到对输血有所了解，并乐于接受输血治疗。

（二）对输血风险的态度

患者对输血相关风险的了解会影响对输血的知情同意。4 篇研究报告有许多患者担心输血的安全性。爱尔兰一项调查发现，骨科患者中只有 11% 的人不担心输血安全。在沙特阿拉伯，只有 55.1% 的人相信采供血机构提供的血液是安全的。在巴基斯坦，38% 的住院患者对接受输血治疗表示担忧。在美国一般民众中有 45% 的人认为输血会对自己及家人造成中至高度的危险，36% 的受访者表示"不同意"或"坚决不同意"关于"美国的血液供应是安全"这个说法，三分之一的受访者将采供血机构提供的血液视为潜在的危险而不愿意接受输血。这种观点主要在女性和教育程度较低者。由此可知，认为输血是危险的人比认为输血是一种治疗措施的人多。患者认为输血有风险这是正确的，各国调查结果对输血风险的不同认识与各国国情有关，但是上述研究显示，无论哪个国家，都有许多患者认为输血是危险的。

如果患者认为输血风险很高，会拒绝输血。沙特阿拉伯的调查显示，20% 的患者认为输血会有疾病传播的风险，所以即使他们需要，也拒绝输血。49% 的人只接受亲属的献血，他们认为这可以降低被传染的风险。美国的调查显示，72% 的受访者表示，输血有可能导致艾滋病病毒感染。法国一项类似的调查发现，91% 的受访者认为输血可能导致艾滋病病毒感染。但是巴基斯坦对住院患者的调查，发现 38% 担心输血有风险，而仅有 4% 的人担心输血导致艾滋病病毒感染。

如果患者能够很好地了解输血的风险及应对措施，那么患者会理性地判断自身的安全，不会夸大输血的风险。患者会更愿意帮助医务人员很好地完成输血过程。接受过输血且得到良好宣教的患者，是最愿意与医务人员配合，共同完成输血过程的群体。

（三）信息传递的影响

向患者传达有关输血风险的途径会影响患者对输血的认识。英格兰对在校大学生进行了两项试验。第一项试验，向学生传达完全真实的信息，但这些信息通过三种方式进行组织：①正面组织，即应用输血成功救治的病例；②负面组织，即输血导致死亡的病例；③混合组织，即正反面信息都有。结果发现接受第 1 种方式传达的学生，对输血安全的信心明显高于其他两组学生。第二项试验，同样分三种方式传达输血相关信息：①整个输血过程是安全；②第 1 项信息加输血可能导致丙型肝炎病毒感染；③第 1 项信息加输血可能导致艾滋病病毒感染。虽然第 2 组和第 3 组都接受了病毒感染的暗示，但结果发现第 3 组学生认为自己接受输血有可能导致病毒感染的人数比第 1 组高 11 倍。

患者希望了解输血的利与弊，了解输血的全过程。医疗机构可以考虑为将要输血的患者提供关于输血的信息。紧急输血后康复的患者也可进行宣教。医务人员也应该进行输血宣教培训，花多点时间与患者沟通。还可以考虑运用多种媒体进行信息传播，根据不同的患者选择不同的宣教方法。宣教时机也很重要，不要在输血前突击宣教，这样时间紧，由于患者紧张或疾病引起的其他原因，宣教效果反而不好。

二、患者参与输血的可能性

（一）输血前的参与

1. 参与评价临床需要　在输血知情同意之前，患者可以积极地参与评价输血的必要性。即使实施各种程序，制定相应的制度，英格兰 2002—2003 年红细胞不合理输入下降了 20%，但是仍有 20% 的输血，包括红细胞、血小板和新鲜冰冻血浆，是不符合指南要求的。医学专家可以研究、制定新的措施，让患者也参与决定是否需要输血。

2. 提供知情同意　患者参与输血过程的一个关键性步骤就是输血的知情同意。如外科手术患者在术前会填写一份手术同意书，说明当必要的时候，愿意接受输血治疗。在患者填写知情同意时，需要了解输血的优点、风险及有无替代治疗，而患者经常忘记了这部分内容。

3. 参与身份及血袋核对　患者对输血安全最大的贡献可能就是减少核对错误的发生。如果发生核对错误，输血可能会导致严重的临床后果，甚至患者死亡。患者参与输血过程可减少此类错误的发生。

如患者可核对交叉配血血标本的标签是否正确。输血前患者可参与身份确认和血液制品确认。但在手术室或重症监护室的患者病情重或意识不清，没有能力参与输血过程。

（二）输血中和输血后的参与

1. 参与记录　输血过程中，患者可注意自己的生命体征是否被测量和记录，如果没有可以提醒医务人员执行。

2. 参与对不良事件的反应　患者参与的最后一项内容是对输血相关不良事件的反应。当出现不适时，可及时向医务人员报告，得到及时处理。这应该在输血前告知患者，当然这只能在清醒患者中应用。

三、展望

患者具体如何通过多种途径有效参与输血过程，这个问题有待进一步探讨，以下几个方面还需要深入地调查和研究。

1. 知情同意　患者对知情同意的态度和需要了解的信息应当明确。患者往往不记得知情同意的内容，这是由于告知不足还是患者忘记造成的，如何才能让患者充分理解并记住知情同意的内容，目前尚不清楚。

2. 做出输血的决定　在不必要时进行输血，可能会使输血的弊大于利。患者如何有效参与决定输血这个过程，将来需要进一步探讨。

3. 宣教的效果　虽然现在以患者为中心的宣教措施（如传单）备受关注，但是没有文章对这些措施的效果进行评价。宣教内容是否对患者有用以及对患者参与积极性的影响；患者需要了解多少内容才会容易接受输血治疗，这些目前均是未知的。

4. 对输血风险的了解　患者对输血相关信息的态度，比如患者更信任来源于哪里的信息，将影响患者对输血风险的认识和对输血治疗的认同。有些患者对输血的认识是错误的，但是这种错误对患者在输血的认同上有多大影响，并不清楚。正面的信息结构有利于提高患者对输血安全的信心。但这个结论需要进一步细化研究。

5. 信息的传达方式　虽然向患者及时提供正确、合适的信息是医务工作者的责任，但这显然并不适用于所有患者。需要了解这些信息是否会让患者产生焦虑的情绪，从而造成患者抵制输血。需要研究如何选择性地表达合适的信息。

6. 患者参与输血核对的意愿　并不是所有患者都适合参与输血过程，需要了解影响患者参与输血安全的因素。研究提示患者参与输血的能力和意愿，受多种因素的影响，包括患者本人的知识水平和宗教信仰、所患疾病、医务人员对患者参与输血安全的认识、输血的地点（门诊或住院部）和患者具体参与的过程等。所有这些影响因素都需要进一步研究。

7. 医务人员培训　医务人员应当了解如何满足患者需要，如何向患者正确、合适地传达有关输血的信息。未来让患者合适地参与输血过程，必定需要对医务人员进行培训。

与促进患者了解输血相比，让患者更多地参与输血过程是个很复杂的问题，需要进一步研究。患者参与输血有可能导致输血延误，与医务人员产生矛盾，影响临床输血的执行。让患者参与输血过程，还有许多工作要做，需要制定特别的措施。虽然目前存在诸多的问题，但是患者参与输血过程会是输血安全的一个重要进步，毕竟输血的最终目的，是满足患者的需要。

（金阿荣）

第六节　新技术在临床输血质量管理中的应用

加强临床输血质量管理最主要的目的是降低输血风险，提高输血疗效。据报道在"输错血"的事件中，70%发生在临床，主要是人为因素所致。2004年英国SHOT（输血严重危害）管理机构分析了"输错血"报告的组成：20%为患者身份识别错误和患者ABO血型鉴定错误，7%为输血前检测错误，

12%为输血时操作错误，13%为不合理输注，33%为输入的血液不符合规范要求，其他错误占15%。随着科学技术的发展，各种新技术不断地引入到输血领域，最引人注目的有自动化血型检测系统、电子交叉配血技术、先进的患者身份识别技术及血液预警系统等，这些新技术在临床输血质量管理中的应用，对减少输血差错、保障输血安全将会产生极其重要的意义。

一、自动化血型检测系统

手工法血型血清学技术已经历了近百年，其中试管离心法一直被认为是可信赖的方法，但不适合大批量样本的处理，易出现人为差错。手工法操作是将整个试验过程分解成几个部分进行操作，而自动化血型检测系统是将几个不同的试验项目或所有试验步骤都一体化检测，这明显地提高了检测水平和输血安全。因此，追求自动化、标准化、信息化是输血技术发展的方向。

为适应输血实验室的发展要求，从20世纪60年代，有学者开始血型微量化检测的研究，使自动化血型检测形成了两种技术，即微柱凝胶法和梯形微孔板法。西欧国家多采用微柱凝胶法，而日本和美国普遍采用微孔板法。目前自动化血型检测系统应用于血型鉴定和交叉配血越来越广泛，自动化血型检测系统有半自动化和全自动化两种类型，半自动化血型检测系统常需要手工离心、混匀和孵育，主要品牌有：Mitis 2、Hemos、Rosys和Swing等；全自动化血型检测系统是从血标本放在载物架上直到最终的检测结果整个过程没有任何手工操作，主要品牌有：Autovue、Galileo、ID gel station、Qwalys、Tango和Techno等。自动化血型检测系统常与计算机系统连接，所有检测数据可以传输到中央处理器，实现数据交换和信息化传递。

（一）全自动加样仪在血型检测中的应用

1. 全自动加样仪　目前国内有不少采供血机构对大量的献血者进行ABO和RhD血型鉴定时，多采用全自动加样仪（如TECAN RSP－200、HAIVILITON、AusBio等）在U型微孔板内实现自动加样、加试剂、稀释等操作，还需配备孵育器、平板离心机和分光光度计，试验结果也可肉眼观察。此操作虽然实现了自动化加样，但结果判读与录入需反复核对，且不能保存原始数据，因此并没有实现真正的自动化。该仪器不能完成红细胞不规则抗体筛选和鉴定试验，不适用于医疗机构。

2. 全自动微板凝集分析系统　该系统是处理血标本较快的血型检测系统，能够批量检测，动态高效连续加样，最优化运行程序，3.5h处理512个血标本，高像素摄像数码分析技术照相并能图像判读。该系统可以完成即时混合悬浮、孵育、漩涡离心等技术操作，但没有洗涤功能，因此无法实现Capture技术检测，有一定的局限性。该系统是符合美国血库协会（AABB）标准程序的全自动血型检测系统。

（二）微孔板法自动化血型检测系统及其功能

1. Galileo血型检测系统

（1）系统简介：Immucor公司在1998年创造性地研发了第一台获得美国食品药品管理局（FDA）认证的全自动血型检测系统ABS2000，后经过不断的创新和改进，推出了第二代Galileo全自动血型检测系统，2002年该系统首先在欧洲市场上市，2004年获得FDA认证，成为欧美血型检测的主流机型，目前欧美装机量已经超过600套。2008年该系统获得中国国家食品药品监督管理局认证，是适用于医疗机构、采供血机构的大批量检测的全自动血型检测系统。

（2）功能简介：该系统实现了从血标本输入到结果输出的全过程自动化和最大程度的标准化。Galileo具有双机械臂，能同步和独立分配血标本和试剂传送，在仪器模块之间快速独立地移动微孔板，孵育箱有37℃区和室温区，还有洗板工作站，能最优化的洗涤分配和自动控制，还有自动离心、全自动加载、平衡和整体摇动、图像分析、双彩色摄像数码分析和记录的功能。Galileo还具有操作简便、连续加载、全程溯源的优点，其最大通量可以达到224个血标本，可以同时装载15个微孔板，每个试剂架有12个架位。操作者所有的活动会被以文件的形式记录下来，每一种试剂的批号、有效期会被储存在试剂信息数据库。Galileo的检测项目主要有ABO/Rh分型、红细胞不规则抗体筛选及鉴定、红细胞交叉配血、直接抗球蛋白试验、血小板抗体筛选、血小板交叉配血、弱D试验、K抗原鉴定、自动控制、试剂质量控制等。Galileo 全自动血型检测系统是目前世界上唯一可以检测 IgG 型红细胞不规则抗体检测的自动化系统。在试验过程中 Galileo 采用三级质量控制，首先是过程控制，通过对反应孔色彩判断验证是否有效；其次是通过优质质控品控制试验结果的有效性，为试验提供可靠的内部控制；最后使用标准血标本验证试验的整体流程是否可靠。

2. Echo 血型检测系统

（1）系统简介：Echo（慧声）血型检测系统在 2007 年 6 月获得美国 FDA 认证。这是 Immucor 公司在保留 Galileo 所有功能的基础上，添加了 STAT 功能，实现了临床急诊血标本的优先检测。Echo 是目前在血型鉴定、红细胞不规则抗体筛选和鉴定上最灵巧、更快速、结果直观准确的设备，是真正意义上的全自动血型检测系统。

（2）功能简介：Echo 主要功能模块包括操作主机、分配系统、传输系统、孵育系统、离心系统、判读系统及洗板系统。各个模块的设计是独立的，并通过软件实现各个模块独立运行和协同工作。其检测项目与 Galileo 一样，采用的实验技术包括红细胞凝集法、Capture 固相技术、Reflex 反射性印证技术。Echo 全自动血型检测系统拥有全面的实验能力和三级质量控制。Echo 具有优先化检测功能，既能够中断已经设定好的实验顺序，在完成正在检测的血标本之后，放入紧急血标本，程序就能优先对该血标本进行检测。Echo 从设计理念和手段上都完美地保证了试验结果的安全可靠。

3. Olympus PK7200 血型检测系统

（1）系统简介：该血型系统是 20 世纪 80 年代由日本 Olympus 公司研制的一种全自动化血型检测系统，其核心技术为梯度微孔板法。其实验结果通过摄像数码分析技术处理，是通过图像周边透光率和中心透光率，计算出参数判别是否发生凝集。该设备技术虽然先进，但价格昂贵，难以在国内普及。

（2）功能简介：该自动化血型检测系统具有检测结果准确性高、实验效率高、人力和试剂消耗少和易于操作的优点，且防止了人为差错，降低了生物危害，实现了标准化。但对于判读不准确的血标本，如脂血、轻度溶血、血标本量少以及未充分抗凝的血标本需要应用手工法复检。

4. Poseidon 数字血型仪

（1）系统简介：国内深圳市爱康电子有限公司生产的 Poseidon（波塞东）系列全自动和半自动数字血型分析仪，已获国家食品药品监督管理局认证。Poseidon 亦可与 RSP200 全自动加样仪组合成 Poseidon 血型检测系统，用梯形微孔板进行血型检测，利用摄像数码分析技术进行凝集判断，确定血型。Poseidon AK03B 是 Poseidon 数字血型仪与 Xantus 双机械臂全自动加样仪匹配实现的全自动化血型检测系统。

（2）功能简介：Poseidon AK03A 采用梯形微板血型分析技术，可以进行 ABO 血型正反定型、RhD 检测、红细胞不规则抗体筛选等试验。优点为血型检测准确度高，无错型发生，对弱凝集、弱红细胞不规则抗体的检测率远高于手工法，且能与所有全自动化加样器完美匹配。该机的处理速度约 120s/板、10～20 个微板/h，结果判读采用数码成像技术，能以表格、微板和图像的形式打印结果。

（三）微柱凝胶系统简介

目前，在输血前检验中常用的微柱凝胶系统有 DG Gel（Diagnostic Grifols, S. A. 西班牙）、DiaMed - ID（Cressier，瑞士）和 Ortho BioVue（Ortho Diagnostic GmBH, Neokargemu nd，德国）3 种。微柱凝胶技术的原理为通过微小的凝胶颗粒构成的滤网，在系统内控制离心的条件下，将凝集的红细胞和游离的红细胞分离开来，从而形成不同反应图谱，由高分辨摄像数码分析技术拍照，通过系统的自动判读装置判断结果。DG Gel 微柱凝集系统由西班牙基立福集团生产，已由美国 FDA 批准用于检测 A、B、RhD/C/E/c/e、ABO 血型反定型等，AABB 第 12 版操作技术规范手册将其作为临床血型相关检测的推荐方法。Dialed 血型配血系统是目前唯一获得国家食品药品监督管理局及美国 FDA 认证的血型配血系统。

1. BioVue 手工工作站以及 AutoVue 全自动血型与配血分析系统功能简介　BioVue 手工工作站包括 BioVue 孵育器和 BioVue 专用离心机，BioVue 孵育器采用电子控制，自动定时，有两个独立的孵育舱，可同时进行 32 个 BioVue 试剂卡的孵育。BioVue 专用离心机具有双速电子控制，低速离心可增加抗原与抗体之间的反应概率，提高检测灵敏度，高速离心可将游离与凝集红细胞迅速分离，提高检测效率。

BioVue 手工工作站具有标准化的操作程序，分析灵敏度高，检测速度快，适用于中小型实验室。AutoVue 全自动血型及配血分析系统采用全封闭式自动化检测，每一操作步骤确保了监控下进行；该系统具有智能化样品识别管理，可连续加载，可同时容纳 42 份不同规格的样品。可批量化处理样品、亦可随机插入急诊血标本；试剂卡储存仓具有容量大、连续供给的特点，可同时容纳多达 240 张、6 种不同的试剂卡；试剂卡由条码识别系统管理，可随时按需装、卸载。该系统可自动分级判读检测结果，并拍照储存。

2. DG Gel 及 DiaMed 全自动配血系统简介　该类系统均采用微柱凝胶法，能自动扫描样品、试剂、标准红细胞和稀释液，通过一套整合、连续的程序来完成样品及试剂的添加，可自动完成孵育、离心、判读等功能；可优先检测紧急血标本；对样品及试剂实行质量控制，能够自动检查所用试剂、微柱凝胶卡是否过期，能够检查凝胶卡中所有的孔是否均已得到使用。所有实验结果都可经图像分析仪自动进行判读。

（四）自动化血型检测系统应用评估

国外有学者比较了手工法与全自动血型检测系统的应用情况，在进行 ABO 血型正反定型、红细胞不规则抗体筛选及鉴定和交叉配血试验中，显示自动化检测系统比手工方法具有更高的灵敏度和准确性。国内早期只进行盐水介质法交叉配血后输血的现象十分普遍，近十多年来，输血前自动化血型检测系统逐步被引入。目前一致认为应用自动化血型检测系统可以减少人为差错，提高工作效率，操作具有可追溯性，工作程序和结果判定易于标准化，且灵敏度高、重复性好，所需血标本量少，尤其对不易采集血标本的患者（如新生儿、大面积烧伤患者）更为适用，对反复输血的患者更加安全可靠。但自动化血型检测系统价格昂贵，需购买配套耗材，国内推广尚待时日。

（五）其他血型鉴定新技术

1. 微柱凝胶技术　1990 年开始应用于红细胞血型血清学临床检测，该技术的出现迅速推动了输血技术的发展，具有重复性好、结果稳定可靠、操作简便快捷、可实现标准化操作等特点。该技术在欧美国家已普及，并已实现了自动化。但在欧美一些国家有报道微柱凝胶技术漏检了 Kidd 血型系统的抗体，造成患者发生溶血性输血反应；也有文献报道微柱凝胶技术还会漏检抗 - C、抗 - c 及抗 - K。

2. Capture 技术　该技术是在固相化微孔板法血小板抗体检测的基础上发展而来，目前认为 Capture 法是检测红细胞弱不规则抗体的最可靠的方法。有报道 Capture 技术红细胞不规则抗体筛查灵敏度高达 97%，优于用微柱凝胶法的 Diamed 94% 和 Ortho 90% 的灵敏度。Capture 技术的特异性稳定，灵敏度高，但操作较为烦琐，目前在 Echo 上实现了全自动化操作。

3. 基因芯片技术　基因芯片技术是利用核酸分子杂交原理与微电子技术相结合而形成的一种高新生物技术。其制作过程实际上就是将大量已知序列的 DNA 探针，采用特殊方法固定在硅芯片或玻片上，从而获得一高密度的 DNA 探针列阵。由跨欧洲一些大学和红十字会血液中心组建的 BloodGen 协作机构，已经发明了 1 种血液基因芯片（BLOODchip），用以检测血标本 DNA，用该基因芯片只需要 1 次测试就可确定被检者所有常见的红细胞血型抗原。目前，Progenika 公司生产的基因芯片能检测包括 A、B、RhD 抗原基因在内的 9 个血型系统。新泽西州瓦伦的 Bioarray Solutions 公司发明了另 1 种血液基因分型产品，叫微珠芯片，它可以用来测定 11 种血型系统，但不包括 ALBO 系统和 RhD 抗原基因。

4. 磁珠微粒检测技术　最近报道有一种全自动磁珠微粒检测技术（QWALYS 2）适合于 ABO、Rh D/E/C/e/c、K 抗原检测和红细胞不规则抗体筛选，具有较强的检测性能，也是今后发展的主要技术。

5. 基因分型技术　采用序列特异性引物对基因组 DNA 进行特异性扩增（即 PCR - SSP 法），根据是否扩增出目的基因片段进行血型基因分型，目前已开发出成品试剂盒，可以应用于 ABO、Rh 等几乎所有 29 个血型系统的常见抗原的基因分型。其他 PCR 技术还有 PCR - 限制性长度片段多态性（PCR - RFLP）、PCR - 单链构象多态性（PCR - SSO）、基因测序等的分子生物学手段进行基因分型。目前血型基因分型是否可以取代血清学分型，还是作为血清学分型的补充正在争议中。

二、电子交叉配血

随着输血前相容性检测技术和计算机信息管理的快速发展，电子交叉配血技术应运而生，瑞典一家医疗机构于 1983 年首先使用电子交叉配血，截至目前，电子交叉配血在发达国家和地区的应用已经有近 20 年的历史，电子交叉配血技术的建立和应用将极大地推动医疗机构输血管理的变革与发展，进一步提高输血安全性。

（一）血型血清学交叉配血

血型血清学交叉配血始于 1907 年，是输血前最重要的常规试验。其根本目的是通过输血前相容性试验的体外模拟来预测输血后体内血液的相容性，以预防溶血性输血反应的发生。输血前相容性检测主要包括 ABO/RhD 血型鉴定、红细胞不规则抗体筛选鉴定和交叉配血 3 方面的试验。血型血清学试验存在局限性：项目多、步骤多、时间长、记录多、环节多、强度大，易受假阳性或假阴性结果影响，易发生人为差错等。

（二）电子交叉配血的应用

1. 电子交叉配血的概念　是指在血型鉴定和红细胞不规则抗体筛选的基础上，将献血者和患者的血型信息输入计算机信息系统，由计算机信息系统判读和传输 ABO/RhD 血型鉴定结果、审核血型信息并选择相容性血液输注，而不再对献血者和受血者的血标本做血型血清学交叉配血试验。

2. 可行性　英国血液学标准化委员会（BCSH）制定的《输血实验室血液相容性检测程序指南》中认为如果严格遵照标准检测，红细胞不规则抗体筛选检测的敏感性高于交叉配血试验，因此交叉配血试验在输血前检测的重要性有弱化的趋势。AABB 在 1984 年规定，如果抗球蛋白法红细胞不规则抗体筛选阴性，可以省略抗球蛋白法交叉配血，这为实现电子交叉配血提供了依据。

3. 全球应用概况　目前电子交叉配血在许多国家和地区使用，如美国、中国香港、斯堪的那维亚半岛、英国和澳大利亚等，尚有不少国家和医疗机构正在计划实施电子配血。

4. 电子交叉配血的基本条件　①患者必须至少有 2 次相符的 ABO/RhD 血型鉴定结果，其中 1 次必须来自患者当前的血标本；②患者的红细胞不规则抗体筛选必须为阴性，且没有红细胞不规则抗体筛选阳性的既往记录；③计算机系统必须能够阻止不相容血液的发放；④计算机系统及其他关键设备必须经过严格确认；⑤必须有确保血液检测数据采集和准确性传输的控制程序。

5. 电子交叉配血的优点　电子交叉配血比传统的抗球蛋白法更为安全，具有很多优点：①显著减少实验室的工作量；②显著减少血液的过期报废；③减少输血申请和交叉配血/输血比例；④降低对患者血标本的要求；⑤减少生物危害；⑥节约成本；⑦减轻员工压力。

6. 电子交叉配血存在的缺点　①要求有来自同一患者的 2 次 ABO/RhD 血型鉴定结果；②在有些国家，要求对供者的 ABO 血型再次鉴定，增加了工作量；③漏检了针对低频抗原的红细胞不规则抗体；④在有些患者中漏检了 A2B 型导致输错血；⑤计算机风险。

7. 国外应用报道　1994 年美国密西根大学医疗中心报道了电子交叉配血取代即刻离心法交叉配血，1995 年进一步详细报道了应用结果：138 000 次电子交叉配血没有发现 ABO 不相合的输血。1993 年佛罗里达州血库报道他们开始应用电子交叉配血，每年完成 10 万例交叉配血，其中 98% 是电子交叉配血，经过电子交叉配血后接受输血的患者没有 1 例发生急性溶血性输血反应；2% 需要血清学交叉配血，原因是这类患者有输血史或者存在有临床意义的同种抗体。许多研究报道了电子交叉配血的应用优势，归纳为：①血液过期报废率显著减少，工作流程更加合理；②没有发生输错血事件，没有发现因红细胞同种抗体漏检而发生溶血性输血反应，并降低了人为差错；③能够保证紧急情况下的血液供应，紧急输血时交叉配血发出报告的时间从 33min 缩短到 2.5min；④减少工作量，降低劳动强度，节约人力资源；⑤减少了对患者血标本的需求，更少地接触生物危害物质；⑥98% 的输血不需要进行血清学交叉配血试验，避免了传统血清学方法的缺点。

8. 实现电子发血　实现电子交叉配血后，可由输血实验室及以外的人员通过计算机信息管理系统从最近的贮血点选取适合的血液输注。香港报道了电子交叉配血的手术室血液自助系统（OTBTS）：手术室的贮血冰箱中常规保存一定数量的血液，当红细胞不规则抗体筛选阴性的患者手术需要输血时，由麻醉医师或护士直接通过计算机系统申请血液，并获取与患者血型相容的可用血液列表，然后根据可用血液列表直接从手术室贮血冰箱中取出血液输注。

9. 电子交叉配血的两套方案　到现在为止，已经出版了两套电子交叉配血方案，一套是 AABB 方案，另一套是 BCSH 的输血特别工作小组方案。两套方案都要求电子交叉配血仅能用于检索出供者和患者之间的 ABO/RhD 血型的相容性，患者红细胞不规则抗体筛选应为阴性。

（三）实现电子交叉配血存在的问题

1. 不具备开展电子交叉配血的原因　有学者认为发展中国家由于许多献血者是第一次献血，很难保证 ABO/RhD 鉴定结果的准确性，因此，很难开展电子交叉配血。也有学者不这么认为，以我国为例，目前随着献血模式的转变，重复献血率明显提高，ABO/RhD 血型鉴定经过初检、复检和确认，正确率基本达到了 100%，因此已不存在此类现象。我国很多地区的医疗机构已实施了输血信息管理系统，如果对这些系统增加相应的功能模块，建立献血者和受血者的血型信息库，增加系统自动搜索比对功能，就具备了开展电子交叉配血和电子发血的基本条件。但目前我国没有相关法规强行规定对献血者和所有受血者进行红细胞不规则抗体筛选，也没有法规允许可以开展电子交叉配血，这些原因可能影响了电子交叉配血在国内的推广。

2. 不适合电子交叉配血的情况　①患者红细胞不规则抗体筛选阳性；②患者血型鉴定结果可能存在不确定性，如 3 个月内接受 ABO 血型不相容性骨髓移植的患者和免疫性溶血性贫血的患者；③年龄小于 3 个月的婴儿；④需长期反复输血的患者。此外，对于稀有血型患者采用电子交叉配血也没有实际意义。

3. 缺乏风险评估　导致不相容性输血的主要原因有血型鉴定错误、红细胞不规则抗体漏检、患者身份辨认错误等。实施电子交叉配血和、电子发血后，可能存在的这类风险是加大还是减少，目前缺乏大样本量的调查评估。

三、先进的患者身份识别技术

输血前血液和患者身份识别错误是引起输错血最常见的原因，采用先进的患者身份识别技术，对受血者和血液实行标签化唯一性管理，实现输血全过程的质量监控是保证输血安全的重要举措。

（一）患者身份识别技术的作用

医疗机构提高患者身份识别信息化的目的是要在正确的时间、正确的地点、对正确的患者给予正确的治疗措施。在医疗行为中，识别技术的需求主要集中在对患者身份和血标本的识别上，而患者身份的识别是第一位的，其次是血标本的识别。目前，自动识别技术主要有读卡器、条形码技术、无线射频识别技术（RFID）和指纹系统等。条形码技术在商业中已被广泛使用，采供血机构对血液使用的条形码技术也已有多年，但仍未普遍用于输血前患者身份的识别和床边核查。条形码技术的缺点是必须在扫描器的视线范围内才能阅读信息，而且需要人工操作。而现在 RFID 已成为应用最广泛、最有效的自动识别技术。

（二）输错血的风险

输错血是最主要的输血风险，其危险程度是经血传播疾病的许多倍。估计输错血的发生率大约是 1/10 000，而 7.0% 的错误源于临床，主要是输血前信息核对不充分。很多研究报告表明，超过 50% 的输血相关性死亡是由于"核对错误"引起的，也就是患者身份识别错误，原因是输血前床边核查执行力度差，而且防范措施也不充分。

美国 FDA 报告输错血是输血相关死亡的首要原因。英国 SHOT 也发现输错血在所有医疗事故中所占的比例达到 69.9%。在输血事故报道中 ABO 血型错误导致的输血危险性为 1/12 000U，致死的危险性为 1/1 800 000U ~ 1/800 000U，ABO 不相容性输注主要为患者身份或者血液未经充分识别。应用先进的患者身份识别技术后对 49 974U 被输注的血液进行调查，结果没有发生 1 例错误的输注。因此，推荐对患者应用新型识别技术，如条形码识别系统用于腕带、输血申请单、试管等，且已证实用自动识别技术明显优于人工核对。

（三）患者身份识别错误的原因

输血前床边核查的基本内容包括患者身份的正确识别、相匹配的腕带与血液标签的识别、患者与输血申请单的识别以及查看血液失效日期等相关资料。但若无先进的识别技术和疏于识别操作，就会发生患者身份识别错误，其原因包括：①未要求清醒的患者说出姓名和出生日期，且没有与腕带及其他书面文件上同样的详细资料进行核查，如输血申请单和病历；②患者没有佩戴识别腕带；③腕带上患者详细资料难以辨认；④医护人员没有检查腕带上患者详细资料；⑤医护人员依赖患者的自我识别；⑥用病床号或床头卡等形式来代替患者身份识别。

（四）RFID 识别新技术的进展

1. RFID 发展简介　RFID 最早是在雷达技术的改进和应用中催生的，1948 年奠定了 RFID 的理论基础；到 20 世纪 80 年代，美国与欧洲的几家公司开始着手生产 RFID 标签，RFID 及产品进入商业应用阶段；20 世纪 90 年代，RFID 标准化问题日趋得到重视，RFID 产品被广泛应用，逐渐成为人们生活的组成部分；21 世纪初，有源电子标签、无源电子标签及半无源电子标签均得到发展，标签成本不断降低，应用规模和行业不断扩大。无源电子标签的远距离识别、适应高速移动物体的 RFID 正成为现实。目前，RFID 在欧美等发达国家得到了广泛的应用和迅速的发展。

2. RFID 比较传统条形码等技术具有的优点　①非接触操作，长距离识别，可以识别单个具体的物体，无须靠激光扫描来读取信息；②使用寿命长，可在恶劣环境下工作；③可识别高速运动的物体，可同时识别多个电子标签；④读写器具有不直接对最终用户开放的物理接口，保证其自身的安全性；⑤数据安全方面除电子标签的密码保护外，数据部分实现安全管理；⑥读写器与标签之间存在相互认证的过程，可实现安全通信和存储，信息的存储量大；⑦RFID 标签具有持久性，信息接收传播穿透性强，种类多等。

3. RFID 的组成　RFID 系统由标签、读写器、数据传输和处理系统组成。RFID 标签包括电子标签、电子条码等，它是内部带有天线的芯片，芯片中存储能够被识别目标的信息，天线用于在 RFID 标签和阅读器间传递射频信号，标签附着在物体上标识目标对象；RFID 读写器分为手持和固定两种，由发送器、接收器、控制模块组成。应用系统负责处理阅读器接收到的数据，并对数据进行分析处理。

4. RFID 工作原理　阅读器通过天线发送出一定频率的射频信号，当 RFID 标签进入阅读器工作区域时，阅读器天线产生感应电流，从而 RFID 标签被激活并向阅读器发送出自身编码等信息；阅读器接收到来自标签的载波信号后对接收的信号进行解码送至应用系统进行处理；收发器与控制计算机或可编程逻辑控制器（PLC）连接实现数据交换，控制计算器就可以处理这些数据进行识别和管理等。

5. RFID 的安全问题　RFID 系统的缺陷主要有缓冲器溢出、代码植入、蠕虫攻击等。RFID 标签可能会泄漏个人身份，通过阅读器能够跟踪携带系列不安全 RFID 标签的个人，并将这些信息进行综合分析，获取使用者的隐私信息。而蠕虫攻击是通过在线 RFID 服务寻找安全漏洞给计算机安装后门，使黑客将来轻易登陆计算机系统，使中间件服务器从远程下载并执行一些文件，这些文件将作为恶意软件传染中间件服务器，并开始新一轮传播。

6. 电子产品编码（EPC）系统简介　EPC 系统是 RFID 和计算机网络技术结合产生的新型识别系统。EPC 系统的信息网络架构是在全球互联网的基础上，通过神经网络软件(SA－VANT）管理系统以及对象名解析服务（ONS）和物理标记语言（PML）实现全球"实物互联"，并且可以与网络所有可能的组成部分协同工作。EPC 系统识别的对象是一个广泛的实体对象。EPC 提供唯一的标识，它通过计算机网络来标识和访问单个物体。EPC 系统的最终目标是为单个物体建立全球的、开放的标识标准。EPC 系统主要由如下 6 方面组成：EPC 编码标准、EPC 标签、解读器、SAVANT、ONS、PML。

（五）RFID 在临床输血质量管理方面的应用

RFID 早已用于医疗机构的信息管理，如婴儿的保护和识别一、医疗器械管理、药品管理、血液管理、传染病管理、患者信息和就诊管理等。RFID 应用在临床输血质量管理中的优势：①非接触式识别技术，减少对血液污染；②自动实现血液报废预警；③多标签识别，提高工作效率；④实时跟踪血液信息。

腕带识别系统可以对住院患者进行全面有效的管理，该系统整合了 RFID、医疗机构信息管理系统、无线网络技术等，解决病房中查询医嘱手续烦琐的问题，减轻了医护人员的劳动强度。医师查房时手持掌上电脑读取患者腕带信息、撰写并记录医嘱，护士可通过电脑读取患者腕带信息及条码信息进行核对，避免输错血。

四、血液预警系统

输血事故的不断出现催生了血液预警系统的建立、发展和应用，这一系统必将是血液质量全程管理的重要组成部分。但由于全球区域发展的不均衡性，使得各国血液预警系统的建立、发展和应用也不平衡，现将血液预警系统的基本情况简介如下。

（一）血液预警系统的概念

血液预警系统是由国家或输血行业建立的一系列共同认可的监控程序，它涵盖了输血链中所有环节，来完成对临床输血的应用指导以及输血不良反应的报告、追踪、鉴定与处理的血液监控管理系统，该系统主要收集和评估血液在临床治疗过程电发生的不可预测或非预期的后果，并通过整个系统的运作达到预防此类事件发生或再度发生的目的。血液预警系统主要包含两个方面：一是对血液产品的监督，二是对临床输血过程的监控。

血液预警系统作为医疗实践中的管理工具，血液预警最终将被整合到质量管理体系中去。血液预警系统的关键是采供血机构和医疗机构的有效协作，血液预警系统的安全监控应由独立于采供血机构和医疗机构的第三方机构执行。

（二）建立血液预警系统的必要性

输血链中的任何一个环节出现差错，将影响血液的安全性和有效性，都可能造成输血事件，因此建立有效的输血监控系统是十分必要的。

近年来，由于输血后经血传播疾病引发纠纷（特别是 HIV 和 HCV 引起的经血传播）的不断增加，各国加强了输血规范化管理，血液安全取得了明显的进步。但是经血传播疾病和输血不良反应仍不断出现，这除了监管不够到位之外，另一重要原因与未建立血液预警系统有很大关系。因此，建立全国性或区域性血液预警系统，是保证输血安全必要的举措。

（三）血液预警系统的功能

血液预警系统的主要功能是专门维护和改善血液安全的全过程。从血液预警系统获得的信息能够有助于评估输血的有效性和输血不良反应的发生率。具体地讲，建立血液预警系统可以加强输血规范化管理，合理利用血液资源；通过监控临床输血来了解输血不良反应发生的概率、范围及输血治疗效果；进行数据收集、储存、分析与处理，对新的输血相关危害能够快速警报或早期预警。实现从血液采集到受血者追踪整个过程的有效监督，达到逐步降低输血不良反应及有效控制输血事故的目的。

（四）建立血液预警系统的目的

包括：①收集和评估输血治疗过程中发生的不可预测或非预期的后果，提出处理方法，制定切实可行的措施，提高输血安全性；②完善医疗机构输血工作标准，制定临床输血指南，对医护人员进行输血安全培训，对已有的或潜在的危害提供快速警报；③加强医疗机构与采供血机构之间的协作，使血液的使用更加科学、安全、合理；④通过血液预警系统整个程序的运作，达到预防输血不良反应及差错事故的发生；⑤用输血不良反应的实例来警示医疗机构和采供血机构要加强输血安全管理。

（五）血液预警系统的组成

包括：①建立献血者信息库。②监测献血人群流行病学情况：对不合格献血者淘汰因素分析和献血者追踪；监测重复献血人群中新感染率，评价血液残余风险度；收集献血反应信息，为献血者咨询服务提供依据。③建立受血者信息库。④对受血者输血监控：通过对受血者进行输血后筛查追踪鉴别经血传播疾病的发生；监控血液在临床是否被合理使用；综合分析受血者信息，观察输血后的远期效果；报道新的输血不良反应。⑤培训医护人员，严格执行输血规范，及时反馈输血信息。⑥输血科（血库）要收集输血不良反应报告，参与输血不良反应处理，对输血不良反应的严重程度进行分级记录。⑦临床输血管理委员会指导临床输血不良反应的调查与监控，将收集的数据上报卫生行政部门。⑧采供血机构是血液管理的源头，临床出现严重输血不良反应，采供血机构要积极配合医疗机构进行调查和处理。⑨卫生行政部门将献血者资料分类整理，建立献血者信息库，以掌握献血者整体情况。⑩卫生行政部门会同采供血机构及医疗机构输血科（血库）的内部局域网通过网络技术联为一体，实现对输血全过程中出现的过失/事故等信息的控制、共享、交换和统计分析，对输血过失/事故进行预警报告处理，实现血液质量和安全输血的综合管理。

（六）血液预警系统的局限性

血液预警系统可以在一个地区或一个国家内实施，但是没有标准化，导致收集的数据没有可比性。未来各个国家合作的目标是提高血液预警系统数据的质量、实现标准化和规范化。由于各个国家的血液预警系统各不相同，在对血液安全的监督责任、法律、医学、资料收集范围以及事故报告的类型等方面都存在着差异，这将限制血液预警系统监控效果的可比性。

（七）我国建立血液预警系统的现状和展望

我国在血液预警方面起步晚、基础差，远远落后于欧美发达国家。我国大陆尚没有完整的输血监控系统，对临床输血相关的疾病和致死反应的主要原因无详细可靠的统计资料，各级医疗机构对输血不良反应的报告、调查、分析缺乏系统性和完整性。目前，我国各级采供血机构都建立了计算机信息管理系统，采集血液可追溯到献血者，但是缺少输血链中受血者的资料。如果建立血液预警系统，可将采供血机构和医疗机构输血科（血库）的局域网联为一体，对采供血和临床输血工作中出现的输血事件相关信息进行控制、共享、交换和统计分析，就会完成输血链的所有过程监控。通过检测、收集和分析输血不良反应信息，了解输血不良反应发生的频率和范围，采取干预措施提高输血安全性。对我国未来的血液预警系统的设想与建议已有报道，有学者建议启动强制与自愿报告相结合的预警系统比较适合我国国情，也具有较强的可操作性。随着输血全面质量管理意识的深入和对血液预警系统认识的提高，建立对输血全过程信息的采集、处理和对输血事故进行干预的血液预警系统，将采供血机构的质量管理体系延伸到医疗机构，从而实现对输血链血液质量的全程跟踪、监控和干预，才能真正保障我国的血液安全。

（金阿荣）

第六章

缺铁性贫血

缺铁有一个发展过程，体内发生贮铁耗尽（iron depletion，ID），缺铁性红细胞生成（irondeficient erythropoiesis，IDE），最终缺铁性贫血（iron deficient anemia，IDA）。缺铁性贫血是指各种原因的缺铁导致红细胞生成减少引起的低色素性贫血，其特点是骨髓、肝、脾等器官组织中缺乏可染铁，血清铁浓度、运铁蛋白饱和度和血清铁蛋白降低，典型的表现为小细胞低色素型贫血。缺铁性贫血是一种不同病因引起的综合征，可以伴发许多疾病。

第一节　流行病学

缺铁性贫血是临床上最常见的一种贫血。随着经济发展和营养卫生状况的改善，铁缺乏症的患病率逐年下降，但至今仍是一个全球性人群普遍存在的健康问题，发展中国家尤为突出。据估计全球约有5亿~10亿人患铁缺乏症，近半数为缺铁性贫血。通过大规模流行病学调查，提示发展中国家不同年龄组铁缺乏症的患病率明显高于发达国家。妊娠妇女、月经期妇女、婴幼儿和儿童是高危人群，其中以2岁以下婴幼儿和妊娠妇女的患病率最高。铁缺乏症的危险因素主要和下列因素密切相关：婴幼儿喂养不当，儿童与青少年偏食和鼻出血，妇女月经量过多，多次妊娠，哺乳，宫内置节育环，营养不良，摄入蛋白质不够，反复献血以及某些病理因素如胃大部切除、慢性失血、慢性腹泻、萎缩性胃炎和钩虫感染等。

（于奇宁）

第二节　病因和发病机制

一、病因

缺铁性贫血发生原因和发病机制多种多样。主要由于长期铁代谢负平衡得不到额外补充造成。

1. 营养因素　饮食中缺乏足够量铁或食物结构不合理导致铁吸收和利用减低，发生营养性铁缺乏症。中国医学科学院卫生研究所制订的正常供给标准，成年女性为12~15mg/d，青少年为12~25mg/d。铁吸收主要在十二指肠和空肠上段，吸收形式有两种：①血红素铁来自血红蛋白、肌红蛋白及动物食物的其他血红素蛋白，经胃酸和蛋白酶消化，游离出血红素，直接被肠黏膜细胞所摄取，在细胞内经血红素加氧酶分解为原卟啉和铁而被吸收；②非血红素铁来自铁盐、铁蛋白、含铁血黄素及植物性食物中高铁化合物等，非血红素铁的吸收取决于铁原子的价数、可溶性及食物中螯合剂的存在。食物中铁必须成为可溶性二价铁才易被吸收，胃酸可增加非血红素铁的溶解度，维生素C作为还原剂和螯合剂可促进铁吸收。植物食物中的磷酸盐、植酸盐，茶叶中的鞣酸及咖啡中的一些多酚类化合物等，与铁形成难以溶解的盐类而抑制非血红素铁的吸收。动物性食物铁吸收率20%。植物性食物吸收率多数小于5%，人乳铁吸收率50%，牛乳仅10%。因此，饮食因素和铁缺乏症发生有密切关系。因营养因素发生铁缺乏症高危人群是婴幼儿和孕妇，由于铁需要量增加，不注意营养极易引起铁缺乏症。月经期妇女对铁的需要量比成年男性大，一次正常月经的失血量平均 40～60mL，相当于失铁 20～30mg。因此，需要量比男性多 1mg/d，为 2mg/d。

2. 慢性失血和铁丢失过多　慢性失血是缺铁性贫血最常见的病因之一，长期小量出血比一次大出血更易发生缺铁性贫血。正常情况下，每天从食物中吸收和排出的铁各约 1mg，每天失血 3～4mg，即相当于失铁 1.5～2mg，可引起铁负平衡，一定时期后，即可发生缺铁性贫血。女性月经过多，如宫内放置节育环、子宫肌瘤及月经失调等多见。成年男性胃肠道出血是缺铁性贫血最常见病因，以痔疮最常见，仅次于月经量过多。其次是胃十二指肠溃疡出血，其中 25% 出血患者以往没有消化道溃疡的症状。食管裂孔疝可伴消化道出血，约 15% 患者发生缺铁性贫血。消化道憩室或憩室炎引起出血发生率大约分别为 5%～8% 和 15%～25%，小肠出血多为息肉。缺铁性贫血常是胃肠道肿瘤首发表现，盲肠癌、升结肠癌、胃癌及壶腹癌均可以缺铁性贫血为首发表现。农村钩虫感染是引起慢性消化道失血的重要原因。其他原因有咯血和肺泡出血，如肺含铁血黄素沉着症、肺出血肾炎综合征、肺结核、支气管扩张和肺癌等；血红蛋白尿，冷抗体型自身免疫性溶血、人工心脏瓣膜、行军性血红蛋白尿等，反复血液透析、多次献血等。

3. 铁吸收障碍　肠道对铁吸收障碍而发生缺铁性贫血者，最多见于胃切除患者。胃酸分泌不足且食物快速进入空肠，绕过铁的主要吸收部位，使铁吸收减少。多种原因造成胃肠道功能紊乱，慢性肠炎、Crohn 病等可因铁吸收障碍而发生缺铁性贫血。转运障碍（无转铁蛋白血症、肝病）也是引起缺铁性贫血的病因。

二、发病机制

1. 缺铁对铁代谢的影响　当体内贮铁减少到不足以补偿功能状态铁时，铁蛋白、含铁血黄素、血清铁和转铁蛋白饱和度减低、总铁结合力和未结合铁的转铁蛋白升高、组织缺铁、红细胞内缺铁。转铁蛋白受体表达于红系造血细胞膜表面，当红细胞内铁缺乏时，转铁蛋白受体脱落进入血液，血清可溶性转铁蛋白受体（serum transferring receptor，sTfR）升高。

2. 红细胞内缺铁对造血系统的影响　大量原卟啉不能与铁结合成为血红素，以游离原卟啉（FEP）的形式积累在红细胞内或与锌原子结合成为锌原卟啉（ZPP），血红蛋白生成减少，红细胞胞质少、体积小，即小细胞低色素性贫血；重者粒细胞、血小板生成受影响。

3. 组织缺铁对组织细胞代谢的影响　细胞中含铁酶和铁依赖酶活性降低，包括细胞色素 C、细胞色素 C 氧化酶、过氧化氢酶、过氧化物酶以及含铁血黄素蛋白类；细胞色素 C 还原酶、NADH；脱氢酶、黄嘌呤氧化酶、琥珀酸脱氢酶等。影响患者的精神、行为、体力、免疫功能及患儿的生长发育和智力；缺铁可引起黏膜组织病变和外胚叶组织营养障碍。

（于奇宁）

第三节　临床表现

缺铁性贫血的症状可因引起缺铁和贫血的原发病、贫血本身以及组织中含铁酶和铁依赖酶活性降低引起细胞功能紊乱所致。

一、贫血表现

早期缺铁性贫血常无症状或非特异性症状如乏力、易倦、头昏、头痛、耳鸣、心悸、气促、纳差等，可伴有苍白、心率增快。这些症状不一定和贫血程度相平行。

二、组织缺铁表现

影响小儿生长发育；幼儿可伴神经功能和心理行为障碍，易激惹、注意力不集中；耐力降低；影响小儿细胞免疫功能，表现为 T 淋巴细胞数目减少，中性粒细胞杀菌功能受影响，髓过氧化酶活性降低，吞噬功能有缺陷；抗寒能力降低，甲状腺激素代谢异常。严重缺铁性贫血可致黏膜组织变化，出现口炎、舌炎、舌乳头萎缩。外胚叶组织营养缺乏表现为皮肤干燥、角化、萎缩、无光泽；毛发无光泽、易断、易脱；指甲条纹隆起，严重时指甲扁平，甚至呈"反甲"。一些患者有嗜异食癖，如泥土、煤炭、生米、冰块等。胃活组织检查发现75%缺铁性贫血患者有浅表性胃炎及不同程度的萎缩性胃炎，伴胃酸缺乏。吞咽困难或吞咽时有梗死感（称 Plummer–Vinson 征），这是缺铁的特殊症状之一。缺铁性贫血也可导致月经紊乱。但月经过多可以是缺铁原因，也可以是缺铁的后果。约10%患者轻度脾肿大。在缺铁时间较长的婴儿中，颅骨和手骨的板障可以增厚。

三、缺铁原发病表现

消化性溃疡、肿瘤或痔疮导致的黑便、血便或腹部不适，肠道寄生虫感染导致的腹痛或大便性状改变，妇女月经过多，肿瘤性疾病的消瘦，血管内溶血的血红蛋白尿等。

（于奇宁）

第四节 实验室检查

一、血常规

轻度贫血，红细胞为正细胞正色素性，血片中红细胞形态基本正常。严重时呈小细胞低色素性贫血。平均红细胞体积（MCV）低于80fl，平均红细胞血红蛋白量（MCH）小于27pg，平均红细胞血红蛋白浓度（MCHC）小于32%。血片中红细胞大小不一，体积小者多见，有少量尾状和椭圆形红细胞，偶见靶形红细胞。红细胞中心淡染区扩大，重者胞质呈环状。网织红细胞计数大多正常或减低，少数轻度增高至2%~3%者。红细胞渗透脆性大致正常，重者脆性轻度减低。

白细胞计数一般正常，少数中性粒细胞减少。近期有大量出血，中性粒细胞可增多。钩虫病患者嗜酸性粒细胞增多。

血小板计数常增高，多见于成人因慢性失血而发生贫血。贫血较重的婴儿、儿童患者中，血小板减少较为多见。

二、骨髓象

骨髓穿刺涂片和切片显示骨髓呈轻度和中度幼红细胞增生，严重缺铁性贫血，幼红细胞体积偏小，核染色质致密，胞质较少，边缘不整齐，即血红蛋白形成不良。幼红细胞核固缩似晚幼红细胞，胞质仍紫蓝色，显示胞质发育迟于胞核，呈"核老浆幼"现象。分类以中幼红细胞比例增多。粒系细胞和巨核细胞数量、形态大多正常。骨髓涂片亚铁氰化钾染色，骨髓小粒中无深蓝色含铁血黄素颗粒，幼红细胞内铁小粒减少、淡染或消失，铁粒幼细胞<15%。骨髓可染铁是反映贮存铁的金标准。骨髓活检标本铁染色可提高骨髓可染铁检查的准确性，但不能很好地观察幼红细胞内铁的情况。

三、血清铁、总铁结合力、血清铁饱和度和血清铁蛋白

未经治疗者血清铁浓度常明显降低，多低于8.95μmol/L，总铁结合力增高，大于64.44μmol/L，血清铁饱和度降低小于15%。血清铁蛋白低于12μg/L。血清铁检测不稳定，1d内不同时间测定，变异很大，不宜单独作为诊断缺铁的指标。总铁结合力较稳定，血清铁饱和度测定<15%可作为缺铁性红细胞生成的指标之一，但不宜用于缺铁的早期诊断。采用直接法测定血清运铁蛋白浓度更好。因血清铁蛋白与体内贮存铁相关性极好，可作为储存铁缺乏的指标用于早期诊断。

四、红细胞游离原卟啉和血液锌原卟啉

红细胞游离原卟啉是幼红细胞和网织红细胞合成血红蛋白过程中形成的非血红素原卟啉而残留在新

生的红细胞内，绝大多数非血红素原卟啉是和锌离子络合成锌原卟啉，采用提取法和血液荧光计直接测定，诊断单纯性缺铁的标准：FEP>0.9μmol/L（全血），或ZPP>0.96μmol/L（全血）。可作为缺铁性红细胞生成的指标。由于FEP与ZPP值受到许多因素的影响，如慢性病贫血、铁粒幼细胞贫血、珠蛋白生成障碍性贫血和严重溶血性贫血等，因此反映缺铁的准确度不如上述铁参数。

（于奇宁）

第五节　诊断与鉴别诊断

诊断目标有两个方面：一是否缺铁性贫血，二病因诊断。还需注意复合性贫血即并发慢性感染、恶性肿瘤、风湿病或肝病的缺铁性贫血。

一、诊断

1. 缺铁性贫血的诊断标准

（1）小细胞低色素性贫血：贫血为小细胞低色素性：男性Hb<120g/L，女性Hb<110g/L，孕妇Hb<100g/L；MCV<80fl，MCH<27pg，MCHC<32%；红细胞形态有明显低色素表现。

（2）有明确的缺铁病因和临床表现。

（3）血清铁<8.95μmol/L（<50μg/dl），总铁结合力>64.44μmol/L（360μg/dl）。

（4）血清铁饱和度<15%。

（5）骨髓铁染色显示骨髓小粒可染铁消失，铁粒幼红细胞<15%。

（6）红细胞游离原卟啉>0.9μmol/L（>50μg/dl）（全血），或血液锌卟啉（ZPP）>0.96μmol/L（60μg/dl）（全血），或FEP/Hb>4.5μg/gHb。

（7）血清铁蛋白（SF）<12μg/L。

（8）血清可溶性运铁蛋白（sTfR）浓度>26.5nmol/L（2.25mg/L）。

（9）铁剂治疗有效。

符合第1条和2条~9条中任何两条以上者可诊断为缺铁性贫血。

2. 贮存铁缺乏的诊断标准符合以下任何一条即可诊断

（1）血清铁蛋白<14μg/L。

（2）骨髓铁染色显示骨髓小粒可染铁消失。

3. 缺铁性红细胞生成的诊断标准　符合贮存铁缺乏的诊断标准，同时有以下任何一条符合者即可诊断。

（1）血清铁饱和度<15%。

（2）红细胞游离原卟啉>0.9μmol/L（>50μg/dl）（全血），或血液锌卟啉（ZPP）>0.96μm/L（60μg/dl）（全血），或FEP/Hb>4.5μg/gHb。

（3）骨髓铁染色显示骨髓小粒可染铁消失，铁粒幼红细胞<15%。

4. 存在并发症　有并发症的情况下（感染、炎症、肿瘤等）需要测定红细胞内碱性铁蛋白，小于6.5ag/细胞，能诊断缺铁，或骨髓铁染色显示骨髓小粒可染铁消失作为标准。

5. 铁剂治疗性试验　连续口服铁剂网织红细胞计数上升，一般第5至10天，网织红细胞升高至4%~10%。如患者有铁剂吸收障碍，就无法判断结果。宜采用注射铁剂治疗试验做出诊断。

二、鉴别诊断

1. 铁粒幼细胞性贫血　遗传或不明原因导致的红细胞铁利用障碍性贫血。无缺铁表现，血清铁蛋白浓度增高，骨髓小粒含铁血黄素颗粒增多，铁粒幼细胞增多，出现环形铁粒幼细胞。血清铁和转铁蛋白饱和度增高，总铁结合力不低。

2. 地中海贫血　有家族史，慢性溶血表现。血片中可见多量靶形红细胞，珠蛋白肽链合成数量异常，如 HbF 和 HbA 增高，出现血红蛋白 H 包涵体等。血清铁蛋白、骨髓可染铁、血清铁和转铁蛋白饱和度不低且常增高。

3. 慢性病性贫血　慢性炎症、感染或肿瘤等引起的铁代谢异常性贫血。血清铁蛋白和骨髓铁增多。血清铁、血清转铁蛋白饱和度、总铁结合力减低。

4. 转铁蛋白缺乏症　常染色体隐性遗传所致或严重肝病、肿瘤继发。血清铁、总铁结合力、血清铁蛋白及骨髓含铁血黄素均明显降低。先天性者幼儿时发病，伴发育不良和多脏器功能受累。获得性者有原发病的表现。

确定缺铁性贫血还需病因诊断，原发病有时对患者危害比贫血更为严重，如胃肠道恶性肿瘤伴慢性出血所引起缺铁性贫血。成年男性和绝经期女子中，缺铁性贫血最多见的原因是胃肠道慢性出血，由于每次出血量少而且间歇性，临床上容易忽视。多次检验便潜血极为重要，必要时做胃肠道内镜及 X 射线检查。

（于奇宁）

第六节　治疗

一、病因治疗

缺铁性贫血的病因诊断是治疗的前提，婴幼儿、青少年和妊娠妇女营养不足引起的缺铁性贫血，应改善饮食；胃、十二指肠溃疡伴慢性失血或胃癌术后残胃癌所致的缺铁性贫血，必要时手术根治。月经过多引起的缺铁性贫血应去除病因；钩虫病引起的贫血，驱虫和补充铁剂可同时进行，如感染严重、全身情况很差，可以先纠正贫血，全身情况好转后驱虫。

二、补铁治疗

1. 口服铁剂　是治疗缺铁性贫血首选方法。硫酸亚铁是口服铁剂中的标准制剂，其最大的缺点是胃肠道不良反应较明显，硫酸亚铁缓释片口服后在 $1\sim2h$ 内均衡释放铁剂，提高十二指肠和空肠上段吸收率，减少胃和下段肠道释放铁。口服右旋糖酐铁、琥珀酸亚铁和多糖铁复合物（力蜚能）含铁量高，不良反应较硫酸亚铁轻，疗效和硫酸亚铁相当。成人治疗剂量元素铁 $180\sim200mg/d$，预防剂量元素铁 $10\sim20mg/d$。空腹亚铁盐吸收完全，餐后服或餐中服，铁剂吸收减少 $40\%\sim50\%$。空腹服用胃肠反应大如胃部灼热感、恶心、上腹部不适和腹泻等，常不能坚持治疗。餐后服用胃肠反应小易耐受治疗。小剂量开始逐渐增加剂量可减少胃肠道反应。小儿有效剂量为元素铁 $1.5\sim2.0mg/kg$，制成糖浆剂服用可以耐受。食鱼、肉及橘子水可加强铁剂吸收，谷类、乳、茶可抑制铁剂吸收。

骨髓造血功能正常，出血停止，口服铁剂见效快。最早骨髓中铁粒幼红细胞和外周血液中网织红细胞上升，高峰在 $5\sim10$ 天。2 周后血红蛋白浓度上升，2 月达正常。为补足体内贮存铁，铁剂治疗在血红蛋白恢复正常后至少要持续 $4\sim6$ 个月，甚至 1 年。口服铁剂无效须考虑：①患者未按医嘱服药；②诊断有误；③出血尚未得到纠正；④伴发感染、炎症、恶性肿瘤、肝病或肾病等，影响骨髓造血功能；⑤腹泻、肠蠕动过速或胃肠道解剖部位异常，影响了铁吸收；⑥铁剂在胃肠道不能很好溶解，影响吸收，尤其胃酸缺乏者。

2. 铁剂注射治疗　注射铁剂毒性反应较多，甚至发生致命的过敏反应。适应证：①胃肠道疾患如溃疡性结肠炎、节段性肠炎、胃切除后胃肠功能紊乱（倾倒综合征），或妊娠持续呕吐等，口服铁剂使症状加重者。②慢性腹泻、脂肪痢或吸收不良综合征铁吸收障碍者。③严重缺铁性贫血需要在短期内提高血红蛋白者，如妊娠晚期缺铁性贫血严重，并防止胎儿发生缺铁性贫血者。④血液透析或自体输血采血量较大，需短期内维持体内铁平衡者。⑤不能耐受口服铁剂治疗者。⑥出血丧失铁的速度，超过铁被吸收的速度。右旋糖酐铁复合物是最常用的注射用铁，深部肌内注射首次给药 $0.5mL$ 试验剂量，$1h$ 无过敏反应，给予足量治疗，最大剂量 $100mg/d$。右旋糖酐铁复合物注射后约 65% 于 $72h$ 内被吸收，

11%～52%（平均25%）残留在注射处至少4星期，不能被利用。局部不良反应有注射部位疼痛、局部淋巴结肿痛，可持续数星期。右旋糖酐铁复合物也可静脉注射，优点是可以一次大量注射。方法：①试验剂量铁剂无过敏反应，每天静脉注射不稀释的右旋糖酐铁复合物100mg，50mg/min缓慢静脉注射。②按计算出的总剂量，用生理盐水稀释，每50mg右旋糖酐铁复合物用0.9%氯化钠注射液20mL稀释，缓慢静脉滴注，开始20滴/分，5min无反应，将滴速增加到40～60滴/min。如注射处静脉炎、疼痛、发红，减慢滴速，静脉注射铁反应多，应慎重。全身即刻反应有头痛、头昏、发热、面部潮红、荨麻疹、关节痛、肌肉酸痛、低血压、恶心以及其他过敏反应；延迟反应有淋巴结肿大、关节和肌肉痛、发热。多数反应均轻微、短暂。

注射用铁的总剂量计算方法：所需总铁量（mg）＝（需达到的血红蛋白浓度－患者的血红蛋白浓度）×0.33×患者体重（kg）。

加强妇幼保健、预防早产，做好喂养指导，婴幼儿及时添加富含铁的食品，如蛋类、肝等，较大儿童应纠正偏食，防治鼻出血；青少年定期查、治寄生虫感染。月经期妇女防治月经过多。近年采用能释放左旋甲基炔诺酮的子宫内节育环（LNG－IUD），每天释放黄体酮65μg，可使月经量减少，降低贫血发生率。积极防治钩虫病等寄生虫病及各种慢性出血灶，以防止过多铁丢失。高危人群如婴幼儿、早产儿、孪生儿、妊娠妇女、胃切除及反复献血每年4次以上者应预防缺铁口服铁剂。一般足月婴儿补铁月龄，不迟于4足月，剂量为1mg/（kg·d）；早产儿补铁月龄不迟于2足月，剂量为2mg/（kg·d）；持续到1足岁。妇女妊娠后期和哺乳期可口服硫酸亚铁0.2g/d。近年来有不少国家在高危人群的食品（主要是谷类食物）中加入一定量药用铁，即食品干预高危人群取得较好效果。

单纯营养不足者，易恢复正常。继发于其他疾病者，取决于原发病能否根治。

（于奇宁）

第七章

巨幼细胞性贫血

巨幼细胞性贫血（megaloblastic anemia）主要是体内叶酸和（或）维生素 B_{12} 缺乏，导致脱氧核糖核酸（DNA）合成障碍所引起的贫血。特征是呈大红细胞性贫血，骨髓内出现巨幼细胞，该种细胞细胞核发育障碍，与胞质发育不同步，呈形态和功能均不正常的巨幼改变。可累及红细胞、粒细胞、巨核细胞三系。这种细胞在骨髓内未发育成熟就被破坏，出现无效造血。除造血细胞外，在某些增生较快的上皮细胞也可出现类似表现。临床表现主要是全血细胞减少和胃肠道症状，维生素 B_{12} 缺乏时还可出现神经系统症状。

在我国以叶酸缺乏为主，以山西、陕西等西北地区多见；维生素 B_{12} 缺乏较少见，恶性贫血在我国罕见。欧美地区以维生素 B_{12} 缺乏或有内因子抗体者多见。

第一节 叶酸和维生素 B_{12} 的代谢

一、叶酸的代谢和分布

叶酸（folate）属于 B 族维生素。它的化学名称是蝶酰谷氨酸（pteroylglutamic acid，PGA），由蝶呤衍生物、对氨基苯甲酸酯残基及 L-谷氨酸残基组成。自然界中的叶酸主要是由蝶呤酰与多个谷氨酰基结合形成的蝶呤酰多聚谷氨酸。治疗用叶酸仅含一个谷氨酸。

1. 来源和生理需要量　人体不能自身合成叶酸，所需的叶酸均来自食物。新鲜绿叶蔬菜、水果、动物内脏（肝、肾）、酵母和菌类中富含叶酸。但叶酸极不稳定，易被光和热分解，食物经长时间烹煮，特别是大量水分烹调时，其中的叶酸大部分被破坏。

正常人叶酸每日最小需要量为 $50\mu g$，健康人体内叶酸的总储量为 5mg，主要储存于肝脏中。人体内叶酸的储存量仅够 4 个月之需。如果每日摄取的叶酸在 $5\mu g$ 以下，大约 4 个月后会发生巨幼细胞性贫血。在妊娠、哺乳等需要增加的情况下，叶酸需要量增加至 3~6 倍。溶血性贫血、白血病和其他恶性疾病患者叶酸的需求量也会增加。

2. 吸收和转运　叶酸主要在十二指肠和空肠近端吸收，不需要内因子参与。食物中蝶酰多聚谷氨酸在肠道中，经肠黏膜细胞产生的解聚酶的作用，水解为蝶酰单谷氨酸或蝶酰双谷氨酸，经小肠黏膜上皮细胞吸收。在细胞内转变为 N_5-甲基四氢叶酸（N_5-甲基 FH_4），被转运至血浆中。其中一部分 N_5-甲基 FH_4 被分泌至胆汁中，排泄到小肠后再重吸收，即叶酸的肠肝循环。胆汁分泌的叶酸量为每天 0.1mg 以上。

血浆中 N_5-甲基 FH_4 与白蛋白疏松结合，迅速经叶酸受体被细胞摄取。进入细胞内，在维生素 B_{12} 依赖性甲硫氨酸合成酶的作用下，N_5-甲基 FH_4 转变为四氢叶酸（THF），THF 经多聚谷氨酸叶酸合成酶的作用再转变为多聚谷氨酸型 FH_4 储存。细胞内叶酸单谷氨酸很快逸出细胞。

在 FH_4 合成过程中，首先由叶酸（F）还原为二氢叶酸（FH_2），然后 FH_2 还原为 FH_4。这两步还原反应均由二氢叶酸还原酶催化。二氢叶酸还原酶有一个特性，对含有 4-氨基的叶酸类似物，如甲氨蝶呤和氨蝶呤钠，有很强的亲和力。在浓度为 $10^{-9}mol/L$ 时即可对叶酸发生竞争性抑制作用。这就是甲氨蝶呤等化疗药物的作用原理。

3. 叶酸在代谢中的作用　四氢叶酸（FH_4）是一碳基团的载体，参与体内甲硫氨酸、嘌呤和胸腺嘧啶核苷酸的生物合成。FH_4 能运载三种一碳基团：甲基（$-CH_3$）、甲烯基（$-CH_2-$）和甲酰基（$-CH=O$）。与叶酸结合的一碳基团主要来源于丝氨酸，通过丝氨酸羟甲基转移酶作用，丝氨酸与 FH_4 发生反应，生成甘氨酸和 N_5，N_{10}-亚甲基 FH_4。一碳基团次要来源为组氨酸的分解代谢和 N_5-甲酰 FH_4。

在叶酸介导的一碳基团转运反应中，脱氧尿苷酸甲基化为胸腺核苷酸最具临床重要性，是 DNA 合成中必不可少的步骤。此反应中，在胸腺核苷酸合成酶的作用下，N_5，N_{10}-甲酰 FH_4 提供和还原一碳基团，使一磷酸脱氧尿苷（dUMP）形成一磷酸脱氧胸苷（dTMP），dTMP 形成三磷酸脱氧胸苷（dTTP）后参与 DNA 合成。

4. 叶酸的排泄　主要经肾脏和粪便排出体外。肾脏能重吸收和排泄叶酸。肾小球滤过的叶酸被近曲小管上皮细胞膜叶酸受体转运至细胞内，然后缓慢进入血液。同时叶酸可以排泌入近曲小管中。结果是重吸收了大部分滤过的叶酸。人体每天经肾脏排出的叶酸量仅为 $2\sim5\mu g$。少量经粪便排出的叶酸主要来源于肠肝循环的溢出。

二、叶酸缺乏的病因

1. 摄入减少　叶酸缺乏的主要原因是饮食不合理。由于体内叶酸储备量少，当食物中缺少新鲜蔬菜，食物烹调不当，如烹调时间过长或温度过高，大量叶酸被破坏，导致摄入叶酸减少，叶酸缺乏迅速出现。

2. 需要量增加　婴幼儿、青少年、妊娠期和哺乳期妇女，以及慢性反复溶血、白血病、肿瘤、甲状腺功能亢进的患者，叶酸的需要量都会增加，长期接受血液透析治疗的患者，叶酸经透析液丢失，都可发生叶酸缺乏。

3. 吸收障碍　腹泻，小肠（特别是空肠段）炎症、肿瘤、手术切除均可导致叶酸的吸收不足。乙醇可干扰叶酸的吸收，酗酒者常会有叶酸缺乏。口服柳氮磺胺吡啶的患者叶酸在肠内的吸收受抑制。

4. 利用障碍　如甲氨蝶呤、氨苯蝶啶、乙胺嘧啶能竞争性抑制二氢叶酸还原酶的作用影响四氢叶酸的生成。苯妥英钠、苯巴比妥对叶酸的影响机制不明，可能是增加叶酸的分解或抑制 DNA 合成。此外，还有先天性酶缺陷，如甲基 FH_4 转移酶、N_5，N_{10}-甲烯基 FH_4 还原酶、FH_2 还原酶和亚氨甲基转移酶等，均可影响叶酸利用。

三、叶酸缺乏导致巨幼细胞性贫血的发病机制

叶酸缺乏时，一碳基团的转移受阻，阻碍体内脱氧尿嘧啶核苷（dUMP）转化为脱氧胸腺嘧啶核苷（dTMP）的反应，dTMP 合成减少，DNA 合成受到影响。细胞分裂增生速度明显减慢；而血红蛋白合成影响较小。幼红细胞因分裂障碍致细胞体积增大，染色质疏松，形成巨幼细胞。同理，粒细胞系出现幼粒细胞巨幼变和成熟粒细胞核分叶增多的现象。

四、维生素 B_{12} 代谢和生理作用

维生素 B_{12}（vitamin B_{12}）亦属于水溶性 B 族维生素，又称钴胺素（cobalamin）。由咕啉环、钴原子和一个核苷酸组成。在人体内以甲基钴胺素形式存在于血浆，以 5-脱氧腺苷钴胺素形式存于肝及其他组织。

1. 来源和生理需要量　人体无合成维生素 B_{12} 的能力，获得维生素 B_{12} 主要来源是动物性食物。肝脏、肉类、蛋及乳品类食品均含有丰富的维生素 B_{12}。

正常人每日需 $3\mu g$ 维生素 B_{12}，生长发育期、高代谢状态和妊娠时维生素 B_{12} 需要量增加。人体内维生素 B_{12} 的储存量为 $2\sim5mg$，可供 $3\sim5$ 年使用。

2. 吸收和转运　食物中的维生素 B_{12} 与蛋白结合，经胃酸和胃蛋白酶作用，多肽链被消化而释放。

在胃内酸性环境下，游离的维生素 B_{12} 与唾液和胃源性 R 蛋白（R binder）紧密结合，形成维生素 B_{12} - R 蛋白复合物（R - B_{12}）。进入十二指肠后，R - B_{12} 经胰蛋白酶作用，R 蛋白被降解。释放的维生素 B_{12} 与内因子（intrinsic factor，IF）结合形成维生素 B_{12} - 内因子复合物（IF - B_{12}）。内因子是胃壁细胞分泌的一种糖蛋白，含有钴胺素结合位点和特异性回肠受体，主要作用是抵抗水解消化作用，协助维生素 B_{12} 的吸收。IF - B_{12} 到达回肠末端，与该处肠黏膜上皮细胞刷状缘的 IF - B_{12} 受体结合，被肠上皮细胞摄取。在细胞内，内因子被降解，维生素 B_{12} 与运钴胺素蛋白 II（TC II）结合形成 B_{12} - TC II 复合物，分泌入血浆，迅速被肝脏、骨髓和其他增生型细胞吸收。

人体内每天有 $0.5 \sim 9\mu g$ 维生素 B_{12} 分泌入胆汁，与胆汁内的 R 蛋白结合进入肠道，在肠内胆源性 R 蛋白 - 维生素 B_{12} 复合物（R - B_{12}）与胃源性复合物一样，通过胰蛋白酶消化 R 蛋白，释放的维生素 B_{12} 结合内因子被重吸收，这是维生素 B_{12} 的肠肝循环。因此，完全素食者需要很长时间，甚至 20 年才会出现有临床症状的维生素 B_{12} 缺乏症，而维生素 B_{12} 吸收障碍的患者在 $3 \sim 5$ 年后即可因食物性和胆源性维生素 B_{12} 的丢失而出现临床症状。

3. 维生素 B_{12} 的功能　在机体细胞内维生素 B_{12} 还原成甲基钴胺素或 5 - 脱氧腺苷钴胺素。甲基钴胺素是 N_5 - 甲基 FH_4 甲基转移酶的辅酶，该酶可催化 N_5 - 甲基 FH_4 和同型半胱氨酸之间的不可逆甲基转换反应，生成 N_5，N_{10} - 甲基 FH_4 和蛋氨酸。N_5 - 甲基 FH_4 来源于 N_5，N_{10} - 甲烯基 FH_4 合成胸腺嘧啶的不可逆反应，没有合成胸腺嘧啶的活性。在维生素 B_{12} 充足时，N_5 - 甲基 FH_4 转化为 FH_4，再重新生成 N_5，N_{10} - 甲烯基 FH_4，恢复参与胸腺嘧啶合成的活性。5 - 脱氧腺苷钴胺素是 L - 甲基丙二酰 - CoA 变位酶的辅酶，它催化 L - 甲基丙二酰 - CoA 形成琥珀酰 - CoA 后进入三羧酸循环。

4. 维生素 B_{12} 的排泄　维生素 B_{12} 主要经肾脏排出体外，健康人每天尿液中排泄量约为 30pg。

五、维生素 B_{12} 缺乏的病因

1. 摄入减少　一般由于膳食中维生素 B_{12} 摄入不足而致巨幼细胞性贫血者较为少见。可见于严格素食者和严重的营养不良患者。人体内维生素 B_{12} 的储存量丰富，又有胆汁中的维生素 B_{12} 的再吸收（肠肝循环），素食者需经过 $10 \sim 15$ 年才出现维生素 B_{12} 缺乏的临床表现。

2. 吸收障碍　这是维生素 B_{12} 缺乏最常见的原因，可见于：

（1）内因子缺乏：见于恶性贫血（pernicious anemia，PA）、全胃切除术后、胃黏膜萎缩等患者。发生恶性贫血的机制目前还不清楚。患者常有特发的胃黏膜完全萎缩和内因子的抗体存在，故有人认为恶性贫血属自身免疫性疾病。这类患者由于缺乏内因子，食物中维生素 B_{12} 的吸收和胆汁中维生素 B_{12} 的重吸收均有障碍。

（2）肠道疾病：在回肠切除过多、局限性回肠炎、口炎性腹泻和热带口炎性腹泻等许多肠道疾病可引起维生素 B_{12} 吸收障碍。

（3）胰蛋白酶缺乏：慢性胰腺炎患者胰腺外分泌功能不足，胰蛋白酶缺乏，不能裂解维生素 B_{12} - R 蛋白复合体，维生素 B_{12} 无法与内因子相结合。这类患者一般在 $3 \sim 5$ 年后会出现维生素 B_{12} 缺乏的临床表现。

（4）药物影响：对氨基水杨酸、新霉素、二甲双胍、秋水仙碱和苯乙双胍等药物可影响维生素 B_{12} 吸收。

（5）肠道菌群失调和寄生虫：常见于盲袢综合征，由于解剖损伤或运动障碍导致小肠瘀滞，细菌大量繁殖摄入维生素 B_{12}；小肠寄生阔节裂头绦虫病与宿主竞争性摄取维生素 B_{12}，均可引起维生素 B_{12} 缺乏。

（6）先天性内因子缺乏或维生素 B_{12} 吸收障碍。

3. 利用障碍　先天性 TC II 缺乏引起维生素输送障碍；麻醉药氧化亚氮可将钴胺氧化而抑制甲硫氨酸合成酶。

六、维生素 B_{12} 缺乏导致巨幼细胞性贫血的发病机制

维生素 B_{12} 可以使无活性的 N_5 - 甲基 FH_4 转变成有活性的 FH_4，参与胸腺嘧啶脱氧核糖核苷酸的合

成。故维生素 B_{12} 间接参与了此过程。当维生素 B_{12} 缺乏时，FH_4 和 N_5，N_{10} – 甲烯基 FH_4 缺乏，阻碍了胸腺嘧啶脱氧核糖核苷酸的合成，进而影响 DNA 合成，从而发生巨幼细胞性贫血。

（于奇宁）

第二节　临床表现

一、血液系统表现

起病缓慢，常有面色苍白、乏力、耐力下降、头昏、心悸等贫血症状。重者全血细胞减少，反复感染和出血。少数患者可出现轻度黄疸。

二、消化系统表现

口腔黏膜、舌乳头萎缩，舌面光滑，伴舌炎呈"牛肉样舌"。胃肠道黏膜萎缩可引起食欲缺乏、恶心、腹胀、腹泻或便秘。

三、神经精神症状

维生素 B_{12} 缺乏者因脊髓侧束和后束的亚急性联合变性，以及周围神经受损，可出现对称性远端肢体麻木，深感觉障碍如振动感和运动感消失；共济失调或步态不稳；锥体束征阳性、肌张力增加、腱反射亢进。重者可有大、小便失禁。精神症状可有抑郁、失眠、记忆力下降、幻觉、妄想甚至精神错乱、人格变态等。部分患者神经系统表现先于贫血症状出现。

叶酸缺乏一般无神经系统症状。研究发现，约半数患者可有情感障碍，以抑郁症为主要表现。

四、几种特殊类型的巨幼细胞性贫血

1. 恶性贫血　恶性贫血多见于白种人，一般有家族史，在我国罕见。是由于胃黏膜萎缩、胃液中缺乏内因子，因而不能吸收维生素 B_{12} 而发生的巨幼细胞性贫血。多数患者的血清、胃液和唾液中可检查出抗自身胃壁细胞的抗体，在血清中还可检查出两种内因子（阻断及结合）抗体，部分并发自身免疫性甲状腺疾病和糖尿病等，故认为是一种自身免疫疾病。部分恶性贫血患者的病因与幽门螺杆菌感染致胃体黏膜不可逆破坏有关。Schilling 试验一期阳性，二期阴性可诊断内因子缺乏。需要维生素 B_{12} 维持治疗。

2. 幼年恶性贫血　幼年恶性贫血（juvenile pernicious anemia）指婴儿先天性内因子缺少或功能障碍，或先天性维生素 B_{12} 吸收障碍而发生的恶性贫血。患儿胃黏膜的组织学发现和胃酸的分泌均正常。血清中也不存在抗壁细胞和抗内因子的抗体。为遗传性疾病，其父母和兄弟姊妹中可发现内因子分泌的缺陷。

3. 非热带性口炎性腹泻　非热带性口炎性腹泻（nontropical sprue）又称麦胶性病（gluten – induced enteropathy）或特发性脂肪痢（idiopathic steatorhea）。常见于温带地区。发病与进食麦麸有关。临床表现为体重减轻、舌炎、贫血和间断腹泻，大便恶臭，呈水样或糊状、有多量脂肪。血常规及骨髓象为典型的巨幼细胞性贫血。血清和红细胞叶酸水平降低。治疗主要是对症及用叶酸治疗可以取得较好的效果，贫血纠正后宜用小剂量叶酸维持治疗。不进含麦胶的食物亦很重要。

4. 热带口炎性腹泻　热带口炎性腹泻（tropical sprue）多见于印度、东南亚、南美部分地区的居民和旅游者。临床症状与麦胶肠病相似，血清叶酸及红细胞叶酸水平降低、用叶酸治疗加广谱抗生素能使症状缓解及贫血纠正。缓解后应用小剂量叶酸维持治疗以防止复发。目前病因不清，因抗生素治疗有效，而认为可能与感染有关。

（于奇宁）

第三节 实验室检查

一、血常规

呈大细胞性贫血，MCV > 100fl、MCH 增高，MCHC 正常。也可出现中性粒细胞和血小板减少。网织红细胞计数可正常或轻度增高。血片中可见红细胞大小不等、中央淡染区消失，多数为大椭圆形红细胞。中性粒细胞核分叶过多，大于 3 ~ 5 叶，典型情况下中性粒细胞核 5 叶可占 5% 以上，可见到 6 叶或更多的细胞核，亦可见巨杆状核粒细胞。

二、骨髓象

增生活跃或明显活跃，伴有明显的巨幼细胞样改变，以红系细胞最明显。

（1）红系增生显著，幼红细胞出现巨幼变，称巨幼红细胞系列。各阶段细胞胞体增大，核大，核染色质疏松细致，胞质较胞核成熟，呈"核幼浆老"。成熟红细胞巨大而厚，常呈卵圆形，缺乏中心苍白区，出现大小不等、嗜多色性或含有嗜碱性点彩、卡波环或豪－周小体等。

（2）粒系，尤其晚幼粒细胞巨幼改变突出。晚幼粒和杆状核粒细胞形态巨大，核形肿大，畸形，核染色质疏松，胞质中颗粒较粗，称巨晚幼粒和巨杆状核粒细胞。分叶核分叶过多，常在 5 叶以上，甚至达 16 叶，称巨多叶核粒细胞。

（3）巨核细胞体积也增大，核分叶过多，并且核间可不相连接。血小板生成障碍，可见巨大和形态不规则的血小板。

（4）骨髓呈增生象，但血常规为全血细胞减少，其主要病理生理改变为无效性红细胞、粒细胞和血小板生成，称为髓内溶血。

三、生化检查

1. 血清叶酸和维生素 B_{12} 测定　血清叶酸水平的正常范围是 5.7 ~ 45.4nmol/L（2.5 ~ 20ng/mL）。血清维生素 B_{12} 水平的正常范围是 150 ~ 666pmol/L（200 ~ 900ng/mL）。

2. 红细胞叶酸含量　正常范围是 317.8 ~ 567.5nmol/L（140 ~ 250ng/mL），低于 227nmol/L（100ng/mL）时提示叶酸缺乏。红细胞叶酸含量不受短期内叶酸摄入的影响，可以较准确反映机体的叶酸储备。但因操作复杂，无法广泛应用于临床。

3. 血清高半胱氨酸和甲基丙二酸水平测定　血清高半胱氨酸水平正常值范围为 5 ~ 16μmol/L，在叶酸或维生素 B_{12} 缺乏时均可升高，达 50 ~ 70μmol/L。血清甲基丙二酸水平正常值范围为 70 ~ 270nmol/L，仅在维生素 B_{12} 缺乏时升高，可高达 3 500nmol/L。故这两项实验可用于叶酸或维生素 B_{12} 缺乏的诊断和鉴别诊断。

4. 尿甲基丙二酸测定　正常情况下尿中很低，0 ~ 3.4mg/d。维生素 B_{12} 缺乏时甲基丙二酸浓度升高，在治疗后数天降至正常。

5. 放射性维生素 B_{12} 吸收试验（Schilling 试验）　第一部分，受试者空腹口服放射性钴标记的维生素 B_{12} 2μg，2 小时肌内注射维生素 B_{12} 1 000μg，测定 24 小时内尿的放射性活性。维生素 B_{12} 吸收正常者 24 小时内能排出摄入放射性钴的 7% 以上。如果尿的放射性活性减低，5 天后进行第二部分试验，在第一部分试验基础上，加用内因子。若第一部分排出率减低是由于内因子缺乏所致，第二部分排出率转为正常，其他原因引起的维生素 B_{12} 吸收不良则内因子不能纠正。可将恶性贫血与其他巨幼细胞性贫血加以鉴别。

四、其他

可出现血清间接胆红素轻度增高，结合珠蛋白降低，乳酸脱氢酶增高，特别是 LDH1 和 LDH2（来自幼红细胞）增高等。

恶性贫血时胃液中游离胃酸消失、内因子抗体和壁细胞抗体阳性。

（于奇宁）

第四节　诊断与鉴别诊断

一、诊断

根据营养史或特殊用药史，贫血表现、消化道及神经精神症状，血常规呈大细胞性贫血，中性粒细胞核分叶过多，骨髓穿刺检查细胞呈典型的巨幼性改变可确诊。还需进一步明确叶酸缺乏还是维生素 B_{12} 缺乏，需要测血清叶酸和维生素 B_{12} 水平。

若无条件进行上述检查者，可予诊断性治疗，给予生理需要量的叶酸（0.2mg）口服或维生素 B_{12}（$1\mu g$）肌内注射治疗 10 天左右，患者临床症状、血红蛋白和骨髓细胞改善或恢复者，应考虑巨幼细胞性贫血叶酸或维生素 B_{12} 缺乏，并且可以鉴别叶酸或维生素 B_{12} 缺乏。

二、鉴别诊断

巨幼细胞性贫血应与下列疾病鉴别：

1. 再生障碍性贫血　巨幼细胞性贫血出现全血细胞减少时，需与再生障碍性贫血鉴别。骨髓检查增生明显活跃，红系增生，有核细胞呈典型的巨幼变可鉴别。

2. 溶血性贫血　巨幼细胞性贫血出现轻度黄疸时需与溶血性贫血鉴别，如温抗体型自身免疫性溶血性贫血、Evans 综合征等。可根据患者网织红细胞计数和间接胆红素的增高程度，特异性试验，如 Coomb's 实验、CD55 和 CD59 等检测结果来鉴别。巨幼细胞性贫血与溶血性贫血比较，网织红细胞计数和间接胆红素轻度增高，特异性试验为阴性。

3. 造血系统肿瘤性疾病　如急性髓系白血病 M6 型、骨髓增生异常综合征等，临床表现为大细胞性贫血，骨髓可见幼红细胞巨幼变等病态造血现象，但血清叶酸、维生素 B_{12} 水平不低，且补充叶酸、维生素 B_{12} 治疗无效。

（于奇宁）

第五节　治疗

一、治疗原发病，祛除诱因

有原发病（如胃肠道疾病、自身免疫病等）的巨幼细胞性贫血，应积极治疗原发病；用药后继发的巨幼细胞性贫血，应酌情停药。

二、纠正不良习惯

纠正偏食和不良的烹饪习惯。

三、补充叶酸和（或）维生素 B_{12}

1. 叶酸缺乏　口服叶酸，每次 5~10mg，每日 3 次；胃肠道吸收障碍者，可用亚叶酸钙肌内注射，每日 3mg。用至血红蛋白恢复正常。若无原发病，不需维持治疗。如同时有维生素 B_{12} 缺乏，则需同时注射维生素 B_{12}，否则可加重神经系统损伤。

2. 维生素 B_{12} 缺乏　肌内注射维生素 B_{12}，每次 $500\mu g$，每周 2 次；无维生素 B_{12} 吸收障碍者可口服维生素 B_{12} 片剂 $500\mu g$，每日 1 次；用至血红蛋白恢复正常。维生素 B_{12} 缺乏伴有神经系统表现者，需要

以 $500 \sim 1\,000\mu g$，每周一次治疗维持半年到 1 年。恶性贫血患者和胃全切患者，终生需要维持治疗，每月 1 次 $100\mu g$ 肌内注射。注意单纯维生素 B_{12} 缺乏者，不宜单用叶酸治疗，否则可加重维生素 B_{12} 缺乏或出现神经系统症状。

　要纠正偏食及不良烹调习惯。对高危人群可予适当干预措施，如婴幼儿及时添加辅食；青少年和妊娠妇女多补充新鲜蔬菜，亦可口服小剂量叶酸预防；应用干扰核苷酸合成药物治疗的患者，应同时补充叶酸和维生素 B_{12}。

（于奇宁）

第八章

再生障碍性贫血

再生障碍性贫血（aplastic anemia，AA）即再障，是多种病因引起的造血干细胞数量减少或质的缺陷为主所导致的造血障碍，表现为红骨髓总容量减少，代之以脂肪髓，骨髓中无恶性细胞浸润，无网硬蛋白增生，临床上以全血细胞减少为主要表现的一组综合征。几乎半数发生在 30 岁前，西方年发病率 2/100 万人口，亚洲是其 2 ~ 3 倍。

第一节　病因和发病机制

一、病因

大多数获得性再障是免疫介导的造血破坏的结果，约 10% 的病例存在编码端粒酶成分 TERC 或 TERT 基因突变。目前认为继发性再障可能和以下因素有关：

1. 药物　一种和药物剂量有关，系药物的毒性作用，引起的骨髓抑制是可逆的，如各种抗肿瘤药物，甲氨蝶呤、白消安、雌激素等。还有一种是药物的特异性反应，与剂量无关，常见的有氯霉素、砷、金制剂等。

2. 病毒感染　肝炎病毒、微小病毒 B_{19} 等。

3. 辐射　长期接触 X 线，放射性核素等。

4. 化学毒物　抗肿瘤药物、苯以及其代谢产物、酚类，杀虫剂、农药均可抑制骨髓。

5. 免疫因素　再障可继发于胸腺瘤、系统性红斑狼疮和类风湿关节炎等，患者血清中可找到抑制造血干细胞的抗体。

二、发病机制

1. 造血干细胞减少或缺陷　许多再障患者用正常人造血干细胞成功地骨髓移植显示出干细胞异常或缺陷是其发病的原因之一。骨髓 $CD34^+$ 细胞较正常人明显减少，体外长期培养再障的骨髓细胞呈现出造血不良表现。长期培养 AA 的启动细胞（LTC - IC）明显减少或缺乏，CFU - GM，CFU - E 形成能力较正常显著降低。

2. T 细胞功能异常亢进　细胞毒性 T 细胞直接杀伤和淋巴因子介导的造血干细胞过度凋亡引起骨髓衰竭是再障的主要发病机制。

再障存在天然免疫紊乱。再障骨髓 $CD4^+$T 细胞上 TOLL 样受体（TOLL - like recep - tor，TLR）上调，$CD8^+$T 细胞上杀伤细胞免疫球蛋白样受体（killer - cell immunoglobulin like receptor，KIR）上调。TLR 活化后触发细胞因子的释放，诱导 T 或 B 细胞免疫中共刺激因子的生成，TLR 活化后可诱发 Th1 型 T 细胞免疫亢进。

（1）特异性免疫紊乱：免疫抑制治疗如抗淋巴细胞球蛋白/抗胸腺细胞球蛋白（ALG/ATG）联合环孢霉素 A（CsA）治疗再障的良好临床疗效证实了本病发生的异常免疫损伤理论。介导异常免疫的 T 淋巴细胞分泌可溶性的造血负调控因子 IFN - γ，激活 Th1 型细胞进一步分泌 IFN - γ、IL - 2、TNF - α

等细胞因子，这些造血负调控因子通过诱导造血干细胞表面 Fax 表达增高，在促凋亡因子的协同作用下通过 Fas/FasL 途径导致造血干细胞凋亡；IFN－γ 在再障病理生理过程中发挥关键性的作用；CD8$^+$T 细胞内 IFN－γ 水平的变化与免疫抑制治疗的疗效相关，并为再障复发的可靠预测指标之一。

（2）调节性 T 细胞缺陷：调节性 T 细胞（Tregs）是以细胞表面表达 CD4 和 CD25，细胞内表达转录因子 FOXP3 为特征，通过抑制自身反应性 T 细胞而抑制自身免疫的发生和发展。转录因子 NFAT1 与 FOXP3 启动子结合后诱导其表达。再障患者均有 Tregs 的降低，FOXP3 蛋白和 mRNA 水平也明显降低，NFAT1 蛋白水平低至测不出。CD4$^+$CD25$^+$Treg 细胞在诱导和维持自身免疫耐受性和阻止自身免疫中起着重要作用。Tregs 能够抑制和调节 CD4$^+$ 和 CD8$^+$T 细胞的活化和增生，起到负调节作用。有研究发现再障患者的 Tregs 细胞数量明显减少，Treg 细胞缺乏与自身免疫性骨髓衰竭明显有关。再障治疗后获缓解者，其 Tregs 的输注可改善淋巴细胞输注诱发的全血细胞减少。T 细胞内的 mTOR/S6 信号转导途径活化可能参与难治/复发再障的发病。

（3）T－bet 表达增加：T－bet 选择性地表达于 Th1 细胞，T－bet 在再障中表达上调，T－bet 蛋白与 IFN－γ 启动子区结合，是 IFN－γ 基因强有力的转录激活剂，诱导 IFN－γ 的产生。在 Th1 细胞的分化中起决定性作用。T－bet 还能将分化中的效应性 Th2 和已完全分化的 Th2 细胞逆转为 Th1，产生大量的 IFN－γ，抑制 Th2 型细胞因子（如 IL－4、IL－5 等）的产生。

（4）B 细胞功能紊乱：再障主要与 T 细胞功能紊乱有关，但同样也发现了自身抗体。Hirano 等发现39% 的再障患者存在抗 kinectin 抗体，正常人及其他自身免疫性疾病中未检出该抗体，可能该抗体为再障所特有。Feng 等发现抗地西泮结合相关蛋白1（Diazepam－binding inhibitor－related protein 1，DRS－1）抗体与再障免疫机制关联，携带 DRS－1 抗体的再障患者对 IST 治疗效果较好，在 PNH$^+$ 的再障患者中 DRS－1 抗体检出率为 38%。约 37% 的再障患者可检测到抗膜突蛋白（Moesin）抗体，该抗体可影响造血细胞的功能和活力。有认为，抗膜突蛋白抗体、PNH 克隆和抗 DRS－1 三种指标的联合检测对评估再障的免疫发病机制有帮助。

3. 造血微环境支持功能缺陷　造血微环境包括基质细胞及其分泌的细胞因子，起支持造血细胞增殖及促进各种细胞生长发育的作用。已发现再障骨髓成纤维细胞集落形成单位（CFU－F）和基质细胞产生的集落刺激活性（CSA）降低。中国医学科学院血液学研究所观察到再障骨髓基质细胞萎缩、脂肪化、静脉窦壁水肿、出血、毛细血管坏死、CFU－F 减少，急性再障较慢性再障损伤更严重。多数体外试验表明，再障骨髓基质细胞生成造血生长因子（HGF）并无异常，再障患者血及尿中红细胞生成素（EPO）、粒－巨噬细胞集落刺激因子（GM－CSF）、粒细胞集落刺激因子（G－CSF）水平增高；但再障患者 IL－1 生成减少。有研究证实再障患者造血干/祖细胞，尤其是 BFU－E 对 EPO、EPO$^+$IL－3 及 EPO$^+$SCF 反应性明显低于正常对照，甚至缺乏反应性。Wodnar－Filipowicz 等检测了 32 例重型再障患者血清可溶性干细胞因子（SCF）水平，发现重型再障患者血 SCF 水平低于正常对照者，理论上 HGF 就可以治愈再障。事实上，大量临床治疗结果表明，HGF（包括 SCF）只能一过性升高患者外周血细胞水平，并不能改变疾病的自然病程。虽然造血微环境不是引起再障的始因，但可加重病情。

4. 遗传因素　流行病学资料发现再障也与特定的 HLA 相关。再障患者常有 HLA－DR2 型抗原连锁倾向，儿童再障 HLA－DPW3 型抗原显著增高，患者家属中常有造血祖细胞增生能力明显降低，并可见家庭再障。HLA－DR2 高表达的再障患者对 CsA 治疗有较高的敏感性。

端粒位于线性染色体的末端，由 5～15kb 的重复序列（前导链 TTAGGG，滞后链 CCCTAA）组成，维持染色体的完整性。端粒长度的维持需要端粒酶，端粒酶主要由 3 种组分构成：端粒酶 RNA 组分（Telomerase RNA component，TERC）、反转录酶组分（Telomer－ase Reverse Transcriptase，TERT）、端粒酶相关蛋白（Telomerase Associated Protein，TP）。约 1/3 获得性再障存在端粒 DNA 长度的缩短，并推测因端粒酶活性降低所致。约 10% 再障患者发现端粒酶基因突变，主要为 TERC 或 TERT 基因突变。TERC 基因突变主要集中于它的假结节区、CR4－CR5 区，突变可能通过影响 TERC 与 TERT 分子之间的结合而降低端粒酶活性。TERT 分子各结构域内均检测到再障发病相关突变基因；如位于反转录酶区的突变 Y772C（第 772 位半胱氨酸取代酪氨酸）、位于 C 端结构域的突变 V1090m（蛋氨酸取代缬氨酸）

等。如 1 例男性 26 岁再障患者，发现 TERT 分子 N 端结构域突变 K570N（天冬酰胺取代赖氨酸），其外周血粒细胞端粒 DNA 长度 3.8kb（同龄正常人群 8.6kb），淋巴细胞端粒 DNA 长度 3.1kb（正常人群 7.5kb），体外转染 K570N 突变的重组细胞端粒酶活性明显降低仅为野生型细胞的 1%。TERT 突变基因携带者体内造血细胞数量较没有基因突变者显著减少。端粒重复结合因子 1（Telomeric Repeat Binding Factors 1，TRF1）与端粒 DNA 结合，抑制端粒与端粒酶结合时端粒酶末端弯曲成襻，Savage 等发现 TRF1 内含子 9 第 36 192 位核苷酸胸腺嘧啶取代胞嘧啶所引起的突变可能是再障发病的危险因素。在一个 183 例免疫抑制剂治疗临床观察中，端粒较短者再障复发的可能性更高，发生 AML 的风险增加，骨髓细胞染色体不稳定性增加。

（石瑞平）

第二节　临床表现和实验室检查

一、临床表现

1. **重型再障**（severe aplastic anemia，SAA）　起病急，贫血进展迅速，多伴随严重出血和感染。常表现为多部位出血，如皮肤、黏膜、消化道、眼底以及颅内出血等。感染不易控制，高热以及中毒症状多是肺炎、全身严重感染的表现。

2. **非重型再障**（NSAA）　起病较缓慢，进行性乏力，或血小板减少引起皮肤出血点、紫癜、鼻出血、月经过多，或因白细胞减少引起感冒、呼吸道感染。进行性加重的贫血是其主要特征。

3. **体检**　皮肤黏膜苍白，皮肤、黏膜、结膜和眼底可见淤点或淤斑。浅表淋巴结和肝、脾一般无肿大。疾病晚期、多次输血或严重感染、肝炎后再障患者可偶有脾脏肿大。

二、实验室检查

初诊再障患者需要完善的实验室检测指标如表 8-1 所示。

表 8-1　再障诊断应进行的检测指标

全血细胞计数、网织红细胞计数、血涂片检查
胎儿血红蛋白（HbF）测定
骨髓穿刺及活检是必需的检查
肝功能及病原学检查（抗 HAV、HBsAg、抗 HCV、EBV、CMV、HIV）
血叶酸、维生素 B_{12} 水平
外周血流式细胞免疫分型，检测 CD55、CD59，了解是否有 PNH 克隆；进行尿含铁血黄素检测，有无血管内溶血
自身抗体筛选（抗核抗体、抗 dsDNA 抗体）
胸部 CT 或 X 片可以排除肺部感染，并且可留着做对照
腹部超声，了解肝、脾、淋巴结有无肿大，较为年轻的患者中肾脏异常提示可能为 Fanconi's 贫血
细胞遗传学检查（FISH 方法），特别注意 5 号、7 号染色体有无异常
遗传性疾病的筛选外周血淋巴细胞检测是否存在染色体断裂，以排除 Fanconi's 贫血
对于具备先天性角化不良症状以及对免疫治疗不敏感者进行外周血端粒酶 DNA 长度及融合基因检测（DKC1，TERC，TERT）

1. **全血细胞计数、网织红细胞计数、血涂片以及胎儿血红蛋白**　外周血常规通常为全血细胞减少，非重型再障早期可呈两系减少，中性粒细胞绝对值计数降低。校正的网织红细胞计数明显减低，<1%；网织红细胞绝对值 $<15 \times 10^9/L$。进行血涂片检测有助于发现中性粒细胞发育不良、异常的血小板、幼稚细胞以及其他异常的细胞，如毛细胞（见于毛细胞性白血病），单核细胞缺乏可能提示毛细胞性白血病。对于儿童患者，在输血前应进行胎儿血红蛋白检测，以和儿童 MDS 鉴别。

2. **骨髓检查**　骨髓象增生减低或重度减低，粒、红两系均严重减少，淋巴细胞、浆细胞、组织嗜碱细胞、网状细胞等非造血细胞增多。巨核细胞缺乏是诊断再障重要的依据。

3. 肝功能及病毒检测　肝炎后再障患者通常发生于急性肝炎感染 2~3 个月后，患者多为年青男性。需检测血液中甲、乙、丙肝炎抗体以及 EB 病毒。如果考虑移植，还需要进行巨细胞病毒以及其他的病毒血清学检测。微小病毒 B_{19} 引起纯红细胞再障。HIV 病毒引起全血细胞减少。因此推荐在再障确诊前，需排除全血细胞减少的原因。

4. 维生素 B_{12} 和叶酸水平　检测血维生素 B_{12} 和叶酸水平以排除巨幼细胞性贫血。如果维生素 B_{12} 或叶酸缺乏，需先进行纠正，之后才可进行再障诊断。

5. 自身抗体检测　系统性红斑狼疮同时伴随全血细胞减少，可能原因是：①自身免疫抗体引起的；②伴随骨髓纤维化；③低增生骨髓。因此，需要对所有再障患者进行抗核抗体及抗 dsDNA 检测。

6. PNH 克隆　目前，已经不再采用 Ham's test 和糖水溶解试验的检测方法诊断 PNH，而是用流式细胞术测定 GPI 锚定蛋白 CD55、CD59 水平。在近期输血的患者中，Ham's test 多为阴性而流式细胞术则可以得到阳性结果。然而小 PNH 克隆在再障中的临床意义目前尚不肯定，这些克隆可能持续存在、消失或增加。尿含铁血黄素检测将可以排除血管内溶血。PNH 相关性溶血程度应通过网织红细胞计数、血清胆红素、转氨酶和乳酸脱氢酶定量来判断。

7. 细胞遗传学检查　再障患者因为骨髓的低增生性，难以获得足够的中期分裂象细胞，进行骨髓的细胞遗传学检查具有一定难度。FISH 技术的开展对检测再障患者的染色体具有重要的意义。不仅是 MDS 患者可能出现异常克隆，12% 的再障患者也可能伴随着细胞的克隆异常。这些异常多发生在 7 号染色体。

8. 其他　在诊断再障时，检测外周血白细胞端粒 DNA 长度来判断预后，检测 TERC 和 TERT 相关突变基因，协助选择治疗方案。如携带上述突变基因者对免疫抑制剂治疗均无明显疗效，突变携带者对雄激素治疗有效，G305A 突变携带者对达那唑治疗有效，携带 G450A 多态性基因对 IST 疗效好。选择合适的干细胞移植供者时，必须考虑供者的端粒突变。

（石瑞平）

第三节　诊断与鉴别诊断

一、诊断

1. 一般标准
（1）全血细胞减少，网织红细胞绝对值减少。
（2）一般无肝脾大。
（3）骨髓至少一个部位增生减低或重度减低（如增生活跃，须有巨核细胞明显减少），骨髓小粒非造血细胞增多，骨髓活检提示造血组织减少，脂肪组织增加。
（4）除外引起全血细胞减少的其他疾病。
（5）抗贫血药物治疗无效。

2. 重型再障的诊断标准
（1）临床表现：发病急，贫血进行性加剧，常伴随严重感染、内脏出血。
（2）血常规：除血红蛋白下降较快外，须具备下列三项中的两项：①网织红细胞 <1%，绝对值 < $15 \times 10^9/L$。②白细胞明显减少，中性粒细胞绝对值 <0.5 × $10^9/L$。③血小板 <20 × $10^9/L$。
（3）骨髓象：①多部位增生减低，三系造血细胞明显减少，非造血细胞增多。如增生活跃，有淋巴细胞增多。②骨髓小粒中非造血细胞及脂肪细胞增多。

3. 非重型再障的诊断标准
（1）临床表现：发病缓慢，以贫血表现为主，感染、出血均较轻。
（2）血常规：血红蛋白下降速度较慢，网织红细胞、白细胞、中性粒细胞及血小板高于重型再障。

（3）骨髓象：①三系或两系减少，至少一个部位增生不良，如增生良好，红系中常有晚幼红细胞比例升高，巨核细胞明显减少。②骨髓小粒中非造血细胞及脂肪细胞增加。

4. 诊断流程

（1）明确临床特征。

（2）排除骨髓低增生所导致的可能造成全血细胞减少的诱因。

（3）排除遗传性再障。

（4）明确潜在的再障诱因。

（5）明确或排除伴随的遗传学异常或 PNH 克隆。

二、鉴别诊断

1. **贫血** 严重的铁缺乏、维生素 B_{12} 和叶酸不足，亦可引起全血细胞减少。若存在铁、维生素 B_{12} 和叶酸缺乏，须纠正之后再评价造血功能。

2. **溶血性疾病** 最主要的是阵发性睡眠性血红蛋白尿症（PNH），典型 PNH 有血红蛋白尿发作，易鉴别。不典型者无血红蛋白尿发作，全血细胞减少，骨髓可增生减低，易误诊为再障。但该病主要特点是：动态随访，终能发现 PNH 造血克隆。对于受累红细胞 <10% 的 PNH，溶血检查常为阴性，不能检测出 PNH 克隆的存在。通过流式细胞术检测造血细胞 GPI 锚链蛋白（CD55、CD59）的表达水平是诊断 PNH 的敏感方法。目前认为 PNH 克隆是从粒细胞逐渐发展到红细胞，首先受累的是造血祖细胞；当外周血细胞尚无 GPI 锚链蛋白分子缺陷时，骨髓细胞可能已有 GPI 锚链蛋白分子缺陷，因此检测骨髓细胞比外周血细胞更有意义。部分再障患者也会出现少量 PNH 克隆，其表达水平可以保持不变、减少、消失或是增加。若这些患者有实验室或临床证据表明存在溶血，应诊断为 PNH。尿含铁血黄素试验阳性提示存在长期血管内溶血，有利于 PNH 的诊断。网织红细胞计数、间接胆红素水平、转氨酶和乳酸脱氢酶定量对于评价 PNH 的溶血也有一定作用。

Evans 综合征和免疫相关性全血细胞减少症。前者可测及外周成熟血细胞自身抗体（coomb's 试验阳性），后者可测及骨髓未成熟血细胞膜上自身抗体。这两类血细胞减少患者 Th2 细胞比例增高、$CD5^+$ 的 B 淋巴细胞比例增高、血清 IL-4 水平增高，对肾上腺糖皮质激素和（或）大剂量静脉免疫球蛋白治疗反应好。

3. **免疫系统疾病** B 细胞功能亢进的疾病，如系统性红斑狼疮、免疫相关性血细胞减少症，可以产生抗造血细胞的自身抗体，引发造血功能衰竭。系统性红斑狼疮还可引起骨髓纤维化，疑为系统性红斑狼疮等结缔组织病应检查抗核抗体及抗 dsDNA 抗体等。

4. **低增生性 MDS** 低增生性 MDS 很难与再障相鉴别。但低增生性 MDS 周围血单核细胞往往增多，并可见幼稚细胞；骨髓两系或三系细胞呈病态造血，部分患者骨髓活检显示网硬蛋白增生及不成熟前体细胞异常定位（ALIP）现象。另外，通过有核红细胞糖原染色、小巨核酶标、白血病集落形成单位（CFU-L）及染色体核型细胞遗传学检查等亦有助于两者间的鉴别。因骨髓增生低下，细胞数少，难以获得足够的中期分裂象细胞，采用 FISH 方法可提高检出率。在儿童再障中出现遗传学异常，尤其是 +7 常提示为 MDS。在疾病的过程中可能会出现异常细胞遗传学克隆。目前推荐的 FISH 套餐是 5q31、CEP7、7q31、CEP8、20q、CEPY 和 p53。2008 年 WHO 关于 MDS 诊断分型标准中认为，单有 -Y，+8 或 20q- 的难治性血细胞减少者，若无明确病态造血，不能依遗传学异常而诊断为 MDS，应动态观察。对此的解释是，这些患者常常对免疫抑制治疗有较好效果。

5. **低增生性 ALL** 低增生性 ALL 发病率占儿童 ALL 的 1%～2%。有些患儿可能在骨髓衰竭后 3～9 个月进展为 ALL，中性粒细胞减少较血小板减少更为严重。白细胞减少的低增生性 ALL 可呈慢性过程，早期肝、脾、淋巴结未肿大，外周血全血细胞减少，骨髓增生减低。仔细观察血常规及多部位骨髓象，可发现原始淋巴细胞明显增多，骨髓活检和免疫分型及 TCR、IgH 检测有助于与再障的鉴别诊断。

6. **低增生性 AML** 特别是白细胞减少的白血病和低增生性白血病，早期肝、脾、淋巴结不肿大，外周全血细胞减少，易与再障混淆。仔细观察血常规及多部位骨髓，可发现原始粒，或原始（幼）单核细胞明显增多。部分急性早幼粒细胞白血病、伴 t（8；21）易位的 NALL（M₂）可有全血细胞减少，骨髓分类多可鉴别之。

7. 毛细胞性白血病　毛细胞性白血病表现为全血细胞减少，伴有持续性的单核细胞减少。骨髓穿刺术可能出现"干抽"现象。骨髓活检可以见到毛细胞浸润以及网硬蛋白增加。免疫表型显示 $CD20^+$，$CD11c^+$，$CD25^+$，$FMC7^+$，$CD103^+$，$CD5^-$，$CD10^-$ 和 $CD23^-$ 肿瘤细胞。30%～40% 患者可能出现脾肿大，毛细胞白血病者经切脾和干扰素治疗能有较好效果。

8. 肿瘤骨髓转移　晚期肿瘤（尤其胃癌、肺癌、卵巢癌）发生骨髓转移浸润，可导致造血功能降低，血常规表现为全血细胞减少。骨髓穿刺和活检检查可见到转移的肿瘤细胞。部分患者可显示原发病的症状与体征，通过免疫分型、基因重排将有助于鉴别诊断。

9. 脾功能亢进症　脾功能亢进症所致的血细胞过度消耗，如肝硬化、结缔组织病、恶性淋巴瘤等均可呈全血细胞减少，易与再障混淆。这类疾病脾脏均明显肿大，骨髓检查显示骨髓造血细胞增生活跃，并可发现相应的异常细胞。

10. 骨髓纤维化　慢性病例常有脾肿大，表现为全血细胞减少和骨髓增生减低，骨髓常干抽。骨髓活检见到网硬蛋白增加和纤维细胞。骨髓纤维化因出现髓外造血，血涂片可以见到不成熟造血细胞。无脾肿大的骨髓纤维化继发于恶性肿瘤的可能性大。

11. 先天性再障　范科尼贫血（FA）常称为先天性再障，是一种遗传性干细胞质异常性疾病。表现为一系/两系或全血细胞减少，可伴发育异常（皮肤色素沉着、骨骼畸形、器官发育不全等），高风险发展为 MDS、AL 及其他各类肿瘤性疾病；实验室检查可发现"范可尼基因"、外周血细胞染色体受丝裂霉素 C 或 DBA 试剂作用后极易断裂。因有较大年龄的范科尼贫血病例报道，其筛查的上限年龄尚难确定。先天性角化不良可以通过典型临床特征和基因突变加以鉴别。

12. 感染　肝炎后再障的肝炎病原学检查多为阴性。病毒感染，如 EBV、CMV 很少引起造血功能衰竭，但慢性活动性 EBV 感染致淋巴细胞增生性疾病者，会发生造血功能衰竭。微小病毒 B_{19} 可导致纯红细胞再障。分枝杆菌，尤其是非典型分枝杆菌感染会出现全血细胞减少和骨髓增生低下。骨髓检查还可发现肉芽肿、纤维化、骨髓坏死等。嗜酸性坏死常见于非典型结核杆菌感染。疑为结核者，应送骨髓液行分枝杆菌培养。

（石瑞平）

第四节　治疗

一、支持治疗

1. 成分输血　输注红细胞、血小板可以一定程度上缓解患者症状。但是多次输注容易诱发产生抗血小板抗体，同时增加造血干细胞移植后的排斥反应，故再障患者需要输血应输注经过照射及 CMV 阴性的血制品。严重贫血尽可能输注洗涤红细胞或去白细胞的浓缩红细胞，血小板计数低于 $20 \times 10^9/L$ 且有危及生命的出血时，应输注单个供血者采集的血小板悬液。

2. 造血生长因子　单用集落刺激因子效果不明确，在免疫抑制剂治疗的同时联合集落刺激因子可提高疗效。GM-CSF 或 G-CSF 300μg/次皮下注射，每周 3 次，第二个月每周两次，第三个月每周 1 次。EPO 6 000U/次，疗程同上。

3. 预防及治疗感染　清洁皮肤、口腔、肛门，预防感染。重型再障做好隔离护理，住层流室。给予易消化的饮食，避免便秘。确定的感染应用特异敏感的抗生素进行强有力的治疗，及时、反复送血、痰等标本做细菌培养和药敏试验。

二、针对性治疗方案

1. 非重型再障治疗策略　对于不依赖红细胞及血小板输注的 NSAA 患者，应定期监测其外周血血常规，如果病情进展为输血依赖性的，应及时予以标准的免疫抑制治疗（immu – no suppressive therapy，IST）；输血依赖性的 NSAA 患者应及早接受 ATG + CsA 治疗，经过3～6个月治疗有效果的患者，维持 CsA 治疗 >6 个月或外周血细胞水平完全恢复后 CsA 缓慢减量；如经过4～6个月（ATG + CsA）治疗无效果者，年龄在50岁以下或50～60岁之间身体状况良好的患者可考虑骨髓移植，或者可考虑行第二疗程 ATG 治疗，如第二疗程 ATG 治疗4～6个月时仍无效或疾病进展为 SAA，则按 SAA 治疗（图8－1）。

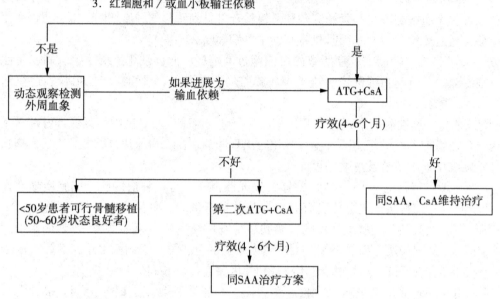

图8－1 非重型再障的治疗流程

端粒 DNA 缩短或端粒酶突变的再障患者，对雄激素治疗有一过性的反应，雄激素通过自身芳香化为雌激素及雌激素的受体途径，激活造血干细胞的端粒酶活性，故肝功能好者可加用安特尔治疗。

2. 重型再障治疗策略 重型再障宜及早行 HLA 相合同胞供体的 allo – BMT 或 ATG + CsA 的强化 IST：①<40 岁，选择 HLA 相合同胞供体的 allo – BMT；未找到合适供体的行免疫抑制治疗（ATG + CsA）。②>40 岁，选择 ATG + CsA 治疗。③接受 ATG + CsA 治疗患者，经过4个月治疗有效果的患者，维持 CsA 治疗 >6 个月或外周血细胞水平完全恢复后 CsA 缓慢减量；如经过4个月（ATG + CsA）治疗无效果者，可进行第2疗程的（ATG + CsA）治疗，或者考虑无关供体配型骨髓移植（图8－2）。

3. SAA 的同胞供者异基因骨髓造血干细胞移植 对于重型再障患者，首选治疗是进行 HLA 相合同胞供者异基因骨髓造血干细胞移植（hematopoietic stem cell transplantation，HSCT），<16 岁儿童生存率为91%，>16 岁的患者为74%。来源外周血的干细胞增加慢性 GVHD 危险。BM – HSCT 的适应证：①重型再障患者年龄小于40岁，最大年龄不应超过45岁；②有 HLA 相合的同胞兄弟姐妹做供体；③既往无或少许输注血液制品史的早期患者；④无明显感染迹象。

若有 HLA 相合供体，应尽早进行 HSCT，以避免因输血使患者对供者次要组织相容性抗原致敏，导致移植排斥发生率升高，降低移植成功率及长期存活率。

年龄 <30 岁年轻患者的预处理：采用非清髓和高强度免疫抑制方案以预防移植排斥和 GVHD。目前标准的方案是：CTX 50mg/（kg·d）×4 天，在第1，2，3 剂 CTX 后12 小时给予 ATG 30mg/kg，静脉输注 10～12 小时，在最后1 剂 CTX 后36 小时输髓。为减少 ATG 不良反应，于 ATG 输注前应用甲泼尼龙 2mg/kg。推荐的移植后免疫抑制处理方案为：①CsA2.5mg/kg，bid，从移植前一天开始用，持续用药12 个月预防晚期移植排斥反应；②短疗程 MTX：移植后第一天给予 MTX 15mg/m^2，之后分别在第3，6，11 天给予 10mg/m^2。

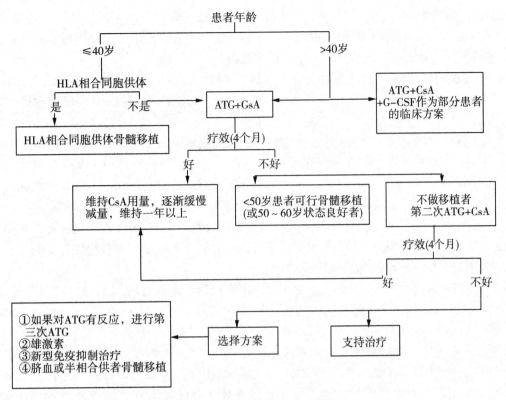

图 8-2 重型再障的治疗流程

年龄 >30 岁的预处理方案：对于 30~50 岁的患者，可能等待无关供体异基，因骨髓 HSCT，最优的预处理方案还不明确。40 岁以上的患者如果有条件进行骨髓移植，建议给予低强度的预处理，CTX 1 200mg/m²，氟达拉滨 120mg/m²，ATG 或者阿仑单抗。30~40 岁的患者也可以采用类似的方案。无关供体 HSCT 儿童生存率为 75%，>16 岁成人为 63%。5%~40% 的患者没有配型的同胞供体，也没有适宜的无关供体，有应用非亲缘脐带血中的造血干细胞移植，由于脐血中有核细胞数少及较高的排斥反应，通常再障患者不采用脐血移植。但是，若脐血含充足的细胞数，新的预处理方案，改变脐血给予的途径（如骨髓内），可能还是一种期待的方法。

虽然照射可以降低排斥反应的风险，但是对提高生存率没有明显改善，并且可能增加继发实体瘤的可能性，同时影响患儿的生长发育。因此目前在再障 HSCT 中不建议进行照射预处理。

4. 再障的免疫抑制治疗　适应证：①是依赖输血的非重型再障患者的一线治疗；②不依赖输血的非重型再障患者，有明显的粒缺伴随继发感染的高风险；③年龄 >40 岁的重型再障患者；④ <40 岁的重型再障无 HLA 相合同胞供者的患者。IST 疗效反应率似不受病因学（如肝炎、病毒接触史、PNH/AA 综合征）的影响，但单用 ATG 治疗 SAA 反应率明显低于 ATG + CsA；ATG + CsA 治疗 NSAA 反应率明显高于单用 CsA 者。由于联合治疗的疗效优于任何单一用药，ATG + CsA 的联合方案已成为目前再障的标准疗法，具体用法为马 ATG [20mg/（kg·d）×4d] 或兔 ATG [3.5mg/（kg·d）×5d] 联合 CsA [12~15mg/（kg·d），分 2 次口服，连续 6 个月]。NIH 和欧洲多中心研究表明 5 年总体生存率（overall survival，OS）75%~80%；接受 ATG + CsA 治疗儿童 VSAA 疗效优于 allo - BMT。ATG 治疗反应一般发生于 6 个月内，通常在 1~2 个月可观察到病情的好转，2~3 个月脱离血制品输注，但也有较晚起效者。ATG 治疗 3 个月有效率 50%，治疗 6 个月有效率 70%~75%，IST 有效，也说明这些患者发病可能源于自身免疫。IST 有效者应持续服用 CsA，逐渐减量至维持剂量，早期或骤然停用 CsA 可致病情加重或反复。当 CsA 用至 6 个月撤掉时，30%~35% 的患者会复发，若延长应用 CsA，并缓慢逐渐减量，复发的危险性 13%~16%。大约 1/3 的再障患者依赖 CsA，需要小剂量长期维持。当第一疗程 ATG 治疗后复发，或者第一疗程没有反应，可给第二疗程 ATG 治疗，开始是马 ATG，第二疗程则应改为兔

ATG，对复发患者有效率可达65%，第一疗程无效者第二疗程反应率约30%，但日本一组52例儿童再障的疗效仅11%。老年人是否应用IST，取决于疾病的严重性，主要是中性粒细胞减少的严重性。ATG治疗之后，患者感染、出血、心血管事件有增加的风险。

ATG常见近期不良反应包括急性过敏反应（发热、寒战、多形性皮疹、高血压、低血压等）、血清病反应（皮疹、非感染性发热、关节疼痛、肌痛、浆膜炎、淋巴结病或外周血淋巴细胞浆细胞增多）等。前者多发生于治疗最初的几天，后者则常发生于接受ATG输注后的14天内，防治以小剂量皮质类固醇激素为主。其他不良反应还包括引起血小板和中性粒细胞减少、肝肾功能损害、心律失常等。中性粒细胞减少可发生致命的感染。SAA患者接受强化IST达缓解数年后可能并发克隆性疾病，如PNH、MDS、AML及实体肿瘤等，在IST11年后，其发生率分别为PNH 10%，MDS或AML为8%，实体肿瘤为11%。染色体改变多见于7号和8号染色体。对可能演变为MDS或AML的危险因素是：①重复的应用ATG；②年龄较大者；③在用ATG和CsA的同时长期用较大量的G-CSF；④短的端粒DNA长度。

5. 免疫抑制治疗的疗效预测 IST无效的可能原因有：①IST治疗的剂量和疗程不充足，不标准；②不可逆的干细胞损伤；③非免疫介导的再障。

预测IST（ATG/CsA）疗效反应是目前SAA临床研究的热点领域之一，因为这可为IST后进一步治疗（解救或替代治疗）方案的制订提供更多的信息，从而减少治疗的被动性和盲目性。①CsA血药浓度：起始治疗2周时CsA血药浓度与疗效反应相关；②IFN-γ水平：采用流式细胞术测定T淋巴细胞内IFN-γ的水平能区分出大多数治疗有效和无效的患者，IFN-γ的表达水平与临床进程密切相关；③HLA-DR15表达和IST临床反应显著正相关；④伴有PNH克隆SAA患者对IST治疗反应率较高，年轻且有HLA相合同胞供者的PNH$^-$ SAA患者IST有效率低，应首选移植，而PNH$^+$ SAA患者则宜首选IST；⑤VSAA及rHuG-CSF治疗无反应者IST疗效欠佳，因此宜首选HLA相合的同胞供者allo-BMT；⑥端粒DNA长度短的再障患者，IST初治也有效，但易复发，且是易发生细胞遗传学异常，演变为MDS或AML的危险因素。

6. 其他的免疫抑制剂

（1）环磷酰胺（cyclophosphamide，Cy）：大剂量的Cy（200mg/kg体重），在没有干细胞支持治疗时，在ATG没有疗效的患者中，50%的患者引起持久的反应，但是会明显延长血细胞减少期，患者暴露到致命的真菌感染的高危险中，并延长住院天数，远期不排除发生克隆演变的危险。

（2）抗CD52单克隆抗体：目前正在观察评估用alemtuzumab治疗再障，每天100mg，共5天，同时用CsA，显示18例患者中9例有效。复发较常见，但是再次治疗有效。

（3）抗IL-2R：Daclizumab治疗非严重型再障有效率约40%。

（石瑞平）

第九章

溶血性贫血

第一节　总论

溶血是指红细胞非自然衰老而提前遭受破坏的过程。因骨髓有相当于正常造血能力6～8倍的代偿潜力，所以发生溶血而骨髓能够代偿时，可以不出现贫血（称为溶血性疾病）。仅当红细胞破坏过速而骨髓造血功能代偿不足时才发生贫血，称为溶血性贫血（hemolytic anemia）。

一、发病机制

研究表明，凡是溶血都有红细胞膜的变化，一些是原发性红细胞病变，有的是继发性红细胞改变。原发性红细胞病变是由于红细胞本身的缺陷（细胞膜，红细胞能量代谢有关酶和血红蛋白分子）或是红细胞的寿命缩短，以致易被破坏；另一些是红细胞本身无异常，而由于红细胞以外的因素致红细胞大量破坏，超过骨髓造血功能的代偿作用而发生溶血性贫血，它们可以是异常的免疫作用，或化学、物理及生物因素。少数情况下，以上两种因素可以同时存在于一个患者。从溶血的机制上来讲，红细胞破裂与下列因素有关：①红细胞膜蛋白巯基变性或膜成分改变及其磷酸化过程发生障碍；②红细胞膜离子通透性增加；③畸形红细胞易受机械性损伤；④红细胞酶缺陷；⑤红细胞内GSH含量下降及GSHPX（谷胱甘肽过氧化物酶）活性下降；⑥体内超氧负离子产生过多红细胞代谢异常。

二、诊断步骤

（一）病史采集要点

1. **起病情况**　根据不同的诱因及病因，溶血性贫血的起病情况不同。急性溶血常起病急骤，如见于血型不合输血。慢性溶血起病缓慢，主要为血管外溶血。

2. **主要临床表现**　急性溶血：在短期大量溶血可有明显的寒战，随后高热，腰背及四肢酸痛，伴头痛、呕吐、暗棕红色尿（酱油色尿）等。患者面色苍白和黄疸。严重的可有周围循环衰竭，由于溶血产物引起肾小管细胞坏死和管腔阻塞，最终导致急性肾功能衰竭。在急性溶血过程中尚可突然发生急性骨髓功能衰竭，表现为网织红细胞极度减少、贫血急剧加重，称再生障碍性危象。

慢性溶血：为不同程度的贫血、黄疸、肝脾大三大特征，亦可有心脏扩大和心前区收缩期杂音。慢性溶血性贫血患者由于长期的高胆红素血症，可常伴发胆石症以及与之相关的胆道阻塞、胆囊炎、胆管炎，亦可并发痛风、下肢溃疡。严重失代偿性贫血可导致生长缓慢、性成熟延迟、智力发育障碍。部分患者溶血期可因栓塞而出现腹痛，少数也可出现急性血管内溶血症状。

3. **既往病史及一般资料**　追问病史及既往史，寻找有无明确感染、化学毒物及药物接触、物理机械损伤等病因或诱因的存在。

（1）有新生儿黄疸史：严重的新生儿高胆红素血症提示先天因素导致的溶血，需排除母婴血型不相容性溶血。见于遗传性红细胞膜病、遗传性红细胞酶病、部分血红蛋白病等。

（2）有不明原因的CNSHA（非遗传性球形红细胞增多性溶血性贫血），提示遗传性红细胞酶病。

（3）药物、食物导致急性溶血史：食用有氧化基团的药物或食物，如蚕豆导致急性溶血提示葡萄糖－6－磷酸脱氢酶缺陷。某些药物、毒物对正常人也可能导致溶血，应询问近期是否用药或接触毒物。

（4）感冒、感染、妊娠等因素会加重贫血与黄疸：见于各种遗传性溶血性疾病。需注意，某些病毒感染如巨细胞病毒、细小病毒也可导致非遗传溶贫背景的人发生溶血和危象。许多病毒、细菌感染性疾病和多种肿瘤可继发免疫性溶血性贫血。

（5）家族中有同样症状的病例：见于常染色体显性遗传性溶血，如遗传性红细胞膜病、遗传性血红蛋白病（珠蛋白生成障碍性贫血、不稳定血红蛋白病等）、显性遗传性红细胞酶病（如谷胱甘肽还原酶缺陷等）。

（6）性别：家系中男性溶血症状明显，提示 X－性染色体连锁遗传病如 G－6－PD 缺陷。

（7）籍贯：地处北纬30°地区（我国广西、广东、福建、云南、四川、贵州、湖南、江西、浙江等地）是地中海贫血和 G－6－PD 缺陷的高发地区，而我国北部地区球形红细胞增多症和 PNH 发病率较高，诊断中应予考虑。

（8）发病年龄：虽然先天性与后天获得性或继发性溶血性贫血均可在各个年龄段发生，但是少儿阶段以前发病者仍以先天性溶贫为主，典型的溶血尿毒症综合征多发生于婴幼儿。成年人应先排除 PNH 和后天溶血因素。年轻女性溶血原因中应考虑免疫相关性原发疾病如系统性红斑狼疮等。老年恶病质患者或慢淋的患者可以继发免疫性溶血性贫血。

（二）体格检查要点

1. 一般情况　精神较差、乏力，中度以上贫血者可有低热，急性溶血可表现为高热、急性病容。

2. 皮肤、黏膜　呈不同程度的贫血貌（面色、口唇、睑结膜、甲床等苍白），皮肤黏膜黄染，慢性溶血长期输血者继发血色病，皮肤黏膜可表现出金属色。

3. 肝脾、淋巴结　慢性溶血多并发有肝脾肿大，淋巴结肿大不明显。急性溶血多无上述体征。

4. 其他　急性溶血导致肾功能衰竭时可有腰痛、肾叩击痛；长期贫血可致心率快，严重者可出现心功能不全；肝功能严重损害可导致低蛋白血症，凝血功能障碍，出现皮肤黏膜的淤斑淤点、双下肢水肿、腹水等。

（三）门诊资料分析

1. 红细胞破坏过多的表现

（1）血常规：红细胞和血红蛋白下降，轻型患者也可以表现为血常规正常。

（2）游离血红蛋白检测：游离血红蛋白增高，主要见于血管内溶血。

（3）血清结合珠蛋白检测：减少或消失，见于血管内溶血。

（4）尿常规：可呈棕色或酱油色，尿潜血阳性（主要见于血管内溶血）。

（5）含铁血黄素尿：主要见于慢性血管内溶血。急性血管内溶血时，含铁血黄素尿要几天后才阳性，并可持续一段时间。

（6）高胆红素血症：以间接胆红素升高为主。慢性溶血性贫血患者由于长期高胆红素血症，导致肝功能损害，可并发肝细胞性黄疸。

（7）尿胆原和粪胆原排出量增多：急性大量溶血时，尿胆原排出量可明显增加。慢性溶血时可增加不明显，肝功能减退，无法处理从肠道吸收的粪胆原时，尿中尿胆原才会增多。

（8）乳酸脱氢酶的测定：溶血性贫血的患者血清中 LDH 可升高。

（9）同位素标记可查出红细胞寿命缩短：红细胞的寿命测定为诊断溶血的可靠指标，其优点有：①当一般检查不能肯定时，此试验常能显示溶血；②用以估计溶血的严重度；③可鉴别溶血是由于红细胞内缺陷或红细胞外缺陷，或两者均有缺陷。但由于实验可操作性和受者接受程度上的原因，该指标在国内很少使用。

2. 红细胞代偿增生的表现

（1）网织红细胞增多：溶血时一般可达 5%～20%，慢性溶血多在 10%，当发生再障危象时网织红细胞可低于正常。

（2）周围血中出现幼红细胞、多染性、点彩红细胞及红细胞碎片。成熟红细胞形态异常，可见卡波环及豪周小体。

（3）骨髓幼红细胞增生，以中、晚幼红细胞为主，粒：红比率降低甚至倒置。

（四）进一步检查项目（溶血病因检查）

1. 抗人球蛋白试验（Coombs 试验）　直接或间接抗人球蛋白试验阳性，提示免疫性溶血性贫血。

2. 酸化血清试验、蛇毒因子溶血试验、蔗糖试验及 CD55⁻、CD59⁻ 检测　阳性可诊断为阵发性睡眠性血红蛋白尿。

3. 血红蛋白电泳和抗碱血红蛋白测定　有助于诊断海洋性贫血和其他血红蛋白病。

4. 酶活性测定　如 G-6-PD 活性降低可见于 G-6-PD 缺乏。

5. 红细胞形态检查　如球形红细胞明显增多，可见于遗传性红细胞增多症。

6. 盐水渗透脆性试验　正常红细胞在 0.46% ~ 0.38% 的盐水中开始溶血，于 0.34% ~ 0.20% 的盐水中完全溶血。红细胞的渗透脆性与红细胞的面积/体积的比值有关，比值增大则脆性减低。红细胞渗透脆性增加最多见于遗传性球形红细胞增多症、自身免疫性溶血性贫血、重症红细胞酶病等；脆性降低见于靶形变、棘形变膜病、镰形红细胞病和低色素性贫血等。

7. 酸化甘油溶血试验　其阳性意义同渗透脆性试验，但对检出先天膜病隐性携带者敏感性高于脆性试验，有报道该试验对 AIHA 呈阴性反应，可资与 HS 鉴别。

8. 其他　了解有无服药、感染、接触毒物等病史。

三、诊断对策

（一）诊断要点

溶血性贫血的诊断步骤为：首先确定是否为溶血性贫血及溶血的部位，然后根据筛选检查确定病因。

1. 确定溶血性贫血的存在

（1）有急性或慢性溶血性贫血的临床表现。

（2）有红细胞破坏过多和红细胞代偿增生的检查结果。

2. 确定溶血部位

（1）血管内溶血：多比较严重，贫血、黄疸，常有全身症状，如寒战、发热、腰背酸痛、血红蛋白血症和血红蛋白尿。慢性血管内溶血尚可有含铁血黄素尿。见于血型不合输血，阵发性睡眠性血红蛋白尿等，输注低渗溶液、G-6-PD 缺陷、行军性血红蛋白尿症、溶血尿毒血综合征等，以及药物毒物或外源生物导致的溶血、机械性溶血（人工心脏瓣膜、血管支架）等。

（2）血管外溶血：一般较轻，不同程度贫血、肝脾大，血清游离胆红素增高，多无血红蛋白尿。见于遗传性球形红细胞增多症、地中海贫血、温抗体型自身免疫性溶血性贫血。

（3）原位溶血：是幼红细胞直接在骨髓内破坏，又称为无效性红细胞生成。可见于巨幼细胞性贫血、骨髓增生异常综合征等。

（二）鉴别诊断要点

1. 非溶血性间接胆红素增高疾病　由于肝细胞摄取胆红素功能障碍，出现血清间接胆红素增高，但无贫血、红细胞破坏、红细胞代偿增生等表现。

2. 缺铁性贫血或巨幼细胞性贫血恢复早期　有贫血和网织红细胞增高等红细胞代偿增生表现，无血清间接胆红素增高、尿胆原增多等红细胞破坏过多表现。

3. 急性红白血病、骨髓纤维化　有贫血，外周血见幼红、幼粒细胞，成熟红细胞畸形，但无黄疸等红细胞破坏过多表现，骨髓检查可帮助鉴别。

（三）临床分类

根据溶血的病因可分为：

1. 遗传性

（1）红细胞膜异常：如遗传性球形红细胞增多症等。

（2）红细胞酶异常：糖无氧酵解途径中酶缺乏，如丙酮酸激酶缺乏、磷酸己糖旁路中酶缺乏、G-6-PD缺乏。

（3）血红蛋白异常：球蛋白链结构异常（血红蛋白病）；球蛋白链合成量减少（海洋性贫血）。

2. 获得性

（1）免疫性：包括同种免疫如新生儿同种免疫病；自身免疫如自身免疫性溶血性贫血；药物诱发的免疫性溶血性贫血。

（2）阵发性睡眠性血红蛋白尿。

（3）物理因素所致：如大面积烧伤。

（4）机械因素所致：如微血管病性溶血。

（5）化学毒物及药物所致：如苯、磺胺。

（6）生物因素所致：细菌、病毒、蛇毒。

四、治疗对策

许多溶血性贫血目前尚无根治方法。

1. 消除诱因　要尽快去除诱因，积极治疗原发病。

2. 肾上腺皮质激素　对免疫性溶血性贫血有效，也可用于阵发性睡眠性血红蛋白尿，但对其他溶血多无效，避免滥用。

3. 免疫抑制剂　仅对少数免疫性溶血性贫血有效。

4. 脾切除术　主要适用于血管外溶血，如遗传性球形红细胞增多症、自身免疫性溶血性贫血及某些血红蛋白病。

5. 补充造血原料　溶血患者骨髓造血代偿性加速，对造血原料需求量增加，应额外补充叶酸。长期血红蛋白尿患者可伴发缺铁，应适当补充，但对阵发性睡眠性血红蛋白尿患者补铁要慎重。

6. 输血　虽可暂时改善一般情况，但对自身免疫性溶血性贫血及阵发性睡眠性血红蛋白尿，反可加重溶血反应，应严格掌握输血指征，最好选择洗涤红细胞。

7. 并发症的防治　如急性肾功能衰竭、休克、心力衰竭等。

8. 新进　展见各论。

五、病程观察及处理

（1）观察体温、面色、黄疸、尿色情况。

（2）定期查血常规、网织红细胞计数、尿常规、黄疸指数等指标，了解溶血控制情况。

（3）密切观察各种并发症如急性肾功能衰竭、休克、心力衰竭等。

六、预后

各种溶血性贫血的疾病预后不一，详见各章。

（史恩祥）

第二节　自身免疫性溶血性贫血

自身免疫性溶血性贫血（autoimmune hemolytic anemia，AIHA）是由抗体参与的溶血反应所致的贫血性疾病。由于患者特异性免疫调节功能发生变异，产生了针对自身红细胞的抗体（IgG或IgM）和/

或活化的补体，与红细胞膜表面本身抗原相作用，通过巨噬细胞的吞噬作用而导致红细胞的破坏，寿命缩短，从而发生溶血性贫血。根据致病抗体作用于红细胞时所需温度的不同，可分为温抗体型和冷抗体型两种。

一、温抗体型自身免疫性溶血性贫血

与红细胞最适温度为 35～40℃ 的自身抗体称为温抗体。由温抗体引起的溶血性贫血称为温抗体型自身免疫性溶血性贫血。

（一）发病机制

AIHA 是器官特异性自身免疫性疾病，属于Ⅱ型超敏型自身免疫疾病，又称细胞毒性自身免疫复合物。AIHA 时，会有两种以上免疫损伤机制存在。①自身抗原性改变：病毒感染时可激活多克隆 B 细胞或化学物与红细胞膜相结合，改变其抗原性，导致自身抗体的产生。②自身免疫耐受异常：抗原刺激淋巴细胞增殖活化，丢失 TCR 或 BCR，诱导 B 细胞凋亡，引起自身反应性 B 淋巴细胞克隆清除进而引起 B 细胞、T 细胞免疫耐受。③免疫调节异常：AIHA 患者中 IL－10 的高表达抑制单核巨噬细胞下调 MHC 分子，减少 Th1 细胞介导的反应，同时刺激 B 细胞增殖活化，刺激自身红细胞抗体产生；另一方面，AIHA 患者有抑制 T 细胞减少和功能障碍，也有辅助性 T 细胞中特定亚群活化，使相应 B 细胞反应过强，发生 AIHA。④抗体后调节异常：自身抗体破坏红细胞的过程还受到巨噬细胞膜上的 Fc 受体及补体等调节。⑤遗传素质：目前已证实至少有两对等位基因和临床病情有关。

（二）诊断步骤

1. 病史采集要点

（1）起病情况：一般起病较慢。

（2）主要临床表现：贫血轻重不一，自觉头晕、乏力。有黄疸，尿色黄，急性起病时，有寒战、高热、腰背痛、恶心呕吐、腹泻等症状。溶血性贫血严重时可有头痛、烦躁，甚至昏迷等神经系统表现。多数原发病例常出现缓解与复发或加重交替出现。

2. 体格检查要点

（1）黄疸，部分有轻至中度的脾大，少数患者有肝大。

（2）淋巴结肿大多见于继发于淋巴网状系统疾病的患者，原发性者少见。

（3）伴有血小板减少病例（Evans 综合征）可有皮下出血或紫癜。

3. 门诊资料分析

（1）血常规：贫血程度不一，血红蛋白甚至可低于 50g/L。在极严重患者体外红细胞有自凝现象，凝块细小但肉眼可见。大多数呈正常细胞、正常色素性贫血。血片可见大量球形细胞及数量不等的幼红细胞；网织红细胞多增高，但在溶血危象时网织红细胞明显减少，白细胞和血小板大多正常，Evans 综合征时可见血小板减少。

（2）其他常规检查：总胆红素增高，以间接胆红素增高为主；尿内尿胆原增多，而胆红素阴性。

4. 进一步检查项目

（1）骨髓涂片检查：骨髓多增生活跃，呈增生性骨髓象，以幼红细胞增生为主。偶见轻度巨幼红样改变。

（2）直接抗人球蛋白试验（DAT）：是诊断自身免疫性溶血性贫血的重要实验室依据。本试验能较敏感地测定吸附在红细胞膜的不完全抗体和补体，广谱抗人球蛋白直接试验阳性，主要为抗 IgG 和（或）C_3 型；该试验假阴性结果可达 20%。如 Coombs 试验阴性可疑 AIHA，可做目前认为较敏感的试验，如凝胶直接抗人球蛋白技术（Gel－DAT）、酶联抗人球蛋白技术（ELAT）。

少数自身免疫性溶血性贫血虽有典型临床表现，并对激素疗效较好，但直接抗人球蛋白试验为阴性。其原因可能包括：①红细胞膜上吸附抗体过少，未达到 DAT 所能检测的阈值范围。②试验条件因素，如试剂效价不高或所含抗血清成分不全。③某些自身抗体的解离常数很高，在常规洗涤红细胞时抗体已经脱落，使反应呈阴性。

（3）间接抗人球蛋白试验（IAT）：用以检测血清游离抗体的一种方法，该试验阳性表示患者血清存在游离抗体或补体。该试验可间接估计体内红细胞抗体或补体的数量，但其诊断价值不如直接抗人球蛋白试验。

（4）其他

1）酶处理红细胞凝集试验：这是检测血清游离抗体的一种方法，较 IAT 敏感，实验室常用的酶有胰蛋白酶、木瓜蛋白酶、菠萝蛋白酶等。

2）自身抗体的血型抗原特异性测定：即测定自身抗体所对应的红细胞膜上的特异性抗原，大多数温性自身抗体显示 Rh 特异性，而冷性自身抗体的特异性，已证实与 Ii 系统有关，这种血型抗原特异性的测得，可以证明抗体是自身免疫性的，否则应除外同种抗体的可能性，后者可为多次妊娠或输血后所获得。

3）流式细胞仪检测技术：可探测红细胞抗原和抗体，对免疫性溶血性贫血的诊断很有帮助。此法具有简便、快捷、重复性强，可以定量测定等优点。

（5）进行有关继发性 AIHA 的检查：如 ANA、dsDNA、补体、抗 Sm 抗体等检查，排除系统性红斑狼疮，若有淋巴结肿大者行淋巴结活检，排除淋巴瘤。

（三）诊断对策

1. 诊断要点

（1）临床具有贫血及溶血的表现。

（2）抗人球蛋白试验：直接试验阳性，主要为抗 IgG 和 C3 型，偶有抗 IgA 型；间接试验可为阳性或阴性。

近 4 个月内无输血或特殊药物服用史，如直接抗人球蛋白试验阳性，结合临床表现和实验室检查，可诊断为温抗体型自身免疫性溶血性贫血。

如抗人球蛋白试验阴性，但临床表现较符合，肾上腺皮质激素或切脾术有效，除外其他溶血性贫血（特别是遗传性球形细胞增多症），可诊断抗人球蛋白试验阴性的自身免疫性溶血性贫血。

2. 临床类型

（1）原发性温抗体型：病因不明，女性多见，约占 AIHA 的 51%。

（2）继发性：继发于①结缔组织病如系统性红斑狼疮、类风湿性关节炎、硬皮病；②造血系统肿瘤如慢性淋巴细胞白血病、恶性淋巴瘤、骨髓瘤、巨球蛋白血症；③感染性疾病，尤其是儿童病毒感染、支原体肺炎等；④免疫性疾病如免疫缺陷综合征、低丙种球蛋白血症、异常球蛋白血症；⑤胃肠道疾病如溃疡性结肠炎；⑥药物如甲基多巴或左旋多巴、普鲁卡因胺等；⑦良性肿瘤如卵巢皮样囊肿等。

（3）Evans 综合征：Evans 综合征即同时或相继发生自身免疫性溶血性贫血和血小板减少性紫癜的综合征。少数以血小板减少起病，随后发生自身免疫性溶血。

3. 鉴别诊断要点　遗传性球形红细胞增多症：本病患者多有家族史，直接抗人球蛋白试验阴性、肾上腺皮质激素及免疫抑制剂治疗无效，而脾切除疗效明显，可与温抗体型自身免疫性溶血性贫血鉴别。

（四）治疗对策

1. 治疗原则　根据不同的类型和病因，选择相应的治疗方案。应该注意，此类患者需尽量输洗涤红细胞，否则可加重溶血发作，甚至危及生命。

2. 治疗计划

（1）病因治疗：对继发性温抗体型 AIHA，最重要的治疗是根治原发病，如肿瘤性疾病行化疗、放疗；结缔组织疾病使用免疫抑制治疗；各种感染灶的清除等。只有当原发病得到控制时，AIHA 方有可能缓解。

（2）输血：AIHA 患者的自身抗体有时对输入的红细胞也有致敏作用，当本病非常严重时，输入红细胞甚至发生显著溶血，因此应严格掌握输血指征，输血仅适用于暴发型溶血性贫血、溶血危象、患者安静卧床仍有缺氧所致心肺功能不全及中枢神经系统症状时，以及极重度贫血短期内有可能危及生命时。

输血前应检查：①ABO 血型及 Rh 血型；②自身抗体特异性；③对有多次输血史及多次妊娠的患者，应确定患者血清中有无同种异体抗体。缺乏这类抗原的红细胞才能输入，以防止出现溶血反应。输注洗涤红细胞，不宜一次大量输注，每次以 200mL 为宜，更不主张输至 Hb > 80g/L。输血前给予适量抗过敏药，输血速度要慢，并密切观察输血反应。

（3）肾上腺皮质激素：是治疗温抗体型 AIHA 患者的首选药物，其作用机制可能与抑制自身抗体产生、改变抗体与红细胞抗原亲和性以及降低单核 – 巨噬细胞对结合了抗体的血细胞的清除率有关。原则上开始剂量要充足，减量不宜太快，维持时间要长。开始用泼尼松1～1.5mg/（kg·d），严重患者可用地塞米松 10～20mg/d，静滴数日后改口服泼尼松。多数可在 1 周内起效，之后血红蛋白每周增加 20～30g/L 不等，当血红蛋白达 100g/L 以上时，可开始逐渐减药，若治疗 3 周无效，也需减量。每周减5mg，待每日量达 30mg 后，每 2 周再减 5mg 至每日量仅 15mg 后，每 2 周减少 2.5mg。小剂量泼尼松（5～10mg/d）持续至少数个月。82%的患者可获得早期全部或部分缓解，如至少需 15mg/d 的泼尼松才能维持血常规缓解者，应考虑改换其他疗法。在使用皮质激素时，必须注意其不良反应（如增加感染的机会、诱发消化道溃疡、高血压、糖尿病、骨质疏松等）的防治。

（4）脾切除：对积极内科治疗 3～6 个月无效，应用肾上腺皮质激素禁忌证，脾脏溶血指数（核素标记自体红细胞体内破坏部位检查）较高可考虑切脾治疗，切脾有效率一般 50% 左右，抗体为 IgG 或 IgA 者切脾效果佳，IgM 者差。

（5）免疫抑制剂：适合于：①糖皮质激素无效或禁忌；②不适于切脾或切脾无效者；③泼尼松量需 10mg 以上才能维持缓解者；④如环孢素 A、硫唑嘌呤、环磷酰胺（CTX）、甲氨蝶呤等。环孢素 A 治疗剂量多为 5mg/（kg·d），或调整剂量使血中 CSA 浓度为 200～400μg/L，出现疗效时间至少需要 2 个月，甚至更长，整个疗程不应少于 6～12 个月，待血常规稳定后，然后逐渐减量至停药，可以明显降低复发率，延长缓解期。CSA 的常见不良反应有齿龈增生、肝肾功能损害、多毛、肌肉震颤、低镁血症、高血压等，这些症状体征可随 CSA 的减量或停用而减轻或消失。

（6）达那唑（Danazol）：有免疫调节作用，能降低患者的抗体 IgG 和 C3 的滴度，亦可能有稳定患者红细胞膜的作用。每天 400～600mg，分次口服，维持量为每天 200～400mg，一般疗程不少于 1 年，否则易复发。达那唑多与泼尼松联用，溶血控制、贫血纠正后，激素可逐渐减量至停用，单用达那唑维持治疗。不良反应有肝损害、多毛、脱发、乏力、肌痛、月经不规则等。

（7）大剂量丙种球蛋白：可用于难治性危重患者，但疗效短暂，用量为 0.4g/（kg·d）连续 5 天。

（8）血浆置换疗法：若抗体浓度在血清超过 10mg/mL，可以有效。每周换血浆 200～300mL，可使抗体下降 50% 以上。本方法疗效迅速，但维持时间短，而且无根治作用，同时需相应设备和大量血浆或清蛋白，价格昂贵，仅适用个别严重患者，以快速清除自身抗体、补体、免疫复合物和胆红素，从而缓解症状。

（9）新型免疫抑制剂：近期有些学者应用霉酚酸酯也取得较好的疗效，其活性成分霉酚酸是一种高效的次黄嘌呤磷酸脱氢酶抑制剂，主要通过阻断鸟嘌呤核苷酸的经典合成途径，使鸟嘌呤耗竭，阻断DNA 合成，从而抑制 T、B 细胞的增殖，霉酚酸酯最初用在脏器移植后预防排斥反应，后来应用于造血干细胞移植（HSCT）后慢性移植物抗宿主病（GVHD）的预防，应用于包括 AIHA 在内的免疫性血细胞减少，可减少其他免疫抑制剂的用量。剂量为 500mg/d，2 周后增加到 2g/d，霉酚酸酯的主要副反应为胃肠道反应和骨髓抑制作用，极个别患者出现头痛和背痛，减量后症状消失，霉酚酸酯可以作为一种有效的二线免疫抑制剂应用。

（10）单克隆抗体：美罗华（Rituximab）是基因工程技术合成的人鼠嵌合型抗 CD20 的单克隆抗体，目前已经作为 CD20$^+$ 的淋巴瘤的常规用药。1998 年开始应用美罗华治疗淋巴细胞增生性疾病并发的 AIHA、移植后出现的 AIHA、冷溶血综合征及儿童 AIHA。其可能的治疗机制是：去除与自身红细胞反应的 B 细胞，并且该清除作用可以维持 6～9 个月，但其具体的免疫调节机制尚不清楚。临床用法：成人 375mg/m²，1 周 1 次，连续 2～4 周。有报道美罗华治疗了 15 例温抗体型 AIHA，其中 13 例为 IgG 型，大多数应用 3 次，随访 15 个月，13 例有效，2 例无效，其中 3 例分别在缓解后第 7、8 和 10 个月复发，3 例患者全部进行了第 2 次美罗华治疗，取得再次缓解。

有报道 CD52 抗体（Cammpath – 1H）治疗 21 例（包括纯红再障、ITP、自身免疫性溶贫），14 例有效，尽管 7 例复发，但大多数能够停用激素或减少激素用量。

（11）造血干细胞移植：自体造血干细胞移植治疗难治性自身免疫性溶血性贫血有一定疗效，但易复发，异基因移植虽不易复发，但移植相关死亡率高，移植后会出现 GVHD 也是一种免疫性疾病，故未广泛应用。

（12）其他：肽段竞争结合自身抗体、阻断和拮抗细胞因子治疗、脂质化的双磷酸盐等在体外实验可以显示降低红细胞的破坏，但尚缺乏人体应用的证据。

3. 治疗方案选择　对继发性温抗体型 AIHA，最重要的治疗是根治原发病；原发性温抗体型 AIHA 患者首选肾上腺皮质激素；糖皮质激素无效或禁忌，或不适于切脾或切脾无效者，或泼尼松量需 30mg 以上才能维持缓解者，采用环孢素等免疫抑制剂；难治性患者可尝试如美罗华、CD52 抗体（Cammpath – 1H）、霉酚酸酯、自体造血干细胞移植治疗。

（五）病程观察及处理

1. 病情观察要点

（1）严重溶血者监测生命体征、密切注意心功能、肾功能，输血时注意是否加重溶血。

（2）治疗期间定期检测血常规、网织红细胞计数、胆红素，观察溶血是否已控制。

（3）注意药物不良反应。

（4）防治感染。

2. 疗效判断

（1）缓解：临床症状消失。红细胞数、血红蛋白量及网织红细胞百分率均在正常范围。血清胆红素测定在正常范围。直接及间接抗人球蛋白试验均转为阴性。

（2）部分缓解：临床症状基本消失。血红蛋白量在 80g/L 以上，网织红细胞数在 5% 以下，血清总胆红素测定不超过 34μmol/L。抗人球蛋白试验阴性，或仍为阳性，但效价较治疗前明显降低。

（3）无效：治疗后仍有不同程度的贫血或溶血症状，实验室检查结果未能达到部分缓解标准者。

（六）预后评估

原发初治患者多数反应良好，数月后血常规可恢复正常，但需维持治疗。约 20%～30% 原发性温抗体型 AIHA 可最后脱离皮质激素维持缓解，40%～50% 患者需持续服用小剂量泼尼松（每天 5～20mg），15%～20% 患者需持续服用较大剂量泼尼松，还有 15%～20% 患者皮质激素治疗根本无效。反复发作者疗效差，病程数月至数年不等，病死率约 50%；继发者随原发病而异，继发于感染者控制感染即愈，继发于结缔组织疾病或肿瘤者预后较差，Evans 综合征也难以治愈，可死于出血。

（七）出院随访

（1）出院后继续门诊取药。

（2）定期查血常规。

（3）嘱患者不能突然自行停药。

（4）密切注意糖皮质激素的不良反应。

（5）防感染。

二、冷抗体型自身免疫性溶血性贫血

最适反应温度在 30℃ 以下的自身红细胞抗体为冷抗体。其抗体在 20℃ 以下作用最活跃，主要为完全抗体 IgM，由冷抗体引起的溶血性贫血为冷抗体型 AIHA。包括：①冷凝集素综合征，主要为 IgM，偶为 IgG；②阵发性冷性血红蛋白尿，为 7SIgG 抗体，称为 D－L 抗体或冷热抗体。

（一）诊断步骤

1. 病史采集要点

（1）起病情况：通常急性起病，常与寒冷的环境有密切关系，在寒冷的冬季病情常常加重。

（2）主要临床表现：中、老年多见，在全身或局部受寒冷后急性发病，数分钟或数小时后出现短暂的寒战、高热、恶心、呕吐、腰背痛等。发病后的第一次尿即为血红蛋白尿，持续时间可数小时，也可数日不等。

2. 体格检查要点

（1）不同程度的贫血貌、黄疸。

（2）在寒冷环境中表现有耳郭、鼻尖、手指及足趾发绀，但一经加温即可消失。

3. 门诊资料分析

（1）血常规：常在抽血时发现体外红细胞有自凝现象，呈正常细胞、正常色素性贫血。

（2）尿常规：尿潜血阳性。

（3）血清间接胆红素增高，尿内尿胆原增多，而胆红素阴性。

4. 进一步检查项目

（1）凝集素试验：在冷凝集素综合征时阳性，效价可高至 1：100 甚至 1：16 000（正常 <1：64），30℃时在清蛋白或生理盐水内，冷凝集素效价仍然很高，即具有冷凝集素综合征的诊断价值。

（2）冷热溶血试验：试验阳性，表示有 D－L 抗体存在，见于阵发性冷性血红蛋白尿患者。

（二）诊断对策

1. 诊断要点　冷抗体型自身免疫性溶血性贫血的诊断依据：

（1）有临床和实验室证据表明患者受冷后发生血管内溶血。

（2）冷凝集素阳性，效价较高（ >1：40），可诊断冷凝集素综合征。冷热溶血试验（Donatk－Landsteiner 试验）阳性，可诊断阵发性冷性血红蛋白尿（PCH）。

（3）抗人球蛋白试验阳性，为 C3 型。

冷凝集素综合征（CAS）分为原发性和继发性，原发性为找不到明显的发病原因或伴发的疾病；而继发性可见于各种感染，尤其是支原体肺炎和传染性单核细胞增多症，也可继发于淋巴网状系统疾病。

阵发性冷性血红蛋白尿（PCH）亦可分为原发性和继发性，后者可见于病毒（尤其是麻疹或腮腺炎）或梅毒等。

2. 鉴别诊断要点

（1）肢端动脉痉挛的 Reynaud 病：患者肢端发绀出现前先有苍白，且非寒冷时亦可出现症状，鼻尖和耳郭不发绀，而冷凝集素试验和抗人球蛋白试验均为阴性，可与冷凝集素综合征鉴别。

（2）冷球蛋白血症：也可引起指（趾）端发绀，与冷凝集素综合征症状相似。但冷球蛋白血症是冷球蛋白在低温时慢慢发生沉淀，血黏度增高，导致末梢血管阻塞，因此不引起红细胞凝集，一般亦无溶血，冷凝集素试验和抗人球蛋白试验均为阴性，有助于鉴别。

（3）阵发性睡眠性血红蛋白尿：此病与寒冷无关，酸化血清溶血试验和蔗糖溶血试验阳性，而冷热溶血试验阴性，有助鉴别。

（4）行军性血红蛋白尿：此病发生在长途步行或跑步后，与寒冷无关，冷热溶血试验阴性。

（三）治疗对策

1. 保温　许多 CAS 患者仅有慢性轻度溶血过程，对此类患者最重要的治疗就是保温，使机体所在环境温度超过冷抗体反应的最高温度。即使中度溶血患者，保温也有一定疗效。

2. 输血　CAS 患者应尽量避免输血。因输血会带入新鲜补体进而加重溶血，必须输血时（血红蛋白水平过低危及生命），需注意输在不同温度（包括 4℃）下经过严格交叉配血的洗涤红细胞；输注时，红细胞最好预温至 37℃，并同时给患者保暖；输注部位应选大静脉且滴速宜慢。

3. 肾上腺皮质激素　用法基本同温抗体型 AIHA，但目前对其疗效尚无统一意见。

4. 细胞毒类药物　常用的有 CTX 和瘤可宁等。有人建议将皮质激素与 CTX 合用：CTX 每天 250mg，泼尼松每天 100mg，连用 4 天，2～3 周后重复 1 次；或静脉用 CTX 1 000mg 或甲泼尼龙 500mg，2～3 周后重复 1 次。

5. 血浆置换　由于冷抗体在正常体温下游离在血浆内，故血浆置换能在短时间内清除部分冷抗体，该法多应用于急性重型 CAS，可与化疗合用，应用时尚需注意保温。

6. 重组人干扰素　30 万 U 隔日皮下注射，1 个月后可使原发性 CAD 患者症状消失，冷凝集素效价下降，并且 Hb 逐渐回升至正常，停药后仍可保持稳定。

7. 美罗华（Rituximab）　有文献报道应用 Rituximab 治疗 28 例慢性淋巴增生性疾病并发冷抗体型自身免疫溶血性贫血，16 例（57.1%）治疗有效，8 例（28.6%）取得完全缓解。

继发于病毒性肺炎的 CAS 多呈自限性，一般 2～3 周抗体滴度即恢复正常，因此无须特殊治疗。恶性病继发的 CAS 应注意治疗原发病。切脾对 CAS 无效。

（四）疗效标准

1. 冷凝集素综合征（CAS）　国内外均无统一疗效标准，参考有关资料提出疗效标准如下指标：

（1）痊愈：继发于支原体肺炎、传染性单核细胞增多症者，在原发病治愈后，CAS 亦治愈，此时症状消失，无贫血，抗人球蛋白试验直接反应 C3 型阴性，而且冷凝集素效价正常（<1∶40）。

（2）完全缓解：原发性及继发于目前不能治愈而能缓解疾病者。原发病缓解，CAS 亦缓解。症状消失，无贫血，抗人球蛋白试验直接阴性，冷凝集素效价正常。

（3）显效：症状基本消失，血红蛋白未恢复正常，但较治疗前上升至少 20g/L，冷凝集素仍高于正常，但较治疗前下降 50% 以上。

（4）进步：有所好转，但达不到显效指标。

（5）无效：临床表现及实验室检查无好转或加重。

2. 阵发性冷性血红蛋白尿（PCH）

（1）痊愈：继发于急性病毒感染、梅毒者于原发病治愈后，PCH 可治愈。此时，无临床表现，无贫血，抗人球蛋白试验及冷热溶血试验均阴性。

（2）完全缓解：原发病及伴发病尚不能治愈而能缓解者，原发病缓解，PCH 亦缓解。无临床表现，无贫血。冷热溶血试验阴性。

（3）显效：临床表现基本消失，血红蛋白较治疗前上升至少 20g/L，冷热溶血试验阴性或弱阳性。

（4）症状进步：症状有所减轻。血红蛋白较治疗前上升不足 20g/L，冷热溶血试验阳性。

（5）无效：症状及实验室检查无好转或恶化。

（五）预后

冷凝集素综合征病程较长，且可反复发作，不易根治。阵发性冷性血红蛋白尿部分患者在发病 2～3 个月后，抗体可消失，也有少数患者迁延不愈。

（史恩祥）

第三节　阵发性睡眠性血红蛋白尿

阵发性睡眠性血红蛋白尿（paroxysmal nocturnal hemoglobinuria，PNH）是红细胞膜的获得性缺陷引起的对补体异常敏感的一种慢性血管内溶血，临床表现以睡眠有关的、间歇发作的血红蛋白尿为特征，可伴有全血细胞减少或反复血栓形成。

一、病因和发病机制

其病因不太清楚，可能与化学、放射或病毒感染有关。其发病机制为 PNH 细胞的 PIG－A 基因发生了突变，导致 PIG – A 蛋白生成减少或缺失，进而导致 GPI 锚连蛋白（如补体调节蛋白 CD55、CD59）减少或缺失，易被补体破坏而引起溶血等临床表现。

二、诊断步骤

（一）病史采集要点

1. 起病情况　发病隐袭，病程迁延，病情轻重不一。发病高峰年龄在 20 ~ 40 岁，男性显著多于女性。

2. 血红蛋白尿　以血红蛋白尿为首发症状者占 25%，血红蛋白尿发作的轻重各不相同，在同一病例不同时期发作轻重亦不一致，典型者尿呈酱油色或红葡萄酒色，晨醒时明显，可伴乏力、腰背部疼痛、发热。持续时间不定，数日或数周；血红蛋白尿发作可频繁，也可偶发或数月 1 次，对于后者易被忽视；急性发作与缓解交替出现，其发作常有一定诱因，如睡眠、劳累、感染、输血反应、药物（铁剂、维生素 C 等）、酸性食物、精神紧张、月经、妊娠、手术、剧烈运动等。轻型血红蛋白尿仅表现为尿潜血阳性；也有约 25% 的患者从无发作血红蛋白尿。

3. 贫血、感染与出血　大多患者有不同程度中、重度贫血，由于贫血大多缓慢发生，患者常有较好的适应能力，仍能活动，甚至工作。有的患者全血细胞减少，可有感染、出血如轻度皮肤、牙龈等出血，女性月经量增多。

4. 并发症　常有各种并发症如血栓、胆结石、肾功能衰竭、贫血性心脏病等，多数有不同程度的缺铁表现。

（二）体格检查要点

（1）多数患者为贫血貌，皮肤、黏膜苍白，巩膜、皮肤黄染。由于含铁血黄素沉积使脸色及皮肤呈暗褐色。

（2）5% 左右患者轻度肝大或脾大，15% 患者轻度脾肿大。

（3）血小板减少者可有皮肤出血。

（三）门诊资料分析

（1）血常规：绝大多数患者有不同程度的红细胞、血红蛋白减少，如血红蛋白尿频繁发作，尿铁丢失过多，呈小细胞低色素性贫血，50% 患者呈全血细胞减少。网织红细胞常增多，急性溶血时外周血出现有核红细胞，但不像其他溶血病那样明显。

（2）尿常规：血红蛋白尿发作期尿潜血试验阳性，尿含铁血黄素试验阳性。

（3）血清间接胆红素升高，乳酸脱氢酶升高。

（四）进一步检查项目

（1）骨髓检查：大多数呈增生性贫血骨髓象，以红细胞系增生明显。少数增生减低，甚至出现再障的骨髓象。

（2）血浆游离血红蛋白增高、结合珠蛋白减低。

（3）补体敏感性增高试验

1）酸溶血（Ham）试验：为特异的诊断试验。本病阳性率约 78%。若试验血清中的补体含量不足，或患者的敏感红细胞太少，可为阴性。

2）蛇毒因子溶血试验：其特异性与 Ham 试验相似，但较 Ham 试验敏感，同时检测可互相补充。

3）糖水溶血试验、热溶血试验：敏感性高，但特异性差，易出现假阳性。在遗传性球形红细胞增多症、某些自身免疫性溶血性贫血时也可出现阳性。

（4）流式细胞仪检测 CD55 和 CD59：这是目前诊断 PNH 的敏感性和特异性均较高，可检出补体敏感性增高试验不能检出的患者。有助于早期诊断 PNH，还有助于早期发现再障发生 PNH 转变。红细胞、中性粒细胞、单核细胞、淋巴细胞表面 CD55 和 CD59 阴性细胞常超过 5%。

（5）铁代谢：经常有血红蛋白尿发作者，持续铁的排泄可引起缺铁，血浆铁降低，总铁结合力高于正常。

三、诊断对策

（一）诊断要点

1. PNH 的诊断标准如下

（1）具有 PNH 溶血性贫血的临床表现。

（2）Ham 试验、糖水试验、蛇毒因子溶血试验阳性。

（3）流式细胞仪检测血细胞特异抗体 CD55、CD59 阴性细胞数大于 10%。

2. 再障 - PNH 综合征的诊断标准如下　凡再障转化为 PNH，或 PNH 转化为再障，或兼有两病特征者，均属再障 - PNH 综合征。可将其分为 4 种情况。

（1）再障→PNH：指原有肯定的再障，转为可确定的 PNH，再障的表现已不明显。

（2）PNH→再障：指原有肯定的 PNH，转为明确的再障，PNH 的表现已不明显。

（3）PNH 伴有再障特征：指病例特点以 PNH 为主，但伴有一个或一个以上部位骨髓增生低下，巨核细胞减少，网织红细胞不增高等再障表现者。

（4）再障伴有 PNH 特征：指病例特点以再障为主，但伴有 PNH 的有关化验结果阳性者。

（二）鉴别诊断要点

以全血细胞减少为主要表现者需与再生障碍性贫血，骨髓增生异常综合征相鉴别；PNH 伴有低色素性贫血时应与缺铁性贫血或海洋性贫血相区别；PNH 应与抗体介导的溶血性疾病如阵发性冷性血红蛋白尿、自身免疫性溶血性贫血相鉴别。

1. 再生障碍性贫血　PNH 患者部分有全血细胞减少与再障容易混淆。PNH 患者有轻度黄疸，网织红细胞增高，血红蛋白尿发作，尿含铁血黄素间断或持续阳性，糖水试验、Ham 试验阳性，CD59⁻ 细胞增多均有助于鉴别。此外，再障患者中性粒细胞碱性磷酸酶的阳性率及积分高，而 PNH 患者减低；其次，红细胞胆碱酯酶活性，在 PNH 是低的，而在再障是正常的。

2. 骨髓增生异常综合征　其病态造血明显，而网织红细胞不高，无含铁血黄素尿，酸溶血试验等阴性。

3. 缺铁性贫血　单纯的缺铁性贫血，网织红细胞不高，尿含铁血黄素阴性，血清铁、铁蛋白降低，铁剂治疗有效。而 PNH 患者，发作期血清铁升高，铁剂治疗血红蛋白虽有上升，但贫血纠正不完全，且铁剂治疗易诱发血红蛋白尿。

4. 阵发性冷性血红蛋白尿　血红蛋白尿的发作与睡眠无关，而与寒冷有关。冷热溶血试验阳性，抗人球蛋白试验阳性，而酸溶血试验等均为阴性。

四、治疗对策

（一）治疗原则

对症及支持疗法，控制溶血发作，促使红细胞生成，血管栓塞的防治。

（二）治疗计划

1. 控制 PNH 溶血发作的治疗

（1）首选糖皮质激素：作用机理可能与激素可抑制抗体与红细胞上抗原的结合，以及阻断补体 C3 活化前的启动环节，从而抑制补体活化而产生抑制溶血的作用。可用地塞米松 10～15mg/d 静滴数天，多数血红蛋白尿可在 1～3 天内得到控制，1 周内尿潜血转阴，有效后改为中剂量泼尼松 0.5mg/（kg·d），维持 1～3 个月后停用。约 50% 以上患者有效。

（2）输血：适用于重度贫血不能耐受或心脏已扩大者。轻度或中度可耐受的贫血不必输血。为减少输血后溶血反应，需输注洗涤红细胞。输血不仅可以纠正严重贫血，且可以抑制红细胞生成，间接减少对补体敏感的红细胞产生。

（3）右旋糖酐：中分子或低分子 6% 右旋糖酐 500mL 静滴数天，逐渐减量至停药，勿突然停药引起反跳溶血。可以快速控制血红蛋白尿。但有出血倾向、过敏反应史慎用。

（4）积极寻找诱因：感染易加重溶血，故需积极加强抗感染，疑为细菌感染，需积极使用抗生素。禁服酸性食物及诱发溶血的药物。

（5）碳酸氢钠：急性溶血发作时，可口服或静脉滴注5%碳酸氢钠而减轻症状。

（6）支持疗法：严重贫血者要吸氧、补液、利尿，保证每日有足够尿量，防止急性肾功能衰竭。

（7）低分子量肝素：体外实验显示低分子量肝素可以抑制PNH患者红细胞由补体介导的破坏，抑制溶血。

2. 慢性贫血期的治疗

（1）雄激素：机制系抑制补体激活及刺激骨髓红系增生。司坦唑（康力龙）、安雄，丹那唑。连续3~4个月，部分患者有效，若用8周后无效可停用。注意定期检查肝功能。

（2）激素：在慢性溶血病例不宜长期使用，应严格掌握适应证。仅可在重症时以短期使用为宜。

（3）抗氧化药物：保护细胞膜，常用维生素E。

（4）补充铁剂和叶酸：缺铁剂者补充小剂量铁剂，但要注意铁剂加重溶血，故治疗剂量为常规量的1/10~1/3即可。叶酸相对不足者补充叶酸10~30mg/d，视溶血程度而异。

（5）低剂量联合化疗：适用于难治性、复发性PNH患者，中科院血液病医院试用低剂量联合化疗如COAP方案（环磷酰胺200mg iv 2天，VCR 2mg 1天，Ara-C 100mg/d 7d，泼尼松30mg/7d）化疗，部分病例有效。但要注意支持疗法（保护性隔离，必要时成分输血，合理的抗生素应用，造血因子的使用）。

（6）补体反应的抑制：Eculizumab为抗C5的人源化抗体，其对C5有较高的亲和力，C5一直保持结合直至补体复合物从循环中清除。在一项对11例输血依赖的PNH患者的随机研究中，予以Eculizumab 600mg/W连续4周，然后900mg/2W，静脉给药，显示出很好的疗效，目前正在进行Ⅲ期随机临床试验。

3. 对骨髓低增生PNH的治疗

（1）环孢素A：用环孢素治疗PNA-AA综合征，疗效较好，用法详见再障章节。但对典型PNH患者则疗效不显著。

（2）抗胸腺细胞球蛋白：适用于PNH并发再障的患者，用法详见再障章节。

4. 对PNH的根治性治疗

（1）造血干细胞移植：适应于重症PNH反复治疗无效或严重贫血伴骨髓增生不良的患者。国际骨髓移植登记处中57例患者的疗效：77%患者成功植入，56%患者总生存期超过44个月，34%患者出现急性GVHD，33%患者出现慢性GVHD。但由于移植的高风险和供者来源选择的困难，同时PNH本身可能有一定自然缓解的过程，因此应严格掌握移植适应证。

（2）基因治疗：将正常PIG-A的cDNA导入PNH造血干细胞，使其恢复GPI锚连蛋白的表达，将可能使PNH得到治愈。但仍处于体外实验阶段。

5. 并发症的防治

（1）深静脉血栓：欧美患者发生血栓的危险远远高于亚洲人，PNH患者中如中性粒细胞克隆超过50%、血小板大于100×10^9无其他应用华法林的禁忌证者应考虑抗凝治疗。注意出血的危险。

（2）胆石症：PNH中并发胆囊炎及胆石者，处理上比较棘手。手术会诱发溶血，要做好充分的术前术后处理，应矫正贫血，避免脱水和有损肝脏或能激活补体的麻醉剂。

（3）感染：PNH患者中性粒细胞常减少，功能缺陷，又对补体敏感，机体抵抗力低下，常见呼吸道、泌尿道等感染，应注意早期防治。

（三）治疗方案选择

本病尚缺乏特效的治疗方法，溶血发作期选用糖皮质激素、对症治疗为主；对骨髓增生低下的PNH或PNH-AA综合征的患者可选用雄激素联合环孢素、ATG治疗；同基因供者或并发有骨髓衰竭、经常规治疗无效的难治性患者，可行异基因造血干细胞移植。防治感染、血栓形成。

五、病程观察及处理

（一）病情观察要点

（1）急性溶血期注意肾功能，定期查血常规、尿常规、乳酸脱氢酶等，观察溶血控制情况。

（2）观察患者贫血的症状，当血红蛋白低于60g/L及患者对贫血耐受较差时，输注洗涤红细胞200～400mL。

（3）观察糖皮质激素的不良反应如血压、血糖、应激性溃疡、防感染等。

（4）达那唑治疗期间，注意肝功能等不良反应。

（二）疗效判断与处理

1. 疗效评定标准

（1）基本治愈：贫血症状消失。血红蛋白：男性120g/L以上，女性100g/L以上；随访1年以上无复发。

（2）缓解：贫血症状消失。血红蛋白：男性120g/L以上，女性100g/L以上；随访3个月以上病情稳定或继续改善。

（3）明显进步：贫血症状明显好转。不输血，血红蛋白较治疗前1个月内增加30g/L以上，并能维持3个月。

（4）无效：经充分治疗后症状、血常规未达到明显进步者。

2. 处理

（1）有效者：应继续原方案治疗，直至缓解。

（2）无变化：治疗未见疗效者，做全面检查核实诊断，调整治疗方案。

六、预后评估

本病多呈慢性过程，中位数生存期约10年，也有长达20年以上。多数患者长期有中、重度贫血，但其中半数仍可从事日常活动或参加适当工作。约10%患者经长时期反复后获得缓解或达到痊愈。极少数可转变为急性白血病、MDS。死亡原因：脑出血、血栓、感染及恶性变。

七、出院随访

（1）定期门诊取药。

（2）定期查尿常规、血常规。

（3）嘱患者停用引起溶血的药物。

（史恩祥）

第四节　海洋性贫血

珠蛋白生成障碍性贫血（地中海贫血，简称地贫），是由于血红蛋白的珠蛋白链有一种或几种的合成受到部分或完全抑制引起的一组遗传性溶血性贫血。主要分为α地中海贫血和β地中海贫血。α珠蛋白基因缺失或缺陷，导致α珠蛋白链生成减少或缺乏，称为α地中海贫血，β珠蛋白基因缺失或缺陷，导致β珠蛋白链生成减少或缺乏，称为β地中海贫血。其中β地中海贫血，较α地中海贫血多见。

本病以地中海沿岸和东南亚各国较多见，我国以长江以南各省（市、自治区）发病率高，除广东、广西、海南等地发病率最高外，贵州、云南、四川等也是高发区，湖南、江西也可见，北方少见。20世纪80年代对各省（市、自治区）近100万人口普查的资料统计显示，异常血红蛋白病携带率为0.33%，α地贫为2.64%，β地贫为0.66%，但高发地区发生率更高，广东省α地贫为6%～7.3%，β地贫为1.83%～3.36%，合计近10%，广西α地贫近15%，β地贫为5%。广东省每年重型β地贫婴儿出生率（按平均3%的β地贫携带率计算）约500名，10年累计约5 000例。广西重型α地贫（胎儿水肿综合征）占围产期死亡率的26.3%。

根据α基因的不同程度缺失或核苷酸的缺陷、插入或置换，导致α珠蛋白合成的障碍，临床表现的严重程度取决于异常α基因的数目，分为4种类型，即静止型（1个α基因异常）、标准型（2个α基因异常），Hb H病（3个α基因异常）和重型（Hb Bart's胎儿水肿综合征、4个α基因异常）。

α地贫主要可以分为缺失型和非缺失型两大基因类型：①缺失型α地贫-1，缺失从5.2kb到整个基因簇不等，共有16种类型，在中国主要是东南亚缺失型，α^{-SEA}占95%；缺失型α地贫-2，缺失可累及1个α基因（α_1或α_2）、部分α_2基因或α_2基因的5'端或α_1基因的3'端。目前已发现8种基因型，其中最常见的两种缺失型为右缺失型（$-\alpha^{3.7}$）和左缺失型（$-\alpha^{4.2}$）。②非缺失型α地贫，指用限制性内切酶图谱法未能检出明显的基因缺失，但在其中可能包括导致基因功能丧失的小片段核苷酸的缺失、插入或碱基替代。至目前共有40多种非缺失型α地贫被报道，在中国南方最常见的是血红蛋白constant spring（Hb CS）基因突变及少量Hbquong sze（Hb QS）基因突变。

β地中海贫血可分为重型、轻型和中间型。如果父母双方均为β地中海贫血杂合子，子女的1/4从双亲均遗传到β地中海贫血基因，表现为纯合子（重型），2/4从父母一方遗传到β地中海贫血基因，表现为杂合子（轻型），另外1/4正常。若两种不同变异型珠蛋白生成障碍性贫血基因的双重杂合子，则表现为中间型。

β地贫主要可以分为点突变和缺失基因类型，绝大多数β地贫是由于β珠蛋白基因发生点突变所致，突变涉及基因功能、结构的各个环节。按类β珠蛋白基因簇缺失长短大致可分为5种，即β、δβ、γδβ地贫、遗传性胎儿血红蛋白持续症及融合基因。实际上，单纯由于β基因缺失引起的β地贫是很少见的。

一、病因和发病机制

地中海贫血是一组常染色体不完全显性遗传性疾病。它是由于基因缺陷导致控制珠蛋白肽链的信息核糖核酸（mRNA）减少，致使一种或几种珠蛋白链的合成减少，造成血红蛋白成分改变，但肽链结构并不改变，导致红细胞寿命缩短而引起的慢性溶血性贫血。

α地中海贫血是由于位于16号染色体上调控α珠蛋白的基因缺失或功能缺陷，导致α珠蛋白链合成受到部分或完全抑制而引起的。β地中海贫血是由于位于11号染色体短臂的两个β珠蛋白基因或与其相关的DNA序列发生点突变，在转录、RNA的加工及翻译过程中出现各种障碍，导致β珠蛋白合成不足或缺如。

总的来说，地中海贫血的发生与红细胞无效生成，过剩珠蛋白链的沉淀造成膜的损伤、氧化损害，以及红细胞膜骨架异常和红细胞代谢异常有关。以β地中海贫血为例，β链合成障碍时HbA（$\alpha_2\beta_2$）形成减少，引起小细胞低色素性贫血，其血红蛋白总量部分由γ链和δ链产生增加予以维持，因而HbF（$\alpha_2\gamma_2$）与HbA$_2$（$\alpha_2\delta_2$）常增高。β链合成减少或缺失，导致α链相对过剩，在红细胞和幼红细胞中形成包涵体，附着于红细胞膜，使细胞变僵硬，并影响这种细胞的成熟和增生，可在骨髓内破坏，亦可在通过微循环特别是脾窦时，被撕裂或变成泪滴形红细胞残片。同时由于α链包涵体的存在还影响细胞膜的功能，使红细胞寿命缩短。

二、诊断步骤

（一）病史采集及体征、家族史要点

1.β地中海贫血

（1）轻型：患者无症状或轻度贫血，贫血可因感染、妊娠等情况加重，并可出现轻度黄疸，脾不肿大或仅轻度大。父母一方为β地中海贫血杂合子。

（2）重型：大多在婴儿期出现贫血、黄疸、肝脾大。患儿有特殊面容（头大，额骨隆起，颧骨高

出，鼻梁低平，两眼距增宽，面部表情呆钝），发育不良，智力迟钝，易并发感染。若能存活到 10 岁，可出现个体矮小、性功能、肾上腺功能低下，可继发血色病，出现心力衰竭、肝硬化、糖尿病等，年长儿尚可继发胆结石、心包炎和下肢溃疡等。父母均有 β 地中海贫血杂合子。

（3）中间型：介于轻型与重型之间。

2. α 地中海贫血

（1）静止型：无临床症状、体征，亦无贫血。父母一方有 α 地中海贫血。

（2）标准型：有轻度贫血，但一般无自觉症状。父母一方有 α 地中海贫血。

（3）HbH 病：有轻、中度贫血，2/3 以上病例有肝脾大，反复出现黄疸，但无特殊面容，骨骼改变轻微，生长发育无障碍，妊娠、感染及氧化剂等可加重贫血。父母双方常有 α 地中海贫血。

（4）HbBart 胎儿水肿综合征（重型）：该型为 α 地中海贫血中最严重者，胎儿常于妊娠后期死亡或早产。胎儿生下时，全身水肿、皮肤苍白、肝脾大、四肢畸形而小，产后多很快死亡。父母双方均有 HbH 病或标准型 α 地中海贫血。

（二）门诊资料分析

1. 血常规　呈小细胞低色素性贫血，白细胞、血小板正常（除并发脾功能亢进外），MCH、MCV 小于正常。RBC 分布宽度（RDW）变宽，外周血片可见有核红细胞、靶形红细胞等。网织红细胞增高。

2. 其他常规检查　血清间接胆红素增高；尿内尿胆原增多，而胆红素阴性。

3. 腹部 B 超　绝大多数中重度地贫患者有脾大。

（三）进一步检查项目

1. 骨髓涂片检查　红系增生活跃，以中、晚幼红细胞占多数，粒红细胞比例倒置。轻型病例改变可不明显。

2. 血清铁蛋白测定　血清铁蛋白升高，血清铁饱和度正常或升高。

3. 地贫携带者的筛查方法　有很多，但各有利弊。目前临床上应用最为广泛的还是红细胞指数分析法。地贫基因携带者通常表现为小细胞低色素血症，若 MCV < 80fl 和/或 MCH < 27pg，则高度怀疑为地贫；灵敏度 98%；其次是红细胞脆性试验（ROFT），若 ROFT < 0.16，即可怀疑为地贫。灵敏度 77%。该法简便快速、仪器设备要求不高，故特别适合于基层医疗卫生单位。

4. 地贫确诊的检查方法

（1）血红蛋白电泳、HbA_2、HbF 检测：β 地贫 HbA_2 > 3.5%，HbF 超过 5%。HbA_2 对 α - 地贫、β - 地贫灵敏度分别为 83.3%、95.0%。

（2）地贫基因分析：这是诊断地中海贫血最可靠的检查，可检出 α、β 地中海贫血杂合子、纯合子。近年来出现了许多更准确、简便的方法。简介如下：

1）单管多重 PCR 检测地贫基因：为检测缺失型 α 地贫的好方法，可一次性准确地检测 $\alpha^{3.7}$，$\alpha^{4.2}$ 及 α^{SEA} 三种缺失型。此法比普通多管多次 PCR 省时省物，具有快速、简便、准确，重复性好的优点，所需设备和仪器主要是 PCR 扩增仪、凝胶电泳仪和紫外透射成像系统，易于推广应用。目前已用于产前诊断、临床检测和新生儿筛查。

2）基因芯片检测地贫基因：地贫诊断基因芯片（Thalachip TM）是一种基于 DNA 芯片技术识别中国地区已知地贫基因型的新技术，专为快速检测 α 和 β 珠蛋白基因中的 DNA 缺失和突变而设计，能够同时检测中国地区最常见的 $\alpha^{3.7}$、$\alpha^{4.2}$ 和 α^{SEA} 三种 α 地贫。基因芯片有 24 个探针，可同时检测上述三种常见缺失型 α 珠蛋白的基因点。特别是对 HbH 病和复合型地贫的基因诊断，基因芯片更具优势。对临床上较难诊断的静止型 α 地贫亦能做出基因诊断。同时，基因芯片技术具有快速、高效、敏感及自动化等特点，可快速、微量、准确地从分子水平对疾病做出判断。

5. X 线检查　β 地贫重型多有骨骼改变，表现为骨质稀疏、皮质变薄、髓腔增宽，最早见于掌、距骨。颅骨内外板变薄，其间可有垂直状或放射状骨刺，板障增宽。

6. 产前诊断　地贫为常染色体隐性遗传性疾病，如果一对夫妇都带有地贫基因，则他们每次怀孕有25%的可能是重型患儿，50%的可能是轻型患儿，另25%的可能是正常胎儿。而大多数妇女并不知道自己是否携带地贫基因，因此，产前筛查对于在怀孕早期有效识别高危夫妇，及时进行遗传咨询，预防重型患儿的出生有重要作用。

目前最适当的产前筛查方法是通过血液分析仪查平均红细胞容量（MCV）和平均红细胞血红蛋白量（MCH）。由于红细胞储存于室温时可能会膨胀，MCH 比 MCV 更为可靠。以 MCH < 27pg 或 MCV < 80fl 为标准，基本可以完全筛查出携带者。当 MCH 或 MCV 小于该标准时，应进行血红蛋白电泳，若 $HbA_2 < 2.5\%$，则高度怀疑为 α 地贫基因携带者。如果发现了 HbH 包涵体，则可以诊断中间型 α 地贫。若 $HbA_2 > 3.5\%$，HbF 超过 5% 则可以诊断 β 地贫，有条件者行基因分析。同时还应注意血清铁蛋白测定，以排除缺铁性贫血。对于双方均明确为携带者时，应于妊娠期行产前诊断。①经典方法是于妊娠 8~10 周用绒毛膜活检法取绒毛滋养细胞，或于 17~20 周用羊水穿刺法取羊水细胞，提取胎儿的 DNA，运用 DNA 点杂交、限制性内切酶酶谱、寡核苷酸探针杂交、PCR 体外扩增 DNA 等方法，进行产前诊断。②以妊娠时期胎盘平均厚度的两个标准差为诊断标准，在妊娠 12 周前用超声法检出 Hb Bart's 病的特异性和灵敏度分别为 97% 和 72%；18 周后，特异性仍为 97%，灵敏度可达 100%。③胎儿心脏水肿相对于胎儿水肿为更客观的指标，在超声图上表现为心胸比例（cardiothoracic ratio，CPT）增大，通常以 CPT > 0.5 作为诊断标准。

三、诊断对策

（一）诊断要点

1. β 地中海贫血

（1）轻型

1）临床表现：无贫血或轻度贫血，有或无肝脾大。

2）实验室检查：小细胞低色素性贫血，网织红细胞正常或轻度增高，$HbA_2 > 3.5\%$，HbF 正常或轻度增高，一般不超过 5%。β 基因检查可做出基因诊断。

3）父母中一方为 β 地中海贫血。

4）能除外其他小细胞低色素性贫血疾病，如缺铁性贫血。

（2）中间型

1）临床表现：介于轻型和重型之间。

2）实验室检查：同 β 型重型地中海贫血。

3）有家族史。

（3）重型

1）临床表现：有贫血、黄疸及肝脾大。患儿发育不良，具有特殊面容（如眼距增宽、鼻梁低平）。X 线检查骨骼有特殊表现（髓腔扩大、皮质变薄、骨小梁呈毛发直立状）。

2）实验室检查：呈小细胞低色素性贫血，靶形红细胞大于 10%，网织红细胞增高，血红蛋白电泳示 HbF 大于 30%。β 基因检查可做出基因诊断。

3）父母亲均为 β 地中海贫血。

2. α 地中海贫血

（1）静止型

1）临床表现：没有任何临床表现。

2）实验室检查：血红蛋白水平及红细胞形态正常，无 HbH 包涵体，血红蛋白电泳也正常，偶有轻度红细 MVCV、MCH、MCHC 降低或 HbA_2 减少。α 基因检查可做出基因诊断。

3）父母一方为杂合子。

（2）标准型

1）临床表现：无显著性溶血和贫血，可无肝脾大。

2）实验室检查：小细胞低色素性改变，HbA$_2$含量为正常低限，HbF正常，基因分析可发现2个α基因异常。

（3）红蛋白H病

1）临床表现：轻度至中度贫血，可有黄疸及肝脾大。

2）实验室检查：小细胞低色素性贫血，网织红细胞增高，HbH明显增高（2.5%～40%），HbF正常，血红蛋白电泳可出现HbH区带。红细胞HbH包涵体阳性，基因分析可发现3个α基因异常。父母一方为杂合子。

（4）血红蛋白Bart胎儿水肿综合征

1）胎死宫内、早产或生后数小时死亡。胎儿发育差、全身水肿、皮肤苍白、轻度黄疸、肝脾大、体腔积液及伴有器官畸形。

2）实验室检查：重度溶血性贫血，血涂片中靶形红细胞较多。Hb Bart > 80%，抗碱血红蛋白增加，而缺乏HbA、HbA$_2$及HbF。

3）父母亲均为α地中海贫血。

（二）鉴别诊断要点

（1）需与其他小细胞低色素性贫血的疾病相鉴别，如缺铁性贫血，有缺铁的病因及实验室缺铁（铁蛋白低等），无溶血表现及血红蛋白电泳的异常。

（2）需与其他可引起HbF增高的疾病相鉴别，如纯红细胞再生障碍性贫血、持久性HbF综合征、其他引起髓外造血的疾病。

（3）需与其他可引起HbA$_2$增高的疾病相鉴别，如各种不稳定血红蛋白病等。

四、治疗对策

（一）治疗原则

轻型病例常无须治疗，中间型β地贫一般不输血，但在感染、应激、手术等情况，可适当给予浓缩红细胞输注。重型β地贫，高量输血联合去铁治疗是基本的治疗措施，造血干细胞移植（包括骨髓、外周血、脐血）是目前根治本病的唯一治疗方法。

（二）治疗措施

1. 输血治疗

（1）对于非重型地贫者，若血红蛋白≥75g/L，无须定期输血；若并发感染、妊娠，可适当给予输血。

（2）对于重型地贫，输血是重要的治疗方法之一。

单纯输红细胞悬液，使Hb维持在60～70g/L，虽可延长患儿生命，但不能改善患儿的生长发育障碍，且其生存质量随年龄增长越来越差，多于第2个10年内因脏器功能衰竭而死亡。因此，低输血疗法（保持Hb > 70g/L）正逐渐被高输血疗法（维持Hb > 100g/L）和超高输血疗法（维持Hb > 140g/L）所取代。目前提倡的是：先反复输浓缩红细胞，使患儿Hb含量达120～140g/L，然后当Hb≤80～90g/L时每隔3～4周输浓缩红细胞10～15mL/kg，使Hb维持在100g/L以上。高量和超高量输血更利于保证患儿的正常生长发育，抑制骨髓外造血，减轻肝脾大，减少肠道吸收，减轻骨骼畸形和慢性低氧血症，并减轻心脏负担以延长患儿的生存期。

近年有人用细胞采集术分离幼红细胞，用大剂量幼红细胞输注疗法治疗地中海贫血患儿。其优点在于幼红细胞寿命长，可延长输血间隔和减少输血次数，减轻体内铁的负荷。

2. 铁螯合剂　长期反复输血可致含铁血黄素沉着，引起继发性血色病，导致心力衰竭、肝硬化、糖尿病、性腺功能障碍、生长发育停滞和皮肤呈青灰色色素沉着。在输血的同时应用铁螯合剂治疗，可以促进铁的排泄，防止发生铁超负荷。

目前临床上常用的铁螯合剂为去铁胺（deferoxamine，Desferal，DFO）。一般主张3岁后或患儿在接受

20 次以上输血后有铁负荷过重（血清铁 > 35.8μmol/L，血清铁蛋白 > 500μg/L）时才应用。目前有以下 2 种用法：①长期输注：DFO_2 0 ~ 40μg/（kg·d），每周 6 天，用携带式微量输液泵在腹部皮下持续输注 8 ~ 12 小时。无微量输液泵时可按 20 ~ 50μg/（kg·d）肌内注射或静滴，每周用 5 ~ 6 天；②冲击输注：用于体内已发生铁超负荷才开始治疗者。DFO 80 ~ 100μg/（kg·d）静滴，速度为 5 ~ 15μg/（kg·h），连用 3 ~ 5 天。与输注 DFO 同时，每日口服维生素 C，可增加铁的排泄量 1 倍。用药前后应做血清铁蛋白（SF）、尿铁的监测。

长期使用 DFO 一般无明显的不良反应，如出现注射局部反应、皮疹、疼痛，无须停药。但铁负荷轻者使用大剂量 DFO 可出现白内障、听力丧失、长骨生长障碍等，应予注意。有学者提出用治疗指数指导临床用药。治疗指数为平均每天 DFO 剂量（mg/kg）除以血清铁蛋白浓度（μg/L），该值 < 0.025 时，一般无不良反应。

由于皮下或静脉应用去铁胺有一定困难，许多患儿不方便或不能应用，现已有一种新型口服铁螯合剂去铁酮（deferiprone）用于临床，这是一种小分子螯合剂，以 3：1 比例结合铁元素，对去除心脏铁负荷比去铁胺更有效。

3. 抗氧化剂 可以抑制红细胞膜发生脂质过氧化损伤，减轻溶血。常用药物有：

（1）维生素 E：每天 10 ~ 50mg，长期口服。

（2）维生素 C：也可清除氧自由基，还能加强维生素 E 的抗氧化作用，与 DFO 同用可增加尿铁的排出。维生素 C 一般剂量不宜过大，每日口服 100 ~ 200mg 即可。

（3）阿魏酸钠：为中药当归的有效成分，亦有抗红细胞膜脂质过氧化作用，剂量为 150 ~ 300mg/d（小于 5 岁者日服 150mg，大于 5 岁者日服 300mg）。阿魏酸钠对地中海贫血患者确有一定的姑息治疗作用，效果较好，不良反应少，值得进一步研究。

（4）其他抗氧化剂：如丹参、微量元素硒等。

4. 脾切除 多数学者认为重型 β 地中海贫血凡并发脾功能亢进者，均应作脾切除治疗。中间型 α 地贫（Hb < 80g/L，无黄疸）行脾切除疗效极佳。现认为脾切除的指征为：①输血量逐渐增加，间隔时间越来越短（每年输血量 > 250mL/kg）；②脾功能亢进，如较长期白细胞 < 3×10^9/L，血小板 < 100×10^9/L；③巨脾引起压迫症状；④年龄最好在 5 岁以上。术后给予小剂量双嘧达莫 2 ~ 3 周，以预防术后血小板增多所致的血栓形成。术后还应防止感染，可注射多价肺炎球菌疫苗或长效青霉素。

5. 大部分脾动脉栓塞术和脾动脉结扎术 凡有脾切除手术适应证者均可进行大部分脾动脉栓塞术和脾动脉结扎术治疗。因体质虚弱不耐受手术，或学龄前儿童为防止脾切除后的暴发感染时，更应采用此法。近年来，大部分脾栓塞法采用 50% ~ 85% 栓塞。栓塞后剩余的脾组织保留了足够的免疫能力，术后体液免疫与细胞免疫降低不明显，避免了脾切除后的凶险感染；另外，由于栓塞后脾已形成包裹不再增生肿大，避免了部分脾切除后复发脾大和脾功能亢进的可能。因此认为大部脾栓塞较脾切除法手术安全、简便、经济，术后恢复快，住院时间短，是目前治疗 HbH 病的重要方法之一。

6. 造血干细胞移植 这是治疗重型地中海贫血的最有效方法，目前全世界已有超过 1 500 例重型 β 地贫患者接受各种造血干细胞移植（HSCT）。供体造血干细胞的来源包括骨髓、动员后的外周血造血干细胞（mPBSC）和脐带血和宫内造血干细胞移植。

重型 β 地贫患者病情程度与移植效果密切相关，因此对病者的评分十分重要，目前通常用意大利 Pesaro 评分分类标准。移植前受者按三个危险因素评分标准分类：Ⅰ类 0 分、Ⅱ类 1 ~ 2 分。Ⅲ类 3 分。危险因素评分：①去铁胺应用史："0" 分为规则使用，即第一次输血后 18 个月开始，每周至少 5 天，皮下输注持续 8 ~ 10 小时；"1" 分为不规则使用。②肝大："0" 分为右肋下 < 2cm；"1" 分为肝大 ≥ 2cm。③门静脉纤维化："0" 分为肝活检无纤维化；"1" 分为有纤维化。肝纤维化及铁负荷是重要危险因素。年龄大小与病程长短、铁负荷、器官损伤程度是一致的，故本病年龄越小，移植效果也越好，成人无病存活率仅 62%。BMT 效果顺序为 Ⅰ > Ⅱ > Ⅲ类；无病存活率分别为 91%、84%、58%。因此采集详细的输血、去铁药物应用史、血清铁蛋白浓度及肝活检等极为必要。

HLA 配型全相合的同胞供体意大利 β 地贫患者 BMT 后随访 12 年的结果为，Ⅰ、Ⅱ 期地贫患者接收 HLA 全相合同胞供体 BMT 其长期存活率高达 90% 以上，无病存活率高达 80%。文献报道了 9 例重型 β 地贫患儿进行 PBSCT（6/6 相合同胞供体 7 例，4/6 相合同胞供体 1 例，5/6 相合父亲供体 1 例），植入率为 8/9，而 4/6 相合者 1 例未植入。追踪观察 24（5～25）月，7 例 HLA 全相合同胞供体均无病存活。因此，HLA 全相合的 all - BPSCT 治疗地贫具有简便、供体痛苦少、植入率高等优点，易为国人接受，值得临床进一步开展。

对于重型 α 地贫应进行子宫内治疗。严重的 Hb Bart's 胎儿水肿综合征，一经产前确诊即可对胎儿进行换血治疗，保住胎儿性命，出生后适时行 HSCT 治疗可以提高患儿的生存率。但目前 IUSCT 成功所需单个有核细胞数、移植的最佳胎龄、植入后的状态尚待进一步深入研究。

7. 基因调控治疗　采用某些药物调节珠蛋白基因的表达，改善 α 链和非 α 链合成率的不平衡状态。以平衡 α、β 珠蛋白的肽链水平。

目前临床应用于调节珠蛋白基因表达的药物有马利兰、基羟脲（HU）、丁酸盐、5 - 氮杂胞苷、促红细胞生成素和雷米封等。其中 HU 应用及实验研究较多。HU 低毒，可有效增加 α 珠蛋白链和 β 珠蛋白链合成，从而导致血液学和临床症状明显改善。HU 治疗的剂量及方法：①5 日疗法：50mg/（kg·d）5 天为 1 疗程；②20～30mg/（kg·d），连用 3 周为 1 疗程，或 25～50mg/（kg·d）5～7 天为 1 疗程；③也有采用 15～20mg/（kg·d）连续用药方法。主要对某些 β 地贫基因缺陷类型有效：①-28/654-2 或 -28/41-42 双重杂合子，β-28 纯合子；②IVS-2-654C→T 突变中间型 β 地贫；③HbE/β-28 双重杂合子。5～7 天显效，Hb 上升水平约 20～45g/L。中间型效果明显，重症者一般用药初期效果明显，随治疗时间延长，效果渐差。HU 不良反应不大，应注意观察骨髓及肝毒性。

近年 Amgen 公司出产的新的红系刺激生长因子 α - Darbepoeitin 的半衰期比 EPO 长 3 倍。剂量为 4.5～6.75mg/kg 每周 1 次（最大量为 9mg/kg，每次），皮下注射，4～12 周，对中间型 β 地贫者可提高 Hb 1.5～2.5g/dl。

8. 基因替代治疗　作为一种遗传性疾病，本病最后治愈有赖于重组 DNA 技术的临床应用，即利用载体将正常 β 珠蛋白肽链基因导入到 β 地中海贫血患者的基因组，矫正缺陷基因，使之成为正常基因，恢复其正常调控，以表达合成 β 珠蛋白肽链。目前的困难在于：本病的异质性较高，很难有针对性的基因替代；用作靶细胞的造血干细胞在体外难以长期培养保持增生活性；造血干细胞的基因转导率低；目的基因难以适当有效地表达等。

近年研究发现，脐血造血干细胞具有外源性基因导入率高、表达稳定的特点，有可能成为新的基因治疗靶细胞；此外，新型腺病毒基因载体的研制成功；珠蛋白基因在靶细胞中表达机制的深入研究，预示着基因治疗的美好前景。

五、病情观察要点

（1）观察患者贫血的症状，视血红蛋白情况，输注浓缩红细胞 200～400mL。

（2）患儿贫血严重时易发生感染，应积极防治。

（3）长期反复输血者应用去铁敏，可减缓血色病的发生。

六、治疗方案选择

轻型病例常无须治疗；中间型 α 地中海贫血（HbH 病）与蚕豆病一样应避免感染和使用氧化性药物，中度贫血伴脾大者可予切脾手术。中间型 β 地贫一般不输血，但在感染、应激、手术等情况，可适当给予浓缩红细胞输注；重型 β 地中海贫血，高量输血联合去铁胺治疗是基本的治疗措施，造血干细胞移植（包括骨髓、外周血、脐血）是目前根治本病的唯一治疗方法。

七、预后评估

静止型、标准型 α 地贫及轻型 β 地中海贫血预后好，患者可生存至老年。重型地中海贫血预后不良，患儿因严重贫血、继发感染而幼年夭折，即使有输血及治疗条件，患者大都在 15～25 岁死亡。继发性血色病引起心力衰竭是死亡的主要原因。但重型地中海贫血有条件行异基因造血干细胞移植者有望长期生存。

八、出院随访

（1）中、重型地中海贫血患者防感染。

（2）长期输血者需用去铁胺防治血色病。

（3）在婚配方面向患者提出医学建议避免下一代发生重型地中海贫血。

（4）夫妻均为杂合子 β 地中海贫血，应对胎儿进行产前基因诊断，避免重型地中海贫血的患儿出生。

（史恩祥）

第五节　葡萄糖－6－磷酸脱氢酶缺乏症

葡萄糖－6－磷酸脱氢酶缺乏症为葡萄糖－6－磷酸脱氢酶（G－6－PD）显著缺乏所致的一组异质性疾病。为性连锁的不完全显性遗传，G－6－PD 缺乏症在遗传性红细胞酶缺乏症中最为常见。

一、发病机制

葡萄糖－6－磷酸脱氢酶缺乏症（G－6－PD）患者的红细胞在磷酸己糖旁路的代谢中，由于葡萄糖－6－磷酸脱氢酶缺乏使氧化型辅酶Ⅱ（NADP）不能还原为还原型辅酶Ⅱ（NADPH），NADPH 生成不足，导致 GSH 生成低下，功能性缺乏 Cat 和 GSHPX，抗氧化功能障碍，氧化型谷胱甘肽（GSSG）及 GSS－Hb 在红细胞内蓄积，变性形成 Heinz 小体，使红细胞可塑性、变形性降低，在经脾窦时，红细胞不易变形而被阻留破坏，最终溶血，溶血与服用某些药物、感染、新生儿期或服用蚕豆等应激状态有关。应用克隆 G－6－PD 基因技术或 PCR 联合直接测序分析已鉴定出 120 余种遗传学变异型。

二、诊断步骤

（一）病史采集要点

（1）大多数红细胞 G－6－PD 缺乏的患者平时无临床表现。

（2）主要临床表现：自幼起，当感染、药物、食用蚕豆、蚕豆制品或接触豆花粉后等诱发急性溶血，起病急，可有发热、腰背痛、伴头痛、呕吐、寒战等，贫血、黄疸、血红蛋白尿，严重者可有周围循环衰竭和急性肾功能衰竭。病程多为自限性。

（3）家族中有 G－6－PD 缺乏。

（二）体格检查要点

平时无体征，当溶血时可有不同程度的贫血表现，黄疸，部分患者肝脾大。

（三）门诊资料分析

1. 血常规检查　溶血时轻重不等的血红蛋白降低，网织红细胞增多，外周血出现有核红细胞，白细胞、血小板正常。

2. 尿常规　提示尿胆原阳性，而尿胆红素阴性，可有尿隐血（尿血红蛋白）阳性。

3. 生化检查　多提示总胆红素轻－中度升高，以间接胆红素升高为主。

（四）进一步检查项目

1. 红细胞 G－6－PD 缺乏筛选试验

（1）高铁血红蛋白还原试验：正常还原率在 75% 以上，中间缺乏值 31% ~74%，严重缺乏值 30% 以下。

（2）荧光斑点试验：正常 10 分钟内出现荧光，中间缺乏值 10~30 分钟出现荧光，严重缺乏值 30

分钟仍不出现荧光。

（3）硝基四氮唑蓝（NBT）纸片法：正常滤纸片呈蓝色，中间缺乏值滤纸呈淡紫蓝色，严重缺乏值滤纸呈红色。

在筛选试验中以荧光斑点试验的特异性最高，而高铁血红蛋白还原率的敏感性最强，但后者易出现假阳性。在人群普查应先进行高铁血红蛋白还原率试验筛查，临床上以荧光斑点试验作为筛查手段。

2. 红细胞 G-6-PD 活性定量测定　酶活性定量测定能准确反映酶活性，通常应用的方法有：

（1）WHO 推荐的 Zinkham 法：正常值为在 37℃ 时，12.1u/gHb（偏差为 2.09u/gHb）或 G-6-PD/6-PGD 比值大于或等于 0.95。

（2）疑诊者采用一般的 G-6-PD 活性定量检测；对女性杂合子可进行 G-6-PD/6-PGD 比值法检测。

3. 变性珠蛋白小体（Heinz 小体）试验　阳性，可见于 G-6-PD 缺乏，也可见于其他原因引起的溶血。

三、诊断对策

（一）诊断要点

G-6-PD 缺乏诊断主要依靠检测红细胞 G-6-PD 活性的实验室检查，阳性家族史或过去病史均有助于临床诊断。病史中有急性溶血特征，并有食蚕豆或服药物史，或新生儿黄疸，或自幼即出现原因未明的慢性溶血者，应考虑本病，加上以下任一项者可确定诊断。

（1）一项筛选试验 G-6-PD 活性为严重缺乏值。

（2）一项 G-6-PD 活性定量较正常平均值降低 40% 以上。

（3）两项筛选试验 G-6-PD 活性均为中间缺乏值。

（4）一项筛选试验 G-6-PD 活性属中间缺乏值，伴有明确的家族史。

（5）一项筛选试验 G-6-PD 活性为中间缺乏值，伴有 Heinz 小体生成试验阳性，但要有 40% 的红细胞有 Heinz 小体，每个红细胞要有 5 个以上的 Heinz 小体，并排除血红蛋白病。

（二）鉴别诊断要点

G-6-PD 缺乏所致溶血性贫血需与下列溶血性疾病相鉴别：

可以被药物或感染等诱发的急性溶血，例如不稳定血红蛋白病、阵发性睡眠性血红蛋白尿症、自身免疫性溶血性贫血。

其他遗传性溶血性疾患，例如地中海贫血、血红蛋白病、球形红细胞增多症等。

新生儿高胆红素血症应与由于 ABO 或 Rh 血型不合引起的新生儿黄疸鉴别。

（三）临床类型

G-6-PD 缺乏症临床可引起不同类型的溶血性贫血，主要分为五种：

1. 先天性非球形红细胞溶血性贫血　主要为不同程度的慢性自发性血管外溶血表现，感染或药物常加重溶血。典型病例发病通常在婴儿期，多数情况下骨髓能完全代偿。输血及糖皮质激素可缓解病情，而脾切除疗效不满意。

2. 蚕豆病　患者在食用蚕豆、蚕豆制品或接触蚕豆花粉后而发生的急性溶血性贫血表现。广东、四川、广西、湖南、江西等地为农村常见的血液病。也可发生于意大利和希腊，而非洲和拉丁美洲少见。

患者大多为 1~5 岁的儿童，男性明显多于女性。起病急骤，在进食蚕豆 5~24 小时内即可出现急性血管内溶血的表现，严重的需要紧急输血维持生命。应该指出，溶血的严重程度与进食蚕豆的多少无关。

3. 新生儿黄疸　一般在出生后 2~4 天发现黄疸，也可迟至 1 周后，一般在生后 5~8 天起黄疸开始消退。新生儿出生后数小时至数日出现黄疸、贫血、肝脾大，严重者可有核黄疸、胎儿水肿等。贫血程度轻重不一，与黄疸程度无线性关系。

4. 药物诱导的溶血性贫血　患者服用诱发溶血的药物后1~3天内出现急性溶血表现。典型表现为服用药物2~4天发作血管内溶血，出现头晕、倦怠、食欲缺乏、恶心、呕吐、发热、黄疸、血红蛋白尿以及肝脏大。严重者有脱水、酸中毒、休克甚至肾功能衰竭，急性期大约持续7天，恢复期约为10~40天。溶血大多为自限性。重复用药可反复发作，如果间歇或持续少量用药，可引起慢性溶血。糖尿病、酸中毒及继发感染等可加重病情。

现已将与 G-6-PD 缺乏者引起溶血的有关药物分为三类：

（1）肯定 G-6-PD 缺乏者溶血的药物，应禁忌使用。

（2）对非先天性非球形红细胞性溶血性贫血（CNSHA）患者，在常规剂量下不引起溶血的药物，只有在下列情况下才会引起溶血：①CNSHA 患者；②超过治疗用量；③患者并发感染或同时使用其他氧化性药物。

（3）国内有个别报道可引起 G-6-PD 患者溶血的药物。

5. 感染诱发的溶血性贫血　可能比药物诱发的溶贫更为常见，患者在感染后数日出现血管内溶血表现，常见于细菌性肺炎、病毒性肝炎、伤寒等，另外流感、传染性单核细胞增多症、水痘、腮腺炎、坏死性肠炎、结核病等也有报道。贫血一般相对较轻，黄疸一般不明显。

四、治疗对策

（一）治疗原则

尽早明确诱发溶血原因，积极去除诱因，对症支持治疗，防治并发症。

（二）治疗计划

1. 急性溶血发作

（1）去除或避免诱因：停用诱发药物、不吃蚕豆或豆制品、治疗感染。疟疾流行病区应用抗疟药时应监护。

（2）输血：Hb 70~90g/L，有血红蛋白尿，或 Hb<70g/L，无论有无血红蛋白尿，都应立即输注浓缩红细胞，使 Hb 达到 100~110g/L 为宜。在 G-6-PD 缺乏高发区要注意选择健康供者，否则易导致再次溶血。

（3）纠正水电解质酸碱平衡：溶血期常有酸中毒和高钾血症，应及时纠正。同时需输注足够液体，适当碱化尿液，防止肾功能衰竭。

（4）糖皮质激素：急重患者可用地塞米松 10~20mg/d，静滴数日后改为口服泼尼松。

2. 新生儿黄疸

（1）换血疗法：若新生儿血胆红素>250μmol/L，即可进行换血，换血的供体应为 G-6-PD 含量正常者，该疗法起效快。

（2）光线疗法：用于轻症或换血疗法之后，使用波长 440~470μm 蓝灯照射，第1天持续24小时，血胆红素定量<140μmol/L 即可停止照射，多数照射48小时可好转，照射中有脱水，注意补液。

（3）苯巴比妥：对降血胆红素疗效较好，每天 5mg/kg，分3次口服，疗程5天。

五、病情观察要点

下列几种自然病程类型，供病情观察时参考。

（一）G-6-PD 缺乏导致的新生儿高胆红素血症

1. 溶血开始时间　以出生 24~72 小时为最多（78%），最晚发病时间是生后9天。
2. 溶血高峰时间　以生后 4~7 天最多（68.1%），最迟出现溶血高峰的时间是生后17天。
3. 黄疸开始消退时间　大多数在生后 5~9 天（61.1%），最迟者在生后20天。
4. 溶血持续天数　平均为6天。

（二）蚕豆病

蚕豆病的一般病程为 2~6 天，发热和血红蛋白尿在 5~6 天消失，血红蛋白尿消失后黄疸才消退，贫血可持续 1 个月以上。

（三）药物性溶血

1. 起病时间　多在服药后 12~48 小时发生急性溶血。

2. 急性期　7~12 天。

3. 恢复期　10~40 天。

六、治疗方案选择

G-6-PD 缺乏者无溶血时无须治疗，需要避免服用可以诱发溶血发作的药物和蚕豆；对急性溶血者，应去除诱因，停用可疑药物，有感染者积极控制感染，供给足够水分，纠正电解质平衡失调；若有显著的血红蛋白尿，使用碱性药物使尿液碱化，防治急性肾功能衰竭；重度贫血者可输血；药物或蚕豆诱发可用糖皮质激素；去除诱因后溶血一般在 1 周左右可自行停止。

七、预后评估

该病呈自限性，度过急性期后，一般预后良好，但应注意强调避免诱发因素，包括禁食蚕豆等。

八、出院随访

向患者交代避免服用诱发溶血的药物、食物等。

（史恩祥）

第六节　丙酮酸激酶缺乏症

丙酮酸激酶缺乏症（pyruvate kinase deficiency，PKD）是红细胞糖无氧酵解通路中的红细胞酶病，它是丙酮酸激酶（pyruvate kinase，PK）基因缺陷导致 PK 活性降低或性质改变所致的溶血性贫血。其发生频率明显少于 G-6-PD 缺陷，到目前为止，有超过 300 例的红细胞 PK 缺乏症的病例报道，病例分布遍及世界各地，并且不同地区本病的基因频率差异颇大。

一、病因和发病机制

丙酮酸激酶缺乏症属于常染色体隐性遗传，但偶有呈常染色体显性遗传家系的报道。一般说来，只有纯合子及双杂合子才会表现为溶血性贫血，单纯杂合子患者尽管红细胞中有葡萄糖中间产物改变，但临床上无贫血表现。

PK 是糖酵解通路的一个酶，在葡萄糖无氧酵解的过程中，该酶催化磷酸烯醇式丙酮酸转变为丙酮酸，同时 ADP 转变为 ATP。在红细胞中，糖酵解是供能的主要途径，PK 缺乏引起红细胞内 ATP 生成减少，从而引起红细胞内 K^+ 和水的丢失，红细胞内渗透压降低，红细胞皱缩成棘细胞，该种细胞因变形性降低而在脾中被阻留破坏，导致溶血性贫血的发生。PK 缺乏导致红细胞中 ADP 和 NAD^+ 合成受损，加剧了红细胞葡萄糖代谢量的减低，由此而加重 PK 缺乏患者的溶血。此外，PK 缺乏症红细胞中 2，3-二磷酸甘油酸（2，3-DPG）积聚，而 2，3-DPG 是己糖激酶的抑制物，这样亦加剧 PK 缺乏引起的葡萄糖代谢量的减低，ATP 生成量进一步减少使 PK 缺乏症患者的溶血加重。

二、诊断步骤

（一）病史采集及体征要点

（1）起病情况：自幼发病，也有青少年或成人发病。

（2）主要临床表现：有些患者贫血很轻微，一直到青少年或成人才出现，甚至极个别者由于溶血被完全代偿而不出现贫血，黄疸为唯一的临床表现；多数患者表现为终生存在的慢性溶血性贫血表现，如贫血、黄疸和脾肿大，不像 G－6－PD 缺乏症受药物诱发溶血；严重者可在婴儿早期即出现症状，可出现中度以上的贫血、黄疸，需反复多次输血才能存活。新生儿的患者可有高胆红素血症。

（3）少数在急性感染或妊娠时，慢性溶血过程加剧，甚至出现"溶血危象"。

（4）并发症：本病可以并发再障危象，其特征为突然而短暂的红细胞造血停滞，血红蛋白浓度急速下降。胆石症为 PKD 较常见的并发症，较少见的并发症有核黄疸、慢性腿部溃疡、继发于胆道疾病的急性胰腺炎、脾脓肿、髓外造血组织的脊髓压迫和游走性静脉炎等。

（二）门诊资料分析

1. 血常规　血红蛋白一般在 50～60g/L 以上，网织红计数大多在 2.5%～15.0%，外周血涂片镜检可见棘形红细胞和有核红细胞。白细胞和血小板的形态和计数均为正常。

2. 其他常规检查　胆红素增高以间接为主，尿内尿胆原增多，而胆红素阴性，并发胆结石者可伴直接胆红素升高。

3. 腹部 B 超　绝大多数有脾大。

（三）进一步检查项目

（1）骨髓涂片检查：增生性骨髓象，以红系为主。

（2）丙酮酸激酶缺乏症（PK）活性测定：红细胞的 PK 活性测定能特异地显示 PK 活性的改变。目前常用的方法有荧光斑点法、PK 活性筛选试验和国际血液学标准化委员会推荐的 Blume 法 PK 活性定量测定法。大部分有贫血表现的纯合子或复合杂合子 PK 的活性水平约为正常值的 5%～40%，而临床正常的杂合子其酶活性约为正常的 50%。

（3）对于不明原因的非球形红细胞溶血性贫血病例，可以进行糖酵解通路中间代谢产物的检查。目前认为，2，3－DPG/ATP 比值的升高，对诊断 PK 缺乏具有较大的意义。自身溶血试验为非特异性的，现在不再用此试验作为对红细胞酶病的实验诊断手段。

三、诊断对策

（一）诊断要点

如果患者有溶血的证据，有 PK 活性缺乏，即可诊断为 PK 缺乏症。

1. 细胞 PK 缺乏的实验诊断标准　①PK 荧光斑点试验为 PK 活性缺乏；②PK 活性定量测定属纯合子范围；③PK 活性定量测定属杂合子范围，伴有明显的家族史和/或 2，3－DPG 2 倍以上增高或其他中间代谢产物的改变。符合以上三项中任一项，均可建立 PK 缺乏的实验诊断。

2. PK 缺乏所致溶血性贫血的诊断标准

（1）红细胞 PK 缺乏所致新生儿高胆红素血症：①生后早期（多为 1 周内）出现黄疸，其血清总胆红素超过 205.2μmol/L，未成熟儿超过 256.5μmol/L，主要为非结合胆红素增高。②溶血的其他证据（贫血、网织红细胞增多、尿胆红素阳性等）。③符合 PK 缺乏的实验诊断标准。具备以上三项，又排除其他原因所致的黄疸者，可确诊；不具备上述两项和（或）有其他原因并存者，应疑诊为红细胞 PK 缺乏所致。

（2）红细胞 PK 缺乏所致先天性非球形细胞性溶血性贫血（CNSHA）：①呈慢性溶血过程，有脾大、黄疸、贫血；②符合 PK 缺乏的实验诊断标准；③排除其他红细胞酶病及血红蛋白病；④排除继发性 PKD。符合以上 4 项方可诊断为遗传性 PKD 所致的 CNSHA。

（二）鉴别诊断要点

（1）与其他慢性溶血性贫血性疾病 G－6－PD 缺乏症相鉴别，但 G－6－PD 缺乏症者 G－6－PD 酶的活性减低则易鉴别。

（2）与继发性 PK 缺乏症相鉴别，如白血病、再生障碍性贫血、骨髓增生异常综合征等，化疗后都可以引起继发性 PK 缺乏。

四、治疗对策

目前尚无特异性治疗方法。

1. 输血 不同的 PK 缺乏症患者贫血的程度差异极大，贫血轻微者无须输血，红细胞 PK 缺乏症所致新生儿高胆红素血症时需要置换输血，贫血严重时也需要输注浓缩红细胞，但决定是否给予输血，应根据贫血时贫血的耐受程度而非血红蛋白值。

2. 药物治疗 PK 缺乏目前尚无特异性药物治疗。但有研究提示，大剂量水杨酸制剂对严重 PK 缺乏症患者有诱发溶血的潜在危险性。因此，PK 缺乏症患者应尽量避免使用水杨酸制剂。

3. 脾切除 脾切除对 PK 缺乏症的疗效不如遗传性球形细胞增多症，但可减少输血次数。由于出生后前几年在无脾状态下有发生严重败血症的危险，故患者行脾切除术至少要5~10 岁后。脾切除术可使预后改善，但并不能纠正溶血状态。

4. 异基因造血干细胞移植 对因 PK 缺乏引起的严重溶血性贫血患者，如需反复输血才能维持生命，异基因造血干细胞移植是唯一的根治手段。

五、预后

由于病情轻重不一，因而预后不一致。婴幼儿可以导致死亡。本症随年龄增长有减弱趋势。大多数患者可以过相对正常的生活，对寿命无明显影响。

（史恩祥）

第七节 遗传性球形红细胞增多症

遗传性球形红细胞增多症（hereditary spherocytosis，HS），是一种红细胞膜骨架蛋白先天性缺陷导致的溶血性贫血。其临床特点为程度不一的贫血、间歇性黄疸、脾大和脾切除能显著改善症状。血液学特征为外周血中可见到许多小球形红细胞和红细胞渗透脆性显著提高。可见于任何年龄，男女均可发病。

一、病因和发病机制

在大多数患者家族中，HS 呈常染色体显性遗传，但有 15%~20% 患者无家族史，可能与基因突变有关。红细胞膜蛋白基因异常导致了 HS 患者的红细胞膜骨架蛋白（如血影蛋白、锚连膜蛋白、带 III 蛋白等）的异常，红细胞膜骨架蛋白和细胞膜之间的垂直连接存在缺陷，导致双层脂质不稳定，细胞膜脂质逐渐丢失，细胞表面积减少，最后形成球形，易被脾脏破坏引起溶血。

二、诊断步骤

（一）病史采集要点

1. 起病情况 本病可在任何年龄发病，2/3 为成年发病。

2. 主要临床表现 贫血、黄疸和脾大为主要临床表现，三者可同时存在，也可单一发生。部分患者症状轻微，虽有溶血，但由于骨髓红系代偿性增生，可无贫血，只表现为轻度黄疸。贫血程度轻重不一，常因感染或再生障碍危象或溶血危象时加重。黄疸是在新生儿期最常见的临床表现（发生率约50%），新生儿期后，黄疸大多很轻，呈间歇性发作，劳累、情绪波动、妊娠等可加重或诱发黄疸。

3. 并发症 胆囊结石、痛风、下肢复发性溃疡等。

4. 家族史 多数患者有家族史，约25% 的患者无明显家族史。

（二）体格检查要点

1. 皮肤、黏膜 无或不同程度的贫血貌，皮肤黏膜及巩膜黄染。

2. 肝脾、淋巴结 脾脏一般呈中度肿大，青少年者生长迟缓可有巨脾，肝不大或轻度肿大，全身浅表淋巴结不大。

（三）门诊资料分析

1. 血常规 贫血轻重不一，白细胞和血小板正常，网织红细胞增高，一般为5%～20%。外周血涂片见到体积小、染色深、中心淡染区消失的小球形红细胞，大多在10%以上（正常<5%）是本病实验室检查的特点。发生再障危象时，外周血三系均减少，网织红细胞计数降低。

2. 其他 总胆红素增高，间接胆红素升高为主，直接胆红素正常，尿胆原和粪胆原阳性等。

（四）进一步检查项目

1. 骨髓象 骨髓增生活跃或明显活跃，粒红比值降低，红系增生最为明显，以中幼红细胞为主，成熟红细胞中球形红细胞比例大于10%以上。

2. 红细胞渗透脆性试验 红细胞渗透脆性试验增高，孵育后脆性试验敏感性高，也是HS的特征。

3. 红细胞膜蛋白定性分析 采用SDS－PAGE分析膜蛋白，80%以上的患者可发现膜收缩蛋白和锚蛋白带3蛋白或带4.2蛋白缺乏或减少，结合免疫印迹法，检出率更高。

4. 红细胞膜蛋白定量分析 采用放射免疫法或ELISA直接测定每个红细胞的膜蛋白含量。

三、诊断对策

（一）诊断要点

一般根据贫血、黄疸、脾大，球形红细胞增多及渗透脆性增高，结合有家族史患者，诊断HS容易成立。对于轻型病例，宜选择多项试验确定诊断。对于一个Coombs试验阴性、伴有球形红细胞的溶血性贫血患者，孵育的渗透脆性试验被认为是诊断HS的金指标，尤其是对有北欧血统或有不明原因贫血家族史的患者。

（二）临床分型

根据HS患者临床表现不同，可分为四型：典型HS、轻型HS、无症状携带者和重型HS。

（三）鉴别诊断要点

1. 自身免疫性溶血性贫血 抗人球蛋白试验多数阳性，肾上腺皮质激素治疗有效，无家族史等有助于鉴别，必要时可做红细胞膜蛋白的分析或其他检查。

2. 其他可见小球形红细胞的疾病 其他可见小球形红细胞的疾病有新生儿ABO血型不相容性贫血、G－6－PD缺乏症、不稳定血红蛋白病，Rh抗原缺乏症，红细胞受机械、生物、化学损伤等。一般而言，HS外周血仅有小球形红细胞，其他形态异常的细胞少见，且球形细胞形态大小比较均匀一致，而其他溶血性疾病外周血除见到少量球形细胞之外，常能见到其他形态异常的细胞，且球形细胞大小不一。

四、治疗对策

1. 脾切除 是治疗HS首选方法，有效率达90%以上，术后数天黄疸及贫血即可消退。因脾切除后存在感染、肠系膜或门静脉闭塞等并发症，故应严格掌握脾切指征。国外所提倡的HS脾切指征为：①Hb≤80g/L，网织红细胞≥10%的重型HS。②Hb如于80～110g/L，网织红细胞为8%～10%，具有以下一种情况者应考虑切脾：a.贫血影响生活质量或体能活动；b.贫血影响重要脏器功能；c.发生髓外造血性肿块。③年龄限制：主张10岁以后手术。对于重型HS，手术时机也尽可能延迟至5岁以上。

2. 脾次全切除术 优点是持久减少溶血率并能保留残留脾完全的吞噬功能。缺点是可持续存在轻至中度的溶血，小部分患者可继发胆囊结石和再障危象。有调查显示，残留脾的再生对患者的疗效似乎并无严重影响，脾次全切除方法是治疗HS患者（尤其是儿童）的合理有效方法。

3. 补充叶酸 大多数HS患者应补充叶酸（10mg tid P.O.），以防叶酸缺乏而加重贫血或诱发再障危象。

4. 对症支持处理　贫血严重时需输血，发生危象时注意输血补充血容量，同时抗生素控制感染。

5. 并发症的治疗　胆囊结石症状严重者可行腹腔镜下胆囊切除术。此外，脾切除术中应常规探查胆囊，并发胆囊结石的患者可同时行胆囊切除，但不主张对无胆囊结石者做预防性切除。

五、治疗方案选择

具有脾切指征者应予脾切除治疗，溶血或贫血严重时可加用叶酸，以防叶酸缺乏而加重贫血或诱发再障危象，贫血严重时需输血。

六、预后

HS 预后一般良好，少数可死于再障危象或脾切除后并发症。

七、出院随访

脾切除后注意并发症，如血小板增多、感染情况。

（史恩祥）

第八节　血型不合所致的溶血性贫血

血型不合所致的溶血性贫血，也称同种免疫性溶血性贫血，最常见的是新生儿溶血病（hemolytic disease of the newborn，HDN）。是指母亲妊娠期间对自己缺乏的胎儿红细胞抗原所产生的抗体，经胎盘传入胎儿体内所产生的溶血性贫血。抗体均为 IgG。母婴血型不合最重要和多见的是 ABO 血型不合，其次为 Rh 溶血病，MN 溶血病偶见。其他血型系统如 Kell、Duffy、Lutheran 和 Kidd 等溶血病也有可能，但很罕见。

一、病因和发病机制

新生儿溶血症的机制是发生在抗原抗体之间的免疫变态反应。以 ABO 溶血症为例，母体血清中存在着针对 ABO 血型物质的 IgM 和 IgG 抗体，IgG 类型的抗 A（B）抗体因其分子量较小（7S-γ球蛋白），是唯一能够通过胎盘进入胎儿体内的免疫球蛋白。当胎儿从父方遗传下来的显性抗原恰为母亲所缺少时，通过妊娠、分娩，此抗原可进入母体，刺激母体产生免疫抗体，使胎儿发生溶血。在我国汉族 99.7% 为 Rh 阳性，故 Rh 溶血病在我国少见，而 ABO 血型不合比较多见，约占妊娠总数的 20%～25%。有文献报道，ABO HDN 发病率随母体的抗 A（B）IgG 效价升高而升高，抗体效价的高低与 HDN 的发生成正比。

二、诊断步骤

（一）病史采集要点

1. 发病人群　只有当孕妇为 O 型或 Rh（-），丈夫为 A 或 B 型或 Rh（+）时，胎儿才有可能发生同种免疫型溶血病。

2. 主要临床表现　ABO 溶血病症状较轻或无症状，而 Rh 溶血病症状严重。新生儿溶血病的临床表现均取决于胎儿红细胞破坏的速度和红细胞生产的代偿程度。主要表现为黄疸和贫血。

黄疸：由于胎盘可有效地清除胆红素，故新生儿即使有溶血性疾病，在出生时也无黄疸。一旦新生儿在出生第一天出现黄疸，必须考虑有新生儿溶血病的可能，应立即做血清学检查以求确诊。黄疸出现越早，进展越快则病情越重。

贫血：出生时，多数新生儿血红蛋白正常或仅有轻度贫血，肝脾可轻度肿大。中度贫血约在出生后 5～6 天才较明显。重度贫血时可发生充血性心力衰竭、水肿、腹水和胸腔积液，构成胎儿水肿综合征。

3. 胆红素脑病（核黄疸）　由于间接胆红素可通过血脑屏障，进入基底核、视丘下核、大脑半球的灰质和白质等处，引起神经细胞肿胀、变性和坏死。由高胆红素血症发展为核黄疸可分为4期：①先兆期：出现嗜睡、肌张力下降、吸吮反射消失等；②痉挛期：出现两眼上翻、尖叫、发热、角弓反张、抽搐等；③恢复期：随着体内抗体逐渐消耗，溶血减轻、黄疸减退；④后遗症期：患儿恢复数月后可出现失明、耳聋、瘫痪或智力发育不全等。

4. 其他　少数病例可发生血小板减少性紫癜，也有病例出血由DIC引起。通过换血可使出血得到纠正。

（二）门诊资料分析

1. 产前检查　检查孕妇及丈夫血型。在妊娠第16周左右为孕妇查血清抗体，作为基础水平，至第28~30周时再测抗体，以后每月测1次。如抗体效价上升，提示胎儿已累及，宜同时查羊水胆红素。

2. 产时检查　观察胎儿面脐血的血型和特异性抗体。

3. 产后检查

（1）贫血及溶血的依据：红细胞及血红蛋白可正常或中、重度减少，网织红细胞与贫血严重程度成正比；血涂片红细胞大小不等，可见嗜多色性、球形红细胞及有核红细胞；骨髓表现为红系过度增生。

（2）血清学检查：产后诊断的主要依据是血清特异性免疫抗体的检查。具体包括：检查母子血型是否不合；检查婴儿红细胞是否致敏；检查婴儿血清中有无血型抗体存在及其类型；检查母体血清中有无血型抗体的存在，阳性者对诊断有参考意义。

（3）血清胆红素检查：本病对生命和神经系统的最大威胁来自血中游离胆红素增高的程度，故应密切监视血清胆红素含量的变化。

（三）进一步检查项目

1. 内源性CO产物测定　当血红素分解为胆红素时，产生同等量的CO，测量呼气末的CO量，或者检测血中碳氧血红蛋白的量，都能够作为胆红素产生的量化指标；另一方面内源性CO检测可以鉴别胆红素的来源，如果间接胆红素水平增高，CO水平低，提示黄疸为非HDN所致，而是胆红素代谢障碍或肠肝循环增加等原因引起。

2. 微柱凝胶技术　微柱凝胶技术的原理与抗人球蛋白试验类似，将待测血清或红细胞悬液加入到微管中，通过红细胞抗原和抗体在凝胶介质中发生凝集反应，将红细胞滞留在凝胶微管内判断结果。可用于血型检测、抗体筛查、抗体鉴定和交叉配血等。

3. 红细胞表面IgG检测　红细胞中加入抗人IgG单克隆抗体，经流式细胞仪检测，可以精确检测出致敏红细胞的量，提高了直接Coombs试验的敏感性。

4. 胎儿血型检测　近年来发现孕妇血浆中含有丰富的胎儿DNA片断，使用PCR扩增技术可以确定胎儿的血型。

5. 孕妇血中胎儿红细胞计数　传统检测方法为酸洗脱试验，现在应用流式细胞仪检测，将抗HbF抗体加入到产妇红细胞中，计数50 000个产妇红细胞，如果小于0.1%则为阴性。阳性结果提示发生了胎母出血，并可以计算出产妇体内胎儿红细胞的量。

6. 超声检查　可以观察胎儿水肿、腹水、胸腔积液、肝脾大、胎盘水肿、羊水量、发育情况等。Detti等报道，用Doppler超声测量胎儿大脑中动脉血流速度，可以作为胎儿贫血的指标。

三、诊断对策

（一）诊断要点

ABO HDN确诊比较困难，因为：①所有O型母亲孕育的A型或B型新生儿中约1/3直接Coombs试验阳性，2/3抗体释放试验阳性，而真正发生HDN者仅为直接Coombs试验阳性中的1/5；②部分ABO HDN患儿直接Coombs试验弱阳性或阴性；③ABO HDN缺乏特异性表现；④黄种人生理性黄疸普遍高于白种人。因此，诊断ABO HDN时必须除外其他原因引起的黄疸。

下列表现和实验室检查支持 ABO HDN 的诊断：①母亲 O 型血，新生儿 A 型或 B 型血；②生后 24h 内出现黄疸；③间接高胆红素血症；④直接 Coombs 试验和抗体释放试验阳性；⑤脐血或新生儿血清中出现抗 A 或抗 B 的 IgG 抗体；⑥血涂片中球形红细胞增多；⑦网织红细胞增多或碳氧血红蛋白浓度升高。

（二）鉴别诊断要点

1. 与生理性新生儿黄疸相鉴别

（1）生理性黄疸：是指新生儿出生后 2～14 天内由于胆红素代谢所致的黄疸。

（2）病理性黄疸：新生儿黄疸出现下列情况之一时要考虑病理性黄疸：①出生后 24h 内出现黄疸，胆红素浓度 >102.0μmol/L；②足月儿血清胆红素浓度 >220.6μmol/L，早产儿 >255.0μmol/L；③血清结合胆红素 534.0μmol/L；④血清胆红素每天上升 >85.0μmol/L；⑤黄疸持续时间较长，超过 2～4 周或进行性加重，或退而复现。

2. 与其他因素引起的病理性黄疸相鉴别　包括母乳性黄疸，感染，G-6-PD 缺陷病，地中海贫血，以及其他包括早产儿、遗传代谢性疾病及不明原因的高胆红素血症等。

四、治疗对策

（一）预防措施

预防 Rh 溶血病的措施要在孕妇未致敏前执行才能有效：①当未致敏 Rh 阴性孕妇在第 1 次分娩 Rh 阳性婴儿后，72 小时内肌内注射抗 Rh D IgG 300μg，可使孕妇不致敏；②对流产 Rh 阴性的孕妇，不论胎儿 Rh 血型如何，均用 300μg 抗 Rh D IgG 肌内注射 1 次，以防致敏；③孕妇羊膜穿刺后，不论在妊娠中期或晚期皆肌内注射 100μg 抗 Rh D IgG。如胎盘被损伤，应增加注射剂量。目前尚无抗 Rh E IgG。

有关 ABO 溶血病的预防方法，尚在探索中。

（二）治疗方法

新生儿溶血病的治疗主要针对高胆红素血症，防止胆红素脑病的发生。Ahlfors 提出了胆红素（mg/dl）与白蛋白（g/dl）的比例，用以指导高胆红素血症的治疗：出生 72h 以上新生儿，胆红素/白蛋白 <513（mg/g）发生胆红素脑病危险度低；513～619（mg/g）可能与急性胆红素脑病相关，如果迅速降低胆红素，神经系统损伤可以恢复；≥710（mg/g）具有发生不可逆胆红素脑病的高风险，小于 72h 的新生儿比值相应降低。

1. 孕期治疗

（1）药物治疗：葡萄糖醛酸转移酶诱导剂，如苯巴比妥、尼可刹米等可诱导肝细胞微粒体增加此酶的生成，加速间接胆红素的代谢，减轻胎儿或新生儿的高胆红素血症，可在孕妇自然分娩或引产前 2 周服用苯巴比妥 60～100mg/d，分 3 次口服，尼可刹米 100mg/（kg·d），分 3 次口服，连服 7～14 天。

（2）提前分娩：可以减少抗体产生，常在孕期第 35～38 周人工提前分娩。

2. 新生儿治疗

（1）光照疗法：采用蓝光荧光灯裸体照射，总光度 160～300W，持续 1～3 天，或间歇光照，可以使间接胆红素在光作用下转化为光红素，其为水溶性，可经胆汁及尿液排出，从而纠正高胆红素血症。

（2）血浆置换：换血量约为婴儿血容量的 2 倍（约 150～180mL/kg）以换出血浆中抗体、致敏红细胞和游离胆红素，置换后应继以光照治疗。

（3）药物治疗：苯巴比妥 15mg/d，尼可刹米 300mg/d，泼尼松 10～15mg/d，分 3 次口服。每日静脉注射清蛋白 1g/kg，以增加对游离胆红素的结合，对于严重贫血的患儿应慎用，以免诱发心力衰竭；也可口服琼脂 125～250mg，每 4～6 小时 1 次，以阻止肠道胆红素的再吸收。

（4）静脉免疫球蛋白治疗：大剂量静脉注射免疫球蛋白治疗 HDN 已经研究了近 20 年，效果显著，国内已有不少报道。但缺乏使用的指征和剂量，国外主张 0.4～1.0g/kg，连用 1～3 天。目前存在的问题是：①国外主要用于 Rh HDN 患儿的治疗，国内绝大多数用于 ABO HDN 患儿，前者的病情比后者严重得多。②现在已经认识到胆红素有抗氧化等生理作用，过度降低胆红素水平是否对患儿有利，因此关于我国大剂量免疫球蛋白使用的指征和剂量有待进一步研究。

（5）金属卟啉类药物：包括锡－原卟啉、锡－中卟啉、锌－原卟啉、锌－中卟啉等，现在比较重视锡－中卟啉的应用，锡－中卟啉抑制血红素加氧酶的活性，直接减少胆红素的产生。Kappas 等证实单剂量锡－中卟啉 $6\mu mol/kg$ 比蓝光治疗高胆红素血症效果更好，不良反应为一过性，非剂量依赖性红斑，没有后遗症，但是目前该药还没有正式投入临床。

（6）其他：包括一些药物的治疗，如腺苷蛋氨酸、喜炎平注射液，茵栀黄注射液，以及微生态制剂如金双歧等都有促进黄疸消退的作用。另外，由于高压氧治疗能使肝脏血流量增加，血氧含量增加，能明显改善组织细胞的缺氧状态。能使肝酶活性增加，肝脏摄取、结合、排泄胆红素的能力增强，促使肝脏胆红素的代谢功能转为正常。因此国外也常用高压氧治疗，其疗效与常规的蓝光治疗相同。

五、预后

近年来，由于对 Rh 型溶血性贫血的预防使新生儿同种免疫性溶血病的发病率、病死率显著下降。新生儿 ABO 溶血病虽发病率高于 Rh 溶血病，但因其溶血程度较轻，少见严重的高胆红素血症，预后较好。

（史恩祥）

第十章

白血病

白血病（leukemia）起源于造血干、祖细胞，是细胞遗传学累积变异的结果。白血病的致病机制、细胞发育特点、临床表现、治疗和预后等存在较大差异，具有高度异质性。一般可分为急性和慢性白血病。急性白血病（acute leukemia，AL）的白血病细胞分化阻滞于造血发育的早期阶段，原始细胞无控性增殖、积聚，逐渐抑制和取代正常造血，出现贫血、出血、感染和多种组织器官浸润等表现，病情进展迅速，自然病程仅数周或数月。按白血病细胞系列归属分为急性髓系细胞白血病（acute myeloidleukemia，AML）和急性淋巴细胞白血病（acutelymphoblastic leukemia，ALL）2 大类，少数不能明确归类的称为系列模糊的急性白血病（acute leukemias of ambiguous lineage）。慢性髓系细胞白血病（chronic myelogenous leukemia，CML）具有特征性的 t（9；22）/BCR - ABLI 融合基因，祖细胞池的显著扩增导致髓细胞过度增殖，粒细胞生成增多而清除缓慢，形成粒细胞在体内积聚。慢性淋巴细胞白血病（chronic lymphocytic leukemia，CLL）归属为"成熟 B 细胞肿瘤"，为功能缺陷的成熟单克隆 B 小淋巴细胞增生、蓄积。高度异质性要求白血病的诊断、分型要充分考虑各种疾病要素，治疗上实施个体化原则，按复发风险进行分层治疗。

第一节　急性髓系细胞白血病

一、定义

是一类起源于造血干、祖细胞的髓系造血系统恶性肿瘤。白血病细胞分化阻滞于不同髓系发育的早期阶段，表现为髓系发育的形态和免疫表型特征。

二、流行病学

AML 年发病率 2~4/100 000，中位发病年龄为 64~70 岁，为老年性疾病。发病随年龄增大而增加。AML 约占急性白血病的 70%，分别占婴儿、儿童和成年人 AL 的 55%~70%、17%~20% 和 80%~90%。婴儿发病以女婴多见，儿童无明显性别差异，成年人男性稍多于女性（3：2）。成年人以北美、西欧和大洋洲发病最高，亚洲和拉美最低；儿童发病则以亚洲最高，北美和南亚次大陆最低。美国 AML 年死亡率约为 2.2/100 000；我国缺乏相关统计数据，估计高于西方发达国家。

环境因素、化学品和药品以及放射线等与 AML 致病有关，某些有前趋血液病史和遗传病史的患者易患 AML。离子射线、烷化剂可诱导 DNA 双链断裂，引起点突变、遗传物质丢失或染色体易位等。烷化剂治疗相关的 AML 发病与患者年龄和药物累积剂量有关，一般潜伏期为 4~8 年，常先有 MDS 表现，具有 -7/7q-、-5/5q- 等染色体核型改变，疗效差。拓扑异构酶Ⅱ（TopoⅡ）抑制药可稳定 TopoⅡ与 DNA 的结合，使 DNA 断裂。TopoⅡ抑制药治疗相关的 AML 潜伏期一般仅 1~3 年，主要为 M4、M5，也可为 M3 或 M4Eo，常无 MDS 前趋病史，主要遗传学改变为 11q23/MLL 基因易位，也可为 AMLI 基因易位或 inv（16）、t（15；17）等，预后相对较好。某些血液系统疾病，如 MDS、CML、PV、ET 和 PNH 等，可继发 AML。MDS 病程中 10%~50% 继发 AML。CML 急性变占 70%~85%，AML 或髓、淋双表型 AL 占 75%。约 26% 的 SAA 经 ATG 治疗 8 年继发 AML/MDS；CSA、G – CSF 治疗的 AA 也有 22% 继发 AML/MDS。PNH 继发的 AML，恶性细胞来源于 PNH 克隆。遗传因素对 AL 发病有重要影响。体质性 8 – 三体综合征和 Down 综合征（21 – 三体）可发生家族性白血病。Down 综合征白血病患病率增加 10 ~ 18 倍，其中 AML – M7 发病率是正常人群的 500 倍；3 岁以下多为 AML，3 岁以上则以 ALL 为主。Down 综合征继发 AML 与 21q22.3/AML1 基因异常和造血转录因子基因 GATA – I 缺失突变有关。DNA 损伤修复缺陷的遗传病如 Bloom 综合征、Fanconi 贫血等，AML 患病率明显增高。多发性神经纤维瘤位于 17q11.2 上的 NFI 抑癌基因突变失活，继发 AML/MDS 的机会增加。常染色体显性遗传病 Li – Fraumeni 综合征有抑癌基因 p53 突变失活，X 连锁免疫缺陷病 Wiskott – Aldrich 综合征存在 WASP 基因突变，常染色体隐性遗传病 Kostmann 婴儿遗传性粒细胞缺乏症有 G – CSF 受体基因突变，这些患者以及 Blackfan – Diamond 综合征的 AML 患病率均有增加。

三、发病机制

细胞、分子遗传异常是 AML 的致病基础。AML 约 60% 有克隆性染色体数量、结构异常，更多的患者存在与细胞增殖、生存或分化调节有关的基因突变或表达异常。遗传学变异主要表现为抑癌基因丢失或突变失活、癌基因表达增高或突变激活等。AML 中常见 Ras、KIT 和 Flt3 等原癌基因激活突变，与细胞获得增生、生存优势有关。Tp53、Rb 和 Myc 等抑癌基因失活突变将使细胞周期停滞，凋亡受抑。与实体肿瘤不同，AML 还常伴有特异的染色体易位或基因重排。易位基因包括转录因子基因、造血发育必需基因、造血分化基因、同源功能基因及凋亡相关基因等，以转录因子基因易位最为多见。易位形成融合基因，编码融合蛋白，使基因表达异常，或表达产物的稳定性、定位和功能异常，引起造血干/祖细胞恶性转化和增生、分化或凋亡障碍。AML 染色体易位和基因突变类型多达 200 多种，常见的有 t（8；21）（q22；q22）；AML – 1 – ETO/t（15；17）（q23；q21）；PML – RARa 及其变异易位、inv（16）或 t（16；16）（p13；q22）；CBFp – MYHII 和 11q23 易位/MLL 基因重排等；与 11q23/MLL 基因易位相关的伴侣基因则多达 80 余种。AML 中以 t（9；11）（p22；q23）；MLL – AF9、t（11；19）（q23；p13.1）；MLL – ELL 和 t（6；11）（q27；q23）；MLL – AF6 等最为多见，MLL 基因的内部部分串联重复（MLL – PTD）也与 AL 发病有关。不同细胞、分子遗传特征的 AML 在致病机制、临床表现和预后等方面各有特点。

1. 核心结合因子异常　CBF 是由 CBF 和 CBFa2（也称为 AML – 1）组成的异二聚体化的转录调节因子，通过 AMLI 的 runt 结构域结合 DNA，在其他转录因子或转录辅助因子的协同下，激活或抑制 IL – 3、T – 细胞受体 α、GM – CSF、M – CSF 受体、髓过氧化酶等靶基因的转录，促进造血干/祖细胞的分化成熟。AMLI 能与核共激活复合物结合，募集组蛋白乙酰基转移酶，使组蛋白赖氨酸乙酰化，激活靶基因转录。累及 CBF 的融合基因在功能上多通过表现为 CBF 的负显性作用导致白血病的发生。非随机染色体异常 t（8；21）（q22；q22）累及 21 号染色体的 AMLI 和 8 号染色体的 ETO（eight twenty one）基因形成 AML1 – ETO 融合基因。AMLI – ETO 中保留了 AML1 的 Runt 结构域，仍能与 DNA 结合，并能与 CBFβ 形成异二聚体，而 ETO 蛋白在 AML1 – ETO 中几乎保持完整。由于 ETO 部分可以通过核共抑制复合物募集组蛋白脱乙酰化酶（Histonedeacetylase，HDAC），AML1 – ETO 结合 AML1 的靶基因序列后，许多由 AMLI 激活的基因被 AML1 – ETO 所抑制，并呈显著负性作用。AML1 – ETO 还可干扰 C/EBPα、PU.1、E 蛋白、GATA1 和 Spl 的功能。最近发现 AML1 – ETO 可以抑制 miR – 223 的表达，而 miR – 223 可促进造血细胞分化。此外，AML1 – ETO 还可促进造血干细胞的自我更新促进白血病的发生。但单独的 AMLI – ETO 并不能导致白血病的发生，这可能是由于 AML1 – ETO 也具有抑制细胞增殖和诱导细胞凋亡的作用，AML1 – ETO 在导致白血病发生时需要其他突变协同，克服 AMLI – ETO 抑制增殖和诱导凋亡的作用才能导致白血病的发生。

t（3；21）（q26；q22）多见于治疗相关的 MDS 和 AML，以及 CML 的急变期。易位形成 AML1 – EAP、AML1 – MDSI、AML1 – EVI1、AML1 – MDSI/EVI1 融合基因转录本。AML1 – EAP 融合基因中 EAP 读码框架易位，导致该融合基因 mRNA 编码 AMLI 的 1 ~ 24laa，这种短 AMLI 对全长野生型 AML1

发挥负性作用。AML1 - MDS1 及 AML1MDSI/EVI1 可抑制 AML1 对靶基因的转录激活作用。AML1 - MDS1/EVI1 一方面可以抑制 AML1 活性，另一方面与 EVI1 相似，均可与 Smad3 作用，从而抑制 TGF - p 的信号传递，解除 TGF - β 对细胞生长的抑制作用。

AML - M4Eo 最常见的染色体异常是 inv（16）（p13；q22），在 AML 的染色体异常中占 12%，少数为 t（16；16）（p - 13；q22）。inv（16）与 t（16；16）均形成 CBFβ - SMMHC 融合基因。CBFp 基因定位于 16q22，是 CBF 的亚单位，与 AMLI 构成异二聚体。CBFβ 在胞质内表达，呈弥散样分布。AML1 可以将 CBFβ 自胞质带至胞核。CBFβ 本身不具备 DNA 结合能力，但与 AML1 形成异二聚体后，能增强 AML1 对 DNA 的结合力，从而增强 AMLI 的转录激活作用。平滑肌肌凝蛋白重链（smoothmuscle myosin heavy chain，SMMHC）也称之为 MYHll（Myosin heavy chain ll），是一种很大的分子。SMMHC 中的 α 螺旋可以介导其形成二聚体和多聚体。CBFβ - SMMHC 融合蛋白定位于细胞质。由于 CBFβ - SMMHC 仍能与 AML1 形成异二聚体，这样就可以将 AML1 扣留于细胞质内。由此可干扰 AML1 激活转录作用以及 AMLI 与 CBFβ 的协同激活作用。CBFβ - SMMHC 以显著负性作用抑制 CBFβ 的作用，抑制造血细胞分化。CBFβ - SMMHC 还减低 p53 的表达，抑制细胞凋亡；也能抑制细胞由 G1 期进入 S 期，减低细胞增生；提示有其他突变或"第二次打击"事件绕过 CBFβ - SMMHC 的生长抑制作用，导致 AMLI - M4Eo 的发生。

2. MLL 基因异常　MLL 蛋白有 3 个区域与果蝇三胸蛋白同源。累及 MLL 基因的白血病既可见于 ALL，也可见于 AML。MLL 蛋白包括氨基端的 AT 吊钩、SNL1 和 SNL2 基序、CxxC 结构域，这些结构域通常保留在融合蛋白中。AT 吊钩可以特异地结合于 AT 富集的 DNA 小沟。MLL 羧基端包括 PHD、转录激活和 SET 结构域，通常被伙伴蛋白取代。其中的 SET 结构域具有组蛋白甲基化活性，可以使组蛋白 H3K4 甲基化，从而激活包括 Hox 基因家族等靶基因的转录。MLL 作用于造血干细胞向定向祖细胞发育和扩增的早期造血阶段。MLL 对 Hox 基因家族中的许多基因都有调控作用，其中 Hoxa9 和 Hoxa10 在造血调节中发挥作用。MLL 调节有造血调节作用的 Hox 基因，也是 MLL 融合蛋白导致白血病的重要机制。

目前已经发现 80 多种 MLL 易位的伙伴基因。t（4；11）（q2l；q23）；MLL - AF4、t（9；11）（p22；q23）；MLL - AF9、t（11；19）（q23；p13.3）；MLLENL、t（10；11）（p12；q23）；MLL - AFIO 和 t（6；11）（q27；q23）；MLL - AF6 等是 5 种最常见的融合基因，占所有 MLL 基因易位的 80%。仅一部分 MLL 的伙伴基因可以分类，大致可分为 5 类。第一类是 AF4、AF9 和 AFIO 等核蛋白；第二类是带有螺旋 - 螺旋寡聚化结构域的胞质蛋白，这些寡聚化结构域对于转化很重要；第三类是 septin 蛋白家族的蛋白；第四类是组蛋白乙酰化酶 p300 和 CBP，在形成融合蛋白时保留了乙酰化酶活性；第五类是 MLL 的部分串联重复（MLL - PTD）。所有的 MLL 伙伴基因保持原有的读码框架，提示伙伴基因对相应融合蛋白的转化活性是必需的。所有 MLL 融合蛋白的共同特点是都保留了 AT 吊钩和锌指 CxxC 基序，这两个结构域对于融合蛋白的转化能力是必需的。除 MLL - PTD 外，所有的融合蛋白都缺失了甲基化组蛋白 H3K4 的 SET 结构域，但绝大多数融合蛋白还是能够上调 Hox 等 MLL 靶基因的表达。Hox 等基因表达的上调对于 MLL 融合蛋白转化细胞是非常重要的。MLL 融合蛋白不仅能够将造血干细胞转化为白血病干细胞，还可以将造血祖细胞 CMP 和 GMP 重编程为白血病干细胞，导致白血病的发生。苏氨酸天门冬氨酸酶 1（threonineaspartase，taspasel）是一种内肽酶，能切割 MLL，切割后的 MLL 片段对调节 Hox 基因的表达具有不同的作用。MLL 融合蛋白中缺失了 taspasel 切割位点，提示 MLL 融合蛋白可以模仿未切割的 MLL，在造血细胞中不能适当调节造血细胞中 Hox 基因的表达，在白血病发生中发挥作用。这可以部分地解释 MLL 的伙伴蛋白缺少相似性，而且提示 HOX 基因的异常是融合蛋白转化细胞的重要机制。

3. RARa 基因易位及其变异易位　APL 最常见的染色体易位为 t（15；17）（q22；q12），其他几种少见的染色体易位有 t（11；17）（q23；q12）、t（5；17）（q35；q12）、t（11；17）（q13；q12）、der（17）、t（4；17）（q12；q12）和 PRKARIA - RARa。野生型 RARa 是核受体型转录因子，它与视黄醛受体（retinoid Xreceptor，RXR）形成异二聚体后，可以与许多基因启动子中的维 A 酸反应元件（retinoic acid response elements，RAREs）结合。RARa 对靶基因转录的调节是双重性的，当 RARa 不与配体

结合时，其配体结合区与核共抑制复合物结合，从而募集 HDAC，HDAC 使组蛋白的赖氨酸脱去乙酰基，抑制靶基因的转录。当 RARa 结合配体后构象发生改变，就与核共抑制复合物解离，转而与核共激活复合物结合，募集组蛋白乙酰基转移酶，使靶基因组蛋白赖氨酸乙酰化，激活靶基因转录。RARa 的靶基因中许多都与髓系分化密切相关，包括粒细胞集落刺激因子（G－CSF）、G－CSF 受体（G－CS-FR）、CDllb、Hox 基因等。

t（15；17）（q22；q12）使 PML 与 RARa 形成融合基因，编码蛋白后，PML－RARa 与 RARa 竞争结合 RXR 形成异二聚体，与正常的 RXR/RARa 竞争结合 RAREs，并处于优势地位。PML－RARa 抑制转录的程度大于 RARa，生理水平的全反式维 A 酸（all－trans retinoic acid，ATRA）可以使 RXR/RARa 与核共抑制复合物解离，而 PML－RARa 仍能与之结合，导致 RARa 靶基因启动子组蛋白的异常去乙酰化。，最近发现 PML－RARa 还可以募集甲基化酶（Dnmtl 和 Dnmt3a）导致 RARa 靶基因 DNA 的异常甲基化。因此 PML－RARa 通过组蛋白修饰和 DNA 甲基化表观遗传学机制抑制 RARa 靶基因的转录，阻断髓系分化的某些关键基因的表达。在药理剂量水平 ATRA 刺激下，PML－RARa 可与核共抑制复合物解离，而与核共激活复合物结合，诱导髓细胞分化基因的表达和 APL 细胞的分化。ATRA 与 DNA 甲基化抑制药联合具有协同作用诱导 APL 细胞分化。

PML 正常分布在细胞核内的核小体结构中，正常的 PML 具有抑制细胞生长、转化和促进凋亡的作用。APL 细胞中 PML－RARcc 与 PML 形成异二聚体，正常的核小体遭到破坏，PMI，抑制细胞生长，促进凋亡的功能便会丧失。经维 A 酸治疗后 APL 细胞的 PML 又重新定位于核小体中，PML 抑制生长和促进凋亡的功能可能得到恢复。

t（11；17）（q23；q12）累及早幼粒细胞白血病锌指（promyelocytic Leukemia Zinc Finger，PLZF）基因，形成 PLZF－RARa 融合基因，仅占 APL 的 0.8%。PLZF－RARa 可以结合于 RARE，还可与 RARa 竞争结合 RARE、RXR 及辅助激活因子。PLZF－RARa 中除 RARa 部分可以对 RARa 靶基因的表达有调节作用外，PLZF 部分也可通过核共抑制复合物募集 HDAC，即使药理剂量水平的 ATRA 也不能使之与复合物解离。由此可以解释 ATRA 治疗 t（11；17）APL 无效的原因。

PLZF－RARa 转基因小鼠发生慢性髓系白血病，而非急性白血病。RARa－PLZF 的转基因小鼠不发生白血病，只产生髓系造血异常。RARa－PLZF 可结合 PLZF 的 DNA 结合位点，激活转录。同时转染 PLZFRARa 和 RARa－PLZF 的转基因小鼠发生 APL，证实 t（11；17）APL 的发病需要 PLZF－RARa 和 RARα－PLZF 两者的共同参与。可能是前者以显著负性作用抑制 RARa 靶基因转录，阻断髓细胞分化。而后者以显著负性作用抑制 PLZF 的功能，激活细胞周期素 A 的表达，使细胞生长能力增强。两种作用共同导致 APL 表型的产生。

t（5；17）（q35；q12）累及 NPM（nucleophosmin）基因形成 NPMRARa 融合基因，NPM－RARa 可以结合 RARE，与 ATRA 结合后激活靶基因的转录，因此，t（5，17）APL 病例对 ATRA 敏感，白血病细胞可被诱导分化。t（11；17）（q13；q12）累及核基质有丝分裂器蛋白（nuclear matrix mitotic appara－tus protein，NuMA）基因形成 NuMA－RARa 融合基因，NuMA－RARa 可能与野生型 NuMA 竞争 caspase 干扰细胞凋亡。也可如其他 RARa 融合蛋白一样，显著负性作用抑制 RARa 靶基因转录。ATRA 可以诱导 t（11；17）（q13；q12）APL 细胞分化，推测药理剂量水平的 ATRA 可以使 NuMA－RARa 变成转录激活作用。Arnould 等在一例 AML－MI 的患者发现了 STAT5b－RARa 融合基因。STAT5 b－RARa 可以结合于 rRARE 上，抑制 RARα/RXα 对转录的激活作用。药理剂量水平 ATRA 可以调控 STAT5b－RARa 的转录调节作用。

4. NPM1（Nucleophosmin）突变　位于人类染色体 5q35 的 NPM1 基因包含 12 个外显子。NPMI 是高度保守的磷酸化蛋白，可以在胞核和胞质之间穿梭，绝大部分分布在胞核。NPM1 主要生理功能包括：①作为伴侣蛋白和输出信号在核糖体的合成中发挥重要作用；②通过调控中心体的复制维持基因组的稳定性；③NPM1 可以通过与 p53 和 p19ARF 相互作用调控细胞的增生和凋亡。基因敲除实验发现 NPM1 在造血，尤其是红系造血中发挥了作用。而 NPMI 半倍体不足则会导致基因组的不稳定，产生类似 MDS 的血液系统异常。

大约 1/3 的 AML 患者存在 NPM1 的 12 外显子突变。这一突变使 NPM1 结合核仁所需的色氨酸缺失，同时产生了出核信号基序，导致正常本应定位于胞核的 NPM1 异常定位到胞质。NPM1 突变主要见于核型正常的 AML。NPM1 突变也主要是见于原发 AML，很少见于 MDS 患者。突变的 NPM1 抑制抑癌基因 p19ARF 可能是其导致白血病发生的机制之一。此外，NPM1 还可以被募集到维 A 酸的靶基因，作为共抑制因子使组蛋白去乙酰化抑制基因转录。NPM1 异常定位在胞质后，这些转录抑制作用被解除，这也是突变 NPM1 致白血病的机制之一，因此使用药物恢复这些异常的转录可能是靶向治疗这些疾病的策略之一。

5. FLT3 突变　FLT3 基因位于染色体 13q12，属于 Ⅲ 型受体酪氨酸激酶亚家族成员，与其配体（FL）在造血干/祖细胞的增殖和分化中起重要的调节作用。近年来发现，FLT3 突变与急性白血病的发生密切相关，是 AML 中最常见的分子异常。现在所知的 FLT3 突变主要包括两种：内部串联重复突变（internal tandem duplication，ITD）和酪氨酸激酶结构域（TKD）点突变。FLT3 - ITD 见于 25% ~ 35% 成年人 AML 和 12% 的儿童 AML。正常时，FLT3 与其配体 FL 结合后，激活 PI3K（phosphatidylinositol 3 - kinase）和 Ras 途径，导致细胞增殖加快，细胞凋亡受抑。ITD 突变导致 FLT3 受体组成性激活，FLT3 - ITD 除了可以激活 PI3K/Akt 和 RAS/MAPK 外，还可激活 STAT5。突变型 FLT3 和野生型 FLT3 的抗凋亡途径也不同，野生型 FLT3 通过保持 Bad 的磷酸化状态抗凋亡，而 FLT3 - ITD 除保持 Bad 的磷酸化状态，还使 Bcl - XL 低表达抗凋亡。FLT3 - ITD 不仅存在抗凋亡和促增殖信号传导通路，而且还可以通过抑制 C/EBPα 和 PU.1 导致细胞分化阻滞。FLT3 还可以使 β - catenin 磷酸化，有助于细胞转化，增加活性氧的产生导致基因组 DNA 的不稳定。FLT3 - ITD 转基因鼠能产生慢性骨髓增殖表型，却不能引起以造血干/祖细胞分化受损为特征的急性白血病。一系列的证据显示在急性白血病的发生过程中尚需其他"打击"共同参与，最近就发现 FLT3 - ITD 可协同 AMLI - ETO 或 CBFβ - SMMHC 导致白血病的发生。FLT3 - TKD 可见于 5% ~10% 的 AML，这些突变主要为 D835 和 1836，较少见的突变有 Y842C、K663Q 和 V592A。现已发现点突变也能使 FLT3 组成性激活，与 FLT3 - ITD 不同，FLT3 - TKD 不能激活 STAT5，也不能抑制 C/EBPa 和 PU1。FLT3 - TKD 只能产生寡克隆性的淋巴增殖性疾病。和 FLT3 - ITD 突变不同的是，FIT3 - TKD 的临床相关性还有一些争议。

白血病细胞有不同的年龄层次，仅一小群白血病细胞具有自我更新能力，可重建白血病，称为白血病干细胞（leukemic stem cells，LSC）。LSC 多处于静止期，对化疗不敏感，是耐药的重要机制。除 APL 外，LSC 和正常造血干细胞（HSC）的免疫表型特点均为 CD34 + CD38；LSC 表达 CD96 和 IL3R，而 HSC 则表达 CD90 和 c - kit。不同的白血病可能具有不同的白血病干细胞，其免疫标志可能也是不同的。HSC 生命周期长，有足够的时间获得多次打击而转化为 LSC。没有自我更新能力的定向造血祖细胞表达某些白血病癌基因后，也可重新获得自我更新能力，成为白血病干细胞，可在体外连续培养，也可在小鼠连续移植重建白血病。现在认为，AML 发病是个多步骤的过程，是多种不同致病机制相互协同作用的结果。2002 年 Gilliland 等提出 AML 的二类突变致病假说。所谓 Ⅰ 类突变是指 FLT3、RAS、c - KIT 或 BCR - ABL 和 TEL - PDGFBR 等遗传变异，能引起细胞内固有信号传导通路的蛋白质激酶活性发生改变，使造血干/祖细胞获得生存、增殖优势；而 AMLI - ETO、CBFp - MYHII、PML - RARa、NUP98 - HOXA9、MOZ - TIF2 和 MLL 基因重排等称为 Ⅱ 类突变，改变了与发育、分化有关的转录因子功能，使细胞获得自我更新能力或分化阻滞。两类突变共同作用最终形成显性白血病。

四、临床表现

AML 临床表现主要是骨髓正常造血受抑和白血病髓外浸润。起病前可先有感冒样症状，或局部皮肤破损后难愈、感染扩散，或骨、关节肿痛，有时也可先表现为 Sweet 综合征（正常中性粒细胞浸润引起的皮肤红斑、结节）。Sweet 综合征可先 AML 数月出现，与白细胞多少无关，皮质激素治疗有效。继而出现头晕、乏力、苍白、心悸等贫血表现。血小板减少或并发凝血障碍（DIC 或原发性纤维蛋白溶解症）时可有皮肤、黏膜自发出血或创伤后出血不止。感染以口咽、呼吸系统、胃肠道或肛周等最多见，少数表现为阑尾炎、急性坏死性结肠炎或肠梗阻，尤其是强化治疗期间。也有相当多的患者找不到明确感染病灶。一般以细菌感染最为多见。白细胞低、中性粒细胞功能异常、长期使用广谱抗生素等也可导致真菌和其他机会性感染。真菌感染以念珠菌和曲霉菌最多见。念珠菌感染常发生于舌、软腭、硬腭等处，有时也发生肺、食管念珠菌病，甚至念珠菌血症。曲霉菌感染多在肺部和鼻窦。也可发生疱疹病毒或巨细胞病毒（CMV）感染。AML可有轻、中度脾或肝大。脾大一般不超过肋下5cm。巨脾提示可能继发于MPD。与ALL不同，AML一般无淋巴结和胸腺浸润表现。牙龈增生、皮肤浸润性结节或斑块多见于AML－M4、AML－M5。粒细胞瘤常为孤立性的皮下包块，以颅骨、眼眶、硬脊膜等处多见。原始细胞含较多髓过氧化物酶颗粒，瘤体切片在遇空气时易氧化成绿色，故称绿色瘤。粒细胞瘤在t（8；21）、inv（16）和白细胞显著增多的AML较多见。AML初诊时中枢神经系统白血病（CNSL）少见，脑脊液检查仅发现5%～7%初诊患者存在CNSL，多为外周血原始细胞数过高、血清LDH增高以及M4、M5的患者。软脑膜或脑实质可见原始细胞浸润性瘤灶。脑神经根麻痹较罕见，一般见于WBC＞50×10^9/L者，与白血病浸润神经根鞘有关，以第Ⅴ（三叉神经）、Ⅶ（面神经）脑神经损害较多见。脑神经根浸润可见于无CNSL的患者，脑脊液可找不到白血病细胞，MRI或CT检查可见神经鞘增厚。白血病细胞浸润眼部视盘、视神经浸润可致突然失明，也可浸润脉络丛、视网膜等其他组织。眼底镜检查时如发现视盘水肿和视盘苍白即应考虑白血病眼部浸润；而眼部浸润高度提示脑膜白血病；患者的复发率高，生存期较短。外周血原始细胞超过50×10^9/L时易发生颅内和肺内白血病细胞淤滞。颅内白血病细胞淤滞与白血病细胞黏附、浸润和颅内局部解剖结构有关，表现为弥漫性头痛、疲乏，可迅速出现精神错乱、昏迷。肺内白血病细胞淤滞在单核细胞白血病和M3v较为多见。此时肺内微血管栓塞、麻痹，体液渗漏，患者可突然出现气短、进行性呼吸窘迫，或有发热，双肺广泛水泡音；胸片见弥漫性肺间质渗漏。有高碳酸血症、低氧血症和进行性酸中毒时，即使迅速降低白细胞数、机械辅助通气，预后也差。心功能改变通常是肺功能障碍和代谢、电解质紊乱的结果。化疗毒性是心功能改变的主要原因。蒽环类药物可致急、慢性心脏毒性，且与其他药物有协同作用。应于开始化疗前评估心脏功能及左心室、右心室射血分数。

五、实验室检查

AML常有代谢紊乱、电解质异常。高尿酸症最为多见。低血钾症主要见于AML－M4、AML－M5。单核细胞内溶菌酶浓度较高，大量溶菌酶释放可损伤近端肾小管，使钾离子经肾丢失过多；白血病细胞合成肾素样因子及抗生素、化疗药物、腹泻、呕吐和低镁血症等也与低血钾症形成有关。白血病细胞迅速杀灭也可致高血钾症。高钙血症与骨质浸润、破骨细胞活化和继发性溶骨有关，也可能与白血病细胞释放甲状旁腺素或甲状旁腺素样物质有关。血钙水平与疾病严重程度正相关。低钙血症可能与白血病细胞释放加快骨形成的因子有关，或与肾损害后血中磷酸盐过多有关，表现为手足抽搐、甚至致命性心律失常。乳酸酸中毒可能与白血病细胞无氧糖酵解有关，主要见于原始细胞数极高和髓外浸润、白血病细胞淤滞表现的患者。外周血大量原始细胞时也可出现假性低血糖和动脉血氧饱和度降低，可能与白血病细胞代谢时消耗氧和血糖有关。原始细胞数极高或增殖快的AML易发生肿瘤溶解综合征，尤其是接触化疗药物之后，表现为高尿酸血症、高钾血症、高磷酸盐血症和低钙血症、代谢性酸中毒等，病情快速进展，可出现急性肾损害、致死性心律失常和手足抽搐、肌痉挛等。

AML常有RBC、PLT减少，WBC可高可低，多为（5 000～30 000）$\times 10^9$/L。外周血涂片可见原始和幼稚髓系细胞，有时也可见有核红细胞。根据典型症状、体征和外周血常规，多数患者能确定AL诊断意向。骨髓和外周血细胞形态、免疫表型、细胞遗传学检查能进一步明确诊断、分型。AML骨髓增生多明显至极度活跃，也可减低，少数甚至骨髓"干抽"，主要见于白血病显著增高或并发骨髓纤维化的患者，需骨髓活检明确诊断。细胞形态是AL诊断、分型的基础。AL骨髓或外周血中原始细胞应≥20%。AML原始细胞包括原始粒细胞（Ⅰ型和Ⅱ型）、M3中的异常早幼粒细胞、M4/M5中的原始和幼稚单核细胞以及M7中的原始巨核细胞，但不包括原始红细胞。细胞化学染色是形态诊断的重要组成部分。AML原始细胞髓过氧化物酶（POX）、苏丹黑（SBB）、特异性酯酶（CE）或非特异性酯酶（AE）等染色阳性；单核细胞白血病的AE染色可被氟化钠抑制。电镜下原始细胞的MPO阳性率≥3%，M7

的原始巨核细胞 PPO 染色阳性。原始细胞表达 CD117、cMPO、CD33、CD13、CDllb、CD14、CD15、CD64、血型糖蛋白 A 和 CD41、CD42b、CD61 等髓系抗原标记，以及 CD34、HLA－DR 等早期造血细胞抗原；也可跨系表达淋系相关抗原。某些特殊类型的 AML 诊断需依赖细胞免疫表型。如 MO 在形态上不能辨认，MPO 和 SBB 染色阴性，只能通过免疫表型加以确认，需至少表达一个髓系特异抗原（cMPO、CD13/Cy－CD13 和 CD33/CyCD33 等）；M7 诊断需有 CD41、CD42b、CD61 抗原表达或通过电镜证实 PPO 阳性。细胞遗传学检查可确定克隆性特征，对 AML 诊断有重要意义，也是判断预后、确定治疗选择的最重要的因素之一。常规染色体核型通常分析 20～25 个分裂中期细胞，需至少 2 个分裂中期细胞具有相同的染色体增加或结构异常，或至少 3 个细胞有一致的染色体缺失方能定义为异常克隆。某些特殊易位如 t（8；21）和 inv（16）或 t（16；16）等，只要在一个分裂中期细胞发现就能确定为异常克隆。荧光原位杂交（FISH）、Southern 印迹杂交、RT－PCR 和基因芯片等分子遗传学检测方法敏感性高，特异性强，是染色体核型分析的重要补充。敏感的分子检测方法可用于对有特殊遗传标记的 AML 治疗后微小残留白血病检测。

六、鉴别诊断

1. 类白血病反应　表现为外周血白血病增高，可见幼稚细胞或有核红细胞。骨髓增生，原始、幼稚细胞比例可增高，可有核左移。但患者一般有感染、中毒、肿瘤或应激等病理基础；一般无贫血、血小板减少，无髓外白血病浸润表现：骨髓、外周血中原始细胞比例低于 20%，无 Auer 小体：无克隆性细胞遗传学异常；粒细胞胞质内中毒颗粒多，中性粒细胞碱性磷酸酶不低；去除原发病后血常规、骨髓象可恢复正常。

2. 再生障碍性贫血　急性再障以感染、出血为主要表现，进行性贫血，病情进展快：慢性再障以贫血为主，可有反复感染、出血，病情迁延。一般无脾大，无白血病髓外浸润表现。外周血常规示"全血细胞减少"，无幼稚粒、单核细胞，网织红细胞比例和绝对计数减少。骨髓增生低下，造血细胞减少，原始、幼稚细胞比例不高，而非造血细胞比例相对增多，小粒空虚，巨核细胞绝对减少。

3. 骨髓增生异常综合征　表现为贫血、出血，反复感染；起病缓慢，病史较长。外周血常规示 1～2 种或全血细胞减少，可见幼稚粒细胞、有核红细胞，可见巨大红细胞或巨大血小板。骨髓增生程度不一，有一系、二系或三系病态造血的形态特点；原始和幼稚粒细胞比例增高，原始细胞达不到急性白血病的诊断标准；可有 Auer 小体。可有 ＋8、－7/7q－、－5/5q－、＋11 等克隆性染色体异常。高风险发展为 AML。

4. 慢性粒细胞性白血病　一般慢性起病，进展缓慢。初期可无贫血、血小板少。骨髓和外周血中粒系比例显著增多，以中幼粒、晚幼粒和杆状核粒细胞为主。脾显著增大。骨髓增生极度活跃，原始粒细胞比例在慢性期、加速期不超过 20%，嗜酸性、嗜碱性粒细胞可增多。中性粒细胞碱性磷酸酶减低。具有特征性 Ph 染色体，或 BCR－ABL 融合基因阳性。

5. 淋巴瘤　一般表现为淋巴结、脾（肝）、胸腺或结外淋巴组织、器官肿大，可伴发热、骨痛、皮疹、瘙痒等表现，可有贫血、血小板减少，外周血可见幼粒、幼红细胞。淋巴组织或骨髓病理检查可见淋巴瘤细胞增生、浸润，淋巴组织正常结构破坏。有淋巴细胞克隆性增殖的证据（异常染色体核型，异常淋巴细胞免疫表型，TCR 或 IgH 基因重排等）。

6. 其他　如乳腺癌、肺癌、胃癌或肝癌等实体肿瘤骨转移所致的骨髓结核性贫血可依据相应病史和检查除外。

七、诊断、分型

AML 的诊断分型从最初的形态诊断逐渐过渡到结合形态、细胞免疫表型和遗传特征的 MIC（M）诊断分型体系，2001 年国际卫生组织（WHO）又借鉴淋巴瘤 REAL 的分型原则，综合现已认知的各种疾病要素来精确定义疾病，制订了包括急性白血病在内的造血与淋巴组织恶性肿瘤新的诊断分型标准。这一开放性的诊断分型系统更为科学、客观地反映了疾病的本质，现已为广大血液学工作者所接受。经过数年的实践，在新的临床和实验研究证据基础上，2008 年 WHO 对此又作了重新修订。以下着重介绍 FAB 分型和 WHO2001 年诊断分型。

1976 年法 – 美 – 英协作组（French – American – British Cooperative Group）首先提出了 AL 的诊断分类标准，沿用至今。FAB 标准将原始细胞≥30% 作为 AL 的诊断门槛。按细胞形态和细胞化学染色将 AML 分为 M1 – M6 型，后来又增加了 MO 和 M72 个亚型。为与 MDS 相区分，1986 年新修订的 FAB 标准要求分别计数原始细胞占骨髓全部有核细胞（ANC）的百分数和占骨髓除外有核红细胞的有核细胞百分数（NEC）。当有核红细胞≥50%（ANC）时，如原始细胞≥30%（NEC），即使原始细胞 <300/（ANC），也可诊断为 AML（即 M6）。NEC 计数是指不包括浆细胞、淋巴细胞、组织细胞、巨噬细胞及有核红细胞的骨髓有核细胞计数。1978 年我国结合自己的经验，提出了中国的形态学诊断、分型标准，并在 1986 年作了修订。

FAB – AML 各亚型的形态特点。

1. MO（急性髓系白血病微分化型）　骨髓原始细胞胞质透亮或中度嗜碱性，无嗜天青颗粒及 Au – er 小体，核仁明显；原始细胞 POX 和 SBB 染色阳性率 <3%；免疫表型 CD33 及 CD13 髓系标志可阳性，淋系抗原阴性，但可有 CD7、TdT 表达；免疫电镜 MPO 阳性。

2. M1（急性粒细胞白血病未分化型）　骨髓原始粒细胞（Ⅰ + Ⅱ型）≥90%（NEC），原始细胞 POX 和 SBB 染色阳性率≥30/；早幼粒以下各阶段粒细胞或单核细胞 <10%。

3. M2（急性粒细胞白血病部分分化型）　骨髓原始粒细胞（Ⅰ + Ⅱ型）占 30% ~90%（NEC），早幼粒以下至中性分叶核粒细胞 >10%，单核细胞 <20%；如有的早期粒细胞形态特点不像原始粒细胞Ⅰ和Ⅱ型，也不像正常或多颗粒的早幼粒细胞，核染色质很细，核仁 1~2 个，胞质丰富，嗜碱性，有不等量的颗粒，有时颗粒聚集，这类细胞 >10% 时，也属此型。

4. M3（急性早幼粒细胞白血病）　骨髓中以异常的多颗粒早幼粒细胞为主，>30%（NEC），多数 >50%，且细胞形态较为一致，原始粒细胞和中幼粒以下各阶段细胞均较少；其胞核大小不一，胞质内有大量嗜苯胺蓝颗粒。分为两个亚型：M3a 为粗颗粒型，胞质内的嗜苯胺蓝颗粒粗大，密集甚至融合；M3v 为细颗粒型，胞质内嗜苯胺蓝颗粒细小而密集。

5. M4（急性粒 – 单细胞白血病）　有以下多种情况。

（1）骨髓原始细胞 >30%（NEC），原粒加早幼、中性中幼及其他中性粒细胞占 30% ~ <80%，原、幼及成熟单核细胞 >20%。

（2）骨髓同上，外周血中原、幼及成熟单核细胞≥5×10^9/L。

（3）骨髓同上，外周血中原、幼及成熟单核细胞 <5×10^9/L，但血清溶菌酶及细胞化学染色支持单核系细胞数量显著者。

（4）骨髓象类似 M2，但骨髓原、幼及成熟单核细胞 >20%，或外周血中原、幼及成熟单核细胞≥5×10^9/L，或血清溶菌酶超过正常（11.5 ± 4mg/L）3 倍，或尿溶菌酶超过正常（2.5mg/L）3 倍。

M4Eo（急性粒单细胞白血病伴嗜酸性粒细胞增多）：除具有上述 M4 各型特点外，骨髓嗜酸性粒细胞 >5%（NEC），其形态除有典型嗜酸性颗粒外，还有大而不成熟的嗜碱性颗粒，核常不分叶，CE 及 PAS 染色明显阳性。

6. M5（急性单核细胞白血病）　分为两个亚型。

（1）M5a（未分化型）：骨髓原始单核细胞≥80%（NEC）。

（2）M5b（部分分化型）：骨髓原始单核细胞 <80%（NEC），其余为幼稚及成熟单核细胞等。

7. M6（急性红白血病）　骨髓原始粒细胞/及原始单核细胞≥30%（NEC），有核红细胞≥50%（ANC）。

8. M7（急性巨核细胞白血病）　骨髓原始巨核细胞≥30%，如原始细胞形态不能确认，应做免疫电镜 PPO 染色检查或 CD41、CD61 单抗检查；如因骨髓纤维化而骨髓干抽，需行骨髓活检及免疫化学染色证实有原始巨核细胞增多。

FAB 标准统一了 AL 在诊断、分型上的混乱，使各家的白血病资料具有可比性，极大地促进了 AL

的诊断、治疗，至今仍是 AL 诊断分型的工作基础。但 FAB 标准诊断的可重复性仅 60% ~70%，将原始细胞≥300/（NEC）定义为 AL 太武断，根据胞质中嗜天青颗粒多少将原始粒细胞分为原粒 I 型和 II 型在实际工作中不易掌握，易有歧义；除 t（8；21）主要见于 AML - M2，t（15；17）见于 AML - M3，inv（16）或 t（16；16）主要见于 M4Eo 外，多数形态学分型与细胞遗传学改变无关；除 M3 临床出血重、早期死亡率高，M7 伴有骨髓纤维化，M4 和 M5 常有牙龈增生和脾浸润外，多数形态学分型与临床特点无关，也不能反映预后。1986 年国际上提出了白血病 MIC（形态、免疫、细胞遗传学）分型，明确了 AML 亚型与免疫表型、染色体核型之间的密切关系。2001 年国际卫生组织（WHO）又借鉴淋巴瘤的 REAL 分型原则，结合病因、发病机制、细胞系列归属、临床、治疗和预后特点，提出了 AML 新的诊断分型标准，把 AML 分为"伴重现性染色体异常的 AML"、"伴多系增生异常的 AML"、"治疗相关的 AML 和 MDS" 和 "不另分类的 AML" 4 类，以下又分若干亚类；具体诊断、分型参见附录。因 MDS - RAEBt 的临床转归和治疗、预后与 AML 一致，WHO 分型建议将骨髓或外周血中原始细胞≥20% 作为 AML 的诊断标准，摒弃了 MDS - RAEBt 的诊断。对于 t（8；21）（q22；q22）、inv（16）（p13q22）或 t（16；16）（p13；q22）等特殊染色体易位，即使原始细胞比例达不到 20% 也可诊断。WHO 分型标准更为科学、准确、可靠，已逐渐为国内外广大血液学工作者接受。

1. AML 伴重现性染色体异常　如下所述。

（1）t（8；21）（q22；q22）；（AMLI - ETO）/AML：主要见于年轻患者；初诊时可有粒细胞肉瘤，骨髓原始细胞比例可少于 20%。细胞形态多为 FABM2 型，原始细胞胞体较大，胞质丰富，常有较多的嗜天青颗粒，部分原始细胞还可见假 ChediakHi - gashi 颗粒；Auer 小体常见，呈两头尖的针棒状，亦可见于成熟中性粒细胞；外周血中较易见到胞体较小的原始细胞；骨髓早幼粒、中幼粒和成熟中性粒细胞有不同程度增生异常的特点，表现为核分叶异常（假 pelger - H uet 核），或均匀一致的粉红色胞质；不成熟嗜酸性粒细胞常增多，但形态和细胞化学染色特点与 inv（16）的异常嗜酸性粒细胞不同；也可见嗜碱性粒细胞/及肥大细胞增多；而原始红细胞和巨核细胞形态正常。白血病细胞表达 CD13、CD33、MPO 和 CD34 抗原，且常表达 CD19 和 CD56；CD56 的表达可能与预后不良有关；部分患者 TdT 也可阳性。具有特异的 t（8；21）（q22；q22）和 AMLI - ETO 融合基因；部分患者无 t（8；21），但融合基因阳性；多数还伴有性染色体丢失或 del（9）（q22）等继发性染色体异常。t（8；21）（q22；q22）/AML 患者对化疗敏感，CR 率高，采用含 HD - AraC 的方案治疗无病生存期较长。

（2）inv（16）（p13；q22）或 t（16；16）（p13；q22）；（CBFβ - MYH11）/AML：主要见于年轻患者。初诊时可有粒细胞瘤，有时粒细胞瘤为复发的唯一表现。细胞形态一般为 FAB - M4Eo，骨髓中可见各分化阶段的嗜酸性粒细胞，少数患者的骨髓嗜酸性粒细胞可不增多。外周血中嗜酸性粒细胞常不增多。异常的嗜酸性颗粒较大，主要见于早幼粒和中幼粒细胞，有时因嗜酸性颗粒太多而使细胞形态难于辨认。这类异常嗜酸性粒细胞 CE 染色弱阳性，与正常嗜酸性粒细胞或 t（8；21）所见的嗜酸性粒细胞不同。原始细胞可见 Auer 小体，MPO 阳性率 >3%。原始和幼稚单核细胞的 AE 染色阳性，部分患者阳性程度较弱。患者的骨髓中性粒细胞较少，成熟中性粒细胞比例减低。极少数患者原始细胞比例可低于 20%。原始细胞表达 CD13、CD33 和 MPO 抗原，常表达单核细胞分化抗原 CD14、CD4、CD11b、CD11c、CD64 和 CD36，也常共表达 CD2。细胞遗传学异常以 inv（16）居多，t（16；16）较少；两者都形成 CBF13 - MYH11 融合基因。inv（16）有时核型分析不易发现，这时融合基因检测阳性。由于 inv（16）/t（16；16）和 t（8；21）均涉及组成核心结合因子（CBF）的 CBFp 和 AMLI 基因易位，发病机制上存在共同之处，因此常将两者并称为 CBF AML。采用 HD - AraC 治疗 CR 率高，生存期长。

（3）t（15；17）（q22；q21）；（PMLRARa）/AML 及其变异型：t（15；17）（q22，q21）/AML 主要见于中年患者，常伴 DIC，临床出血重，早期死亡率高；FAB 分为 M3（粗颗粒型）和 M3v（细颗粒型）两型。M3 的核形和大小不规则，常为肾形核或双叶核；胞质内充满粗大的嗜天青颗粒，部分细胞胞质则充满细小的粉尘状颗粒；Auer 小体粗大，常呈"柴束状"，电镜表现为六边形的管状结构；MPO 染色强阳性；近 25% 的患者 AE 染色弱阳性。M3v 白血病细胞无颗粒或少颗粒，多为双叶核形，易与急性单核细胞白血病混淆，但仍可见少量的白血病细胞有典型的 M3 细胞形态特点；患者 WBC 常显著增高，MPO 染色强阳性，与急性单核细胞白血病不同。ARTA 治疗复发的患者异常早幼粒细胞胞质常呈强嗜碱性。APL 细胞均匀一致地高表达 CD33，CD13 表达程度不一，HLA－DR 和 CD34 一般阴性；CD15 常为阴性或弱阳性；常共表达 CD2 和 CD9。有人根据白血病细胞抗原表达谱的特点（即 CD33 和 CD13 阳性，CD117、CD15、CDllb、CD34 和 HLA－DR 阴性）来诊断粗颗粒型 t（15；17）/AML，但有假阴性和假阳性；Paietta 等认为，M3 和 M3v 的 t（15；17）APL 都低表达 HLA－DR、CDlla 和 CD18，这一特点在 3 种不同 PML、RARa 断裂融合的患者间无差异，可依此作出明确诊断，但尚需进一步证实。M3 和 M3v 都有特征性的 t（15；17）和 PML－RARa 融合基因，少数患者复杂易位检测不到 t（15；17），但 PML－RARa 融合基因阳性。t（15；17）/AML 对 ATRA 极为敏感，采用 ATRA、As203 或蒽环类药物治疗能取得良效。

t（11；17）（q23；q21），/AML 的白血病细胞核形较为规则，胞质颗粒较多，常无 Auer 小体，易见假 Pelger－H uet 核细胞，与典型 APL 不同；患者 MPO 染色强阳性；对 ATRA 治疗无反应。t（5；17）/AML 细胞多为粗颗粒型，少数细胞呈细颗粒型，且无 Auer 小体，ATRA 可取得疗效。

（4）11q23（MLL）异常的 AML：临床上婴儿 AML 和 TopoⅡ抑制药治疗相关的 AML 易见 11q23 或 MLL 基因异常。11q23（MLL）异常主要见于儿童患者，可伴 DIC，也可发生单核细胞肉瘤或牙龈、皮肤浸润；细胞形态常为 M4 或 M5，以 M5a 多见；AE 染色常为强阳性，原始单核细胞 MPO 染色常阴性；白血病细胞免疫表型并不特异，常表达 CD13 和 CD33，可表达 CD14、CD4、CDllb、CD11c、CD64、CD36 及溶菌酶等单核分化抗原，M5a 患者 CD34 常阴性。与 11q23 易位相关的染色体区带或基因多达四十余种，均涉及 MLL 基因重排。AML 中最常见的易位类型为 t（9；11）（p21；q23）、t（11；19）（q23；p13.1）和 t（11；19）（q23；p13.3），分别形成 MLL－AF9、MLL－ELL 和 MLL－ENL 融合基因；分子检测常较常规核型分析更为敏感，通常应用 MLL 基因离断探针进行 FISH 检查，或用长片段反向 PCR 技术确定 MLL 基因重排及其伴侣基因。少数正常核型或 +11 的患者 MLL 基因不重排，而是发生内部部分串联重复（MLL－PTD）突变。具有 11q23/MLL 基因异常的患者预后中等或较差。

2. AML 伴多系增生异常　　AML 伴多系增生异常可为原发性，也可既发于 MDS 或 MDS/MPD。诊断主要基于细胞形态。患者多为老年人，常有严重的全血细胞减少，骨髓或周血中原始细胞≥20%。未经治疗患者骨髓中至少有 2 系超过 50% 的细胞存在增生异常的形态特点。粒系表现为中性粒细胞颗粒少，核低分叶（假 PelgerHuet 核）或多分叶，在部分患者的外周血中粒细胞增生异常更为明显。红系常有巨幼样变、核碎裂、核分叶或多核有核红细胞，环型铁粒幼红细胞、胞质空泡易见，PAS 染色阳性。有小巨核细胞、单叶或多分叶的巨核细胞。诊断时主要需与 M6 和 M2 鉴别。骨髓原始细胞 CD34、CD13 和 CD33 阳性，常表现 CD56/ 及 CD7，粒系分化抗原表达可与正常发育分化的粒细胞不同。原始细胞 MDR－1 表达率高。染色体异常类似 MDS，常见 －7/7q、－5/5q－、+8、+9、+11、11q－、12p－、－18、+19、20q－和 +21，t（2；11）、t（1；7）和 3q21 与 3q26 易位较少见；inv（3）（q21；q26）、t（3；3）（q21；q26）和 ins（3；3）的患者常伴血小板增多。inv（3）（q21；q26）也见于其他类型的 AML 和 MPD，伴血小板增多，骨髓中巨核细胞增多。t（3；21）（q21；q26）常与治疗相关，或见于 CML 急变期，而 t（3；5）（q25；q34）表现为多系增生异常，但无血小板增多。患者的 CR 率低，预后差。

3. 治疗相关的 AML 和 MDS　　包括烷化剂相关、TopoⅡ抑制药相关和其他药物相关的 AML 和 MDS。患者如有特异的形态或遗传学异常应归类到其他相应的类别，但需冠名"治疗相关"。

烷化剂治疗相关的 AML 和 MDS 发病的中位潜伏期为 5～6 年（10～192 个月），与患者年龄和烷化剂的累积用量有关。常先发生 MDS：2/3 为 RC－MD，1/3 的环形铁粒幼红细胞超过 15%，近 1/4 符合 RAEBI 或 2 的诊断。多数患者死于 MDS 的造血衰竭，少数逐步进展为多系增生异常的 AML。也有直接表现为 AML，伴多系增生异常。增生异常一般涉及所有髓系系列，几乎所有病例都有粒系和红系病态造血。60% 的患者环形铁粒幼红细胞增多，25% 的患者骨髓嗜碱性粒细胞增多，1/4 的患者巨核细胞增生异常、数量增多。少数患者可见 Auer 小体。部分患者的细胞形态与 M2 一致，少数为 M4、M5、M6 或 M7，M3 罕见。骨髓病理显示 50% 的患者增生活跃，25% 增生正常或减低，近 15% 伴不同程度的骨髓纤维化。免疫表现也具异质性；原始细胞比例不是很高，一般表达 CD34、CD13 和 CD33，常表达

CD56/及 CD7，其他髓系抗原的表达也与正常的分化细胞不同。原始细胞 MDR－1 表达增高。常有克隆性细胞染色体异常，类似于 AML 伴多系增生异常或原发性 MDS－RC－MD、MDS－RAEB，主要涉及 5 号/及 7 号染色体长臂部分或全部缺失或不平衡易位，5 号染色体长臂缺失常包含 5q23－q32；也可见 1、4、12、14 和 18 号染色体的非随机异常；复杂核型最为多见。患者一般对化疗不敏感，生存期短。

Topo Ⅱ 抑制药治疗相关 AML 和 MDS 见于各种年龄患者，发病潜伏期短，中位时间仅为 33～34 个月（12～130 个月）；常无 MDS 期；形态表现以 M5a、M4 为主，也可为其他类型的急性粒细胞型白血病，偶有 MDS 的特点，或表现为 M7。Topo Ⅱ 抑制药治疗也可致 t（4；11）（q21；q23）ALL。AML 中遗传学异常主要为 11q23 或 MLL 基因的平衡易位，t（9；11）、t（11；19）和 t（6；11）常见，也可见 t（8；21）、t（3；21）、inv（16）、t（8；16）和 t（6；9）等，t（15；17）（q22；q21）也有报道。患者的疗效和预后与遗传学异常的类型有关。

4. 不另分类的 AML 包括了不能归类为上述任一疾病实体的其他 AML，诊断主要依赖细胞形态和细胞化学染色。白血病细胞比例需达 AL 诊断标准。除原始粒细胞外，APL 中的异常早幼粒细胞、单核细胞分化的 AML 中原始、幼稚单核细胞都归类为原始细胞。纯红细胞白血病的诊断应基于异常原始有核红细胞的比例，较为特殊。

（1）AML 微分化型：即 FAB 分型中的 MO，占 AML 的 5%，绝大多数为成人患者。白血病细胞形态上难以确认是属于 AML 还是 ALL，MPO、SBB 和 CE 染色阴性（即原始细胞阳性率 <3%），且 AE 和 NBE 染色阴性或弱阴性，与单核细胞不同。电镜可见原始细胞的胞质内小颗粒、内织网、高尔基体或核膜 MPO 染色阳性。原始细胞表达至少一种髓系抗原（CD13、CD33 和 CD117），anti－MPO 常为阴性，但少数原始细胞可阳性；一般不表达粒细胞和单核细胞分化抗原如 CD11b、CD15、CD14、CD65 等；无淋巴细胞特异抗原 CyCD3、Cy－CD79a 和 CyCD22 等的表达；绝大多数 CD34、CD38 和 HLA－DR 阳性，1/3 的患者 TdT 可阳性，常有 CD7、CD2 或 CD19 等淋系相关的非特异抗原弱表达。骨髓病理常显著增生，原始细胞分化程度低。本病需与 ALL、M7、双表型 AL 鉴别，有时也要与大细胞淋巴瘤（LCL）白血病相鉴别。鉴别主要依靠细胞免疫表型。染色体异常多为复杂核型、+13、+8，+4 和 -7 等，不具有特异性；IgH 和 TCR 基因多为胚系结构。患者预后较差，CR 率低，生存期短，早期复发率高。

（2）AML 不成熟型：即 FAB 分型中的 M1，占 AML 的近 10%，大多为成人患者，中位发病年龄 46 岁。骨髓增生明显活跃，也可正常或增生减低；骨髓中原始细胞显著增多（≥90% NEC），MPO 或 SBB 阳性率 ≥3%，胞质内可有细小颗粒或 Auer 小体。应主要跟 ALL 鉴别，尤其是当胞质内无颗粒、MPO 阳性率低时。原始细胞至少表达两种髓系抗原，如 CD13、CD33、CD117 或 MPO 等；CD34 和溶菌酶可阳性；一般 CD11b 和 CD14 阴性，淋巴细胞抗原 CD3、CD20 和 CD79a 阴性。无特征性的重现性染色体异常。绝大多数患者 IgH 和 TCR 基因为胚系结构。高白细胞数的患者病情进展较快。

（3）AML 成熟型：即 FAB 分型中的 M2，占 AML 的 30%～45%，见于各年龄阶段，40% 的患者 >60 岁，<25 岁者占 20%。骨髓或外周血原始细胞 ≥20%，早幼粒以下阶段粒细胞 ≥10%，常可见不同程度增生异常；单核细胞 <20%。原始细胞胞质可有或无嗜天青颗粒，Auer 小体易见。不成熟嗜酸性粒细胞常增多，但形态和细胞化学染色有异于 inv（16）AML。有时也可见嗜碱性粒细胞、肥大细胞增多。骨髓增生活跃，原始细胞的 MPO 和溶菌酶反应阳性。原始细胞比例较低时应注意与 MDSRAEB 鉴别，比例较高时应与 Ml 急性粒细胞白血病不成熟型鉴别，伴单核细胞增多时应与急性粒－单核细胞白血病鉴别。原始细胞表达 1 个或多个 CD13、CD33 和 CD15 等髓系抗原，也可表达 CD117、CD34 和 HLA－DR。伴嗜碱性粒细胞增多的病例可有 12p11－13 缺失或易位，也可有 t（6；9）（p23；q34）/DEK－CAN 融合基因；极少数患者有 t（8；16）（p11；p13），常有血细胞吞噬现象，特别是噬红细胞现象。患者经强化治疗有效，但伴 t（6；9）的患者预后较差。伴 t（8；21）者应归类为 t（8；21）（q22；q22）/AML。

（4）急性粒－单核细胞白血病（AMML）：即 FAB 分型中的 M4，占 AMIJ 的 15%～25%，以年龄较大的患者多见，中位发病年龄为 50 岁，男女之比为（1.0～1.4）：1。骨髓中原始细胞比例 ≥20%；原始、幼稚粒细胞和单核细胞增生，原始、早幼粒细胞和单核细胞比例均 ≥20%，有别于 AML 不成熟型和成熟型。外周血白细胞可增高，可有单核细胞增多（常≥5×10^9/L）。原始和幼稚单核细胞有时不易区分。原始单核细胞胞体较大，胞质丰富，呈中度或强嗜碱性，可有伪足；可见散在的细小嗜天青颗粒和空泡；核圆或类圆形，染色质纤细呈起伏状，可有1个或多个大的核仁。幼稚单核细胞形态较不规则，染色质纤细、较致密，胞质嗜碱性偏弱，颗粒相对易见，有时较大，也可见空泡。外周血中易见较成熟的单核细胞。细胞化学染色时原始细胞MPO≥3%；单核系细胞的AE染色一般阳性，部分患者可弱阳性或阴性；形态似单核细胞而AE染色阴性不能除外诊断；AE和CE双染色时可见双阳性细胞。原始细胞常表达CD13和CD33，一般表达某些单核细胞分化抗原如CD14、CD4、CD11b、CD11c、CD64、CD36和溶菌酶等；CD34可为阳性。绝大多数患者无特异的细胞遗传学异常，有inv（16）或11q23/MLL基因重排的应归类到"伴重现性染色体易位的AML"。临床上应主要与AML成熟型和急性单核细胞白血病鉴别。患者需接受强化治疗，预后不一。

（5）急性原始单核细胞白血病和急性单核细胞白血病：即FAB分型中的M5a和M5b，M5a占AML的5%~8%，主要见于年轻患者；M5b则占3%~6%，主要见于成年人（中位发病年龄49岁），男女之比为（1.0~1.8）：1。临床常见出血，皮肤、牙龈和CNS浸润较常见。M5a 80%的白血病细胞为原始、幼稚和成熟单核细胞，且以原始单核细胞为主（≥80%），粒系比例可低于20%；M5b中则以幼稚单核细胞为主。原始和幼稚单核细胞的形态如上所述。M5a中Auer小体罕见，骨髓中如有噬血细胞或噬红细胞现象常提示有t（8；16）（p11；p13）。绝大多数患者原始和幼稚单核细胞AE染色强阳性，而约10%~20%的M5a AE染色阴性或弱阳性，需经细胞免疫表型加以确定。MPO染色在原始单核细胞为阴性，幼稚单核细胞一般为弥散阳性。M5a和M5b都常表达CD13、CD33、CD117等髓系抗原，一般同时表达某些如CD14、CD4、CD11b、CD11c、CD64、CD36和溶菌酶等单核细胞分化抗原，CD36、CD64、CD4和CD11c的表达较CD14多见；CD34常阴性，但CD33常为强阳性。11q23缺失或易位主要见于M5a，偶可见于M5b和AMML或AML成熟型和不成熟型，需归类到"伴11q23/MLL基因易位的AML"；t（8；16）（p11；p13）可见于M5b或AMML。患者常需强化治疗。

（6）急性红白血病：一类以红系细胞群为主的AML，根据有无原始粒细胞显著增多分为M6a（红白血病，即FAB分型中的M6a）和M6b（纯红细胞白血病）两类。M6a主要见于成年人，占AML的5%~6%；骨髓中有核红细胞比例≥50%，且原始粒细胞≥20%NEC。M6b极罕见，可见于任何年龄阶段，为有核红细胞恶性增殖性疾病，红系比例≥80%，但无原始粒细胞显著增多。个别CML急性变时可呈M6a，或M6b。

M6a既可原发，也可继发于MDS－RAEB或RCMD；骨髓增生活跃以上，各阶段有核红细胞均可见，并有增生异常的特点，表现为巨幼样变或双核、多核有核红细胞，胞质内可有分界不清的空泡；巨核细胞也可增生异常；原始粒细胞中等大小，胞质内常含少许颗粒，Auer小体偶见；骨髓铁染色可见环形铁粒幼红细胞，有核红细胞PAS染色可阳性；原始粒细胞MPO或SBB染色可阳性。原始红细胞一般不表达髓系抗原标记，anti－MPO常阴性，但血型糖蛋白A和血红蛋白A抗原阳性。原始粒细胞表达多种髓系相关抗原，如CD13、CD33、CD117和MPO等，CD34和HLA－DR可为阳性或阴性。本病应与MDS－RAEB、伴有核红细胞增多的AML成熟型以及AML伴多系增生异常相鉴别。当骨髓红系≥50%有核细胞、而原始粒细胞少于20%NEC时，应诊断为RAEB；如红系或巨核系≥50%的细胞有增生异常的特点，则应诊断为"AML伴多系增生异常"。

M6b未分化型的原始有核红细胞胞体中等大小或较大，核圆，染色质细，有1个到多个核仁，胞质强嗜碱性，常无颗粒，有分界不清的空泡，PAS染色常阳性；少数情况下原始红细胞类似于原始淋巴细胞，但电镜可发现有典型的有核红细胞特点，如胞质内可见游离铁蛋白和铁蛋白体等；PPO可阳性。原始红细胞MPO和SBB染色阴性，AE、ACP和PAS染色阳性。有核红细胞分化较好时免疫表型的特点为血型糖蛋白A和血红蛋白A阳性，而MPO或其他髓系抗原阴性，原始有核红细胞CD34和HLA－DR阴性；分化差时血型糖蛋白A也常为阴性或弱阳性，CD36、碳脱水酶1（carbonic anhydrase1）和Gero抗原等常阳性。CD41和CD61一般阴性，但某些病例可部分表达。应与维生素B$_{12}$、叶酸缺乏所致的巨幼红细胞性贫血相鉴别。有核红细胞分化差者应与其他类型AML（特别是M7）、ALL和淋巴瘤鉴别；

无淋巴细胞抗原表达可排除 ALL 和淋巴瘤的诊断，如存在有核红细胞免疫表型特点则可与 M7 区分开来；确有少数患者免疫表型模棱两可，可能红系和巨核系都受累，此时如有多系增生异常的特点，应归类为"AML 伴多系增生异常"。

本组疾病无特异遗传学异常，常为复杂核型，5 号和 7 号染色体异常最为多见。

M6a 临床恶性程度较高，原始粒细胞比例可逐渐增多，中位生存期仅为 25 个月。M6b 原发耐药，中位生存期仅为 3 个月。

注：近来又有人把骨髓原始红细胞（占红系比例）和原始粒细胞（NEC 比例）均超过 30% 的患者归类为 M6c；白血病细胞对现有药物原发耐药，中位生存期仅为 10 个月。

（7）急性原始巨核细胞白血病：为 FAB 分型的 M7，占 AML 的 3% ~ 5%，成年人和儿童均可发病。患者外周血细胞减少，通常血小板减少，偶也可增高；中性粒细胞和血小板可有发育异常的形态特点。一般无肝脾大，但伴 t（1；22）的儿童患者常有明显的腹腔包块；患儿可有溶骨性损害：年轻男性发病可能与胚细胞瘤有关，常于胚细胞瘤发生后 0 ~ 122 个月出现白血病。原始巨核细胞中等大小或较大，核圆或稍不规则、锯齿状、染色质细网状，有 1 ~ 3 个核仁；胞质嗜碱性，常无颗粒、可有明显空泡或假伪足；一些患者以小的原始细胞为主，核浆比高，类似淋巴细胞；同一患者中可见大和小的原始细胞。原始细胞有时呈小簇状分布。外周血中亦可见小巨核细胞、原始巨核细胞碎片和发育异常的大血小板、少颗粒中性粒细胞。小巨核细胞有 1 ~ 2 个圆形核，染色质较致密，胞质成熟，不属于原始细胞。骨髓纤维化是本型患者的特点之一，但并不是所有患者都存在。因骨髓广泛纤维化而"干抽"，常需通过骨髓病理切片来确定诊断。伴 t（1；22）（p13；q13）婴儿患者的骨髓有如转移瘤细胞浸润。原始巨核细胞 SBB、MPO 染色阴性，PAS、ACP 和 AE 可阳性；电镜显示核膜和内质网 PPO 阳性，MPO 仍为阴性。原始巨核细胞表达一种以上的血小板糖蛋白抗原（CD41、CD61），CyCD41 和 CyCD61 检测更为敏感，CD42 的表达较低；也可表达 CD13 和 CD33 等髓系抗原，CD34、CD45 和 HLA - DR 一般阴性，尤其是儿童患者；CD36 也为阳性，但 anti - MPO、髓系分化抗原、淋系标记和 TdT 阴性，而 CD7 可为阳性。成人患者无特异的核型异常，有时可见 inv（3）（q21；q26），但也见于其他类型 AMI；儿童、特别是婴儿患者可有 t（1；22）（p13；q13）；继发于间质胚细胞瘤的年轻男性患者可见包括 12p 等臂染色体在内的数种染色体异常。诊断上应与 AML 微分化型、急性全髓增殖症伴骨髓纤维化、ALL、M6b、CML - BC 及特发性骨髓纤维化相鉴别。后两种疾病一般病史较长，脾肿明显肿大。特发性骨髓纤维化的红细胞异形明显，CML 则有 Ph 染色体或 BCRABL 融合基因。某些转移瘤骨髓浸润的改变与本病类似，特别是儿童患者；如神经母细胞瘤骨髓转移就类似于 t（1；22）婴儿急性巨核细胞白血病。本病与急性全髓增殖症伴骨髓纤维化不易区分；一般而言，前者以原始巨核细胞增殖为主，后者则表现为粒、红和巨核系三系增殖。患者预后常常很差，特别是 t（1；22）婴儿患者。

（8）急性嗜碱粒细胞白血病：为 AML 的一种罕见类型（<1%），部分患者源于 CML 急性变。可有皮肤浸润、器官肿大和高组胺血症表现。患者白血病细胞向嗜碱性粒细胞分化。外周血可有或无原始细胞。骨髓或外周血中的原始细胞中等大小，核浆比高，核呈卵圆、圆形或双分叶形，染色质松散，有 1 个至多个明显的核仁；胞质中度嗜碱性，含数量不等的粗大嗜碱性颗粒，甲苯胺蓝染色可阳性，亦可见胞质空泡。成熟嗜碱性粒细胞常较少见，散在分布。有核红细胞可有发育异常的特点。电镜显示嗜碱性颗粒具有不成熟嗜碱性粒细胞或肥大细胞颗粒的超微结构特点。一些不成熟细胞可同时含嗜碱性颗粒和肥大细胞颗粒。原始细胞最大的特点是甲苯胺蓝染色阳性；ACP 染色常为弥漫阳性，一些患者 PAS 染色呈团块状，而 SBB、MPO 和 AE 常为阴性。电镜下原始细胞的核膜、内质网和胞质颗粒 POX 染色可阳性。骨髓病理显示原始细胞弥漫性浸润，不成熟嗜碱性粒细胞增多；白血病细胞向肥大细胞分化时，核卵圆形，胞质细长，骨髓网状纤维增生常较明显。原始细胞 CD13、CD33 等髓系抗原和 CD34、HLADR 等早期造血标记阳性，常表达 CD9，有时 TdT 阳性，但无特异的淋系标记。患者无特异的染色体核型异常，少数为原发性 Ph 染色体阳性的 AML。临床上应主要与 CML - BC、伴嗜碱性粒细胞增多的 AML［如 M2、12p 异常或 t（6；9）的 AML］及急性嗜酸性粒细胞白血病鉴别，少数情况下也要与具有明显粗大颗粒的 ALL 相鉴别。临床特点、细胞遗传学和原始细胞形态有助于与 CML - BC 和伴嗜碱

性粒细胞增多的 AML 鉴别，通过免疫表型可与 ALL 相区别，MPO 染色和电镜特点与急性嗜酸性粒细胞白血病不同，可资鉴别。患者预后一般较差。

（9）急性全髓增殖症伴骨髓纤维化：临床罕见，主要为成人患者。既可是原发性，也可继发于烷化剂或放疗后。常有严重的全血细胞减少，脾不大或稍肿大，临床进展快，化疗反应差，生存期短。外周血可见红细胞大小不均、大红细胞和有核红细胞，但红细胞异形性不明显；偶见原始和幼稚粒细胞，且常有发育异常；也可见不典型的血小板。骨髓穿刺常"干抽"。骨髓病理示增生活跃以上，粒、红、巨核三系均有不同程度增生；包括原始细胞在内的不成熟粒细胞散布其中，较晚期阶段的有核红细胞成簇分布；大量巨核细胞异常增殖且形态异常，细胞大小不一，核常不分叶，染色质松散；胞质嗜酸性，PAS 染色阳性；Ⅷ因子相关抗原和 CD61 可阳性。骨髓纤维化程度不一，网状纤维显著增生，胶原纤维增生较少见。细胞免疫表型较具异质性，原始细胞表达一种或多种髓系相关抗原（CD13、CD33、CD117 和 MPO），部分患者的不成熟细胞可表达红系或巨核系分化抗原。骨髓免疫组化可见 MPO、溶菌酶、CD41 和 CD61、Ⅷ因子等巨核细胞标记，也不同程度地表达血型糖蛋白 A 和血型蛋白 A 等红系标记。常有异常染色体核型，如复杂核型，或 5/7 号染色体异常等，无特异性。临床上应主要与急性原始巨核细胞白血病、伴骨髓纤维化的其他类型 AL、伴纤维结缔组织增生的骨髓转移瘤以及慢性特发性骨髓纤维化（CIMF）相鉴别。应该注意的是，伴骨髓纤维化的急性原始巨核细胞白血病、AML 伴多系增生异常和急性全髓增殖症伴骨髓纤维化的区别是人为定义的，目前还不知道它们之间是否有一定的临床相关性。一般地说，如果增殖是以一个髓系系列为主，应将其归类为该系列类型的 AML（伴骨髓纤维化）；如果增殖见于所有髓系系列或大多数髓系系列，则归类为急性全髓增殖症伴骨髓纤维化较为准确。应做骨髓免疫化学染色以对髓系系列类型加以确定。CIMF 起病缓慢，脾大明显，骨髓中增多的巨核细胞大多数核扭曲、染色质致密，是较成熟的巨核细胞；而急性全髓增殖症伴骨髓纤维化的患者起病急，发展快，一般无脾大，骨髓中巨核细胞较不成熟，核不分叶或少分叶，染色质松散。伴骨髓纤维化的转移瘤细胞不属造血细胞，通过细胞免疫表型可资鉴别。

（10）髓细胞肉瘤：为原始、幼稚髓系系列细胞浸润髓外或骨形成的瘤性包块，见于 AML、MDS 或 CML 等慢性骨髓增殖性疾病。可独立发生，或与以上疾病同时发生，亦可为 AML 治疗后复发的初始表现。髓细胞肉瘤最常见于颅骨、鼻窦、胸肋骨、椎骨和盆骨等骨膜下骨质，也见于淋巴结、皮肤等处，可先 AML 数月或数年发生。髓细胞肉瘤一般包括两类，一类是最常见的粒细胞肉瘤，根据细胞成分不同可分为原始粒细胞型、不成熟粒细胞型（以原始和早幼粒细胞为主）和分化型（以早幼粒和更成熟的粒细胞为主）；另一类是较少见的单核细胞肉瘤，含较多的原始单核细胞，常先于或与急性单核细胞白血病同时发生。慢性骨髓增殖性疾病进展期也可发生粒、红、巨核细胞浸润性瘤块，或有核红细胞、巨核细胞为主的瘤块。临床上髓细胞肉瘤需主要与霍奇金淋巴瘤、Burkitt 淋巴瘤、大细胞淋巴瘤和一些小圆形细胞肿瘤，特别是儿童神经母细胞瘤、横纹肌肉瘤、尤因肉瘤（Ewing sarcoma）/原始神经外胚层瘤（PNET）和髓母细胞瘤等鉴别。应根据病理组织的细胞化学染色或免疫组化来确定髓细胞肉瘤的诊断。组织印片中原始粒细胞和中性粒细胞的 MPO 和 CE 染色阳性，单核细胞 NSE 染色可阳性；免疫组化检测 MPO 和溶菌酶以及 CE 染色是诊断的关键指标。粒细胞肉瘤的原始粒细胞表达 CD13、CD33、CD117 和 MPO 等髓系相关抗原；单核细胞肉瘤的原始单核细胞可表达 CD14、CD116、CD11c等，且溶菌酶和 CD68 常阳性。绝大多数髓细胞肉瘤表达 CD43。当肿瘤细胞 CD43 + CD3 - 时应高度怀疑髓细胞肉瘤，可行 MPO、溶菌酶、CD61 等检查加以确认。粒细胞肉瘤可能发现 t（8；21）（q22；q22）、inv（16）（p13；q22）等遗传学异常，单核细胞肉瘤则可能发现涉及 11q23/MLL 基因的易位。MDS 或 MPD 发现髓细胞肉瘤时应视为急性变。单纯髓细胞肉瘤可局部放射性治疗。

八、治疗

近 40 年来 AML 治疗已取得长足进展，完全缓解（CR）率已达 50% ~ 80%，30% ~ 40% 可望获得"治愈"；其中 60 岁以下 CR 率 70% ~ 80%，3 年总生存（OS）率 50%。疗效提高主要得益于化疗方案改进、依复发风险进行危险度分层治疗、支持治疗的加强和干细胞移植技术的进展与广泛应用等。AT-

RA、砷剂治疗 APL 是 AML 治疗史上的一大创举，改变了以往单纯依赖化疗来试图"完全杀灭"白血病细胞的治疗观念。如今 APL 的 CR 率已达90%以上，5 年 OS 率为80%。尽管如此，仍有10%～20%的 AML 不能取得缓解，大约10%的患者在诱导治疗期间死于各种并发症，CR 患者中50%～70%仍终将复发，再缓解率亦仅25%～40%，中位生存期不足6个月。老年人 AML 的 CR 率不足50%～60%，3年 OS 率低于10%。难治、复发和老年人 AML 成为临床治疗难点。

现行"CR"标准是由1990年 NCI 提出来的，包括：①骨髓增生正常，原始细胞＜5%：②外周血无原始细胞；③无髓外白血病表现；④PLT≥100.0×10^9/L，PMN≥1.5×10^9/L。随着治疗强度加大和微小残留病监测水平的提高，CR 标准已日趋严格。患者骨髓恢复期出现的原始细胞也并非都是白血病细胞，30%～50%属正常克隆造血来源：2001年一个国际工作组重新修订了 AML 的疗效标准，提出了"形态学无白血病状态"的概念，即计数200个骨髓有核细胞，原始细胞＜5%，不存在有 Auer 小体的原始细胞，无髓外白血病。在此基础上将 CR 分为形态学 CR、形态学 CR 伴不完全血常规恢复（CRi）、细胞遗传学 CR（CRc）和分子生物学 CR（CRm）。形态学 CR 需符合形态学无白血病状态，且外周血 PMN≥1.0×10^9/L，PLT≥100.0×10^9/L，不需红细胞输注。CRi 是指符合形态学无白血病状态，但外周血常规未达形态学 CR 的标准。CRc 是指在形态学 CR 基础上，如患者治疗前有克隆性细胞遗传学异常，在治疗后基于常规显带技术或 FISH 核查恢复到正常核型。CRm 是指在形态学 CR 基础上，应用敏感的方法（如 RT－PCR 等）检测原有的阳性特征分子标记（如 PML－RARα 等）转阴。而部分缓解（PR）是指血常规符合 CR 的标准，而骨髓原始细胞降低50%以上，达5%～25%；或虽然骨髓原始细胞＜5%，但仍发现含 Auer 小体的原始细胞。借此可更深入地研究不同 CR 状态的预后意义，更好地指导治疗。

AML 治疗的根本目的就在于取得 CR，降低死亡，使患者长期无病生存，乃至治愈。达 CR 患者的生存期显著延长。CR 维持3年以上的，复发率不到10%。持续 CR3～5年以上的基本可认为"治愈"。病情不同治疗目的也不尽一致。老年人、伴有其他疾病、身体条件差，或继发于 MDS 和放、化疗的患者，总体疗效差，可根据个人意愿采取以支持治疗为主的姑息性治疗；复发患者则力争取得再次缓解，延长生存。

AML 的治疗是一个整体，除抗白血病治疗外，支持治疗和并发症处理是取得预期疗效的重要保证。支持治疗以抗感染、血制品和细胞因子输注为代表。AML 整体疗效的提高很大程度上与支持治疗的改进有关。感染患者应及时应用高效、广谱抗生素治疗，并根据疗效和微生物培养结果及时调整。明显贫血、出血时应输红细胞、血小板，一般将 Hb 维持在80g/L 以上、PLT 维持在（10～20）×10^9/L 以上较为安全，APL 的 PLT 应达（30～50）×10^9/L 以上。化疗后粒细胞缺乏期应用 G－CSF 可促进粒细胞恢复，缩短粒缺持续时间。白细胞显著增高可导致肺内或颅内白血病细胞淤滞、肿瘤溶解综合征，可给予降白细胞治疗。发生肿瘤溶解时应水化、碱化利尿，抑制尿酸形成，保护肾功能。有 CNSL 表现者应及时腰穿检查，明确诊断后药物鞘注治疗，或局部放疗。

现阶段抗白血病治疗仍以联合化疗为主，是以循证医学为依据的经验性治疗。一般采用一种蒽环类或蒽醌类药物联合阿糖胞苷（Ara－C）为基础的方案，分为诱导治疗和缓解后治疗两个阶段。诱导治疗的目的在于尽快降低白血病负荷，取得 CR，恢复正常造血。CR 越早、越彻底，CR 维持时间就越长、治愈希望越大。AML 十分重视诱导缓解治疗，要求在1个疗程内、至多2个疗程达到 CR，否则 CR 率降低，CR 持续时间短，易于复发。诱导治疗方案包含标准剂量 Ara－C［SDAC，Ara－C 100～150mg/（m^2·d）×7］或中、大剂量 Ara－C（IDAC0.5～2g/m^2 q12h，HDAC 3g/m^2 q12h，×3～5d），20世纪70—80年代形成的"DA（3＋7）"方案［DNR 45mg/（m^2·d）×3，联合 SDAC］是 AML 标准诱导治疗方案，用于60岁以下患者首次 CR 率可达60%～70%，长期生存（OS）率10%～20%，将 DNR 改为其他蒽环类或蒽醌类药物［如 IDR 10～12mg/（m^2·d）×3、MTZ 8～12mg/（m^2·d）×3、VP16 75mg/（m^2·d）×7 或150mg/（m^2·d）×3、VM26 75～100mg/（m^2·d）×3 或 AM－SA70mg/（m^2·d）×5 等］，或三药联合治疗［如 HAD、HAM、HAA、HAE 或 AAE 等；HHT 用量为2.5～3mg/（m^2·d）×7］，发现总的疗效并未明显提高。与标准 DA 方案相比，IA 方案（IDR＋

SDAC）可提高 50 岁以下预后良好和中等组患者的 CR 率、延长患者生存，但骨髓抑制重，肝损害多见，老年患者使用需慎重。将 VP16 与 DA 或 MA 方案联用可能提高 CR 率，但不改善 OS，且可诱导继发白血病。IDAC 或 HDAC 可与一种蒽环类或蒽醌类药物联用。理论上 IDAC 或 HDAC 可提高白血病"庇护所" CNS 和睾丸内 Ara－C 浓度，也提高白血病细胞内活性三磷酸 Ara－C 浓度。HDAC 诱导治疗虽可延长 CR 期，但不提高 CR 率，不改善总体生存，且毒性较大，一般不推荐使用。HDAC 可使 t（8；21）、inv（16）AML 和正常核型患者的治愈率分别由 70% 提高到 80%、30% 提高到 40%，但不改善不良核型患者的预后。HDAC 的骨髓抑制较重，可出现小大脑功能失调、非心源性肺水肿、心包积液和结膜炎等毒性反应，一般不适用于 65 岁以上老年 AML 治疗。双诱导治疗是指患者在首轮诱导治疗后，不管是否 CR，均于开始化疗后第 2 周或第 3 周再给予一次相同或不同方案的诱导治疗。两次诱导治疗的间隔时间一般为 6～11d。其基本理论为：白血病细胞首次接触细胞毒剂后可被同步驱赶进入细胞周期，使之对细胞周期特异药物更加敏感。这一作用在化疗开始后 6～10d 最大。尽管治疗强度加大，但治疗相关死亡率并未增加，而 CR 率和无病生存（DFS）率却有提高。德国的资料表明，含 HDAC 的强烈双诱导（如 TAD－HAM）可提高不良预后组患者的疗效。将标准 DA 方案中 DNR 由 45mg/（m^2·d）×3 增量为 60～90mg/（m^2·d）×3 可提高疗效。ECOG 报道大剂量 DNR［90mg/（m^2·d）×3］可提高 17～60 岁成人初治 AML 的 CR 率。延长 OS。日本报道 15～64 岁成人 AML 诱导治疗应用大剂量 DNR［50mg/（m^2·d）×5］联合 SDAC 的疗效与 IA 方案相当。欧洲 HOVONSAKK 协作组比较了大剂量 DNR［90mg/（m^2·d）×3］联合 SDAC 和标准剂量 DA 方案诱导治疗 60～83 岁初治 AML 的疗效，发现大剂量 DNR 组可提高 60～65 岁患者的 CR 率、EFS 率和 OS 率，且不增加治疗毒性。理论上说，不同预后分层的患者宜采用不同的诱导治疗策略，首次诱导的治疗反应和达 CR 的速度对预测未来复发具有重要意义。但目前仍缺乏按预后分层来指导诱导治疗的前瞻性随机对照研究报告。诱导治疗开始时多无遗传学资料，主要根据患者的年龄、白血病类型（APL 和非 APL）、前趋病史（血液病、放化疗）、器官功能状况和体力评分等来确定诱导治疗方案，动态观察疗效，及时调整用药。根据 NCCNAML 治疗指南，诱导治疗一般可分为 4 种情况：①年龄＜60 岁、无前趋血液病史的患者，可选择临床试验、IDR［12mg/（m^2·d）×3］/大剂量 DNR［60～90mg/（m^2·d）×3］联合 SDAC 的方案，或 IDR［12mg/（m^2·d）×3］/标准剂量 DNR［45～60mg/（m^2.d）×3］联合 HDAC（2～3g/m^2q12h×3 天）的方案；②年龄＜60 岁、有前趋血液病史或治疗相关性 AML，可选择临床试验（联合化疗或低强度治疗），配型相合的同胞或非亲缘供者异基因干细胞移植，或仅给予蒽环类＋AraC 联合化疗；③年龄＞60 岁、一般情况良好（PS 评分 0～2 分）的患者，如有预后良好遗传学标记且无 MDS 或治疗相关 AML 病史，可给予临床试验，标准剂量 IA、DA 或 MA 方案，或给予皮下注射 AraC、5 阿杂胞苷、地西他滨或氯法拉滨治疗；有不良遗传学标记、MDS 病史，或为治疗相关 AML，可给予临床试验，5－阿杂胞苷、地西他滨或氯法拉滨治疗，或标准剂量 IA、DA 或 MA 方案；④年龄＞60 岁、一般情况较差（PS 评分＞2 分）的，可给予临床试验，或 5 阿杂胞苷、地西他滨、皮下注射 AraC 治疗，或仅给予最好的支持治疗；有严重共患病的，也仅给予最好的支持治疗。

诱导治疗期间应复查骨髓：①对年龄低于 60 岁、采用 SDAC 诱导治疗的，于诱导治疗结束第 7～10 天复查骨髓：如增生活跃且原始细胞明显易见，可给予 HDAC 或 SDAC 联合 IDR 或 DNR（与 SDAC 联合时可大剂量）再诱导治疗，或按"诱导失败"处理。如骨髓增生低下且原始细胞比例较低，可给予 SDAC 联合 IDR 或 DNR（可大剂量）再诱导治疗。如骨髓增生低下且原始细胞≤5%～10%，可待血常规恢复后再评价疗效。如诱导失败，则给予临床试验、异基因干细胞移植、包含 HDAC 的方案（首次诱导未用过 HDAC 的）或最好的支持治疗；②对年龄低于 60 岁、采用 HDAC 诱导治疗的，于诱导治疗结束第 7～14 天复查骨髓：如增生活跃且原始细胞明显易见，按"诱导失败"处理。如骨髓增生低下且原始细胞比例较低，或骨髓增生低下且原始细胞≤5%～10%，可待血常规恢复后再评价疗效；如诱导失败，给予临床试验、异基因干细胞移植或仅给予最好的支持治疗；③对年龄＞60 岁、采用标准剂量 IA、DA 或 MA 方案诱导治疗的，于诱导治疗后 7～10d 评价骨髓，如增生活跃且原始细胞明显易见，按"诱导失败"处理，或仅给予最佳的支持治疗。如骨髓增生低下且原始细胞比例较低，可再给予标准剂量 IA、DA 或 MA 方案再诱导治疗，或给予减低预处理剂量的异基因干细胞移植（RIC - AlloSCT），或待血常规恢复后再评价疗效。如骨髓增生低下且原始细胞≤5%~10%，可待血常规恢复后再评价疗效。如诱导失败，给予临床试验、RIC - AlloSCT 或仅给予最好的支持治疗。中国医科院血研所在 AML 诱导期间常规做 3 次骨穿，诱导治疗第 5~7 天如骨髓增生活跃，不管有无原始细胞，均加用 1~3d SDAC 化疗，一般情况好的可加用 HDAC。一般停化疗第 7~10 天骨髓抑制程度最大，此时观察骨髓可初步估计疗效：如增生减低且分类基本上是淋巴细胞，则缓解可能性大；如仍见原始细胞则可能不缓解，此时可考虑双诱导治疗。停化疗第 2~3 周即骨髓恢复期观察骨髓可确定疗效，指导下一阶段治疗。

理论上 CR 后患者体内仍残留 10^9 以下的白血病细胞，称为"微小残留病"（MRD），是疾病复发的根源。缓解后的治疗目的就是要清除这些残余白血病细胞，阻止耐药，预防复发，延长生存。缓解后化疗根据治疗强度可分为巩固、强化和维持治疗。联合、大剂量和早期强化是缓解后治疗的基本原则。联合不同作用机制和毒性的药物可提高疗效，降低毒性。一定范围内药物剂量越大，白血病细胞杀灭也越多。患者治疗早期器官功能状态较好，骨髓储备较高，能耐受强烈化疗，白血病细胞也尚未耐药，早期强化治疗可延长 CR 期和生存期，防止复发。应根据预后分层和治疗反应来决定缓解后治疗对策。经过强烈诱导和巩固强化治疗后再进行维持治疗，并不增加 3 年无复发生存率（relapse free survival, RFS），这类患者可不需维持治疗。如果缓解后治疗的强度不够大，则可能需要维持治疗，维持治疗的强度应以达到骨髓抑制为标准。根据 NCCN AML 治疗指南，缓解后治疗一般可分为 2 种情况：①年龄 <60 岁的，如有预后良好的细胞、分子遗传学依据，可接受 4 疗程 HDAC（$1.5~3g/m^2$ q12h×3）强化治疗，或接受 1~2 个疗程含 HDAC 方案巩固治疗后行自体干细胞移植，或进入临床试验；中等预后的可行异基因干细胞移植，或 1~2 个疗程含 HDAC 方案巩固治疗后进行自体干细胞移植，或 4 疗程 HDAC（$1.5~3g/m^2$ q12h×3）强化治疗，或进入临床试验；预后不良或治疗相关 AML 则进入临床试验，或异基因干细胞移植，或接受 1~2 个疗程含 HDAC 方案巩固治疗后行自体干细胞移植；②年龄 ≥60 岁的 CR 患者，可推荐临床试验、RIC - AlloSCT，或 1~2 个疗程标准剂量 IA、DA 方案巩固治疗；一般情况良好（PS 评分 0~2 分）、肾功能正常、有预后良好遗传学标记的，可给予 1~2 个疗程 IDAC［$1~1.5g/m^2 \cdot d×4~6$ 剂］巩固治疗；或每 4~6 周给予持续的小剂量化疗（5-阿杂胞苷、地西他滨）直至疾病进展。

AML 如取得持续 CR，于 CR 后 2 年内每 1~3 个月复查血常规，之后每 3~6 个月复查 1 次，直至 CR 后 5 年。发现血细胞减少或血涂片异常的，应立即复查骨髓，以确定是否复发。复发后对于：①年龄 <60 岁的患者，如 CR 期低于 12 个月，推荐临床试验，或经挽救治疗（如克拉曲滨联合 IA 或 MA 方案，HDAC 联合蒽环类，FLAG，或 MEA 等二线方案）后给予 Allo - SCT；如 CR 期超过 12 个月，推荐临床试验，挽救治疗后 Allo - SCT，或采用原来有效的诱导治疗；②年龄 >60 岁的患者，如 CR 期低于 12 个月，推荐临床试验，最佳的支持治疗，或挽救治疗后 Allo - SCT；如 CR 期超过 12 个月，推荐临床试验，原来有效的诱导方案再诱导治疗，挽救治疗后 AlloSCT，或仅给予最佳的支持治疗。

急性早幼粒细胞白血病（acute promyeLocytic leukemia, APL）是 AML 中较特殊的一个类型，易并发弥散性血管内凝血（DIC）和纤维蛋白溶解，既往绝大多数患者在达 CR 前死于出血。20 世纪 80 年代引入全反式维 A 酸（all - trans retinoic acid, ATRA）治疗后，约 90% 的初治 APL 可达 CR；缓解后继续予含有 ATRA 的缓解后化疗，约 70% 的患者可以治愈。由于 APL 患者早期出血死亡率较高，临床一旦形态学、免疫表型和出凝血筛选怀疑该类型时即应开始 ATRA 和蒽环类药物治疗，而不应等分子学证实后再予治疗。若遗传学排除 APL，则应停用 ATRA，开始按一般的 AML 进行诱导治疗。ATRA 是诱导治疗的首选药物。AT - RA 单用或与细胞毒药物联合应用可以使 90% 以上的 APL 患者达 CR。诱导缓解时 ATRA 的常规剂量为 25~45mg/（$m^2 \cdot d$），有效者平均用药 35~45d（范围 1~3 个月）达 CR。AT-RA 治疗的主要问题在于用药 1~2 周后患者都有外周血白细胞数升高（一般可达治疗前白细胞数的 5~20 倍，甚至百倍以上），以及发生与此相关的分化综合征（发生率 6%~31%，主要表现为发热，呼吸困难，肺间质浸润，心包、胸膜渗出，水潴留，肾损害和心力衰竭等）。本综合征原因不明，多发于治疗前体内白血病细胞高负荷或治疗中白细胞数迅速增高的患者，中位发生时间为 ATRA 治疗的 7~11d，发生分化综合征时的白细胞计数多在 $30×10^9$/L 以上。ATRA 诱导缓解治疗期间同时应用细胞毒药物如蒽环类、AraC 或羟基脲，或采用白细胞单采术（目前多不主张在 APL 患者过早采用白细胞单采术），以降低白细胞可有效地防止此综合征的发生。一旦发生分化综合征，及时、足量的应用糖皮质激素（如地塞米松 10mg IV，q12h，连续 3d 或直到症状消失）切实有效。与 ATRA 相关的其他不良反应还有颅高压综合征、高组胺血症等。随着 ATRA 治疗，病理性早幼粒细胞向下分化成熟，白细胞数恢复正常，外周血和骨髓象逐渐缓解。ATRA 的常见不良反应有口唇、皮肤黏膜干燥，脱屑，阴囊皮炎，鼻塞，头痛，恶心呕吐，腹泻，骨关节痛及肝功能异常等。出血导致早期死亡仍是 APL 治疗失败的首要因素。诱导死亡的高危因素包括 WBC $> 10 \times 10^9$/L，年龄 >60 岁，肌酐 ≥1.4，男性患者。尽管 ATRA 可以迅速改善临床出血症状、降低凝血因子消耗，但在用药 10d 内仍无法完全防止早期致命的出血。治疗中及时、有效的支持治疗，如血小板、冷沉淀物、新鲜血浆输注，纠正凝血异常应是取得成功缓解的关键。多数学者认为在 ATRA 诱导治疗过程中加用蒽环类药物可以减少复发、改善长生存、降低分化综合征的发生，但诱导治疗是否加用阿糖胞苷应按危险度分组考虑。基于法国 APL2000 和 PETHEMA 临床试验，NCCN 建议低、中危 APL 诱导治疗联合应用 ATRA 和蒽环类药物，高危组患者同时加用 AraC 可以提高疗效。ATRA 的诱导分化作用可以维持较长时间，在开始诱导治疗后过早的评价骨髓可能不反应实际情况，骨髓评价一般在第 4~6 周、血细胞计数恢复后进行。

三氧化二砷（ATO）是 APL 治疗中另一重要药物，于 20 世纪 90 年代末正式应用于临床。开始作为二线用药治疗难治、复发 APL，目前已开始用于新诊断 APL 的诱导缓解治疗，常用剂量为 0.16mg/kg 体重，单周期可用至 2 个月。ATO 既可单药应用，也可以与 ATRA 联合。单药的完全缓解率 85.6% ~ 91%，联合用药的完全缓解率为 88.6% ~ 93.3%。目前还提出了从诱导治疗中去除蒽环类药物（和 AraC）的 APL 治疗方案，即在不能耐受蒽环类药物治疗的中、低危组患者可以采用 AT - RA 加 ATO 诱导。该方案更适合 60 岁以上的老年患者。高危组患者可以加抗 CD33 单克隆抗体（GO 抗体）以提高疗效。为规范 ATO 的用药，2008 年美国血液学年会（ASH）提出了 ATO 作为 APL 初始治疗的指征：①诱导治疗和巩固治疗中任何原因不能接受或耐受化疗 + ATRA 的患者（如心力衰竭、治疗相关性 APL、老年患者/身体状态差、拒绝化疗等）；②低危或可能是低危的患者，诱导治疗和巩固治疗均可以用；③传统 ATRA + 蒽环类为基础的诱导治疗达完全缓解后的巩固治疗，尤其是高危患者；④不依赖于白血病细胞生物学的治疗（如附加细胞遗传学异常、FLT3、CD56、PML 异构体等）。

单用 ATRA 诱导和维持治疗患者的主要问题是早期复发，中位 CR 期仅 5 个月。始终单用 AT - RA 治疗的缓解患者 PML - RARa 融合基因表达大都持续阳性，且其表达与白血病复发高度相关。但若加用化疗（至少 2~3 个疗程），则可使 PML - RARa 表达转阴，缓解生存期也显著延长。因此尽管使用 AT-RA 治疗已经获得高 CR 率，化疗对 APL 的长期缓解乃至治愈依然是必不可少的。APL 的缓解后治疗包括单用化疗，联合使用化疗加 ATRA，以及造血干细胞移植三种方法；涉及 ATRA、蒽环类药物和 AraC、ATO 等的用药问题。ATRA 治疗缓解后，通常连续给予 3 个疗程化疗即可使 >90% 的患者 PML - RARα 转阴，对持续阳性者应考虑异基因骨髓移植。NCCN 建议：①ATRA 为基础的方案诱导缓解后至少应予 2 疗程的蒽环类药物为基础的化疗；中危组患者的巩固治疗中应加用 ATRA，高危组患者的巩固治疗中建议包括 ≥1g/m² 的 AraC 或 ATO；②不能耐受蒽环类药物、采用 ATRA 加 ATO 诱导缓解的患者，予 6 个周期的 ATRA 加 ATO 巩固治疗。

多数报道认为 APL 缓解后予维持治疗可以降低复发率。维持治疗方案如 ATRA 或 ATRA + 6MP、MTX，每 3 个月用药 15d。NCCN 建议巩固治疗结束后对 PCR 检测融合基因阴性的患者进行 1~2 年的 ATRA ±6 巯基嘌呤、甲氨蝶呤治疗。但也有临床试验结果表明，中低危组患者巩固治疗结束时分子学阴性的病例给予维持治疗意义不大。

用 ATRA 联合化疗的治疗策略，70% 以上的 APL 患者可达治愈，因此，多数学者不主张在 CRI 阶段对 APL 患者行造血干细胞移植（包括自体和异基因干细胞移植），但如果 CRI 患者持续 PML - RARa 融合基因阳性或 CR2 患者可选择造血干细胞移植。

APL 患者 CNS 复发并不常见，3 年内的累积发生率 1% 左右，主要与高 WBC、bcr3 PML - RARa 异构体、年龄 <45 岁等有关。高 WBC 患者 CNS 复发的危险可达 5%。因此，WBC $< 10 \times 10^9$/L 的患者不

是太积极主张 CNSL 的预防，而 WBC > 10×10^9/L 的患者应积极预防。

APL 复发后，如复发前停用 ATRA 超过 6 ~ 12 个月的患者，再用 ATRA 仍有望获得二次缓解，但一般缓解期短。巩固治疗结束后分子学持续阳性的患者或分子学复发的患者，NCCN 建议应用 ATO 治疗。ATO 单药治疗血液学复发的患者，CR 率可达 80% ~ 90%，分子学缓解率达 70% ~ 80%，长生存率仍可达 60% ~ 70%。由于 ATRA 和 ATO 之间有协同作用，巩固治疗中未应用 AT – RA 的患者可以考虑两者的联合。ATO 诱导达 CR2 的患者缓解后治疗的意见不统一，包括：①重复数疗程的 ATO 治疗；②与标准化疗联合；③造血干细胞移植等。采用 ATO 作为二线治疗并取得分子学缓解的患者只要无大剂量化疗的禁忌证应考虑 ASCT，7 年总生存可达 75%；而接受 Allo – SCT 的患者总生存率仅为 52%。有造血干细胞移植禁忌证的 2 次 CR 患者，建议继续 6 疗程的 ATO 治疗。由于 Allo – SCT 的高治疗相关死亡率，NCCN 不再积极建议持续达不到分子学 CR 的患者进行异基因干细胞移植。

APL 整个治疗过程中应定期采集骨髓或外周血标本进行以 PML – RARa 融合基因为标志的微量残留病监测，2 年之内每 3 个月 1 次，第 3 年每 6 个月 1 次。若融合基因由阴性转为阳性，应在 4 周内复查，仍为阳性的患者考虑分子学复发，应进行积极的干预（如 ATO 治疗）；若第 2 次检查为阴性，应在此后的 2 年内每 2 ~ 3 个月监测 1 次。对融合基因阴性，无其他原因出现血细胞减少的患者，应复查骨髓、染色体核型，以除外继发的骨髓增生异常综合征和 AML。

已证明新的维甲类药物（Am80）、脂质体 AT – RA 治疗初治、复发 APL 有效。由于 APL 患者高表达 CD33 抗原，抗 CD33 单克隆抗体（如结合毒素的 Gemtuzumab ozogamlcln – GO；人源化的 HuM195）已广泛用于临床 APL 治疗，并取得了可喜的结果。目前较成熟的是 GO，常用剂量为 6 ~ 9mg/m²，间隔 2 周 1 次。治疗分子学复发的患者，2 个剂量的再缓解率达 91%、3 个剂量的再缓解率达 100%。NCCN 建议 ATO 治疗缓解后 6 个月内复发的患者给予 GO 治疗；ATRA + ATO 作为初始挽救治疗，GO 可作为二线挽救治疗。由于 GO 可以增加肝静脉闭塞病的发生，有 ASCT 或 Allo – SCT 意向的患者，尽量避免应用。其他如 9 – 顺式维 A 酸、组胺去乙酰化酶抑制药（苯丁酸钠）、针对 FLT3 基因的分子靶药物（SU5416、SU5614、PKC4512 等）也已进入临床试验。

2008 年 ASH 会提出的 APL 治疗策略。

（1）诱导治疗：①就诊时怀疑 APL 即应开始应用 ATRA；②积极的血制品支持治疗；③ATRA + 蒽环类药物为基础的化疗，不能接受蒽环类药物者采用 ATRA 联合 ATO，高危组患者应同时预防中枢神经系统白血病。

（2）巩固治疗：①蒽环类药物为基础的化疗 2 ~ 3 个疗程，取得分子学缓解；②高危组患者采用中剂量阿糖胞苷或 ATO。

（3）维持治疗：ATRA + / – 低剂量化疗 1 ~ 2 年。

（4）分子学监测：采用 RT – PCR 方法监测外周血的 PML – RARa 融合基因，每 3 ~ 6 个月 1 次；高危组患者可以更频繁。

（5）复发患者的治疗：ATO 再诱导达完全缓解后行自体造血干细胞移植（融合基因阳性者行异基因于细胞移植），同时预防中枢神经系统白血病。

九、预后

影响 AML 疗效的预后因素有很多。一类主要与诱导治疗死亡相关，包括年龄、器官功能状况和体力状况等；另一类主要与白血病化疗耐药相关，如细胞和分子遗传特征、治疗反应、继往血液病史及放、化疗病史等。体力状况按 WHO 推荐的 Zubrod 评分标准评定如下。0 分：无症状，可自由活动和工作；1 分：有症状，卧床时间不增加，可从事较轻的劳动；2 分：有症状，每日卧床时间少于 12h，可自我照料，但不能劳动；3 分：每日卧床时间超过 12h，可下床活动，自我照料能力有限；4 分：需完全卧床休息。年龄 >60 岁、器官功能差、Zubrod 评分 3 ~ 4 分的患者早期诱导相关死亡率较高。有不良细胞/分子遗传特征、治疗反应差和继往有血液病史或放化疗史的难治病例较多，复发率高。

细胞遗传学是影响 AML 预后最重要的因素之一。1998 年和 2000 年，英国 MRC 与美国西南肿瘤研究组（SWOG）分别在总结各自 AML 治疗经验的基础上，提出根据染色体核型来进行预后分层，把 AML 分为预后良好、中等和不良三组，三组的 CR 率分别为84%～90%、76%～84%和55%～58%，5 年 OS 率分别为56%～65%、35%～41%和12%～26%，均有显著差异；主张根据预后分层来决定 AML 的治疗。经过几年的实验，现认为该标准对临床具有普遍的指导意义。然而，对某些特殊的染色体核型异常（如11q23 等）的预后分层意见尚未达成一致；通过染色体核型来确定预后也欠精确——即使同一预后分层的患者预后也可能差别较大，尤其是中等预后组患者。德国 AML 国际协作组认为伴+22 的 inv（16）AML 无复发生存（RFS）率相对较高；GALCB 认为 t（8；21）AML 伴-Y 的生存期较短，非白种人 t（8；21）AML 对诱导治疗反应较差；归类为预后良好的患者如 WBC 数过高预后也差。分子遗传异常与 AML 的预后也密切相关。t（8；21）和 inv（16）的 c-Kit 和 RAS 基因突变常见，这些患者的复发率相对较高。Flt3 突变激活是 AML 最常见的分子异常，主要有两种形式：一种是受体跨膜区的内部串联复制，见于20%～25%的 AML，以 M3 和 M5 多见；另一种是位于第2个酪氨酸激酶结构域的密码子 D835 错义或缺失突变，见于5%～10%的 AML。两种突变都使 Flt3 发生非配体依赖的自主磷酸化激活，通过 Ras 和 STAT5 途径介导细胞增殖，抑制凋亡，促进细胞转化。Flt3-ITD 主要见于中等预后组，最常见于染色体核型正常的 AML，常有高白细胞和高原始细胞数，复发率高，预后差；Flt3-ITD 与野生型 FLT3 高比率的患者生存期较短。Flt3 D835 点突变虽不发生高白细胞症，但患者无病生存期也缩短。MDRI、BCL2、WTI 表达增高和 p53 突变的患者预后也差。EVI-I 基因表达增高可见于3q26 易位和非3q26 易位的 AML，占 AML 的10%，预后极差。MLL-PTD 见于9%的中等预后核型患者，预后不良。BAALC 基因（Brain and acute leukemia, cytoplasmic）正常表达于神经外胚层来源的组织和造血前体细胞，表达该基因的正常核型 AML 预后不良。C/EBP-α 是转录因子，在造血中起关键作用；C/EBP-α 基因突变大多见于中等预后核型组，具有较高的生存率。60%左右的正常核型 AML 表达胞质核磷蛋白（NPM, nucleophosmin），NPM 表达与诱导治疗缓解相关，但对预测患者的预后意义还不清楚。通过高通量筛选和基因表达谱分析可发现 AML 的分子异常，可能对 AML 的预后作出更精确的归类，同时也为 AML 治疗提供了可能的新的靶点。

CR 期微小残留病（MRD）监测能及早预测复发，对确定缓解后治疗强度和治疗方法有重要指导意义。MRD 监测的主要方法有多参数流式细胞仪免疫表型分析和 PCR 检测标志基因（融合基因）；前者利用白血病细胞抗原表达差异、跨系表达、非同步表达或异位表达等特点来量化残存的白血病细胞，后者则以白血病细胞稳定的遗传分子标志作为检测对象。高 MRD 的患者复发率显著增高。然而白血病细胞可能存在"抗原漂移"现象，即抗原表达在治疗前、后可能并不一致，会使多参数流式细胞仪检测 MRD 的特异性降低。PML-RARa 融合基因监测的临床意义在 t（15；17）AML 已得到充分肯定，而 t（8；21）AML 患者则可长期荷瘤生存而不表现白血病状态。RT-PCR 定性监测 AMLI-ETO 融合基因的意义尚有争议，采用实时定量 PCR（Real-time PCR）的方法可能更有裨益。

（阿孜古丽）

第二节　急性淋巴细胞白血病

一、定义

急性淋巴细胞白血病（acute lymphoblasticleukemia, ALL）简称"急淋"是起源于造血干、祖细胞的以原始、幼稚淋巴细胞增殖积聚为特征的一种恶性疾病。以儿童患病多见，成年人 AL 仅占25%。成年人 ALL 的 CR 率可达75%～89%，3～5 年 OS 率为28%～39%，多数预后不佳。

二、流行病学

据美国国家肿瘤研究所资料显示，美国白种人中 ALL 的年龄调整总发病率为 1.5/100 000，而黑种人中为 0.8/100 000，男女比例为 1.4/1.0。此病约占全部白血病的12%，多见于儿童，发病率在 2～5

岁达到高峰（5.3/100 000），随后逐渐下降，35 岁左右再次升高，80～84 岁达到发病小高峰（2.3/100 000）。研究发现，ALL 的发病率存在地区差异。北欧、西欧、北美洲、大洋洲人群中发病率较高，而亚洲及非洲人群发病率则较低。杨崇礼等 1986—1988 年进行的调查显示，国人中急性淋巴细胞白血病的年发病率为 0.69/100 000，占所有白血病的 25%。

三、病因与发病机制

一般认为以下因素与 ALL 致病有关。

1. 遗传易感性　先天性染色体异常患者发生包括 ALL 在内的白血病风险增加。Down 综合征患者患急性白血病（多为急性髓系白血病，少数为前体 B 细胞 ALL）的危险较预期值高 20 倍左右。某些遗传性疾病如共济失调 – 毛细血管扩张症、Klinefelter 综合征、Fanconi 贫血、Bloom 综合征、多发性神经纤维瘤等发生 ALL 的风险增加。在共济失调 – 毛细血管扩张症患者的淋巴细胞和白血病细胞中常常发现染色体重组，包括 7p13 – p14，7q32q35，14q11 和 14q32 等，这些区带分别是编码 T 细胞受体（TCR）γ、β、α/δ 及免疫球蛋白重链（IgH）的基因位点。这些突变使得 V（D）J 重排时染色体易位的产生大大增加，从而易患 ALL。其他先天性或获得性免疫缺陷病患者，如先天性 X 连锁丙种球蛋白缺陷症、免疫球蛋白 A 缺陷和易变性免疫缺陷患者也是 ALL 易患人群。同卵双生者可同时或先后发生 ALL，提示遗传易感性在 ALL 致病中的作用，同时也提示子宫内发生的某种可能同时影响到孪生胎儿的事件或许与这种现象有关。

2. 辐射　核辐射与白血病致病有关。日本原子弹爆炸后幸存者中受到辐射剂量大于 IGy 者发生白血病的风险增加近 20 倍，发病高峰期为受到辐射后 6～7 年，主要为 AML，也包括 ALL。核电站辐射也可能是致病危险因素。

3. 化学制剂　苯及其他能引起骨髓抑制的化学制剂，包括化疗药物可以导致 ALL 的发生。继发性 ALL 可见于少数接受化疗或放疗的患者。

4. 病毒　没有直接证据表明病毒能造成人类 ALL，但有证据提示某些病毒在淋巴系统肿瘤的病理过程中起作用。日本与加勒比海地区人类 T 细胞白血病病毒 I（HTLV – I）的流行感染被认为是成人 T 细胞白血病/淋巴瘤的病因，EB 病毒是一种非洲地方性 Burkitt 淋巴瘤的强致病因素。

肿瘤的发生是多重因素共同作用的结果。在对 ALL 的发病机制的研究中，学者发现多种体细胞获得性遗传学改变与白血病细胞的生长、分化异常以及恶性转化密切相关。这些改变所累及基因多为转录因子或转录调节因子的编码基因，这些基因的改变可能导致基因转录紊乱，从而使淋巴系祖细胞发生分化阻滞及生长异常，最终发生白血病。

（一）B 系 ALL 常见的染色体易位

t（1；19）（q23，p13）使位于 19 号染色体的 E2A 基因与 1 号染色体上的 PBX2 基因发生融合，产生 E2APBX 1 融合基因，该基因翻译产生几种不同形式的嵌合蛋白。正常的 E2A 基因编码一种 bHLH 转录因子，而 PBX 1 基因与果蝇的 EXD 基因相关，为一种同源盒基因，两种基因与各自的靶基因结合，通过各自的效应区对基因转录进行调节。两种基因发生融合后，E2A 蛋白的 DNA – 结合结构域，即 bHLH 结构域被 PBXI 的同源盒结构域所取代，这种嵌合蛋白仍能与 PBXI 的靶基因结合，但由于反式激活结构域的改变，其对靶基因的转录调节紊乱，可能参与 ALL 的进展。最早的实验证实，给接受致死量照射的小鼠输注经含有 E2A – PBX 1 融合基因的反转录病毒感染过的骨髓干细胞后，小鼠很快发展为 AML。此后发现这种融合基因可以转化 NIH3T3 细胞，并能诱导转基因小鼠发生 T 细胞淋巴瘤。转基因小鼠模型表现为 B 细胞和 T 细胞均减少，提示在表达融合基因的 T 细胞发生恶性转化之前细胞凋亡增加。对融合基因产物的进一步研究显示，E2A 激活结构域的缺失将导致嵌合蛋白转化活性丧失，但 PBXl 同源盒结构域的缺失不影响蛋白的转化活性。不过同源盒结构域及其旁侧结构是 E2APBXI 与其他同源盒蛋白相互作用以及与特异靶基因序列结合所必需的。

t（17；19）易位形成 E2A – HLF 融合基因，见于 Pro – B ALL。HLF 基因属于基本亮氨酸拉链转录因子（bZIP）的 PAR 亚家族（subfamily）成员，其蛋白的正常功能仍未完全明了，但它与线虫发育过程中调节特定神经细胞死亡的 CES - 2 蛋白相似，推测与细胞生存有关。E2A - HLF 嵌合蛋白中两个 E2A 反式激活结构域与 HLF 的 DNA 结合/蛋白 - 蛋白相互作用结构域。推测嵌合蛋白以同源二聚体形式和 DNA 结合。近来的实验结果提示 E2A - HLF 嵌合蛋白可能通过抑制细胞凋亡发挥致白血病作用。在具有 t（17；19）易位的细胞中以显性负性方式封闭 E2AHLF 基因表达，细胞即出现凋亡，而正常的 B 祖细胞中表达 E2A - HLF 基因，此细胞可以拮抗 IL3 依赖的和 p53 诱导的细胞凋亡。以上结果提示 E-2AHLF 蛋白可能激活正常情况下被 CES2 样蛋白所抑制的靶基因表达，造成细胞生存异常以及白血病转化。

11q23/MLL 基因异常见于约 80% 婴儿 ALL、5% AML 及 85% 拓扑异构酶 Ⅱ 抑制药治疗相关的继发性 AML 患者，也可见于少数治疗相关急 ALL 患者，成年人 ALL 中约占 7%。位于 11q23 的 MLL 基因由于染色体易位等可与 80 余种基因发生融合，ALL 中最常见的是 t（4；11），部分可见 t（11；19），其致白血病机制参见"急性髓系白血病"一节。

t（12；21）/TEL - AML1 融合基因在儿童 ALL，中最为多见，约占 B 细胞急淋的 1/4，成人急淋中罕见，文献报道发生率仅为 1% ~ 4.5%。TEL 基因的生理功能仍未完全明了，在嵌合蛋白中，TEL 的 HLH 结构与几乎全长的 AML1 蛋白发生融合，包括反式激活结构域和 runt 同源结构域。TEL - AML1 融合蛋白仍能与 AML1 的靶基因序列，即核增强序列（core enhanced sequence）结合，但不同的是这种融和蛋白所募集的是组蛋白去乙酰化酶而不是辅激活因子，因而使 AML1 的靶基因转录活性受抑。这种改变影响了造血干细胞的自我更新与分化能力，可能在白血病的发病中发挥重要的作用。

t（9；22）（q34；q11）/BCR - ABL 融合基因见于 95% CML、1% ~ 2% AML、5% 儿童 ALL 和 15% ~ 30% 成年人 ALL。易位致使 9 号染色体长臂上的 ABL 基因与 22 号染色体上的 BCR（breakpoint cluster region，BCR）基因融合。BCR 基因由 23 外显子构成，在各种组织中广泛表达。从氨基到羧基端可以划分为几个结构域：①二聚体区（Dimerisa - tion domain，DD）介导了 BCR 之间二聚体的形成；②SH2 结合区，可以结合 ABL 的 SH2 区；③丝氨酸/苏氨酸激酶激活区；④Rho 鸟苷酸交换因子（Rho guanlne - nucleotide exchange factors. Rho - GEF）同源区，该区加速 Ras - GTP 的转换，使 Ras 的活性提高；⑤Ras 相关蛋白 p21 和 p21rac 的 GTP 酶激活蛋白（GTPase activating protein，GAP）同源区，可使 Ras 结合的 GTP 加速水解成 GDP，而使 Ras 失活。ABL 基因由 12 个外显子组成，在脾脏、胸腺、睾丸高表达。由于转录后不同剪切，产生两种 mRNA，长度分别为 6kb 与 7kb，编码蛋白均为 145kd，是细胞生长负性调节因子。B 型蛋白氨基末端的甘氨酸可以被肉豆蔻酰化，引导蛋白定位于细胞膜上。而 a 型蛋白则无肉豆蔻酰化信号，主要定位于细胞核内。

从氨基端到羧基端可以划分以下几个结构域：①SH3 区，参与蛋白间的相互作用，ABL 失去 SH3 后，则可激活转化细胞的能力；②SH2 区，可以结合蛋白中磷酸化的酪氨酸残基；③SHI 区，也称之为酪氨酸激酶区，可以使酪氨酸残基磷酸化；④ABL 结合位点；⑤核定位信号（NLS）；⑥DNA 结合区；⑦肌动蛋白结合区。

形成 BCR - ABL 融合基因时，ABL 断裂点主要位于第 1 或第 2 内含子上，而 BCR 的断裂点有 3 个区域。①主要断裂点聚集区（major breakpointcluster region，M - bcr），在绝大部分 CML 及 50% 以上成人 ALL 的 t（9；22）BCR 断裂于此区，早期认为 BCR 断裂于第 2、3 内含子上，产生的融合基因转录本有 2 种，分别为 b2a2、b3a2，以 b3a2 多见。随着 BCR 基因结构清楚之后，发现上述断裂点实际位于第 13、14 内含子上，b2a2 与 b3a2 分别包含了 BCR 第 1 ~ 13 与 1 ~ 14 外显子。目前仍然用 b2a2、b3a2 描述上述两种 BCR - ABL 融合基因，两者均编码 210KD 蛋白（p210BCR - ABL）；②次要断裂点聚集区，（minor bre - akpoint cluster region，m - bcr）位于 BCR 的第 1 内含子，见于 50% 的 Ph + 的成人 ALL，80% Ph + 的儿童 ALL。这样 BCR 的第 1 外显子与 ABL 融合（ela2），翻译产生 190KD 蛋白（p190BCR - ABL）；③微小断点聚集区（U - bcr），位于 BCR 第 19 内含子。BCR 的 1 ~ 19 外显子与 ABL 融合（e19a2，前称为 c3a2），编码 230KD 蛋白，（p230BCR - ABL）。p190、p210 和 p230 蛋白中的 ABL 蛋白结构几乎保持完整。BCR - ABL 定位于细胞质内，依靠 BCR 的双聚体区形成二聚体，使 BCR - ABL 酪氨酸激酶活性明显提高，并且可以相互使酪氨酸磷酸化。BCR - ABL 致白血病的机制是

BCR - ABL 可使细胞恶性转化、增殖；可以诱导造血细胞脱离对造血生长因子的依赖性，抑制造血细胞凋亡；抑制髓系祖细胞对骨髓基质细胞的黏附。BCRABL 本身有多个功能结构域，与多种下游信号传递途径有关联，而导致上述现象的发生。

C - Myc 基因重排见于所有的 Burkitt 淋巴瘤和 FAB - L3 型 ALL。其中 80% 的 Burkitt 淋巴瘤为 t（8；14）（q24；q32）导致 C - Myc 与免疫球蛋白重链基因调节区域并置，其余的为 t（2；8）（p11；q24）导致与免疫球蛋白 K 链基因调区域并置，而 t（8；22）（q24；q11）导致与免疫球蛋白 入链基因调区域并置。C - Myc 基因定位于 8q24，是调控细胞增殖、分化和凋亡的转录因子。C - Myc 在细胞由静止期进入增殖的细胞周期时发挥作用，除促进增殖外，C - Myc 还有阻碍分化的作用。C - Myc 可与 MAX 形成异源二聚体，另外 MAX 也可形成同源二聚体，或与 MAD、MXII 形成异源二聚体。由于在整个细胞周期 MAX 的表达量恒定，C - Myc/MAX 二聚体的比例是由 C - Myc、MAD 和 MXII 的相对量决定的。当 MAD 和 MXII 相对表达多时，对靶基因的转录起负调控作用，抑制细胞增殖。当 C - Myc 表达多时，如同恶性血液病时 C - Myc 的组成性表达时，C - Myc/MAX 二聚体占主导，对靶基因的转录起正调控作用，促进细胞增殖。C - Myc/MAX 可能也是通过募集具有组蛋白乙酰化酶活性的蛋白而上调基因转录，而 MAX/MXII 则通过募集 HDAC 抑制基因转录。染色体易位导致 C - Myc 过表达。C - Myc 基因自身 5' 端抑制其表达的调节区域在一部分 t（8；14）易位中该区域缺失了，而在所有的 t（2；8）、t（8；22）和另一部分 t（8；14）易位中，C - Myc 基因虽然带有该区域，但易位的 C - Myc 基因的该区域都有突变，阻碍了能抑制 C - Myc 转录的转录因子与之结合。上述 2 种机制均与 Myc 相关 ALL 致病有关。C - Myc 的致转化能力得到了实验证实。体外强制表达 C - Myc 可使静止期细胞进入细胞周期。用 EB 病毒转染 B 淋巴细胞使其表达 C - Myc 可使 B 淋巴细胞永生，提示 C - Myc 是 EB 病毒阳性淋巴瘤导致肿瘤的可能靶基因。C - Myc 的转基因小鼠经过一个潜伏期很多都发生 B 细胞肿瘤。由于肿瘤的存在需要 C - Myc 的持续表达，抑制 C - Myc 的表达可使肿瘤失去肿瘤表型，因此 C - Mvc 也是一个潜在的肿瘤治疗靶点。

（二）T 系 ALL 中常见的染色体易位

T 细胞肿瘤的染色体断裂点常会累及染色体 14q11 的 TCRa 位点或 7q35 的 TCRβ 位点，使 TCR 基因的增强子与其他转录因子并置，导致这些转录因子过表达而使细胞转化。

t（11；14）（p14；q11）和 t（11；14）（p15；q11）分别引起 RBTNl 和 RBTN2 基因与 TCRa 易位，导致 RBTNI 和 RBTN2 异常表达。RBTNI 和 RBTN2 高度同源，并且具有称为 LIM 结构域的蛋白质相互作用基序。RBTNI 和 RBTN2 能与 TALI，TAL2，LYL1 相互作用，通过这些蛋白复合物促进转录的激活，在造血发育中起重要作用。在转基因小鼠过表达 RBTNI 或 RBTN2 能导致 T 细胞肿瘤。

t（1；14）（p32；q11）引起 TALI（也称 SCL）异常表达，TAL 基因编码一种碱性螺旋 - 襻 - 螺旋（bHLH）转录因子，是各系造血细胞发生所必需的转录因子。它能与其他的 bHLH 蛋白 E47/E12 96 形成转录复合物。TAL1 也能与 RBTN1 和 RBTN2 相互作用，提示这些不同染色体易位在致细胞转化机制中的联系。虽然累及 TAL1 的 t（1；14）易位只发生于 3% 的 T - ALL，但 TAL1 重排和异常表达可在 65% 的 T - ALL 检测到。提示 TAL1 过度表达在许多 T - ALL 的发病机制中起关键作用。

t（10；14）（q24；q11）引起 HOX11 基因易位到 TCR8 位点，在 T 系 - ALL 或淋巴瘤中都有发生。HOX11 是一种有转录活性的蛋白，具有 DNA 结合活性的同源异型盒结构域，这种蛋白正常情况下不在 T 细胞表达。在 T - ALL 还存在 t（7；19）（q35；p13）易位导致 LYL1 基因与 TCRβ 位点并置，使 LYLI 基因过度表达。其中 HOX11、TAL1 和 LYL1 在 T - ALL 中的异常表达是互斥的。

（三）二类突变基因

染色体重组所激活的癌基因多数不足以引发白血病的产生。上述基因主要损害细胞的分化能力，多数都需要具有改变造血干、祖细胞增殖与生存能力的第 2 类突变才能导致急性白血病的发生，动物实验以及对慢粒急变的细胞遗传学改变的研究为这一假说提供了佐证。单纯转染一种融合基因后动物仅表现为骨髓增殖性疾病样改变而非急性白血病，导入第 2 类基因突变后动物才产生白血病。以下的 ALL 常见 2 类突变基因在白血病致病中起重要作用。

1. FLT3 受体 FLT3 主要表达于不成熟造血干祖细胞，靶向破坏 FLT3 后骨髓定向 B 祖细胞缺陷，而且移植后 T 细胞和髓系细胞造血重建缺乏提示 FLT3 基因在多能造血干细胞的发育中发挥重要的作用。在造血系统恶性疾病中，包括 AML、ALL，以及 CML 急淋变中能检测到 FLT3 的高水平表达。据文献报道，ALL 中 FLT3 的组成性激活突变，包括内部串联复制（FLT3 - ITD）和"活化环"（active loop）点突变在急淋中也可发现，其发生率分别为 3% 以及 3% ~ 22%。FLT3 过度表达也可造成受体自我激活，另外 FLT3 配体自分泌刺激也参与了受体的激活。持续性受体活化可能参与白血病的发生。

2. RB 蛋白途径 RB（Retinoblastoma）蛋白途径改变在 ALL 发生中也发挥着重要的作用。RB 蛋白在细胞周期调控中起着关键作用。低磷酸化状态的 RB 蛋白抑制细胞自 G1 期进入 S 期。RBB 的磷酸化状态是由细胞周期素依赖的激酶 CDK）调控的，而 INK4 蛋白，包括 p16INK、p15INK4b 等通过抑制 CDK 而阻止 RB 蛋白磷酸化，从而使细胞阻滞在 G1 期。在急淋中虽然 RB 自身改变不多见，但 p16INK 4a 和 p15INK4b 失活在 B 急淋中很常见，可能在白血病的发生中发挥作用。

3. p53 途径 Tp53 是 p53 的编码基因，其自身突变在急淋中很少见。但 p53 途径中的其他成员的突变却很常见。Tp53 是一种抑癌基因，其产物 p53 在细胞异常增殖、DNA 损伤以及低氧等条件下被激活，调节细胞发生细胞周期阻滞而修复 DNA 或诱导细胞发生凋亡而清除异常细胞。p53 可被 HDM2 结合后降解，而后者活性受到 p14ARF 的抑制，以上各环节维持 p53 的稳态，确保细胞群体的正常。在急淋中 p14ARF 的缺失、转录沉寂以及 HDM2 的过度表达极为常见，提示这一途径在白血病发生中的重要作用。

四、临床表现

成人 ALL 多起病急骤，白血病细胞在骨髓中累积导致骨髓造血衰竭而致红细胞、粒细胞及血小板减少而出现贫血、感染及出血等非特异性表现，白血病细胞在淋母器官及髓外浸润，因累及不同组织而出现相应症状及体征，如纵隔、肝、脾及淋巴结肿大，神经精神症状等，体重减轻者偶见。T、B 细胞急淋患者临床表现既有共性，又各有特点。

1. 贫血 患者多在就诊前数天至 1 ~ 2 个月内出现进行性加重的面色苍白、乏力、活动后头晕、心悸等症状，颜面、口唇、甲床及结膜苍白，心率增快等体征。德国的一个多中心临床观察显示，近半数患者就诊时表现为中到重度贫血，约 1/5 患者可无贫血症状，可能与患者就诊及时与否、疾病进展程度有关。但绝大多数患者有不明原因的疲乏的主诉。

2. 感染 由于粒细胞减少甚至缺乏，约 1/3 急淋患者就诊时出现感染及发热等症状。感染部位主要为呼吸道、口腔及肠道。发热多为中到高热，部分为低热，虽然白血病本身因代谢等原因可出现发热，但一般温度不超过 38℃。较高的发热几乎均为感染所致。化疗后骨髓抑制期患者大多出现感染，常见部位为呼吸道及胃肠道，部分出现皮肤、软组织感染。

3. 出血 骨髓正常造血功能衰竭所致的血小板减少是急淋患者出血的主要原因，DIC 所致出血在初诊患者中很少见。约 1/3 患者就诊时有出血表现，多数表现为皮肤出血点及紫癜，个别见牙龈出血，口腔黏膜血泡，个别患者出现深部脏器出血如颅脑出血等。

4. 髓外浸润 成人 ALL 中 CNS 受累较为多见。初诊时有 CNS 浸润者在儿童急淋患者中不到 5%，而成人患者中达到 15% 以上。如果不进行有效的 CNS 预防，大多数急淋患者在病程中会出现 CNSL。有人推测是由循环中白血病细胞"种植"在脑膜，或是颅骨骨髓中的白血病细胞直接浸润而致。脑膜是最常见的受累部位，但随着疾病的进展，白血病细胞也会累及脑实质和脊髓。临床上常出现颅内压增高的表现如头痛、恶心、呕吐、淡漠或易怒；查体可见颈项强直、视神经盘水肿。脑神经受累后可出现上睑下垂、面瘫等表现，常受累及的脑神经包括第 Ⅲ、Ⅳ、Ⅵ、Ⅶ 对脑神经。有时脑神经受累可为 CNS 复发的唯一表现。成熟 B 细胞急淋患者常见中枢神经及脑神经受累，T 细胞急淋患者 CNSL 也较为常见。少数 CNSL 患者由于下丘脑受累而出现下丘脑 - 肥胖综合征，出现食欲旺盛及体重增加。个别患者出现外周神经麻痹的症状。

淋巴结肿大是 ALL 特征性表现之一。半数以上患者发病时可以检查到淋巴结肿大，典型临床表现为无触痛性、与周围组织无粘连性淋巴结肿大。病理活检示淋巴结的正常结构消失。淋巴结肿大可间接反映肿瘤负荷，与疾病预后有关。广泛淋巴结肿大和纵隔肿大常是 T 细胞急淋的特征性改变，与不良预后相关。

成年患者中 50% 初诊时有肝脾大。显著肝脾大多提示不良预后。白血病细胞浸润所致肝脾中大多为弥漫性大，病理活检示脾的红髓与白髓界线消失，其间见原始淋巴细胞浸润。受累的肝中，原始淋巴细胞浸润多见于门脉区。尽管肝明显大，肝功能多数正常活仅有轻度异常。

其他器官浸润如睾丸浸润在成人急淋中很少见，发生率约为 0.3%，表现为无痛性单侧睾丸肿大。

五、实验室检查

1. 血常规及外周血细胞分类　患者多表现为红细胞、血红蛋白减少及白细胞增高，外周血涂片分类可见原始淋巴细胞。据统计，成人急淋中外周血白细胞增高患者约占 59%，14% 患者白细胞计数在正常范围，27% 患者出现白细胞减少。16% 左右患者白细胞计数 $>100\ 000\times10^9/L$，通常高白细胞更多见于 T 细胞急淋。92% 患者外周血涂片中可以见到不同程度的白血病细胞。23% 患者表现为中性粒细胞缺乏，30% 患者血小板明显减少（$5\times10^9/L$）绝大多数患者就诊时有血红蛋白减少。部分患者就诊时外周血白细胞不增高甚至减少，因此对怀疑急性白血病患者应行光镜下白细胞分类检查以免误诊。

2. 骨髓细胞形态学　骨髓增生程度多为明显活跃至极度活跃，少数患者增生减低，骨髓小粒及油滴少见，细胞有成簇分布的趋势。骨髓中原始淋巴细胞比例明显增高，红系、粒系及巨核细胞减少。白血病细胞形态各异，美英法（FAB）协作组根据细胞形态不同将其分为三型，即 L1、L2 和 L3 型。其中 L1 型细胞以小细胞为主，核型规则，核染色质均一，核仁小或不可见，胞质轻、中度嗜碱，量少，空泡少见。L2 型细胞大小不一，大细胞为主，核染色质不均一，核型不规则，常见核裂，可见一个或多个大核仁，胞质量不等，常较丰富，嗜碱性程度不一，空泡少见。L3 型细胞胞体大而均一，染色质细致均一，核规则，呈圆形或卵圆形，核仁明显，为一个或多个，胞质丰富，深度嗜碱，空泡明显。WHO 对于造血系统及淋巴组织肿瘤的诊断标准建议不做形态学区分，因为 L1、L2 型细胞的免疫表型、细胞遗传学改变以及临床特征无明显差异，而 L3 型多为成熟 B 细胞表型，预后以及治疗策略与前两者不同。

3. 细胞组织化学染色　细胞组化检查有助于区分白血病细胞是淋系抑或髓系起源。50% 以上 ALL 细胞的过碘酸-雪夫染色（periodic acidSchiff，PAS），即糖原染色呈阳性反应，胞质内组化染色阳性物质呈颗粒状、珠状或块状分布，提示糖原代谢紊乱。AML 细胞中除 M6 的原红细胞外，多数为 PAS 染色阴性或弱阳性，阳性物质多呈弥漫性细颗粒状分布。末端脱氧核苷转移酶（terminal deoxynucleotidyl transferase，TdT）常见于 T 细胞或 B 系前体细胞，成熟 B 细胞急淋或急性髓系白血病细胞中少见。过氧化物酶（peroxidase，POX）、苏丹黑 B（Sudan black B，SBB）等在淋巴系白血病细胞多为阴性。α-醋酸萘酚酯酶、α-丁酸萘酚酯酶，萘酚-AS-D 氯代醋酸酯酶等多表达于粒系及单核系，淋巴系少见。由于细胞组织化学染色在白血病细胞中表达差异较大，因此组化检查对疾病的诊断仅为辅助诊断，仍需要结合免疫表型等其他手段来明确诊断。

4. 免疫表型　免疫表型检查在目前的白血病诊断中占有重要地位。根据正常细胞发育过程中所表达的表面标志，临床医生可以判断白血病细胞的起源，因此能对白血病进行更为精确的分类，以便采取更适合的治疗方案，同时也有利于监测微小残留病，判断治疗的效果。ALL 的免疫学分型是根据细胞发育，不同阶段的分子表面特异性受体或抗原特征为标准进行的，以下按照细胞系别对其免疫表型分别进行说明。

（1）B 系急性淋巴细胞白血病：按照细胞分化不同阶段，B 急淋可分为早期前 B（early pre-B）、Common 急淋、前 B（pre-B）和成熟 B 细胞急淋（B-ALL）。早期前 B 又称为前前 B（pre-preB）或 B 祖细胞（pro-B）急淋，细胞表面仅表达人类白细胞抗原 CD34、HLADR、末端脱氧核苷转移酶（TdT）和 B 系特征型抗原 CD19，不表达 CD10、胞质免疫球蛋白（CyIg）及细胞膜表面免疫球蛋白

（Smlg）等，此型占成年人急淋的 11% 左右。Com－mon 急淋是急性淋巴细胞白血病中的主要亚型，占成年人急淋的 51%，细胞除表达 CD34、HLA－DR、TdT 及 CD19 外，还表达 CD10 及糖蛋白（gp100/CD10），而 Cy19 与 Smlg 为阴性；Pre－B 以 Cylg 表达为特征，CD10 表达减低或缺如，无 Smlg 表达，此型占成年人急淋的 10%；B 细胞急淋以表达 Smlg 为标志，也可表达 CD10 及 Cylg，此型在 WHO 分类中被划分为 Burkitt 细胞白血病。

（2）T 系急性淋巴细胞白血病：T 急淋的分类方法不一。四分法根据 T 细胞发育过程将之分为 T 祖（pro－T）、前 T（pre－T）、皮质 T（cor－tical T）和髓质 T（mature T）细胞急淋，TdT、cy－CD3 和 CD7 为共同表达抗原，pro－T 表达造血干祖细胞标志如 CD34 及 HLA－DR，不表达 CD2、CD5、膜表面 CD3（sCD3）及 CD4、CD8 等抗原；pre－T 除 CD2 和 CD5 表达阳性外，其他标志同 pro－T；皮质 T 急淋 CD34 和 HLA－DR 不表达，CD4 和 CD8 同时表达，CD1a 阳性，其他同 pre－T；髓质 T 细胞 sCD3 表达，CD4 或 CD8 表达，CD1a 阴性，其他同皮质 T。一般认为，CD3，特别是 cyCD3 是 T 急淋的特征性抗原，而 CD7、CD2 等与 AML 或 B 急淋有交叉反应。

某些非系特异性抗原表达在 ALL 中也有一定意义。如在 70%～80% B 系急淋中表达 CD34，而 T 系急淋中仅有 20%～30% 患者表达。CD34 表达与 Phl 染色体或 bcr－abl 融合基因表达密切相关，其预后意义仍未明了，有人认为 T 急淋中 CD34 与多药耐药蛋白共同表达与不良预后有关。

5. 细胞遗传学　成年人急性淋巴细胞白血病中有 60%～70% 出现染色体异常，包括染色体的倍体和结构异常。其中最常见的是 t（9；22）（q22；q11），即 Ph 染色体，约占所有成年人急淋的 25%。其次为 9p21 染色体异常，见于约 15% 患者；11q23 异常见于 8%～11% 患者，其中最常见的是 t（4；11）（q21；q23）。t（1；19）（q23；p13）与前 B 表型密切相关，占成年人急淋的 5%～7%。儿童急淋中多见的染色体改变如高二倍体及 t（12；21）（p11；q22）在成年人急淋中很少见到，发生率均在 5% 以下。成年人急淋中还可见到 8q24、7q35、14q11 等异常。

6. 分子生物学　聚合酶链反应（PCR）、基因特异探针的荧光原位杂交（FISH）等分子生物学技术的应用使临床医生能对急淋进行更为精确的分类，将其用于微小残留病检测能更为精确的判断疗效。成年人急淋中的分子生物学标记有 BCR－ABL、MLL－AF4 融合基因以及 TCR、IgH 重排等。B 前有学者认为免疫球蛋白 K 轻链的重排较重链重排更为稳定，更适用于微小残留病的检测。

7. 脑脊液检查　对于确诊为 ALL 的患者，行脑脊液常规及生化检查以明确患者有否 CNSL。急淋患者 CNSL 常见的脑脊液改变包括脑脊液压力升高，白细胞计数增高，涂片中见白血病细胞。脑脊液生化检查显示蛋白升高，葡萄糖水平降低。

8. 血液生化检查　血尿酸水平增高见于近半数成年人急淋患者，其升高水平与肿瘤负荷成正相关，高白细胞以及显著肝脾淋巴结肿大患者易见尿酸水平增高。血清乳酸脱氢酶水平也与白血病负荷相关，明显增高见于 B 细胞急淋。少数患者就诊时出现纤维蛋白原减低，但初诊时 DIC 极其罕见。患者在接受左旋门冬酰氨酶治疗后容易出现出凝血功能异常及低蛋白血症，应密切监视，及时处理。部分患者在接受诱导缓解治疗时因白血病细胞短期内被大量破坏溶解而出现"肿瘤溶解综合征"血液生化检查显示血清钾、磷显著升高，血气检查显示以代谢性酸中毒为主的酸碱平衡紊乱。

六、诊断与鉴别诊断

患者短期内出现贫血、感染、出血、肝脾及淋巴结肿大等临床表现，外周血及骨髓中原始淋巴细胞 >20% 即可诊断为急性淋巴细胞白血病。急性淋巴细胞白血病亚型的区分有助于进一步掌握疾病的基本特征，从而对不同的亚型进行个体化治疗。FAB 协作组根据细胞的形态将急淋区分为 L1、L2、L3 三型（具体标准见实验室检查部分），即所谓 FAB 分型。由于形态学的主观性较强，导致不同检测者之间对部分疾病分型不一致，另外急淋的原始细胞与急性髓系白血病 M0、M1 等亚型的白血病细胞形态极为相似，光镜下很难区分。而细胞免疫表型检查不但可以大大提高诊断的符合率，还能将疾病进一步区分为不同亚型，从而对疾病的治疗和预后有指导意义。细胞形态学检查同样能揭示疾病的预后。上述三种检查的结合可以相互弥补各自不足。2001 年 WHO 关于淋系肿瘤的诊断分型标准认为，ALL 与淋巴母细胞淋巴瘤是同一疾病的两种不同临床表现，应并入淋巴母细胞淋巴瘤，但仍可保留白血病名称；ALL 诊断需满足骨髓原始、幼稚淋巴细胞≥25%，否则诊断为淋巴瘤；摒弃 L1、L2、L3 的形态诊断，改称为前体 T 淋巴细胞白血病/淋巴母细胞淋巴瘤（Pre T – ALL/LBL）、前体 B 淋巴细胞白血病/淋巴母细胞淋巴瘤（PreB – ALL/LBL）和 Burkitt 白血病/淋巴瘤，分型中应注明如 t（9；22）（q34；q11）；BCR – ABL、t（12；21）（p12；q22）；TEL – AML1、11q23 异常/MLL 易位、t（1；19）（q23；p13）；E2A – PBX1 及 8q24/Myc 易位等特征性的细胞遗传学异常。

根据典型的临床表现、血液及骨髓检查，急性淋巴细胞白血病不难诊断，但临床上应与以下疾病进行鉴别。

1. 传染性单核细胞增多症　是一种由 EB 病毒感染所致的疾病，临床表现为发热、咽峡炎、浅表淋巴结肿大（颈部淋巴结多见）、肝脾大，部分有皮疹。外周血淋巴细胞增高，异型淋巴细胞增高大于 10%，此种细胞分为三型，其中Ⅲ型细胞胞体较大，核形态较幼稚，见 1~2 个核仁，胞质嗜碱，有多数空泡，易与原始淋巴细胞混淆。但此种患者骨髓不见原始淋巴细胞，偶可见吞噬血细胞现象，血液检查示嗜异凝集试验阳性，血清检查 EB 病毒抗体阳性，可与急性淋巴细胞白血病鉴别。

2. 急性髓系白血病 MO、M1 型及双表型急性杂合细胞白血病　此类白血病的临床表现与急性淋巴细胞白血病无明显区别，而且细胞形态学也很难区分，可检测细胞表面抗原及 MPO 等。关于急性杂合细胞白血病的诊断标准参见有关章节。

3. 慢粒淋巴细胞急性变　Ph 染色体阳性急性淋巴细胞白血病有时很难与慢性髓系白血病淋巴细胞急性变区分。一般来说，前者的融合产物多为 p190，而后者多为 p210。对于难以诊断的病例可以通过治疗反应来判断。Ph 染色体阳性急性淋巴细胞白血病治疗后获得完全缓解，外周血血常规可恢复正常，而慢性髓系白血病急变者治疗后仅能转至慢性期。

4. 非霍奇金淋巴瘤（NHL）　既往以骨髓中原始细胞比例 >25% 为急性淋巴细胞白血病，以此与 NHL 区分，但近来 WHO 的分型标准不将此二者进行区分。

5. 急性再生障碍性贫血　少数急淋患者发病时表现为全血细胞减少而且外周血不能见到原始细胞，此类患者应与急性再生障碍性贫血鉴别。后者无肝脾及淋巴结肿大，骨髓增生低下甚至极度低下，骨髓小粒空虚，油滴增多，淋巴细胞为成熟细胞，借此一般可与急淋区分。但少数急淋患者尤其是儿童在出现急淋典型表现前骨髓可表现为急性造血停滞表现，对此类患者应进行随访观察以免误诊。

6. 慢性淋巴细胞白血病及幼淋巴细胞白血病　此两种白血病均表现为淋巴细胞明显增高，可有肝脾大、淋巴结肿大，但多临床进展较为缓和，骨髓及外周血中为成熟淋巴细胞为主，后者可见幼稚淋巴细胞为主，大多于 55% 以上。细胞免疫表型检查可作鉴别。

七、治疗

成人 ALL 治疗上借鉴了儿童 ALL 的成功经验，几十年来疗效已有了明显提高，CR 率已达 70%~90%，30%~40% 的患者有望治愈，其中成熟 B – ALL 治愈率可达 80% 以上，Ph 染色体/BCR – ABL 融合基因阳性 ALL 的长期无病生存率也达到 40%~50%。疗效的提高得益于支持治疗的加强、化疗方案的改进、干细胞移植的推广和新药的应用等，也与按临床亚型和疾病危险分层来合理选择治疗的策略密切相关。成年人 ALL 不良预后因素多，对皮质激素和门冬酰胺酶等主要抗白血病药物耐受性差，接受大剂量 MTX 等强烈化疗时并发症多，与儿童患者相比总体疗效仍然很差。

成年人 ALL 的治疗是一个整体，包括支持治疗和抗白血病治疗。支持治疗是抗白血病治疗取得疗效的重要保证。抗白血病治疗主要是指多药联合化疗，一般分诱导治疗、巩固强化治疗和维持治疗三个阶段，总疗程需 2~3 年；在诱导、巩固强化治疗期间也十分重视"庇护所"白血病的防治。诱导治疗目的在于迅速清除机体内 99% 以上的白血病细胞负荷，重建正常造血，恢复受损的组织器官功能。诱导治疗达到"完全缓解"后，体内仍有 10^9 以下的残留白血病细胞，是白血病复发的根源。缓解后治疗包括巩固强化、维持治疗和 CNSL 防治等，目的就是要消灭体内这些残存的白血病细胞，阻止耐药和复发，延长生存，争取治愈。

支持治疗包括并发症处理、血制品输注、感染防治和造血生长因子应用等。患者入院后应尽快诊断，及时进行临床评估。对少数进展迅速的 B 细胞型 ALL 和纵隔包块、胸腔积液明显的患者，需立即进行降白细胞的治疗，一般在正式诱导治疗之前先给予泼尼松和（或）环磷酰胺。诱导治疗期间应充分补液、碱化尿液，防止尿酸沉积而损伤肾脏功能。别嘌醇为黄嘌呤氧化酶抑制药，阻止尿酸的生成。拉布立酶（Rasburicase）为重组尿酸氧化酶，能促进尿酸氧化成更易排泄的尿囊素。拉布立酶降尿酸作用比别嘌醇快，且更安全，可用于肿瘤溶解综合征的治疗。贫血的患者应间断输红细胞悬液，维持 Hb 在 80g/L 以上。血小板计数 $\leq 10 \times 10^9$/L，血小板计数 $\leq 20 \times 10^9$/L 但有出血倾向或伴有发热的患者应及时输注血小板。血小板输注无效可输 HLA 配型相合的血小板。

感染是急性白血病常见并发症，也是白血病治疗失败效果的重要原因。粒细胞缺乏是感染的主要危险因素，CD4$^+$ 淋巴细胞缺乏、抗体缺陷和异基因造血干细胞移植后免疫抑制药应用等也与感染密切相关。化疗或白血病浸润等常可导致皮肤黏膜屏障功能破坏，大大增加了感染的机会。ALL 直用大剂量甲氨蝶呤、糖皮质激素长期应用、全身放射治疗、急性 GVHD 和患者营养不良、个人卫生状况差等是黏膜损伤、感染的危险因素。常见的致病菌为大肠埃希菌、肺炎克雷白杆菌等革兰阴性菌，近年来金葡菌、链球菌等革兰阳性菌和机会性深部真菌感染也明显增多。一些预防措施能明显降低感染的发生。医护人员接触患者前应洗手，保持病房清洁，注意患者个人卫生，清洁饮食，勤漱口，保持大便通畅，便后坐浴，粒细胞缺乏时戴口罩有助于减少呼吸道感染，口服氟康唑能有效预防口咽部及消化道念珠菌感染。感染发生时应及时选用高效、广谱的抗生素经验性治疗，并根据可疑感染部位微生物培养结果和药敏试验及时调整用药。

ALL 治疗期间应用 G – CSF 或 GM – CSF 等造血生长因子能缩短粒细胞缺乏时间，减少感染发生与严重程度，降低死亡率。没有证据表明这些造血生长因子能刺激白血病细胞生长，促进临床复发。在接受 4 周诱导方案治疗的患者，造血生长因子与诱导治疗同用能明显降低感染的发生，而诱导治疗末期才开始应用则疗效有限。

联合化疗是 ALL 治疗的主要方法。基于儿童 ALL 的治疗经验，成人 ALL 除成熟 B – ALL 需采用短期强化治疗外，其他患者治疗一般分为三个阶段，即诱导治疗、巩固强化治疗和维持治疗；在积极全身治疗的同时重视 CNSL 等髓外白血病的防治。

1. 诱导治疗　成年人 ALL 的 CR 率为 78% ~ 93%，中位缓解时间可达 18 个月。标准诱导治疗一般包括长春新碱、糖皮质激素和一种蒽环类药，通常加入门冬酰胺酶（ASP）、环磷酰胺，有时也与阿糖胞苷、巯嘌呤等组成更强烈的多药联合方案。不同诱导治疗方案的疗效并无显著差别。某些临床亚型强化诱导治疗可能取得更好的疗效，例如 T – ALL 诱导治疗中加入 CTX 和 Ara – C，成熟 B – ALL 采用含大剂量 MTX、分次给予的 CTX 和 CD20 单抗的方案诱导治疗等。泼尼松是最常用的糖皮质激素。地塞米松体外抗白血病活性要强于泼尼松，药物作用时间更长，在脑脊液中能达到更高的药物浓度。有学者认为，地塞米松取代泼尼松可降低成人 ALL 的 CNS 复发，提高总的生存。然而大剂量糖皮质激素长时间应用不良反应多，感染发生率和死亡率增加，可能抵消地塞米松的优势。增加泼尼松用量也能达到类似地塞米松的疗效。柔红霉素是最常用的蒽环类药物，诱导治疗时一般用量为 30 ~ 45mg/m^2，每周 1 次。有研究认为，柔红霉素增量（45 ~ 80mg/m^2）连续 2 ~ 3d 应用可提高疗效。例如意大利 GIMEMA 诱导治疗时应用大剂量柔红霉素［30mg/（m^2·d）×3，第 1、3、5 周，总量 270mg/m^2］，结果 CR 率达 93%，6 年 EFS 率为 55%。但随后较大样本的多中心研究报道 CR 率和 EFS 率分别仅为 80% 和 33%，疗效并未提高，且骨髓抑制重，并发症多。目前认为增加蒽环类药物用量并不能提高成年人 ALL 的总体疗效，也不确定某些特殊类型成年人 ALL 或特定年龄组的患者是否能从中受益。儿童 ALL 诱导或缓解后治疗加用 ASP 虽不增加 CR 率，但可提高 CR 质量，改善长期生存。ASP 对成年人 ALL 有无类似作用还不太肯定。临床上有 3 种不同来源的 ASP，即大肠杆菌属 ASP、欧文菌属 ASP 和聚乙二醇化的 ASP，生物半衰期分别为 1.2d、0.65d 和 5.7d；要获得稳定的血药浓度，需分别隔天、每天和间隔 1 ~ 2 周应用。大肠杆菌属 ASP 抗白血病作用强于欧文菌属 ASP，但后者毒性较弱，可通过增加剂量来达到同等疗效。与大肠埃希菌属 ASP 相比，聚乙二醇化 ASP 能提高儿童 ALL 的早期疗效，但并不能获得长期的生存优势。成人 ALL 应用 ASP 较儿童患者更易引起胰腺炎，与糖皮质激素合用可加重凝血异常，增加肝毒性，严重时需减量或推迟治疗。环磷酰胺一般在诱导治疗早期使用。意大利 GIME - MA 的报道认为，三药诱导治疗方案中加不加 CTX 并不影响 CR 率。但几个非随机临床试验发现，CTX 可提高 CR 率，对改善成年人 T 细胞型 ALL 的预后尤其明显。一些研究中心在诱导治疗中加用含大剂量阿糖胞苷（HDAC，$1 \sim 3g/m^2 q12h$，$3 \sim 6d$）的方案进行强化诱导治疗，结果 CR 率为 79%，并不优于常规诱导治疗。尚不明确这一治疗方式能否提高成年人 ALL 的总体疗效或改善某些特殊临床亚型的 LFS。诱导治疗晚期应用含 HDAC 的方案骨髓抑制较重，治疗相关死亡率较高，CR 率低于诱导治疗早期应用 HDAC 的患者。含 HDAC 的方案诱导治疗的患者在后续的治疗中易出现粒细胞缺乏，粒缺持续时间也延长，甚至可能被迫推迟后续化疗，进而影响整体疗效。

目前已很难再通过调整诱导治疗方案来进一步提高 CR 率。诱导治疗应着重于提高 CR 质量，以获得分子缓解（微小残留病水平 $\leq 0.01\%$）为追求目标。现在成年人 ALL 标危组约 60% 的患者可达分子 CR，约 50% 的 Ph/BCR - ABL 阳性 ALL 经伊马替尼联合化疗诱导治疗也可达到分子 CR。

5% ~ 15% 的成年人 ALL 经诱导治疗不能取得 CR，这些患者预后极差，需进入临床试验或进行干细胞移植。成年人 ALL 的诱导治疗相关死亡率为 5% ~ 10%，且随着年龄增长而增加，60 岁以上可达 20%；感染是主要死因，真菌感染较为常见；需积极加强抗感染、支持治疗。

2. 巩固、强化治疗　成年人 ALL 巩固、强化治疗没有公认、一致的"标准"程序，不同诊疗中心的治疗方案和疗程数差别较大，难以比较优劣。巩固强化治疗一般采用原诱导方案、多种药物组成的新方案或大剂量化疗。干细胞移植亦属强化治疗。强化治疗方案通常包含 VM26、VP16、AMSA、MTZ、IDA 和 HDAC 或大齐 0 量 MTX（HD - MTX）等。临床随机比较研究并未真正明确强化治疗有益于提高成年人 ALL 整体疗效。意大利的 Gime - ma 的一项研究就认为，与传统的巩固治疗相比，强化治疗并未提高 LFS；西班牙的 Pethema 也认为，晚期强化不改善患者的长期生存。而英国 MRC 和美国 M. D Anderson 癌肿中心（MDACC）认为，早期和晚期强化治疗可明显降低复发，增加 LFS。基于儿童 ALL 的治疗经验，目前已将强化治疗列为成年人 ALL 缓解后的标准治疗。HDAC 较普遍地应用于成年人 ALL 的强化治疗，但最佳剂量和最佳疗程数仍不明确。HDAC 可与 MTX 等其他药物联用。成年人 pro - B ALL 用含 HDAC 的方案巩固强化治疗后治愈率可达 50%。与儿童相比，成年人患者对 HD - MTX 的耐受性较差，易有黏膜炎、肝损害等，严重时可能需推迟后续化疗。应用 HD - MTX 时需积极预防黏膜炎，密切观察病情，监测 MTX 血药浓度，及时四氢叶酸钙解救。四氢叶酸钙过早解救或用量过大都可降低 HD - MTX 的疗效。成年人 ALL 标危组的 HD - MTX 用量通常限制在 $1.5 \sim 2g/m^2$，而在 TALL 和高危组前体 B - ALL，增大 MTX 用量（如 $5g/m^2$）可能会取得更好的疗效。MTX 持续 4h 输注的毒性要比持续 24h 输注的低，但疗效也减低。ASP 毒性较多见于诱导治疗阶段，而巩固强化治疗时较少见。依照儿童 ALL 的治疗经验，诱导或巩固强化治疗使用 ASP 都可能提高总体疗效。成年人 ALL 强化治疗也有应用大剂量蒽环类或鬼臼毒素的，但疗效有待进一步确定。

不同临床亚型和危险分层的患者应用不同的巩固强化治疗可能提高疗效。德国 GMALL 05/93 方案对成年人 ALL 在诱导治疗中应用含 HDAC 和 MTZ 的强化治疗，巩固强化阶段对前体 B - ALL 标危组给予 HD - MTX，前体 B - ALL 高危组给予 HD - MTX 和 HDAC，T - ALL 则给予 CTX 和 AraC。结果前体 B - ALL 标危组的中位缓解持续时间达 57 个月，5 年 OS 率为 55%；前体 B - ALL 高危组中除 Pro - B ALL 持续缓解率达 41% 以外，其余临床亚型的持续缓解率仅 19%，疗效并未提高；而 T - ALL 的疗效则与临床亚型明显相关，胸腺 T - ALL、成熟 TALL 和早期 T - ALL 的持续 CR 率分别为 63%、28% 和 25%。

HLA 配型相合的同胞或无关供者异基因于细胞移植和自体干细胞移植是高危 ALL 缓解后治疗的主要方法。移植前数疗程的巩固强化治疗可降低微小残留病水平，提高 CR 质量，进而提高移植疗效。

成年人 ALL 治疗中一个值得关注的问题就是化疗的间隔时间。经数轮化疗以后，部分患者粒缺时间延长，甚至需推迟后续化疗，这增加了复发的机会。因此成年人 ALL 治疗不能一味追求要达到强烈骨髓抑制，化疗方案安排上应注意强弱结合。

3. 维持治疗　ALL 经诱导和巩固强化治疗后，还需进行 2 ~ 2.5 年的维持治疗。已有多项临床研究证明，取消维持治疗会降低 ALL 的长期疗效。维持治疗主要药物是 MTX（$20mg/m^2$，每周 1 次，静脉注射为佳）和巯嘌呤（MP，75 ~ 100mg/m^2，口服，每日 1 次）。维持治疗应有足够的治疗强度，以达到 WBC ≤ 3.0×10^9/L、中性粒细胞为（0.5 ~ 1.5）× 10^9/L 为佳。还不清楚维持治疗期间间断强化治疗能否提高疗效。意大利 GIMEMA（0183）多中心研究发现，诱导和巩固强化治疗结束后进行间断强化治疗，10 年 OS 率并不优于常规维持治疗的患者，提示经充分的早期强化治疗后，维持阶段的间断强化治疗并不提高疗效。成年人患者间断强化治疗的并发症较多，依从性也较差。可考虑给予较弱的 VP 等方案间断强化治疗。维持治疗应根据临床亚型和 MRD 水平来确定。成熟 BALL 不需维持治疗，Ph/BCRABL 阳性的 ALL 维持治疗可用酪氨酸激酶抑制药。TALL 持续缓解达 2.5 年后就很少复发，而前体 BALL 即使缓解 5 年仍有复发可能，维持治疗对后者的意义更大。

4. 中枢神经系统白血病预防　CNSL 防治是 ALL 整体治疗的重要组成部分。成人 ALL 初诊时 CNSL 发生率约为 6%，多见于 T - ALL（8%）和成熟 BALL（13%）。未经 CNSL 预防的成年人 ALL，中枢神经系统复发高达 30%。国外诊断 CNSL 需满足脑脊液 WBC ≥ 5/μl 且发现原、幼淋巴细胞；脑脊液 WBC 低于 5/μl 但发现原、幼淋巴细胞的也可诊断。神经根浸润的患者脑脊液检查可正常。CNSL 预防包括 MTX、Ara - C、地塞米松联合鞘内注射，大剂量全身化疗（HDAC、HD - MTX 和 ASP），和颅脑 - 脊髓照射等。采用颅脑一脊髓预防照射存有较多的争议。照射后易引起神经毒性，主要表现为癫痫、痴呆、智力障碍、内分泌紊乱和继发肿瘤等。我们在临床工作中观察到，照射后一些患者的骨髓造血恢复较慢，有可能影响到下一阶段的治疗。即使对高危患者，鞘注联合全身大剂量化疗也能有效地预防 CNSL，CNS 复发可降到 7%。成年人 ALL 鞘注预防的次数取决于发生 CNSL 的风险大小。T - ALL、成熟 BALL、高白细胞数、血清 LDH 增高、髓外浸润明显或白血病细胞增殖旺盛的患者高风险发生 CNSL，需接受 16 次鞘注预防；而中等风险和低风险患者可分别只接受 8 次和 4 次鞘注预防。CNSL 预防不仅能降低 CNS 复发，也是提高总体疗效的重要举措。应该注意到，CNSL 发生风险也与操作者的腰穿水平有关——腰穿有可能不慎将外周血中的白血病细胞带入脑脊液中。因此腰穿应由有经验的操作者施行，并尽量在外周血白血病细胞数明显控制或消失以后执行。血小板低者在腰穿前应输血小板以防出血。

5. 特殊治疗　如下所述。

（1）造血干细胞移植：造血干细胞移植（SCT）是成年人 ALL 极为重要的强化治疗手段，是高危患者治愈的主要方法，也是难治、复发患者挽救性治疗的重要选择。根据干细胞的来源可分为异体（allo - SCT，亲缘和非亲缘）和自体移植（ASCT），按预处理方案的强度可分为清髓性和非清髓性移植。Allo - SCT 可诱导移植物抗白血病（GVL）作用而降低复发，但移植并发症多，移植相关死亡（TRM）率高。ASCT 的并发症少，TRM 率低，但复发率也高。国外多项临床随机比较研究认为，成年人 ALL 自体移植的疗效并不优于常规化疗。成年人高危 ALL 采用 Allo - SCT 能取得比常规化疗更好的疗效，但对标危组能否从中获益还不太清楚。Allo - SCT 的疗效主要取决于患者的年龄和白血病缓解状态。20 岁以下患者的长期 LFS 率可达 62%，而 > 20 岁者仅 48%。CRI 期移植的疗效最佳，而 2 次或以上缓解（≥ CR2）的患者和难治、复发患者的移植疗效明显减低。一般认为，≥ CR2 的成人 ALL 仍应推荐 AIIoSCT，如无合适的同胞或非亲缘供者，可考虑试验性非清髓移植、脐血干细胞移植或半倍体移植。

成年人 ALL 异体干细胞移植已有了相当的经验，但移植的最佳时机、最佳预处理方案和最佳程序等仍不明确。德国 GMALL 认为高危患者应于诊断后 3 ~ 4 个月内进行移植，未取得分子缓解的标危患者和复发后再次取得 CR 的成年人 ALL 也推荐移植。首选 HLA 配型相合或仅 1 个位点不相合的同胞供者移植，也可选择 HLA 配型相合或仅 1 个位点不相合的非亲缘供者移植；如无以上合适的供者，还可考虑脐血移植、半倍体移植或非清髓性移植。预处理方案多种多样，但一般都含 TBI。国际骨髓移植登记处（IBMTR）一项报道认为 VP16 联合 TBI 的预处理方案有一定优势。移植前去除 T 细胞是否有益尚无定论，应按各临床中心的自身经验来决定。

（2）难治、复发 ALL 的治疗：难治、复发的成年人 ALL 疗效很差，采用与标准诱导方案类似的方案再诱导治疗 CR 率一般不超 50%，HD – MTX、HDAC 或 MTZ 等单药诱导的再缓解率≤30%，而 AM-SA、鬼臼毒素等则仅为 10%～15%，长生存者罕见。MRC/ECOG 分析 609 例复发成人 ALL 的疗效，发现 5 年总生存率仅 7%；年龄小（≤20 岁）、CR1 期长（≥2 年）者预后相对较好，复发后接受 SCT 的部分患者可获长期生存，而复发前的治疗对复发后治疗的疗效并无影响。法国报道 LALA – 94 方案治疗后首次复发的 421 例成年人 ALL，再缓解率为 44%，中位 DFS 仅 5.2 个月，5 年 DFS 率 12%；复发后接受移植、CRI 期≥1 年和复发时 PLT > 100×10^9/L 的患者预后相对良好，初诊时的危险分层和复发前的治疗不影响复发后治疗的疗效。两项研究都认为成年人 ALL 复发后现行的挽救治疗疗效很差，CRI 期短和年龄偏大的患者尤其如此。AIIoSCT 挽救治疗的疗效优于联合化疗，但 CR2 患者中仅 30%～40% 能有条件移植，我国能进行移植的患者更少。为提高疗效，应积极鼓励患者进行新药临床试验。克罗拉滨（Clofara – bine）是第二代嘌呤核苷酸类似药，Ⅱ期临床研究发现治疗难治、复发儿童 ALL 的有效率为 31%，CR 率可达 20%，现已被美国 FDA 批准用于成年人 ALL 复发患者的试验性治疗。奈拉滨（Nelara – bine）为脱氧鸟苷类似药，单药治疗 T – ALL 复发患者的有效率高达 50% 以上。其他新药如脂质体长春新碱、聚乙二醇化 ASP、伊马替尼和 CD20 单抗美罗华等，有望进一步提高难治、复发患者的疗效。

（3）青少年 ALL 的治疗：16～21 岁的青少年 ALL 是一组特殊患病人群。欧美一些临床研究机构回顾性比较了用儿童和成年人 ALL 治疗方案治疗这类患者的疗效，结果发现儿童方案的疗效要明显优于成人方案，两组长期生存率分别为 60%～65% 和 30%～40%。与成人方案比较，儿童方案更多地使用了糖皮质激素、ASP 和长春新碱等非骨髓抑制性药物，CNSL 的防治更早、更强，维持治疗时间也更长。此外，执行儿童方案的患者依从性较好、化疗间歇期短，亦与儿童方案取得较好的疗效有关。美国 CALGB – ECOG/SWOG 为此开展了前瞻性Ⅱ期临床研究，将儿童方案用于 30 岁以下成人 ALL 的治疗，有些中心甚至推广到 50 岁以下的患者；经短期随访认为，儿童方案用于青少年甚至 50 岁以下成人 ALL 治疗是可行的，长期的疗效尚待进一步观察。

（4）老年人 ALL 的治疗：老年人 ALL 的 CR 率低于 50%，中位 CR 持续时间仅 3～12 个月，总生存率不到 10%。老年患者常并发多种器官、系统疾病，骨髓和髓外组织器官的代偿能力差，对化疗耐受性差，并发症多，治疗毒性较大、治疗相关死亡率高，常需强化支持治疗，且常被迫降低化疗强度，甚至推迟化疗；另外，老年 ALL 的 t（9；22）等不良预后因素多，白血病细胞化疗敏感性差，耐药发生率高。故老年患者应积极推荐进入临床试验；一般情况好、健康评分值低（PS 评分 0～2 分）的可给予标准剂量化疗，55～65 岁的 CR 患者条件允许时也可考虑 ASCT 或非清髓移植；否则应推荐减低剂量的化疗，或者仅给予积极的支持治疗。

（5）特殊类型 ALL 的治疗

1）成熟 B – ALL：成熟 B – ALL（Burkitt 白血病/淋巴瘤）占成人 ALL 的 5%～9%。白血病细胞几乎都处于增殖周期，细胞培增时间短（仅 24～48h），侵袭性强，结外（CNS 和 BM）浸润多见，发病时肿瘤负荷大，易发生肿瘤溶解综合征。白血病细胞表达 CD19、CD20、CD22 和 CD79a 等全 B 细胞抗原，CD10 和 BCL – 6 阳性；有特征性的 c – Myc、Ig（IgH /IgK/Igγ）基因重排。常规化疗的 CR 率不超过 67%，长期 DFS 率低于 33%。而采用短期强化治疗和积极的 CNSL 预防后 CR 率可达 80% 以上，2 年 DFS 率为 60%～80%。比较有代表性的方案是 MDACC 的 Hyper – CVAD/MA（Hyper – CVAD：CTX 300mg/m²/q12h, d1～3, VCR 2mg, d4、11, Adr 50mg/m² d4, Dex 40mg/d, d1～4, d11～14, 每个疗程 21d, 第 1、3、5、7 个疗程；MA：HD – MTX1.0g/m², dl, HDAC 3g/m²/q12h, d2、3, 每个疗程 2ld, 第 2、4、6、8 个疗程；同时给予 MTX、Ara – C 和 Dex 预防鞘注 16 次），还有 GMALL 的 ALL – L3 治疗方案（预治疗：CTX 200mg/m² d 1～5, Pred60mg/m² d1～5。A 方案：VCR 2mg dl, MTX1.5g/m² d1, Ifo 800mg/m² d1～5, VM26 100mg/mz d4、5, AraC 150mg/m²/q12 d4、5, Dex10mg/m²d1～5；鞘注 c1、5；第 1、3、5 个疗程。B 方案：VCR 2mg d1, MTX1.5g/m² d1, CTX 200mg/m²d1～5, Adr 25mg/m² d4、5, De×10mg/m² d1～5；鞘注 d1；第 2、4、6 个疗程。A、B 方案间歇约 2 周）。大多数患者在 4～6 周内达到 CR, PR 或 NR 的患者预后很差。短期强化治疗主要毒性反应为骨髓抑制、黏膜炎和神经毒性

等，少数患者不能完成全程化疗，或化疗间隔较长，使复发率增加，疗效降低，化疗方案中 CTX、MTX 和 Ara－C 的最佳剂量、高分次给予的 CTX 最佳间隔时间仍不清楚。几乎所有成熟 B＝ALL 都表达 CD20。CD20 单抗与短期强化治疗联用可进一步提高疗效。例如 Thomas 等报道 23 例成熟 B－ALL 采用美罗华联合 Hyper－CVAD/MA 方案治疗 CR 率为 91％，2 年生存率为 89％，而单纯化疗的患者生存率仅 58％，有显著差异；这一差异在 60 岁以上的患者更为明显，加或不加美罗华治疗的 2 年 OS 率分别为 89％和 19％。

现有资料表明，SCT 的疗效并不优于大剂量短期强烈化疗。CNSL 预防时取消颅脑照射并不影响疗效。我们在临床中也观察到，接受颅脑照射预防的患者常因骨髓抑制毒性而延迟化疗，从而增加了复发的机会。绝大多数成熟 B－ALL 复发发生于 1 年以内，持续 2 年 CR 者可认为"治愈"，故这类患者不需维持治疗。目前还不清楚难治、复发患者的最佳挽救治疗方案，SCT 可能提高疗效。有报道 ASCT 与 Allo－SCT 的复发率基本一致，且前者 OS 要优于后者，提示 Allo－SCT 后的 GVL 作用有限。

2）Ph 染色体/BCR－ABL 阳性 ALL：Ph 染色体/BCR－ABL 阳性 ALL 占成人 ALL 的 20％～30％，在 50 岁以上患者中甚至达 50％以上。易位形成的 BCR－ABL 融合基因编码具有自主酪氨酸激酶活性的 P190 或 P210 蛋白，对白血病发病起着至关重要的作用。患者常规化疗的疗效很差，CR 率虽可达 50％～80％，但大多于 1 年内复发，长期 DFS 率不足 10％。Allo－SCT 被认为是唯一可能治愈本病的手段。MRC/ECOG（E2993）的资料显示，CRI 期接受 Allo－SCT 和仅进行常规化疗/ASCT 的患者 5 年复发率分别为 32％和 81％，5 年 EFS 率分别为 36％和 17％，5 年 OS 率分别为 42％和 19％。法国（LALA－94 方案）和日本名古屋 BMT 组也有类似的结论。然而仅少数 CRl 期患者能有条件进行 Allo－SCT。接受 HLA 配型相合的非亲缘供者移植的患者并发症较多，移植相关死亡率较高。非清髓性移植、脐血移植和半相合移植的疗效也有待进一步评价。伊马替尼是 ABL 酪氨酸激酶抑制药，治疗 t（9；22）/BCR－ABL 阳性的 CML 慢性期患者取得了满意疗效。伊马替尼（400～600mg/d）单药治疗难治、复发 Ph＋/BCRABL 阳性 ALL 的 CR 率为 29％，少数患者疗效可持续 4 周以上，中位疾病进展时间为 2.2 个月，中位生存时间可达 4.9 个月。患者很快出现耐药、复发。伊马替尼与 VCR、CTX、DNR、Ara－C 和 VP16 联合在体外抗白血病试验中有协同作用，而与 MTX 相互拮抗。日本成年人 ALL 研究组（JALSG）将伊马替尼 600mg/d 与 VP 方案联用治疗初治 Ph/BCR－ABL 阳性 ALL，取得 CR 后接受 4 个疗程的 HD－MTX＋HDAC 和伊马替尼（600mg/d，28d 为 1 个疗程）轮替治疗，有 HLA 配型相合的亲缘或非亲缘供者的患者接受移植，其余采用伊马替尼＋VP 方案（每月 1 次）维持治疗 2 年。结果 CR 率达 96％，达 CR 中位时间为 28d，其中 26％的 CR 患者在诱导治疗第 28 天即取得"分子缓解"；治疗 1 年时 71％的患者获得分子 CR，预计 2 年 EFS 率和 OS 率分别为 49％和 58％。Thomas 等用伊马替尼联合 Hyper－CVAD/MA 方案治疗 Ph 染色体/BCR－ABL 阳性 ALL，结果 CR 率为 96％，达 CR 的中位时间为 21d；联合治疗方案和单纯化疗的 2 年的 DFS 率分别为 87％和 28％。现认为，伊马替尼与化疗同用疗效要优于序贯治疗。伊马替尼不增加化疗毒性，与 VP 方案甚至单与甲基泼尼松龙联用治疗老年患者即可明显改善疗效，延长生存。Allo－SCT 前应用伊马替尼可降低 MRD 水平、提高移植疗效，Allo－SCT 后继续应用可降低复发。伊马替尼耐药的可改用新的酪氨酸激酶抑制药如尼罗替尼、达沙替尼等治疗。

3）T－ALL：T－ALL 占成年人 ALL 的 15％～20％，主要见于青年男性，初诊时多有 WBC 数增高（≥3.0×10⁹/L）、纵隔肿大和 CNS 浸润等，易有 CNS 复发。继往 TALL 的疗效很差，中位 CR 持续时间不超过 10 个月，长期生存率低于 10％。采用含 CTX、Ara－C 和 HD－MTX 的方案治疗，成年人 T－ALL 的 CR 率已达 80％以上，LFS 率为 40％～50％。因患者白血病负荷较大，诱导治疗时需注意防治肿瘤溶解综合征。T－ALL 的中枢神经系统浸润和复发多见，应十分重视 CNSL 的防治。纵隔肿大的患者可接受纵隔照射治疗，但部分患者经照射后骨髓造血恢复较慢，可能影响到全身化疗；目前也还不能肯定纵隔照射能提高这类患者的疗效。NUP214－ABLl 基因扩增见于 5.6％的前体 T－ALL（CD3＋，CD2＋和 CD7＋），化疗疗效较差，采用伊马替尼等酪氨酸激酶抑制药治疗有望提高疗效。也可试用奈拉滨和 CD52 单抗治疗。

（6）新的治疗方法：成年人 ALL 疗效的提高有赖于对白血病致病机制的深入研究与新药开发。多种新药已进入临床试验，包括老药新剂型、核苷酸类似药、单克隆抗体以及酪氨酸激酶抑制药等分子靶向治疗药物。

1) 老药新剂型：大肠杆菌来源的 ASP 与聚乙二醇共价结合形成 PEG – ASP，不仅降低了免疫源性，也使生物半衰期延长了 5 倍。最初是作为大肠杆菌属 ASP 发生超敏反应时的替代治疗，后被美国 FDA 批准用于初治 ALL 的治疗。与普通 ASP 相比，PEG – ASP 2 500U/m^2/1 ~ 2 周能更快地清除骨髓原始淋巴细胞。脂质体化 Ara – C（Depocyte）鞘注后能缓慢释放入脑脊液，作用可持续 14d 以上；I 期临床研究以 25 ~ 50mg/2 周鞘注治疗 10 例难治性 CNSL，结果 4 例 CR，3 例 PR；与全身大剂量化疗合用可增加神经毒性。脂质体化蒽环类药物和聚乙二醇化阿霉素可减低治疗毒性，增加疗效。脂质体柔红霉素已进入难治、复发 ALL 的 I 期临床研究。Annamycin 是一种能克服多药耐药的脂质体化蒽环类药物，心脏毒性较阿霉素小，但可致严重粒缺，已用于难治 ALL 的试验性治疗。长春新碱脂质体化后血药半衰期由 110min 延长到 8h，组织浓度也明显升高，以 2mg/m^2/3 周持续 th 输注时便秘和神经损伤等毒性轻微；以 2mg/m^2/2 周试验性治疗 16 例难治、复发 ALL，发现 2 例有效；目前正与地塞米松联合用于难治、复发 ALL 的试验性治疗。

2) 抗叶酸代谢药：抗叶酸代谢药 MTX 在 ALL 治疗中占有很重要的地位。一些新的抗叶酸代谢药物，如二氢叶酸还原酶（DHFR）、胸苷酸合成酶和嘌呤合成酶等的抑制药亦已进入临床试验。三甲曲沙（Trimetrexate）为脂溶性非多聚谷氨酰化的 DHFR 抑制药，Ⅱ期临床研究发现 20 例伴皮肤浸润的 T 细胞淋巴瘤复发患者经三甲曲沙 200mg/m^2/2 周治疗有效率为 45%。Pralatrexate 是对还原叶酸载体（RFC）和多聚谷氨酰胺合成酶（FPGS）具有高亲和性的 DHFR 抑制药，I/Ⅱ期临床研究发现可诱导 T 细胞淋巴瘤获得持续 CR，与吉西他宾序贯应用的疗效要明显优于 MTX + Ara – C。Talotrexin 是非多聚谷氨酰化的氨基蝶呤类似药，对 RFC 和 DHFR 具有高亲和性，可克服 MTX 耐药，目前正用于成年人难治、复发 ALL 的试验性治疗。雷替曲塞（Raltitrexed）可选择性抑制胸苷酸合成酶，阻断三磷酸胸苷合成，已用于胃癌的试验性治疗。咯美曲索（Lometrexol）和培美曲塞（Pem – etrexed）是嘌呤生物合成抑制药，后者已开始试验性应用于难治、复发白血病的治疗。

3) 新的核苷酸类似药：氯法拉宾（Clofarabine）在细胞内转变为有活性的三磷酸 Clorarabine，抑制 DNA 多聚酶和核苷酸还原酶而抑制 DNA 合成与修复，也可直接作用于线粒体诱导细胞凋亡；I 期和 Ⅱ 期临床试验发现不同遗传学异常的 T 和 B – 前体 ALL 均可取得部分疗效；Clofarabine 可增强 Ara – C 活性，与 VP16 和 CTX 也有协同作用，目前正在观察联合用药的疗效。Clofarabine 成年人每个疗程最大耐受剂量为 40mg/（m^2 · d）×5，可逆性肝转移酶升高为其剂量限制毒性；也可引起呕吐、骨髓抑制、发热、皮疹和手 – 足综合征等。

嘌呤核苷磷酸化酶（PNP）的遗传性缺失会引起 T 细胞严重缺乏，因为 PNP 缺陷会使脱氧鸟苷的三磷酸衍生物在细胞内积聚，抑制核苷酸还原酶的活性，从而抑制 DNA 合成、引起细胞死亡；PNP 成为 T 细胞恶性肿瘤治疗的一个合理靶点。奈拉滨（Nelarabine）是可溶性 Ara – G 制剂，在细胞内经腺苷脱氨酶的作用迅速转化为 Ara – G 而竞争性抑制 PNP。I 期和 Ⅱ 期临床试验采用每个疗程奈拉滨 400 ~ 1 200mg/（m^2 · d）×5，持续 th 输液；结果 79 例不伴 CNSL 的 T – ALL 有 27 例（35%）取得 CR，首次复发、二次复发和 CNS 复发的 T – ALL 再缓解率也分别达到 49%、25% 和 21%；剂量限制毒性为神经毒性，主要表现为嗜睡、震颤、肌无力、共济失调和癫痫等，未见骨髓抑制毒性。美国 FDA 已批准将奈拉滨用于 T 细胞淋巴瘤/白血病的三线治疗。Forodesine 是 PNP 的一种新的抑制药，口服生物利用度高，对 T 细胞有选择性毒性作用，已用于 T – ALL 的临床试验性治疗。

4) 单克隆抗体：CD20 表达于正常 B 细胞、成熟 BALL，也见于 40% ~ 50% 的前体 B – ALL。美罗华是这一跨膜非糖基化磷酸蛋白的单克隆抗体。美罗华联合短期强烈化疗治疗成熟 B – ALL 已获满意疗效。成年人前体 B – ALL 表达 CD20 为预后不良因素；一项研究发现，美罗华（375mg/m^2/周）联合 Hyper – CVAD/MA 治疗 CD20 阳性和 CD20 阴性的成年人前体 B – ALL，2 年 DFS 率分别为 73% 和 40%，具有显著差异。CD20 单抗与放射性核素钇 90 和碘 131 结合可能进一步提高疗效。

依帕珠单抗（Epratuzumab）为 CD22 的人源化单抗，在侵袭性 B – NHL 中已显示较好的安全性和抗肿瘤活性。COG 率先用依帕珠单抗单药或与 VDLP 联合治疗 CD22＋的儿童复发 B‑ALL，证明安全、有效。依帕珠单抗联合美罗华的疗效要优于单一用药。螯合放射性核素钇 90 的依帕珠单抗高分次治疗侵袭性和隐袭性淋巴瘤的 CR 率达 25％。

CD19 是最常见的 B 细胞标记。继往 CD19 单抗治疗恶性 B 细胞疾病的疗效不太满意，目前正研究新的治疗方法，如能诱导 CTL 作用的 CD19 特异性单抗和双功能抗体等。

阿仑单抗（Alemtuzumab）是人源化的 CD52 单抗。CD52 表达于绝大多数的恶性 B 细胞和几乎所有的 T 原始细胞，而不表达于 CD34$^+$造血干细胞。阿仑单抗能持久地清除外周血、骨髓和脾中的淋巴细胞，但对淋巴结和髓外的淋巴性疾病作用较弱，且易引起中性粒细胞减少，增加机会性感染。阿仑单抗 30mg 每周 3 次治疗一例早期复发的成年人前体 B‑ALL 取得 CR，而全血细胞减少亦持续 1 年以上。干细胞移植复发的 2 例成人和 1 例儿童前体 BALL 应用阿仑单抗后 2 例骨髓和外周血中原始细胞明显减少，1 例肿大的脾明显缩小。15 例难治、复发的成年人 AL（AML9 例，ALL6 例）经阿仑单抗治疗后仅 2 例 AML 取得 CR。CALGB 现正在进行 II 期临床研究，以评估阿仑单抗在清除成年人 ALL 微小残留病中的疗效。

Mylotarg 为共价结合刺孢霉素的 CD33 单抗，已被批准用于 CD33$^+$的复发 AML 治疗。15％～20％的 ALL 亦表达 CD33，可能成为合适的治疗靶点。已报道共 5 例儿童 CD33$^+$ALL 经 Mylotarg 治疗 4 例取得 CR。

5）基于致病机制的分子靶向治疗：酪氨酸激酶抑制药伊马替尼能选择性抑制 ABL、KIT 和 PDG‑FR 激酶的活性，显著改善了 Ph＋/BCR‑ABL 阳性 ALL 的疗效。部分携 NUP214‑ABLI 融合基因和具有 ABLI 基因附加染色体扩增的 T‑ALL 对伊马替尼也很敏感。伊马替尼单药治疗易出现耐药，ABL 激酶结构域突变是发生耐药的主要原因。绝大多数伊马替尼耐药的患者应用二代酪氨酸激酶抑制药 nilotinib 或 dasatinib（尚可抑制 SRC 激酶的活性）仍然有效，对 ABL 激酶 T3151 突变的患者应用 aurora 激酶抑制药 MK‑0457 可有效克服耐药。

FLT3 突变（ITD 和 TKD）主要见于 AML，也见于 MLL 基因重排的 AL、KIT（CD117）阳性的 T ALL 和超二倍体 ALL。来他替尼（Lestaurtinib）、米哚妥林（Midostarin）、坦度替尼（tandutinib）和苹果酸舒尼替尼（sunitinib malate）是小分子 FLT3 抑制药，治疗耐受性好，但易发生耐药，目前正与化疗联用以提高疗效。IMC‑EB10 是人源化的 FLT3 单抗，临床前研究发现可延长人急性淋巴细胞白血病 NODSCID 小鼠模型的生存期。

Ras 是 BCR‑ABL 的信号传导中介。Ras 需要经法尼基化后才能正确定位到细胞内膜上，以行使正常的功能。Tipifarnib、Lonafarnib、BMS214662 和 L778123 是法尼基转移酶抑制药，可有效阻止 Ras 的正确定位，实验和临床研究显示与酪氨酸激酶抑制药具有协同作用。

p73、p15 和 p57 是细胞周期调节蛋白，编码这些蛋白的基因高度甲基化将导致这些蛋白表达显著减少，在 ALL 致病中起重要作用；MLL 基因重排的 ALL 也常有肿瘤抑癌基因 FHIT 因高度甲基化而表达关闭。5‑氮杂胞苷（Azacytidine）和地西他滨（Decitabine）为 DNA 甲基转移酶抑制药，可有效阻止这一过程；与组蛋白脱乙酰基转移酶（HDACs）抑制剂联用可能有协同效应。

替莫唑胺（Temozolomide）是新型烷化剂，作用机制复杂，既可使 DNA 甲基化，也可致 DNA 损伤、断裂，细胞凋亡。I 期临床试验中，1/16 例成人 AML 和 1/2 例成人 ALL 取得 CR；替莫唑胺小剂量持续应用的疗效可能更佳。

HDACs 能使组蛋白上的赖氨酸残基脱乙酰基化而带正电，从而与带负电的 DNA 双链紧密结合，干扰了下游基因的表达，在白血病发病中起重要作用。丁酸盐、缩酚酸肽（depsipeptide）、丙戊酸（valproic acid）、vorinostat（Zolinza）和人工合成的 MD‑27‑275 是 HDACs 的特异性抑制药，可恢复被干扰基因的表达。已发现缩酚酸肽对 T 细胞淋巴瘤、CLL 和 AML 治疗有效。体外试验中 Vorinos‑tat 与伊马替尼联用能有效地促进 BCRABL 阳性细胞凋亡。AN‑9 属于丁酸盐，已发现该药在治疗柔红霉素耐药的 T‑ALL 和伴 MLL 基因重排的婴儿 ALL 中与柔红霉素有协同作用。

人西莫罗司靶蛋白（Mammalian target of ra‑pamycin，mTOR）是丝‑苏氨酸蛋白激酶，调节蛋白翻译、细胞增殖和细胞周期进程。mTOR 介导的细胞信号转导与恶性淋巴细胞的生存和化疗耐药有关。西莫罗司和 Temsirolimus、Everolimus 及 AP - 23573 等第二代 mTOR 抑制药体外可诱导 ALL 细胞凋亡，阻断细胞周期，增加肿瘤细胞对细胞周期特异性药物的敏感性，且能抑制转基因鼠的前体 B 细胞肿瘤。mTOR 抑制药安全性好，有望进入临床试验。

造血系统中 NOTCH 信号传导与 T 细胞分化密切相关。细胞内的 NOTCHI 信号持续激活可引起 T 细胞白血病。而 NOTCHI 突变激活见于 50% 以上的 T - ALL。γ - 分泌酶在 NOTCHI 受体形成中起重要作用。γ - 分泌酶抑制药可有效抑制过度激活的 NOTCHI 途径，目前正在进行工期和 II 期临床试验，相信不久后会有相关结论。

硼替佐米（万珂）是蛋白酶体抑制药，能抑制 NFKB 介导的细胞内信号传导，诱导凋亡相关蛋白 BCL2 和 BCLX 磷酸化降解，抑制 MAPK 信号传导通路，使白血病细胞对化疗诱导的凋亡更为敏感。已经证明硼替佐米与地塞米松、阿糖胞苷、柔红霉素、ASP 和 VCR 等有协同作用。目前正与去甲氧柔红霉素联用，试验性治疗成年人 AML 和 MDS。

八、预后

成年人 ALL 的预后主要与年龄、初诊时 WBC 数、疾病亚型、细胞遗传学特征、诱导治疗达 CR 时间和 MRD 水平等因素有关。这些临床和实验数据可用于指导 ALL 的治疗。年龄是决定预后的最重要的指标。<30 岁和 >50 岁的患者总生存率分别为 34% ~57% 和 15% ~17%。随着年龄增长，SCT 的疗效也逐渐降低。初诊时高 WBC 数 [（30.0~50.0）×10^9/L] 的前体 B - ALL 治疗并发症多，复发率高，治疗上应注意根据 MRD 水平调整用药、采用试验性治疗和 SCT。但高 WBC 数对 T - ALL 的预后影响较小。细胞免疫表型是 ALL 的独立预后因素，不同临床亚型的治疗方法和生物靶向治疗不同。胸腺（皮质）T - ALL 约占成人 T - ALL 的 50%，应用现代治疗 CR 率可达 85% ~90%，5 年 OS 率高于 50%；而早期 T - ALL 和成熟 T - ALL 的预后较差，CR 率仅为 70%，长期 LFS 率为 30%。细胞遗传学异常可能是不同亚型 T - ALL 具有不同预后的分子基础，HOX11 基因过度表达主要见于预后较好的胸腺 T - ALL，而 HOX11L2、SIL - TALI、ERG 和 BAALC 等的高表达则多见于成熟 T - ALL 和早期 T - ALL，预后差。Notchl 激活突变见于 50% 的 T - ALL，预后意义还不明确，其活性可被 γ - 分泌酶（y - secretase）抑制药所抑制。NUP214 - ABL1 表达增高的不成熟 T - ALL 可试用伊马替尼等酪氨酸激酶抑制药治疗。成年人 Com - mon - B 和 Pre - B ALL 的 CR 率可达 80% 以上，但仅 1/3 能获得长生存，少数甚至 CR 持续 5~6 年后仍有复发；高白细胞数（>30.0×10/L）、取得 CR 时间超过 3~4 周和 Ph/BCR - ABL 阳性是这类患者的不良预后因素，长生存者不足 25%；伊马替尼生物靶向治疗已明显改善了 Ph/BCRABL 阳性 ALL 的预后；而无上述不良预后因素的标危患者长生存可达 50% 以上。Pro - B 或具有 t（4；11）的成年人 ALL 预后差，但包括 HDAC 和 HD - MTX 以及 SCT 在内的强烈治疗有望改善患者的预后，CRI 期接受 Allo - SCT 的长期生存率甚至可达 60%。成熟 B - ALL 经短期强化治疗、积极 CNSL 预防和 CD20 单抗治疗后疗效也有了显著提高。

治疗反应是成年人 ALL 除了年龄以外的最重要的预后因素。泼尼松治疗反应差、CR 延迟（3~4 周）或未获 CR 和 MRD 水平高的患者预后差。MRD 的检测方法主要有 PCR（融合基因和 TCR、Ig 重排）和流式细胞术。联合 TdT 和 CyCD3 单抗可检测 T - ALL 缓解后的 MRD 水平。正常 B - 祖细胞（CD34$^+$/及 CD10$^+$）对皮质激素和其他化疗药物极为敏感，诱导治疗 2 周时在骨髓标本中用流式细胞术即不能检出。前体（pro -、Common - 和 pre - ）B - ALL 经治疗 2 周后，如流式细胞术仍能检出不成熟的 B 细胞，即可认为存在微小残留病变。治疗期间应动态检测 MRD，按 MRD 水平确定危险分层和实施治疗。诱导治疗早期快速取得分子 CR 的患者复发率仅 8% ~10%，而巩固治疗阶段 MRD≥0.01% 的复发率高达 66% ~88%，应推荐干细胞移植。此外，多药耐药蛋白（MDR1/P170）的表达也与不良预后有关。

按预后因素一般可将成年人 ALL 分为以下 3 组。

低危组：包括年龄 <30 岁，初诊时 WBC <30.0×10^9/L、达 CR 时间 <4 周、非 pro - B 表型或无

t（4；11）的前体 B - ALL，胸腺 T - ALL 和达到分子 CR 的 ALL。这类患者宜采用多药诱导治疗，达 CR 后进行多轮巩固强化治疗，一般不推荐 CRI 期行 SCT；维持治疗给予 MM 方案共 2～2.5 年。诱导和巩固强化治疗期间给予 CNSL 预防。

高危组：包括年龄 >50～60 岁，初诊时 WBC >30.0×10⁹/L、达 CR 时间 >4 周、pro - B 表型或具有 t（4；11）的前体 B - ALL，早期 - ALL 和成熟 T - ALL，以及诱导后未达分子 CR 的 ALL。这类患者也采用多药诱导治疗，达 CR 后巩固强化治疗 1 疗程，年轻患者如有 HLA 配型相合的亲缘或非亲缘供者应首选 Allo - SCT，也给予 ASCT 或强烈巩固强化治疗，或进入临床实验。诱导和巩固强化治疗期间给予 CNSL 预防。

极高危组：是指具有 Ph 染色体/BCR - ABL 融合基因阳性的 ALL。治疗推荐伊马替尼 + 联合化疗，具体见上。

成熟 B - ALL 的预后已大为改观，不再被视为不良预后的临床亚型，治疗选择见上。

（阿孜古丽）

第三节　慢性髓系白血病

一、定义

慢性髓细胞白血病（chronic myelocytic leukemia，CML）是一种起源于多能干细胞的髓系增殖性肿瘤，具有特征性的 t（9；22）（q34；q11）或 BCR - ABL1 融合基因。

二、流行病学

CML 于 1845 年由 Gragie 等首先记载。年发病率为（1～2）/10 万。不同地区年发病率并不一致，以澳大利亚为最高，美国、日本、哥伦比亚、加拿大次之。国内资料表明 CML 发病率为 0.36/10 万，在各类白血病发病率中占第 3 位。本病可见于各年龄组，在美国以青年及中年人居多，我国以中老年人为多，其中 50～59 岁年龄组形成一高峰。男性高于女性，男女之比为 3：2。

三、致病机制

Ph 染色体是 CML 的特征性改变，它是由 Nowell 等 1960 年首次在费城发现并命名。最初发现是在 CML 患者分裂的血细胞 G 组染色体出现长臂缺失（22q），称为 Ph 染色体。20 世纪 70 年代初证实 Ph 染色体是由 22 号染色体的长臂缺失或 22 号染色体长臂与 9 号染色体长臂相互易位的结果，即 t（9；22）（q34；q11.21）。97.5% 的 Ph + CML 具有典型的 t（9；22）易位，其余则以变异 Ph 易位形式出现，包括简单变异易位，复杂变异易位和隐匿性 Ph 染色体。简单变异易位是 22 号染色体长臂 1 区 1 带与非 9 号染色体之外的任何染色体易位；复杂变异易位是包括 9 和 22 号染色体在内的 3 条或更多的染色体之间易位；隐匿性 Ph 染色体是通过显带技术难以鉴定的染色体易位，但分子分析仍然检测到 bcrabl 融合基因。不管存在何种变异易位，通过分子荧光原位杂交（FISH）技术和分子生物学手段总能检测到 bcrabl 融合基因。所有 Ph 染色体阳性的 CML 患者皆具相似的临床、血液学及预后特征。

与 V - abl 癌基因同源的 C - abl 原癌基因位于人类第 9 号染色体长臂 3 区 4 带上（q34.11）。C - abl 原癌基因长 230Kb，具有 12 个外显子，其中第一个外显子被一长约 200kb 的内含子分隔成工 b 和 Ia。C - abl 编码蛋白 P145ABL 具有内在酪氨酸活性。在 CML，abl 断裂点通常位于外显子 Ib 和外显子 2 之间，Ⅰb 外显子留在 9 号染色体上。bcr 定位于 22q11，长约 135kb，含有 23 个外显子，编码 bcr 蛋白广泛分布于人类各组织中。在 CML，bcr 断裂点的位置变异较大，常见有 3 个断裂点区域：M - bcr，m - bcr，u - bcr。其中 M - bcr 为主要断裂点簇区，跨越 bcr 第 12 - 16 外显子，编码 P210 融合蛋白。发生于 m - bcr 断裂点区（bcr 第 1 - 2 外显子）产生融合基因编码 P190 蛋白。此种形式更易出现于急性淋巴细胞白血病（ALL）中。μ - bcr 位于 M - bcr 的下游，跨越第 17 - 20 外显子，蛋白产物为 P230。

bcrabl 融合蛋白定位于胞质中，具有显著增强的酪氨酸激酶的活性。可直接参与细胞向 CML 表型的转化。bcr - abl 蛋白除增加 bcr 蛋白自身磷酸化外，更重要的是改变了某些关键调节蛋白的正常磷酸化类型。而这些蛋白可能介导酪氨酸激酶的信号传导并调节基因表达，影响细胞的增殖与分化。如 Grb - 2，shc，P21ras，P120GAP，Ph - p53，P160 bcr，CRKL，c - mvc，c - myb，P120 CBL，bcl - 2 及 PI - 3 等一系列调节蛋白是假定的 bcr - abl 蛋白的作用靶点。P21ras 的活化具有生长调节作用，同时也是 CML 细胞增殖所必需的。许多上述蛋白在信号传导中均可导致 ras 原癌基因表达。如在原始纤维细胞中表达 P210 bcr - abl 可同时激活 P21ras 并抑制 GTP 酶激活蛋白 P120GAP 的活性。P210bcr - abl SH2 磷酸化域与连接蛋白 Grb2 联结，同样导致 ras 的活化。另外，Bcrabl 导致细胞体外对化疗及其他 DNA 损伤性药物的耐药，并抑制凋亡。Bcr - abl 的表达可能影响造血细胞细胞周期的分布，损伤的 DNA 通过延迟 G2/M 期的转换而得以修复。CML 细胞凋亡的失调可能与 bcl - 2 表达增高相关，小鼠 bcr - abl 细胞可因 bcl - 2 的过量表达而耐受凋亡且具致瘤性。Bcl - 2 表达一旦被抑制，该细胞致瘤性消失。

造血祖细胞与基质的相互作用的异常可能是 CML 致病的核心。CML 祖细胞黏附与锚定特性的异常导致细胞成熟与增殖的紊乱。CML 细胞不能如正常干细胞一样正常黏附于基质细胞，尤其缺乏由 β - 整合素介导的黏附。黏附分子淋巴活化抗原 - 3 在 CML 细胞上的表达也减少。P210 bcr - abl 蛋白在胞质分布可直接参与细胞黏附功能异常，也可通过诱导整合素或其他黏附分子胞内部分的磷酸化改变其黏附特性。造血祖细胞黏附功能异常可部分解释了 CML 细胞过度增殖以及过多地从骨髓释放。骨髓微环境对造血的影响也是一个不容忽视的因素。骨髓微环境具有支持和调节造血细胞增殖与分化的功能，造血微环境的失调也可导致造血失控。尽管研究显示 CML 基质细胞分泌的造血生长因子与正常无异，且肿瘤坏死因子、细胞因子、巨噬细胞抑制蛋白 - α 在 CMD 基质上清中水平显著减少，然而基质细胞的异常已经出现，如来源于 Ph（+）祖细胞的恶性基质巨噬细胞与 CML 干细胞相互接触能选择性扩增白血病细胞，而抑制正常的造血。

CML 病情进展是克隆变化的结果，在 CML 向 AMI。转化过程中，基因突变发生率提高，CML 进展过程中基因表达变化涉及核糖体形成、Wnt 信号通路、核小体、糖代谢、髓细胞分化、细胞凋亡、基因组的不稳定性以及 DNA 损伤修复等过程。CML 进展期 Rb 抑癌基因、ras 基因及 p53 基因改变早有报道，新近研究发现 TET2、ASXLI、IDH1 以及 JAK2 的突变亦可见于 CML 进展期。目前认为尽管加速期是在慢性期基础上演变而来，但它是以不同于慢性期发病的新的机制起病，P210 蛋白在维持 CML 急性变中并没有显著作用。

四、临床表现

CML 起病缓慢，其自然病程包括无症状期、慢性期、加速期及急变期 4 个阶段，多数患者是在症状出现之后方去就诊并得以诊断。只有极少数患者在体检和因为其他原因检验血液时才发现血液异常，此时脾脏可能已有轻度肿大或不肿大。

CML 染色体开始出现异常至出现典型症状大约为 6.3 年，称为增殖期。如以 CML 确诊后中位生存期为 3.5 年计算，整个 CML 的中位生存期约为 9.8 年。CML 疾病早期即已出现嗜碱性粒细胞绝对值升高，在白细胞计数 $< 20 \times 10^9 / L$ 时已表现出外周血中性粒细胞碱性磷酸酶活性降低，且随疾病进展加剧。在白细胞计数 $> 20 \times 10^9 / L$ 脾脏在肋下可触及，在 $(30 \sim 90) \times 10^9 / L$ 时出现症状。

慢性期（CML - CP）最早出现的自觉症状是乏力、头晕、腹部不适等表现，也可出现全身不适、耐力减低、恶心等症状。也可表现为基础代谢增高的特点，如怕热、盗汗、多汗、体重减轻、低热、心悸和精神紧张等。随疾病进展，可出现器官增大相关症状，如脾大会引起腹胀、左上腹沉重感或左上腹疼痛、食后饱胀感等。早期出血少见，后期约有 30% 出现不同程度的皮肤、黏膜及消化道出血，女性可有月经过多，颅内出血少见。骨痛、关节痛是初诊时少见的症状，可因脾周围炎或脾梗死而表现为急性左下胸或左上腹剧痛。消化道溃疡较正常发生率高，可能与组胺释放过多相关。罕见的症状为痛风性关节炎，常与高尿酸血症有关。阴茎异常勃起，可能与白血病浸润或海绵体血栓所致。最常见的体征是脾大、面色苍白、胸骨压痛。肝大、淋巴结肿大、皮肤紫癜也可见。40% ～70% 患者在初诊时脾在肋下

10cm 左右，通常无触痛。如有脾周围炎可有触痛或摩擦感。胸骨压痛常局限于胸骨体。部分患者在诊断时可触及淋巴结肿大。早期多无面色苍白，随病情加重而显著，如伴有骨髓纤维化则更为明显。晚期常伴有髓外浸润表现。实验室检查异常经常出现于症状出现之前，约有15%的患者是在无症状时依据实验室检查发现而确诊。白细胞计数增加是本病的显著特征，诊断时白细胞通常在（30～90）×10^9/L，少数高达 100×10^9/L 以上。白细胞计数增加与脾肿大呈正相关性。分类以成熟粒细胞为主，可见到各阶段原始及幼稚粒细胞，以中幼粒及晚幼粒细胞为主，原始细胞＋早幼粒细胞<10%。多数患者嗜碱性粒细胞、嗜酸性粒细胞比例增多。血红蛋白及红细胞早期可正常，血片中可以见到少量有核红细胞。网织红细胞正常或偏高。疾病发展过程中因出血、溶血、骨髓红细胞生成减少而出现血红蛋白下降。贫血多为正细胞正色素性，如伴有骨髓纤维化，红细胞可出现大小不均，呈现明显的异形性。血小板多数增高或正常，增高者可达 1 000×10^9/L 以上，血小板形态正常，功能多异常，血栓形成罕见；少数患者血小板可减少。

CML-CP 骨髓涂片呈明显增生或极度增生，造血细胞占骨髓细胞的75%～90%，以粒系增生为主，红细胞及淋巴细胞相对减少，粒：红常为（10～30）：1，甚至50：1。分类中以中、晚幼粒细胞增多为主，原粒细胞＋早幼粒<15%，原始粒细胞（Ⅰ＋Ⅱ型）≤10%，嗜碱性粒细胞及嗜酸性粒细胞比例增多，可见幼稚阶段的嗜碱性及嗜酸性粒细胞。粒细胞可出现核浆发育不平衡，颗粒多少不一。巨核细胞数可增高也可正常，易见小巨核细胞。巨核细胞形成血小板良好，涂片中血小板不少，可成堆分布。骨髓中有时可出现类戈谢或类尼曼-皮克细胞。电子显微镜检查发现，这些细胞胞质内含物结构不同于戈谢细胞或尼曼皮克细胞内的神经节苷脂或脑苷脂，表明这类细胞是巨噬细胞演变而来。

外周血或骨髓中中性粒细胞碱性磷酸酶（ALP）水平是异常减低的，约90%的 CML 缺乏此酶。

CML-CP 的粒-单核细胞系或嗜酸性粒细胞集落形成（CFU-C）的大小、成熟度、细胞类型的分布是正常的，但其集簇与集落之比常低于正常，密度也较正常集落为轻。

初治 CML 通常还可发生高尿酸症，治疗过程中可因细胞迅速破坏，进一步造成大量的嘌呤的释放，导致尿酸沉淀而形成泌尿道结石，发生梗阻，一些患者还可发生痛风性关节炎或尿酸性肾病。

中性粒细胞中含有维生素 B$_{12}$ 结合蛋白转钴Ⅰ和转钴Ⅱ。骨髓增殖性疾病患者通常具有高水平的维生素 B$_{12}$ 结合能力，尤其在 CML 中可见到转钴Ⅰ及维生素 B$_{12}$ 水平明显增加，常为正常的10倍以上，增加程度与白细胞总数成正比，治疗后明显下降。少数 CML 患者可发生恶性贫血，这是因为维生素 B$_{12}$ 与转钴Ⅰ有高度亲和性，转钴Ⅰ升高导致血清中维生素 B$_{12}$ 正常，而组织中维生素 B$_{12}$ 缺乏的缘故。此外患者的人血清蛋白正常，球蛋白中度升高，偶尔有血钙升高，与骨破坏有关。

加速期（CML-AP）是 CML 进入急变期（CML-BP）的过渡阶段，也是患者病情恶化的转折点，两者难以绝对分开，称为进展期。20%～25%的患者不经加速期而直接进入急变期。加速期常以不明原因的低热、乏力、食欲缺乏、盗汗、消瘦加重为特点，伴有与白细胞不成比例的脾迅速增大伴压痛，淋巴结突然肿大，胸骨压痛明显和骨骼发生溶骨性变化而骨骼疼痛等体征，贫血常进行性加重。进入急变期，除伴有上述症状外还表现为全身骨痛，肝、脾、淋巴结肿大，髓外浸润表现如皮肤结节，睾丸浸润，阴茎异常勃起，眼眶浸润出现绿色瘤等。严重的中性粒细胞缺乏常导致难以控制的细菌、真菌感染，表现为持续高热不退，甚至发生败血症。严重的血小板缺乏引起出血趋势加重，甚至发生脑出血而死亡。

进展期血常规检查发现大多数患者外周血白细胞计数上升，少数可减低，原始细胞及幼稚细胞比例增高，嗜碱性粒细胞比例增高，血红蛋白下降，血小板计数显著减少或增多。可有小巨核细胞出现。常伴有骨髓纤维化，表现为网状纤维或胶原纤维增多。粒细胞集落生长在加速期集簇形成增多，集落形成减少，集落：集簇减低，急变期则呈现急性白血病的特征，无集落生长，可见小的集簇，个别可见以幼稚细胞为主的大集落。进展期常有新的染色体核型出现，最常见的是双 Ph 染色体、+8、i（17q）、+19、+21 等，它们可单独出现或并发出现，常于临床诊断急性变前2～3个月出现，有预测急性变的价值。少数患者还可并发出现急性髓细胞白血病特异的染色体异位，如 t（8；21）、t（15；17）、inv（16）、inv（3）等。急性变时额外染色体出现常具有预后价值：①只具有 Ph 染色体或双 Ph 染色体，治疗效果好，中位生存期 5.7 个月；②同时存在 Ph^+ 和额外染色体，半数患者治疗有效，中位生存期 4.9 个月；③全部为额外染色体者，疗效差，中位生存期为 2.5 个月。

CML 急性变最为常见的是急粒变，占 50%～60%；其次为急淋变，占 1/3 病例。其他少见的类型有粒单核细胞变、嗜酸性粒细胞变、急性单核细胞变、巨核细胞变、幼红细胞和红白血病变、早幼粒细胞变等。CML 急淋变以 B 淋巴细胞或前 B 淋巴细胞膜抗原标志为主，T 淋巴细胞标志少见。CML 患者也可仅在身体某一部位先发生急变，而骨髓及外周血仍然显示出典型的慢性期状态，称之为局灶性急变。最常见的部位是淋巴结，皮肤和软组织，乳腺，胃肠道，泌尿道，骨骼及中枢神经系统也可发生急性变。淋巴结急性变表现为孤立性或弥散性淋巴结肿大。累及骨骼常出现骨骼疼痛、触痛及 X 线改变。中枢神经系统的急变可有头痛、恶心、呕吐、昏迷、脑神经瘫痪及视盘水肿等，脑脊液中出现细胞增多，蛋白异常及原始细胞等。局灶性急变意味着全身急变即将发生，因此应采取全身急变的治疗方案。CML 急髓变的平均病程为 2 个月，很少超过 6 个月。而急淋变的患者平均病程约 6 个月，超过 10 个月罕见。个别急变期者因缓慢的造血异常改变及髓外急性变生存期可达 1 年。

CML 除急变导致患者最终死亡外，有少数患者外周血及骨髓中并无急性变的改变，但呈现进行性衰竭，甚至为恶病质状态，或 CML 并发了第二肿瘤如恶性淋巴瘤等，这种情况均称为终末期。患者严重消瘦，多脏器功能衰竭，并发感染及出血，最终死亡。

CML 生存期受病例选择及治疗的影响差异较大。未治 CML 患者诊断后生存时间平均为 31 个月，随着治疗的不断改进生存期也逐渐延长，传统药物白消安或羟基脲治疗的 5 年生存率 30% 左右，干扰素治疗者达到 60%，目前靶向治疗药物伊马替尼治疗 5 年生存率高达 80% 以上。

五、诊断与鉴别诊断

典型 CML 诊断并不困难，临床表现典型并发 Ph 染色体和（或）有 bcr－abl 融合基因阳性即可确诊。CML 可分为慢性期、加速期、急变期。

（一）鉴别诊断

CML 主要需与以下疾病相鉴别。

1. 早期的慢性粒细胞白血病应与粒细胞类白血病反应相鉴别　粒细胞类白血病反应是机体受刺激而发生的类似于白血病的血常规变化。常见的原因为感染、中毒、癌肿、大出血、急性溶血、休克和外伤等。类白血病反应主要鉴别点为：①去除病因，类白血病反应会消失；②无胸骨压痛，脾不大或轻度增大；③通常无贫血及血小板减少；④白细胞增多型类白血病反应白细胞可超过 50×10^9/L。一般在 100×10^9/L 以内，超过 200×10^9/L 罕见；⑤类白血病反应者中幼粒细胞百分率不高，原粒少见，嗜酸性粒细胞低于正常；⑥嗜酸性粒细胞类白血病中血及骨髓中成熟嗜酸性粒细胞为主；⑦胞质中有明显的中毒颗粒和空泡，缺乏白血病中细胞异型，核浆发育不平衡等特征；⑧N－ALP 活性增高；⑨无 Ph 染色体。

2. CML 与其他骨髓增殖性肿瘤的鉴别　慢性髓细胞白血病与真性红细胞增多症（PV）、原发性骨髓纤维化（MF）及原发性血小板增多症（ET）同属于骨髓增殖性肿瘤范畴。在其发病过程及临床表现方面有着相似的临床特征，且可以相互转化，但预后明显不同。

PV 以红细胞增多为突出表现，伴有红细胞增多所致高黏血症，并多有脾肿大等临床表现；白细胞轻度增多，但一般不超过 50×10^9/L；血小板也有轻度增加，红细胞容量明显超过正常值。中性粒细胞碱性磷酸酶升高，Ph 染色体为阴性，95% 真性红细胞增多症患者出现 JAK2V617F 突变，部分患者存在 JAK2 第十二外显子突变。

ET 以血小板增多为主同时伴有血小板功能异常。白细胞计数轻度增多，多在 50×10^9/L 以下；嗜酸性粒细胞、嗜碱性粒细胞不增多。脾轻度增大，中性粒细胞碱性磷酸酶增高，Ph 染色体阴性，50% 左右血小板增多症患者存在 JAK2V617F 突变，1% 患者发现 MPL W515K/L 突变。

MF 患者多有贫血，脾多大且增大程度与白细胞数不成比例。外周血中易见幼稚粒细胞及有核红细胞，原始细胞及各阶段幼粒细胞甚至比骨髓中的比例还要多。成熟红细胞形态显著异常，有泪滴样改变或月牙形及盔甲形等。Ph 染色体、BCR ABL 融合基因阴性。50% 骨髓纤维化患者存在 JAK2V617F 突变，5% 患者发现 MPL W515K/L。突变。骨髓活检有助于骨髓纤维化的诊断。根据骨髓活检可将骨髓纤维化分为细胞期、胶原形成期、纤维化期及硬化期。

3. CML 与其他慢性白血病鉴别　CML 还应与慢性嗜中性粒细胞白血病（CNL）、慢性嗜酸性粒细胞白血病、嗜碱性粒细胞白血病、慢性粒－单细胞白血病相鉴别。CNL 少见，病情进展缓慢，白细胞增高以成熟中性粒细胞为主，中性粒细胞碱性磷酸酶活性增高，无 Ph 染色体，且极少发生急性变。嗜酸性、嗜碱性粒细胞白血病分别以各阶段嗜酸性或嗜碱性粒细胞增多为主要表现，且伴有嗜酸性、嗜碱性细胞形态异常。CML 急变期或加速期可发生嗜碱性粒细胞比例增多，若 CML 发生嗜酸性粒细胞或嗜碱性变时，嗜酸或嗜碱性粒细胞比例应超过 30%，且各阶段中幼粒、嗜酸性粒细胞或嗜碱性粒细胞比例增多，并伴有原始粒细胞和早幼粒细胞增多。CMML 临床特点及骨髓象极似 CML，但具有单核细胞增多的特点。前述疾病与 CML 鉴别的根本在于缺乏 Ph 染色体、BCRABL 融合基因。

4. 其他　CML 的脾大还应与肝硬化、血吸虫病、黑热病、霍奇金病、肝糖原累积病等引起的脾大相鉴别，CML 并发脾梗死引起的左上腹剧痛应与相关急腹症相鉴别。但由于本病有特殊血常规，鉴别并不困难，脾 B 超可以鉴别。

（二）CML 临床分期

1. 慢性期　入乡随俗。

（1）临床表现：无症状或有低热、乏力、多汗、体重减轻等症状。

（2）血常规：白细胞计数增高，主要为中性晚幼和杆状核粒细胞，原始粒细胞（Ⅰ型＋Ⅱ型）≤5% ~10%，嗜酸性和嗜碱性粒细胞增多，可有少数有核红细胞。

（3）骨髓：增生明显活跃或极度活跃，以粒系增生为主，中、晚幼粒和杆状核粒细胞增多，原始粒细胞（Ⅰ型－Ⅱ型）≤10%。

（4）染色体：有 Ph 染色体。

（5）CFU－GM 培养：集落或集簇较正常明显增加。

2. 加速期　具有下列两项者可考虑为本期。

（1）不明原因的发热、贫血、出血加重，骨骼疼痛。

（2）脾进行性增大。

（3）不是因药物引起的血小板进行性降低或增高。

（4）原粒细胞（Ⅰ型＋Ⅱ型）外周血和（或）骨髓中 10% ~19%。

（5）外周血中嗜酸性粒细胞 >20%。

（6）骨髓中有明显的胶原纤维增生。

（7）出现 Ph 染色体以外的染色体核型异常。

（8）对传统的抗慢性髓细胞白血病药物治疗无效。

（9）CFU－GM 增殖和分化缺陷，集簇增多，集簇和集落的比值增高。

3. 急变期　具有下列一项可诊断本期。

（1）外周血或骨髓中的原始粒细胞（Ⅰ型－Ⅱ型）或原淋＋幼淋或原单＋幼单≥20%。

（2）外周血中原始粒＋早幼粒细胞≥30%。

（3）骨髓中原始粒＋早幼粒细胞≥50%。

（4）髓外原始细胞浸润。

（5）CFU－GM 培养呈小簇生长或不生长。

六、治疗

CML 治疗经历了放疗、化疗、免疫治疗、骨髓移植、分子靶向治疗等一系列治疗措施，疗效逐渐提高，异基因骨髓移植使部分患者获得了治愈。随着新治疗手段的不断涌现，在过去的 20 余年里，CML 的治疗发生了巨大的变化，20 世纪 90 年代末甲磺酸伊马替尼（lmatinib mesylate，IM）成功用于临床，开创了分子靶向治疗肿瘤的时代，患者生存期明显延长。作为 20 世纪 90 年代缺乏移植条件的

CML 患者治疗首选的干扰素已不再推荐为一线治疗。随着 IM 临床应用时间的延长，IM 耐药的问题逐渐显现，二代酪氨酸激酶抑制药不断问世，临床试验结果令人鼓舞，相信不久的将来会有更多的 CML 患者受益。CML 患者的生存期与治疗密切相关，治疗应以能治愈或达到细胞遗传学/分子生物学缓解为目的。

1. CML 慢性期的治疗　CML 治疗应依据患者的自身状况、预后分析、经济条件制定相应的治疗方案。CML 患者就诊或复发时常有高尿酸血症，因此，治疗前应予别嘌呤醇 300mg/d，分次口服，并充分补液以维持尿量，如果患者有大量细胞溶解的危险因素，应维持尿量在 150mL/h。由于别嘌呤醇可出现过敏性皮炎，因此在白细胞数下降至正常、脾大明显缩小、无明显高尿酸血症后应停用。目前 CML 慢性期患者主要采用下列治疗：化疗、干扰素治疗、分子靶向药物治疗、骨髓移植与外周血干细胞移植、中药治疗等。

(1) 化疗：白消安（马利兰）是第一个广泛应用于 CML 治疗的烷化剂药物，作用于早期祖细胞，对 CML 慢性期有较好疗效。白消安代谢产物排泄较慢，治疗开始白细胞下降缓慢，一旦有骨髓抑制，则持续时间较长。常规剂量为 4~6mg/d，应连续服用。用药后先有自觉症状如乏力、腹胀、多汗等好转，2~3 周后出现白细胞下降，外周血幼稚细胞减少，最后脾回缩。白细胞降至（20~30）×10^9/L 时可暂时停药，此时白细胞有可能继续下降达正常水平。少数患者可不服药而长期维持缓解，大部分患者常在白细胞下降至最低后 1~2 个月又逐渐上升，需小剂量白消安的维持治疗。一般每日或隔日 2mg，由于患者对白消安敏感性的不同，常可导致同一剂量出现不同疗效，因此用药初期应及时检测血常规，每周查 2 次，如白细胞下降幅度过快，应及时减量或停药。如不及时停药有可能发生骨髓抑制而危及生命。白消安主要不良反应为骨髓抑制，有时治疗后血小板明显下降而白细胞下降不显著，造成治疗困难。白消安易发生皮肤色素沉着，尤以面部、躯干、四肢为明显。发生色素沉着可能与去巯基作用有关，白消安与谷胱甘肽的巯基起反应，使角质减少，而形成黑色素。白消安还可能引起不可逆的闭经或睾丸萎缩，间质性肺纤维化等。

羟基脲是一种周期特异性抑制 DNA 合成的药物，它作用迅速，能使白细胞较快下降，但药物后作用小，没有白消安的严重骨髓抑制作用。羟基脲维持时间短，停药后复发快，故应小剂量长期维持。治疗量为每日 2~3g，白细胞下降后逐渐减量，直至缓解。一般初始剂量为 2g/d，白细胞降至 10×10g/L 时，可用维持量 0.5~1.0g/d。羟基脲不良反应轻，可有轻度的消化道反应（食欲缺乏、恶心）、脱发、皮肤丘疹、月经量多、骨髓细胞巨幼变等，对胎儿有致畸作用，骨髓抑制少，无肺纤维化。靛玉红及其衍生物甲异靛是吲哚类抗肿瘤药物，用于 CML 缩脾效果较为明显。甲异靛或靛玉红可以与羟基脲、白消安交替或联合用药。

单用环磷酰胺、6 巯基嘌呤、美法仑、苯丁酸氮介（瘤可宁）、二溴甘露醇、合 520（嘧啶苯芥）、秋水仙胺、二溴卫矛醇、卡波醌、三尖杉碱等治疗 CML 慢性期患者虽都有效，但没有一种药物疗效超过羟基脲或白消安。强烈联合化疗也不能明显延长生存期。

(2) 干扰素：干扰素（IFN）是一种具有抗病毒、抑制细胞增殖、免疫调节和诱导分化作用的天然细胞因子，按生物化学结构及抗原活性可分为 α、β、γ 三大类。干扰素通过与其特异的受体结合，促使一系列的蛋白表达，其中 2'-5' 寡聚腺苷酸合成酶是已知的最重要的酶之一，它能激活 RNA 酶，从而降解了促癌基因来源的 RNA 以及编码生长因子如 TNF-α、IL-1α、IL-1β、IL-6 等基因来源的 mRNA。体外实验证明，它能抑制正常或是 CML 患者的造血干细胞的增殖。CML 来源的造血祖细胞对骨髓基质细胞的黏附作用存在缺陷，导致了外周循环中祖细胞大量增多。IFN-a 能恢复这种黏附作用，从而使循环池中的 CML 造血干细胞重新分布到骨髓中去。IFN-a 还抑制骨髓基质细胞细胞因子的过量表达，它能抑制 GM-CSF、G-CSF、转换生长因子、MIP-1α、IL-1 表达。已知 IL-1、G-CSF、TNF-α 的过量表达可能有助于恶性造血克隆的增殖，并且证实 IL-1 是 CML 进展的一个重要的细胞因子，它的过量表达既可诱导 GM-CSF- 的产生，又可协同刺激早期祖细胞导致髓系造血的扩增。IFNa 对此类因子具有分化调节作用。另外，IFN 还升高 MHCII 类抗原的表达，提高对 T 细胞细胞毒的调节作用，还可能对基因组的稳定性具有保护作用，从而延缓了 CML 的进展。IFN 还可通过上调 Fas 受体/Fas

配基系统，诱导 Fas 阳性 CML 祖细胞的凋亡。1981 年 M. D. Anderson 癌症中心应用干扰素体外研究发现，它能够无选择地抑制正常细胞及 CML 的髓系 CFU 细胞；同年天然干扰素治疗 CML 获得成功，从而为 CML 的生物治疗开辟新纪元。IFN 治疗 CML 的血液学缓解率为 61%～80%（中位 64%），29%～65% 的患者有不同程度的细胞遗传学缓解，主要细胞遗传学缓解 15%～30%，只有极少部分患者能消除 Ph+ 的克隆，并且低危组患者的疗效明显优于中高危组，早期治疗的疗效明显优于晚期治疗。对 IFN 治疗敏感的患者可获得更长的生存期。干扰素治疗 CML 获得细胞遗传学疗效的时间一般比较长，获完全细胞遗传学缓解的中位时间为 22 个月，获部分遗传学缓解的中位时间为 18 个月，获得微小细胞遗传学缓解的中位时间为 12 个月，并且获得细胞遗传学反应的程度与患者持续缓解的时间成正相关。细胞遗传学反应与疾病的分期、预后分组及干扰素的剂量相关。在 12 个月内获得任何细胞遗传学反应都会有明显的生存优势，5 年生存率约为 70%，且与 Ph 染色体阳性细胞减少程度密切相关。干扰素联合羟基脲可使病情迅速得以控制，取得更好的血液学缓解，减低干扰素的不良反应，缩短控制疾病的时间，但其遗传学反应与单用干扰素相比无改善。联合应用干扰素和小剂量阿糖胞苷可获得良好的血液学与细胞遗传学疗效。法国 CML 研究组随机将 721 例 CML 患者分为三组：干扰素、干扰素+羟基脲、干扰素+阿糖胞苷 [20mg/（$m^2 \cdot d$），皮下注射，每月 10d] 进行治疗。结果表明干扰素+阿糖胞苷组的血液学缓解率为 66%，高于其他组，治疗 12 个月，干扰素+阿糖胞苷组有 41% 患者获得主要细胞遗传学反应，而单用干扰素组仅有 24%。观察 24 个月，干扰素+阿糖胞苷组有 54% 患者获得主要细胞遗传学反应，15% 患者获得完全细胞遗传学反应，而单用干扰素组患者获得主要和完全细胞遗传学反应分别为 41% 和 9%。表明干扰素联合小剂量阿糖胞苷疗效优于单用干扰素。

目前应用的干扰素类型为 IFN-a。IFN-β 和 IFN-γ 的疗效均不及 IFN-α。干扰素使用剂量通常按体表面积计算为 [（2～6）×10^6 U/（$m^2 \cdot d$），国外用量通常为 5×10^6 U/（$m^2 \cdot d$）]。皮下注射或肌内注射优于静脉注射，静脉注射可使 5% 的患者产生抗体。白细胞计数明显增高的患者在 IFN 治疗前应先用羟基脲减少白细胞负荷。治疗原则是早期、大剂量及长期持续应用。初用时每日注射，获缓解后可改用隔日 1 次。

干扰素早期常见不良反应有发热、畏寒、头痛、疲乏、食欲缺乏、肌肉及骨骼疼痛，似流感样的症状，持续几天至 2 个月；晚期可有持续乏力、食欲下降、体重下降，少数患者可有贫血、血小板减少、肝肾功能损害、脱发，有时有甲状腺功能低下、忧郁等，严重者可有心绞痛、注意力不集中、记忆力减退及昏睡等神经系统毒性表现。剂量减少时以上症状可减轻或消失，给予小剂量解热镇痛药如对乙酸氨基酚等可解除上述不良反应。

（3）酪氨酸激酶抑制药：甲磺酸伊马替尼临床试验时名为 STI-571（Signal Transduction Inhibitor571），商品名 Gleevec、Glivec、格列卫，属小分子化合物，是一种酪氨酸激酶抑制药（TKI）。对体内众多酪氨酸激酶，它仅能抑制 BCR-ABL 融合基因产物 P210 和 P190，PDGFR 与 c-Kit。所以是一种特异性很强的基因产物抑制药，但并不能消除疾病基因。自 1999 年末至 2001 年经过 I 期和 II 期临床试验证实了 IM 的安全性、适合剂量和有效性后，于 2001 年 5 月美国 FDA 经快通道批准 IM 用于治疗 IFN-a 失效或不耐受的慢性期和进展期 CML（我国于 2002 年获准上市）。由于国际 II 期临床试验证明了 IM 疗效与病期明显相关，对慢性期的疗效明显优于加速期，更优于急变期，使人们推测 IM 早期应用可能更具优势。遂于 2001 年开始了一项著名的国际随机 III 期临床试验（IRIS），共 1 106 例初诊未经治疗的 CML 慢性期患者根据 Sokal 评分随机分为两组，一组为 IM 400mg/d，另一组为 IFN-a 联合 Ara-C [IFN-α500 万 U/（d·m^2）皮下注射 + Ara-C 20mg/d 皮下注射，每月 10d]，每组各 553 例。如果出现以下情况之一则交叉到对组：①不耐受；②失去完全血液学缓解（CHR）；③失去主要细胞遗传学缓解（MCyR）；④6 个月未达到完全血液学缓解；⑤12 个月未达到主要细胞遗传学缓解；⑥白细胞增高。

近几年来每届美国血液学年会上各学者都会从不同角度更新并分析 IRIS 的结果，可归纳如下。

1）7 年时 IM 组 60% 患者继续 IM 一线治疗，而由于不耐受、治疗效果不满意、不良反应、疾病进展等原因绝大部分 IFN-a+Ara-C 组患者转入 IM 组治疗或中断治疗，仅 1.6% 患者继续 IFN-a+

Ara - C 治疗。IM 组中断治疗的原因半数与 CML 无关，包括 CML 无关死亡、撤销知情同意书和进行造血干细胞移植等，只有 8% 是由于不良反应，还有 15% 是由于缺乏疗效/疾病进展。

2）18 个月时 IM 组 95% 患者获得 CHR，85% 患者获得 MCyR，74% 患者获得完全细胞遗传学缓解（CCyR）。到 7 年时，CHR 率达 97%，MCyR 率达 89%，CCyR 率达 82%。提示 IM 治疗初治 CML 慢性期疗效持久确切，证明了缓解强度随治疗时间长而增强，反映了体内残存白血病细胞在长期治疗下可持续减少。

3）8 年时 IM 组无事件生存（EFS）率 81%，无加速急变生存（PFS）率 92%。IM 治疗 8 年中失效或进展集中在治疗后的前 3 年，而第 2 年是高峰，此后逐年递减。另外当 IM 治疗获得，CCyR 之后的第 1 年有 5.4% 失效或进展，此后逐年递减，获得 CCyR 者 3 年后加速/急变率为 0%。说明长期治疗使体内白血病负荷进一步减少，病情更为稳定，但继续长期治疗是否能达到治愈尚不能确定。

4）IM 组共 456 名患者达到 CCyR，7 年时 84% 仍为 CCyR，其中 71% 继续 IM 治疗，另外 13% 由于不良反应等原因中断 IM 治疗但仍为 CCyR。16% 患者获得 CCyR 后又失去，其中 5% 失去后再次达到 CCyR 并继续 IM 治疗，9% 中断 IM 治疗。IM 治疗 6 个月内、6~12 个月、12~18 个月、18 个月以上达到 CCyR 的比例分别为 52%、19%、7%、10%。可以看出大多数患者（71%）12 个月内获得 CCyR，不同时间达到 CCyR 的患者间 72 个月 OS、EFS 及 PFS 率无明显差异，未获得 CCyR 患者的 72 个月 OS、EFS 及 PFS 率则明显低于获得 CCyR 的患者。所有达到 CCyR 的患者持续 CCyR 时间没有明显差异，也就是说达到 CCvR 的时间不影响 CCyR 持续时间。而英国的一份报道持不同意见认为在 1 年内获得者 CCyR 者的 5 年 PFS 和 OS 均明显高于 1 年后获得 CCyR 者。治疗 12 个月获 CCyR 并获主要分子生物学缓解（MMoR）的患者在 72 个月时无一例进展，治疗 18 个月时获 CCyR 同时 MMoR 者的预期 PFS 为 100%，而仅达 CCyR 但未达 MMoR 者的预期 PFS 是 98%，而未达 CCyR 者的 PFS 为 87%，明显低于前两者。持续 CCyR 与 MMoR 是保证患者长期存活的要素。同时反映了即使疾病基因不被清除，也可获得较长久的无病存活。IM 问世前 CML 5 年死亡率 15%~20%，中位生存期 3~4 年。历史资料显示 CML 的 4 年存活率为 43%，IFN - a 时代的 5 年 OS 率为 68%~70%，进一步证明 IM 超过了以往的任何药物疗效。

5）Kantarjian 等分析了 IRIS 试验中 106 例（占 20%）因未获预期疗效而增加 IM 量至 600~800mg/d 者 36 个月的疗效。中位加量时间 22 个月，PFS89%，OS84%。他们提出未获预期疗效者应首选增加 IM 量。但有学者提出应先检测是否存在 BCR - ABL 区点突变，若有突变应考虑更换二代酪氨酸激酶抑制药（TKIs）。

6）351 例患者在服用 IM 400mg/d 的第 29 天检测 IM 血浆谷浓度，一半的患者（178 例，50.7%）的浓度为 647~1 170ng/mL，87 例（24.8%）低于 647ng/mL，86 例（24.5%）高于 1 170ng/mL，IM 血浆谷浓度与细胞遗传学和分子学反应率正相关。

鉴于 IM 的显著疗效，2008 年国际上已公认 IM 是 CML 慢性期的一线治疗。2008 NCCN CML 治疗指南 1 类推荐 IM 400mg/d 为 CML 的一线治疗，干扰素不再推荐作为 CML 的主要治疗选择，删去 2007NCCN 关于异基因造血干细胞移植作为 CML 一线治疗的推荐，达沙替尼、尼洛替尼作为 CML 二线治疗的选择。2007 年欧洲白血病网（ELN）专家治疗推荐中 IM 由一线可选择治疗改为一线治疗，并建议 IM 治疗失败时进行突变检测；异基因移植由一线可选择治疗改为 IM 治疗失败的二线治疗。除非患者高疾病风险，低移植风险，否则药物优于移植；干扰素仅在 IM 不耐受时可选用，患者生活质量降低是其临床应用的主要缺点；达沙替尼和尼洛替尼作为二线治疗。

IM 治疗开始最初 2 个月每周测定血常规 1 次，血常规受抑时缩短测定间隔，血常规稳定后可每月查 1 次，达 CCyR 后可 1~3 个月复查 1 次。每 3 个月复查骨髓包括形态学，染色体核型，实时定量 PCR（RQ - PCR）测定 BCR - ABLmRNA 连续两年。达 CCyR 者两年后可每 6 个月复查骨髓。定期监测的目的是及时发现是否治疗失败或疗效不理想，2008 NCCN CML 治疗指南中推荐如果出现治疗失败，并且耐药不是因为出现了对 IM 高度不敏感的突变，在患者能够耐受的情况下应增加 IM 剂量至 600~800mg/d；若出现了 IM 高度不敏感的突变如 Y253，E255，则应该换用二代酪氨酸激酶抑制药（TKIs）如达沙替尼或尼洛替尼；若为对伊马替尼和其他 TKI 都耐药的 T3151 突变则进行造血干细胞移植（HSCT）。如果出现疗效不理想，在患者能够耐受的情况下应增加 IM 剂量至 600～800mg/d，若为高疾病危险、低移植风险患者可进行异基因 HSCT。2010NCCN CML 治疗指南中对于 IM 治疗失败的患者强调了对患者依从性、药物相互作用的评价，并推荐考虑突变分析。ELN2007 专家推荐中特别警告对那些诊断时属于高危组或者有 Del 9q + 或者 Ph + 细胞出现附加染色体异常（ACA）的患者，以及 IM 治疗 12 个月未获得 MMoR 或者任何时间出现任何的转录水平升高或在 Ph 细胞中出现其他染色体异常的患者更应严密的监测，并检查患者治疗依从性。

分子学反应监测是评估治疗反应和微小残留病灶/复发监测的重要手段，bcr/abl mRNA 水平降低的水平和时间影响无进展生存，达到 MMoR 后仍可能丧失 MMoR，丧失 MMoR 或 bcr/abl mR－NA 水平增高提示复发，丧失 MMoR 更常见于 BCR/ABL 转录水平没有持续下降的和无 CMoR 患者，获得 CMoR 是新的目标。临床前研究和 I 期研究的资料显示 IM 治疗存在剂量—疗效关系，有几个试验证实初治 CML 慢性期患者使用较高剂量 IM 治疗可获得更早更高的细胞遗传学和分子学反应。上述结果虽可证明高剂量 IM 可提高和加速疗效，但观察时间尚短，病例数不多，早获 CCyR 或 MMoR 者是否肯定能提高长期 OS/PFS、减少抗药发生率等尚有待于长期观察。现今治疗 CML 慢性期的常规剂量仍为 IM 400mg/d，疗效不满意时可增量至 600～800mg/d，2010 NCCN CML 治疗指南推荐在可耐受的情况下直接增量至 800mg/d，或改用二代 TKIs 或其他治疗。在 2008 NCCN CML 治疗指南中 2A 类推荐更高剂量 IM 为初治 CML 慢性期患者的治疗剂量，尤其是高危患者。

IM 虽然疗效突出，仍有约 15%～20% 患者治疗失效。2003 年 Apperley 的报告中提出了抗药分为原发性和继发性（获得性）。Hochhaus 及 Hughes 指出抗药可分为血液学抗药、遗传学抗药和分子学抗药。治疗反应失败的时间点判定不能等同于 IM 耐药，因为部分患者达 CCyR 时间较晚，并且 IRIS 试验 72 个月的结果显示较晚达到 CCyR 患者生存预后与较早达到者无明显差异。

IM 耐药主要有两方面，白血病细胞以外的因素租白血病细胞因素，前者如由于口服生物利用度不同导致 IM 血药浓度个体差异大、血清蛋白与 IM 的高度亲和力影响 IM 作用于靶细胞、细胞对 IM 的摄入和排出影响细胞内 IM 药物暴露；后者又分为 bcr－abl 相关因素，如基因突变、不规则扩增、转录和 bcr－abl 非依赖因素，如克隆演变、DNA 修复功能缺陷、磷酸酶活性减低、干细胞休眠等。为了尽可能地预防 IM 耐药，应在慢性期早期开始 IM 治疗：疾病处于越早阶段，治疗后 Ph + 细胞的清除率越高，并且 IM 必须从 ≥400mg/d 的剂量开始，低于治疗剂量的 IM 初始剂量可以导致耐药。迅速减少肿瘤负荷以及最大限度抑制 bcr－abl 激酶活性可能减少治疗中突变风险，使用大剂量 IM 或多种 TKI 联合使用可能减少治疗中突变发生。维持有效血药浓度和细胞内伊马替尼浓度是保证治疗效果、克服耐药的重要途径，对 IM 治疗反应不佳的患者，有必要检测血药浓度，对达不到有效血药浓度患者，应加量保证达到最佳疗效。及时、积极处理不良反应，保证有效剂量治疗。密切监测治疗反应，及时地剂量递增使对标准剂量伊马替尼治疗失败或反应次优患者生存获益。依据细胞遗传学和分子学资料作出治疗决策，如换用二代 TKIs、进行异基因 HSCT 或 T3151 抑制药试验等。

IM 常见的不良反应是水肿，胃肠道反应，皮疹等过敏反应，肌痉挛，骨痛和血细胞减少等。多出现于治疗初期，以 1 级和 2 级居多，多可耐受或可控制。严重不良反应 5%。在治疗 2 年后新发生的 3/4 级毒性少见，心力衰竭发生率 <1%。说明 IM 不良反应并不因为长期治疗而增加，未见积蓄毒性。IM 治疗 CML 的血液学不良反应多在 IM 应用早期或疾病进展时出现，应与疾病进展本身引起外周血细胞减少区别，可以给予成分输血支持和应用粒系集落刺激因子，但是 FDA 指南不支持红系集落刺激因子在髓性恶性疾病中应用。NCCN 2010 对于非血液学不良反应的具体策略如下。腹泻：支持治疗；水肿：利尿、支持治疗；体液潴留严重：利尿、支持治疗，减量、暂停或中断治疗，考虑超声心动图检测左心室射血分数；恶心：服药同时进食，大杯饮水；肌肉痉挛：补钙、奎宁水；皮疹：激素治疗，减量、暂停或中断治疗。合理处理不良反应是坚持 IM 治疗取得最佳疗效的保证，因不良反应减量后的剂量应不低于 300mg/d。

IM 半衰期 18～22h，食物对 IM 吸收影响甚小，IM 谷水平与性别、年龄、体重和体表面积不相关，不需依据年龄和体表面积调整剂量。但受多种药物干扰，所以 IM 治疗期间若患者有其他并发症时应注意药物的配伍。IM 对中枢神经系统白血病无预防和治疗作用。细胞色素氧化酶（CY）P450 是一组结构和功能相关的超家族基因编码的同工酶，500 多种产物，74 个家族，至少 14 个家族与人类有关，许多药物通过 CYP450 进行代谢，因此存在相互作用。IM 可能会引起 CYP2D6 和 CYP3A4/5 底物的血药浓度升高。NCCN 2010 CML 治疗指南简略列出了 IM 与其他常见药物的相互作用和应对策略。

如果治疗有效，IM 应继续应用多久，目前仍无定论。迄今为止所发表的最大的系列研究中，12 例 CML 慢性期患者获得 CMoR 后停止 IM 治疗，其中 6 例在停药 5 个月内出现了分子生物学水平复发，但是另外 6 例在 15 个月的中位随访期内依然处于完全分子生物学缓解状态。体外研究表明，"静态"白血病干细胞对 IM 高度耐药，即使获得完全的分子生物学缓解，部分患者体内的白血病干细胞仍可长期存活。总之，在前瞻性的研究提示其他结果之前，对于治疗有效的患者，IM 应用多久仍无定论。NCCN 2010 CML 治疗指南中对于 IM 治疗有效的患者依旧不推荐停药。

尼洛替尼（Nilotinib）是第二代 TKI，临床试验时名为 AMN107，商品名 Tasigna，是一种高选择性、强效 BCR - ABL 抑制药，与 ABL 的非活化区结合，较 IM 强 25 倍，靶点高亲和力是其治疗 IM 耐药且 BCR - ABL 突变患者有效的原因，能够抑制除 T3151 外的 32 种 IM 耐药 BCR - ABL 突变，抑制效应与突变的 icso 相关但其 IC50 和 IM 不同，说明两药的细胞摄入途径不同。尼洛替尼不能诱导 CML、CD34 +、CD38 - 细胞凋亡，也不能抑制其磷酸化的 CKRL。尼洛替尼的 I 期临床试验结果示绝大多数抗 IM 的慢性期患者可达 CHR，约 1/3 以上加速/急变期患者可获血液学和遗传学反应。常见不良反应是骨髓抑制，胆红素增高、血糖升高、脂肪酶增高和皮疹等。II 期临床试验共研究 320 例对 IM 抗药和（或）不耐受的 CML 慢性期患者，服用尼洛替尼后 77% 可达 CHR，57% 获得 MCyR，41% 获 CCyR，达 CHR 中位时间 1 个月，达 MCyR 中位时间 2.8 个月。3/4 级血小板和中性粒细胞减少占 29%。另一项 II 期临床试验共研究 119 例对 IM 抗药和（或）不耐受的 CML 加速期患者，服用尼洛替尼后 54% 可获得确认的 HR，31% 获得 MCyR，19% 获 CCyR，达 MCyR 中位时间 2 个月，达 CCyR 中位时间 3.3 个月。严重非血液学不良反应少，治疗对 IM 不耐受的患者很少出现交叉不耐受。除了对 IM 抗药和（或）不耐受的患者有良好效果之外，尼洛替尼用于初治 CML 慢性期患者取得了更加突出的疗效，一项临床试验以尼洛替尼 400mg q12h 治疗了 32 例初治 CML 慢性期患者，3 个月时 95% 患者获得了 CCyR、14% 获得 MMoR，6 个月时 100% 患者达 CCyR、54% 获得 MMoR。在欧美已被批准用于既往治疗失败或不耐受（包括 IM）的慢性期和加速期 CML，推荐剂量是 400mgq12h，中国已于 2009 年上市。

第二代 TKI 达沙替尼（Dasatinib）由施贵宝公司研发，临床试验时名为 BSM - 354825，商品名 SpryceIR，按研发的化学家 Jagabandhu Das 命名为 Dasatinib。是一个口服的多种酪氨酸蛋白激酶抑制药，可以特异性抑制 Bcr - abl、SRC 家族、c - KIT、EPHA2 和 PDGFRp。对 BCR - ABL 激酶的抑制能力是 IM 的 325 倍。它可以作用于 BCR - ABL 的活性和非活性两种构象，所以可克服 P - Ioop，BCRABL 活化环和羧基末端的点突变，体外实验显示对 19 种 IM 耐药突变有效，但同样不能抑制 T3151 突变，不能诱导静止期原始 CML 干细胞死亡。口服生物利用度 14% ~ 34%，同样被 CYP3A4 代谢。疗效与突变类型的 icso 相关。START - C 是一项观察达沙替尼 70mg q12h 治疗 IM 治疗失败/不耐受 CML 慢性期的 II 期临床研究，共 387 例患者，6 个月时 90% 获 CHR、45%。达 MCyR、33% 达 CCyR，8 个月时 90% 获 CHR、52% 达 MCyR、39% 达 CCyR，15.2 个月时 91% 获 CHR、59% 达 MCyR、49% 达 CCyR，24 个月时 62% 达 MCyR、53% 达 CCyR。中位随访 15.2 个月，PFS90%，OS96%。获 MCyR 的 230 例中进展率为 3%。骨髓抑制较重，大约一半的患者出现 3/4 级中性粒细胞减少和血小板减少，并且同时出现血小板功能障碍。常见的非血液学不良反应主要有腹泻、皮疹、头痛、水肿、出血、肌痛、乏力、神经病变、记忆力损伤、眩晕等，比较突出的是 35% 的患者出现了胸腔积液，其中 9% 为 3/4 级；另外有 4% 出现充血性心力衰竭，其中 3% 为 3/4 级。STARTA 是一项观察达沙替尼 70mg q12h 治疗 IM 治疗失败/不耐受 CML 加速期的 II 期临床研究，8 个月时 39% 获 CHR、33% 达 MCyR、24% 达 CCyR，24 个月时 50% 获 CHR、40% 达 MCyR、33% 达 CCyR。骨髓抑制较慢性期患者更重，约 3/4 的患者出现 3/4 级血液学毒性，其中 82% 的患者出现 3/4 级血小板减少。非血液学毒性与慢性期患者类似，但是消化道出血较突出，11% 的患者出现了 3/4 级消化道出血。一项 Ⅲ 期临床试验共观察了 670 例 IM 耐药和（或）不耐受的 CML 慢性期患者，比较达沙替尼 100mg qd，50mg q12h，140mg qd 和 70mg q12h 的疗效。中位随访 8 个月，CHR 86%～92%，MCyR54%～59%，CCyR41%～45%，4 组达遗传学缓解时间相同，100mg qd 与 70mg q12h 2 组出现胸腔积液的比率分别为 7%、16%（P=0.024），3/4 级血小板减少发生率分别为 22%、37%（P=0.004），需减量的比率分别为 30%、55%，停药率分别为 16%、23%。由此证明了达沙替尼 100mg qd 既可保持药效又可减少不良反应，从而推荐 CML 慢性期用量为 100mg qd。一项临床试验以达沙替尼 100mg qd 治疗了 37 例初治 CML 慢性期患者，3 个月时 79% 患者获得了 CCyR，6 个月时 94% 患者达 CCyR，12 个月时 100% 获得 CCyR。达沙替尼治疗 IM 耐药的 CML 加速、急变期或 Ph＋急性淋巴细胞白血病的疗效并不理想，仅半数以下患者可获血液缓解，30%～40% 获 MCyR，几乎全部的急淋变患者和 Ph＋急淋患者在半年内复发。该药已在欧美各国上市。关于达沙替尼易出现胸腔积液的原因尚不清楚，目前经单中心回顾性分析提出有 3 个独立的预测因素：既往使用达沙替尼出现皮疹；有自身免疫疾病病史；高胆固醇血症。另一个比较特殊的毒性是血小板功能障碍，由于可在血小板计数正常时发生，因此接受达沙替尼治疗的患者应避免同时使用其他抑制血小板功能的药物。

达沙替尼与尼洛替尼均可使 IM 耐药的 CML 慢性期患者获得 CHR，但仅 50% 可获得 CCyR。提示这些患者最终会 TKIs 治疗失败，失效原因或许与等待时间长有关。达沙替尼和尼洛替尼均可致新突变。有报道证明尼洛替尼耐药的 CML 患者对达沙替尼有效，或达沙替尼耐药的 CML 患者用尼洛替尼有效。应该如何选择二代 TKIs？从疾病分期考虑，如为疾病晚期——急变期时，首先考虑达沙替尼；病情相对稳定时，可能会首先考虑毒副反应相对轻的尼洛替尼。从药物不良反应方面考虑，患者有胰腺炎病史或年轻肥胖易患胰腺炎时，首先考虑达沙替尼，老年人有充血性心力衰竭病史的患者首先考虑尼洛替尼。从基因突变方面考虑，如为 Y253F/H 突变选择达沙替尼，V299L 突变选择尼洛替尼。总之，应依据医生经验，患者特点，中止 IM 的原因，突变类型，可能发生的药物不良反应等，个体化治疗。

伯舒替尼（Bosutinib）由惠氏公司研制成功，临床试验时名为 SKI-606，是 ABL 和 SRC 的强效双相激酶抑制药，但不抑制 PDGFR 和 C-kit，可下调 VEGF 介导的血管通透性和肿瘤细胞的外渗物，可克服除 T3151 外多数 ABL 点突变。Ⅱ 期临床试验观察 115 例 IM 耐药和（或）不耐受或曾用过达沙替尼或尼洛替尼的 CML 慢性期患者，用量为 500mg/d，中位治疗 5 个月，89% 获得 CHR，41% 达 MCyR，30% 达 CCyR，33% 达 MMoR，19% 达 CMoR。有/无突变者有效率相同。耐受性好，3/4 级血小板减少发生率 14%，3/4 级中性粒细胞减少发生率 19%，有少数患者发生水潴留或胸腔积液。消化道不良反应是最常见的非血液学不良事件，68% 患者出现腹泻（7% 为 3～4 级）。另有报道伯舒替尼治疗 57 例 IM 耐药和二代 TKI 耐药的 CML 加速/急变患者，中位治疗 2.7 个月，约 1/3 患者达 CHR 和 MCyR，达 MCyR 时间为 8.9～12 周，维持 MCyR 已 18 周。19 例接受分子学检测者中有 4 例获 MMoR，3 例获 CMoR。证明了此药对已上市的 TKIs 抗药的各期 CML 均有一定的疗效，欧美国家有望在短期内获准上市。

INNO-406（CNS-9，NS-187）与尼洛替尼相似，是 IM 的衍生物，对 T3151 突变体无效。试管内实验证明其对 BCR-ABL 激酶的抑制能力是 IM 的 55 倍，靶向 BCR-ABL 及 Lyn 激酶（但对其他 SRC 家族成员不抑制）。可克服除 T3151 外大部 ABL 点突变。耐受性好，可致转氨酶升高。其特点为可以通过血脑屏障，在 Ph＋急淋中有一定优势。

近年来有关二代 TKIs 用于治疗 IM 耐药/不耐受的各期 CML 患者的 Ⅰ 期和（或）Ⅱ 期临床试验非常多，主要是上述前 3 种。

（4）造血干细胞移植（HSCT）：Allo-HSCT 是目前唯一可以使 CML 患者达到治愈的方法。受年龄和供者的限制，并非所有 CML 患者均可采用。另外 HSCT 存在移植相关死亡和远期并发症的风险，移植前又难以预测。以 IM 为代表的酪氨酸激酶抑制药治疗 CML 的巨大成功，撼动了 HSCT 治疗 CML 的绝对地位，使得 1999 年以后 CML 移植患者的数量显著下降。IRIS 试验的 7 年杰出疗效更使得"伊马替尼作为几乎所有初发 CML 患者的一线治疗"这一观点得到了广泛的认同。自 2008 年始，NCCN 指南上推荐将 HSCT 用于 IM 治疗无效的慢性期患者，或加速期、急变期的患者。另外对已发生 BCR - ABL 区点突变的患者特别是达沙替尼和尼洛替尼所不能控制的突变是 HSCT 的适应证。目前移植的现状是多数 CML 患者移植前曾使用过 IM。为了解移植前 IM 的应用对移植结果的影响，美国西雅图一组学者报道 145 例在移植前用 IM 至少 3 个月的 CML 患者与历史对照 1999—2004 年移植前未用过 IM 的 231 例患者进行比较，认为移植前应用 IM 不增加肝毒性或延缓植活，IM 不影响 OS、无疾病存活率、复发及无复发死亡率。但 IM 疗效欠佳或失效者较获得 CCyR/MCyR 者的预后差。IM 对 CML 慢性期、加速期和二次慢性期总体生存无影响，可增加急变期移植总体生存率。国际血液和骨髓移植登记研究中心（CIB - MTR）82 中心 1999—2004 年的资料进行回顾分析，移植前应用 IM 组（IM + 组）共 409 例，移植前无 IM 应用组（IM - 组）共 900 例，配对分析结果显示第 1 次慢性期 CML 患者移植前应用 IM 可提高生存率（RR：0.48，P = 0.001），除外第 1 次慢性期的其他 CML 患者（如加速期）IM 应用未增加移植后并发症和移植相关死亡率。对无白血病事件生存和急性移植物抗宿主病（aGVHD）无明显差异。

在移植方式的选择上，是异基因移植还是自体移植？是清髓性还是非清髓性 Allo - HSCT7 是骨髓移植还是外周血 HSCT 或者脐血移植？CML 慢性期患者进行 HLA 匹配的同胞供者骨髓移植的 3 年存活率 55% ~70%，复发率约 20%，20% ~30% 患者死于骨髓移植的相关并发症，通常为感染和 GVHD。影响骨髓移植疗效的因素可能与组织配型的相容性、病期、供者与受者的年龄性别、预处理方案、GVHD 程度、移植前治疗、T 细胞去除等因素相关，欧洲骨髓移植组提出了移植风险评分以更好的判断预后。有一组单中心资料的回顾性分析显示非清髓性 Allo - HSCT 在总生存方面优于清髓性 Allo - HSCT，但其复发率高于清髓性组，急性 GVHD 两组相似，慢性 GVHD 在非清髓性组高于清髓性组。异基因外周血 HSCT 与异基因骨髓移植相比，前者造血重建和免疫重建更快，两者近期疗效相似，但 GVHD 发生率增多，远期疗效尚待确定。HLA 配型相合的同胞一直是异基因 HSCT 的最佳供者，但在同胞中，HLA 完全相合的概率仅为 25%，而随着我国独生子女家庭的普及，HLA 相合的同胞供者将逐年减少，如何跨越 HLA 的免疫屏障，使 HLA 配型不合的移植成为常规一直是人们的理想。随着移植技术的不断进步，HLA 相合的非血缘供者移植、单倍体血缘供者 HSCT 以及脐血移植越来越多，相信移植技术的完善将最终解决供者来源的问题。GVHD、感染一直是移植最常见的并发症，随着对并发症的认识不断深入、诊断技术的发展、新型药物的推出以及经验性治疗的早期应用等，移植相关死亡率逐渐降低。IM 问世前 CML 患者自体移植与药物治疗组相比，无生存优势。伊马替尼应用达 CCyR 患者可成功动员 bcr - abl 阴性 CD34 + 细胞，对 CML 进展无影响。伊马替尼体内净化后自体移植，可能是 TKI 失败和异基因移植后挽救治疗的可行性方式。

强烈的移植前预处理方案并不能完全清除 CML 患者体内的白血病克隆。移植后 bcr - abl 阳性细胞的数量变化预示着疾病的转归，连续增高的 bcr - abl 转录水平预示着疾病的复发，因此移植后应密切监测微小残留病（MRD）的变化。CML 患者移植后长期生存依赖移植后异体反应诱导的移植物抗白血病（GVL）效应，这也是移植后复发患者进行供者淋巴细胞输注（DLI）治疗的理论依据，目的是诱发 GVL，DLI 可使约 75% 复发患者再次获得 CR。

尽管上面已经提到现在 CML 慢性期的治疗进入了分子靶向治疗时代，但在我国 TRI 高昂的费用是个实际问题，而且我国 AlloHSCT 治疗 CML 的疗效好，长期生存可以达到 75% 以上，因此对于年轻的第 1 次慢性期患者具有配型相合的亲缘供者时仍可首选 Allo - HSCT，若无 HLA 相合供者，则首选格列卫；非亲缘及 HLA 不合 HSCT 最好推迟至疾病有进展时进行。一方面医生应该严格地掌握移植的适应证，制订个体化移植方案，选择合适的供者、适当的移植时机以及适宜的移植方式。另一方面应该努力改进移植技术，提高 CML 慢性期患者移植的生存率，提高生存质量，比如改良预处理方案，用 IM 联合非清髓性预处理；通过 CD34 + 细胞移植联合 DLI 减少 GVHD；加强 MRD 监测，及时应用 DLI、IM 进行干预治疗。

（5）脾切除术：20 世纪 70 年代国内外较推崇，但后来的研究证实此法不能延长慢性期或生存期、不能提高生存质量，已少用。只有在少数情况下如巨脾引起不适、脾梗死、脾破裂、出现脾功能亢进症状时才考虑切脾治疗。

（6）新的治疗措施

1）VX680：也称 MK－0457，极光激酶抑制药（Aurora Kinase inhibitor），可抑制 T3151 突变和 JAK2。I 期临床试验治疗 15 例 CML，其中 11 例为 T3151 突变。经 8～40mg/（m^2·h）持续静脉点滴 5d。8/9 例有效，1 例获 CCyR，2 例获 PCyR，1 例获小部分 CyR。骨髓抑制较重，未见 4 级毒性，可发生黏膜炎。

2）PHA－739358：靶向 BCRABL 和 Aurora 激酶 A－C，抑制组蛋白 H3，CKRL 磷酸化和 Aurora B 活力。对 BCR－ABL 阳性（包括 T3151 突变）和阴性细胞具有抗增殖和抗凋亡作用。对未治 CML－CD34＋细胞有强烈抗增殖作用。

3）AP23464：为嘌呤类似物，抑制 SRC 和 ABL 激酶，在细胞株实验中抗增殖，阻断细胞周期，促凋亡。AP23846 可抑制 T3151，但有非细胞毒作用。

4）Virinostat：为一种组蛋白脱乙酰基酶抑制药（hydroxamic acid inhibitor，HDACI）。临床前实验证明它可激活外源与内源性细胞凋亡，诱导氧化损伤，诱导自体吞噬的细胞死亡和衰老。通过抑制 Class II HDAC6 导致乙酰化和伴侣蛋白 Hsp90 的失功能，它防止了包括 BCR－ABL 等蛋白的复合物形成、聚泛素化和蛋白水解。可增强 IM 及其他 TKIs 的作用，可与极光激酶抑制药干扰有丝分裂。以 Virinostat 加 MK－0457 可抑制原代 CML－34＋细胞，T3151、E255K、K35IT 突变的 BaF3 细胞和 IM 耐药的 K562（BCRABL 不依赖性，Lyn 依赖性）细胞，使野生型和突变 BCR－ABL 失活和下调。

5）反义寡核苷酸：以 BCR/ABL 为靶标设计的反义寡核苷酸可以降低 BCR/ABL 的转录水平和体外培养的 CML 细胞的增长（可能通过诱导凋亡），现主要用作 CML 自身干细胞移植的"净化"。已有用 BCR/ABL 和 C－MYB 反义寡核苷酸体外净化后骨髓成功植活和获部分细胞遗传学缓解的初步报道。反义寡核苷酸联合化疗药物方案现已在 SCID 小鼠动物实验证实可显著延缓白血病的发生。

6）基因治疗：已有用反转录病毒载体构建的 BCR/ABL 反义基因联合一个 MTX 耐药基因的所谓"双基因治疗策略"的报道，体外实验结果表明该方法可用于 CML 自身干细胞移植体外净化和移植后化疗，以进一步根除微小残留病。

7）免疫调节治疗：现已有具有免疫源性的 P210 BCR/ABL 融合片段和结合主要组织相容性 1 类抗原等位基因复合物多肽的报道，亦已建立识别 BCR/ABL 表达细胞的肽特异性 CD4＋T 细胞系，体外实验证实利用肽特异性 CD4－T 细胞可以使 P210 b3a2 产物降解。这些结果提示可以用人 T 细胞介导的肿瘤相关抗原的识别来进行 CML 的治疗。此外，有治疗潜能的还有白介素－2 激活 NK 细胞和细胞毒 T 细胞。CML 患者自身 NK 细胞能抑制 CML 祖细胞生长，因此，可利用自身激活的 NK 细胞经体外扩增后用于自身干细胞移植净化和 CML 免疫治疗。最近，又有实验发现 CML 患者骨髓体外培养获得的树突状细胞能刺激自身细胞，并具有抗增殖作用，而抗正常骨髓活性极低，提示该方法可用于 CML 的过继免疫治疗。

8）法尼基转移酶抑制药（Tipifarnib）：PI3K/AKT 信号传导调接抑制药 LY294002，rapamycin 以及 bcrabl P210 蛋白疫苗等均在试验中。

（7）治疗策略的选择：应根据患者具体情况制订出一个最佳的个体化治疗方案。欧美国家每年都在更新 CML 的治疗指南。目前国际上已公认 IM 为 CML 慢性期一线治疗，但是在我国 IM 高昂的费用成为限制其广泛应用的瓶颈。Allo－HSCT 在国内仍作为 CML 的一线治疗，但是 AlloHSCT 受年龄、供者以及医疗费的限制，同样不能使中国的大部分 CML 患者受益。中国还有很大一部分初治 CML 慢性期患者在接受干扰素治疗，甚至仅仅接受羟基脲治疗。作为中国的血液学工作者应该向 CML 患者细致的介绍 CML 的自然病程以及几种可选治疗方案的优缺点，再根据患者的年龄、有无合适供者、疾病危险分层以及经济状况等因素与患者共同商讨出最适合的个体化治疗方案，使我国的 CML 患者得到最佳的治疗方案。

2. CML 加速期和急变期的治疗　加速、急变期 CML 预后极差，髓系急变的中位生存期约 5 个月，淋系急变的中位生存期约 12 个月，故应尽早进行恰当的治疗。急髓变患者一般采用类似急性髓细胞白血病的治疗方案，如 DA、HAD，但缓解率很低、生存期很短。急淋变（仅占 CML 急变的 1/3 左右）

的患者采用急性淋巴细胞白血病的治疗方案，如 VDCLP，约 1/3 的患者可达血液学缓解或回到慢性期。传统化疗总体血液学反应 20%~50%，不良反应多，且血液学反应短暂。IM 对部分加速急变期患者依然有效，CHR 可达 40% 左右，CCyR 可达 20%。如果从没有接受过 IM 治疗，应该先接受 IM 至少600mg/d 治疗；如果慢性期接受过 IM，考虑为 IM 耐药的患者可以选择二代 TKI。尽管 TKIs 的血液学反应率相对高，但持续反应时间也很短并且不可治愈 CML，易复发，事实上每个急变期患者以及大部分加速期患者在 IM 治疗 5 年内都会复发。所以加速/急变期患者无论是通过 TKIs 治疗还是细胞毒药物联合化疗获得血液学缓解或回到慢性期后，无论 HLA 配型相合或不相合都应尽早选择 Allo-HSCT，3 年无病生存率 15%~20%，少数患者可长生存。

IM 联合化疗具有协同作用，可提高加速/急变期患者的诱导缓解率，MD Anderson 癌症中心 2002—2004 年 19 例 CML 急变期患者，中位年龄 54 岁，84%（17/19）既往接受 IM 为基础的治疗，接受 IM600mg/d 联合阿糖胞苷和去甲氧柔红霉素诱导治疗，血液学反应 74%（14/19），其中 47% 达 CHR，26% 回到二次慢性期，中位反应持续时间 10 周，16%（3/19）获得 CCyR。其中既往 IM 治疗失败的 17例患者有 82% 获得血液学反应，46% 达 CHR。耐受性好，绝大多数为 1~2 级非血液学不良反应。

CML 急变期应采用清髓性 Allo-HSCT 方式，对于移植后是否需要常规使用 IM 预防复发目前尚有争议，实时定量 PCR 用于密切监测 MRD，有望使免疫抑制药应用个体化，并指导抢先治疗，以减少临床复发。如果 Allo-HSCT 复发，可以将免疫抑制药减量或停用，也可进行 DLI 或者在 DLI 的同时联合应用TKls。美国 NIH 1993—2004 年 101 例 CML 移植后 39 例患者复发，37 例可评价，13 例患者接受了 DLI，9例接受 IM 治疗，11 例接受 DLI 联合 IM 治疗，30 例（81%）患者有效，其中 26 例（70%）获得分子学缓解，复发后中位随访 1 226d（249~3 257d），总生存率 80.6±6.7%，无白血病生存率 69.1±7.7%。

并发骨髓纤维化的加速期患者，可考虑配合 1,25-二羟维生素 D_3 及活血化瘀的中药，如白细胞增加可服用小剂量化疗药物，但不宜应用强烈化疗。

总之，CML 的治疗应从整体着手，既要考虑到不同病期采取不同的治疗方案，还要根据不同的预后分组及患者经济情况采用相应的治疗，体现出个体化治疗原则。治疗应以能治愈或达到细胞遗传学/分子生物学缓解为目的，延长患者生存期，提高生存质量。随着治疗手段越来越多，CML 患者的治疗选择趋于复杂，规范治疗显得尤其必要。

七、预后因素

有许多因素影响着 CML 的慢性期及生存期。早在 10 年以前，许多作者已发现年龄、白细胞数、嗜酸性粒细胞数、肝脾大小、贫血程度、血小板数等因素与预后密切相关，至 1984 年 Sokal 等根据 COX模型将影响预后因素进行分级，才使预后评估更具实际意义，随后许多作者通过较大系列的临床研究，提出许多预后相关因素。目前仍以 Sokal 的预后积分公式更为实用，2 个大系列的前瞻性研究证实了该分级的可靠性。其公式表述如下：

相对危险 = exp {0.011 6×（年龄-43.4）+ 0.034 5（脾大小-7.15）+ [0.118（血小板数/700）2-0.056 3] + 0.087（原始细胞百分数-2.10）

对 46 岁以下的患者采用下列公式：

相对危险 = exp {0.025（脾大小-8.14）+ 0.032 4（原始细胞百分数-2.22）+ 0.102 5 [（血小板数/700）2-0.627] - 0.017 3（血细胞比容-34.2）- 0.268 2（性别-0.40)}

男性为 1，女性为 2。

血小板计数（×10⁹/L），红细胞压积以% 计算，年龄为岁数，脾大小为肋下厘米数。按上述公式计算相对危险值，将 CML 分为低危组（<0.8）；中危组（0.8~1.2）；高危组（>1.2）。1988 年意大利 CML 协作组应用该分级将 508 例 CML 进行分组，2 年生存率分别为低危组 93%（87%~98%），中危 <80%（72%~87%），高危组 70%（59%~81%）。依据不同的治疗再进行分类，应用白消安或羟基脲治疗，中位生存期分别为低危组 53 个月，中危组 34 个月，高危组 15 个月；用强烈化疗，生存期分别为 55 个月、58 个月、33 个月；以干扰素治疗，2 年生存率分别为低危组 100%，高危组 42%，中

危组75%。1992年Hehlmann等对450例Ph（+）CML进行前瞻性研究，以Sokal预后分组将患者分为三组，其中位生存期分别为低危组70个月，中危组51个月，高危组39个月。与Sokal初始公布的数字（低危组60个月、中危组44个月、高危组32个月）相符，证实其实用价值。

近10年来，由于CML的分子靶向药物伊马替尼的研究成功，并得到了临床广泛应用，使CML患者的预后得到了显著改善。一组最新IRIS72个月的研究数据表明，伊马替尼治疗72个月时，患者的总体生存率可以达到88%，其中CML相关的死亡只有5%，无事件生存率为83%，无加速/急变的生存率为93%。如果能够达到CCR，第3年后加速/急变率几乎为0。若疾病进展，这些患者增加伊马替尼剂量还会有部分患者达到CCR。

除了伊马替尼外，目前还研究生产了第二代的酪氨酸激酶抑制药的CML分子靶向药物，如尼罗替尼、达沙替尼、Bosutinib等，显著地影响着CML患者的生存期。所以Sokal等预后影响因素不一定完全合适，经过研究观察将会得到新的预后评估指标。

（阿孜古丽）

第十一章

霍奇金淋巴瘤

第一节 概述

一、定义

霍奇金淋巴瘤（Hodgkin lymphoma，HL）是恶性淋巴瘤的一个独特类型。其特点为：临床上病变往往从一个或一组淋巴结开始，逐渐由邻近的淋巴结向远处扩散。原发于结外淋巴组织的少见；瘤组织成分多样，但都含有一种独特的瘤巨细胞即 Reed – Sternberg 细胞（R – S 细胞）；R – S 细胞来源于 B 淋巴细胞。

二、发病情况

霍奇金淋巴瘤在欧美各国发病率高（1.6 ~ 3.4）/10 万；在我国发病率较低男性（0 ~ 0.6）/10 万，女性（0.1 ~ 0.4）/10 万。

三、病因

霍奇金淋巴瘤病因不明，可能与以下因素有关：EB 病毒的病因研究最受关注，约 50% 患者的 RS 细胞中可检出 EB 病毒基因组片段，细菌因素，环境因素，遗传因素和免疫因素有关。

四、病理

霍奇金淋巴瘤病理检查至关重要。

霍奇金淋巴瘤的显微镜下特点是在炎症细胞的背景下，散在肿瘤细胞，即 RS 细胞及其变异型细胞。其背景细胞以淋巴细胞为主，包括 B 淋巴细胞和 T 淋巴细胞。有学者认为这些淋巴细胞不能限制肿瘤细胞的生长，相反，却能分泌一些淋巴因子刺激其生长。因此，在霍奇金淋巴瘤的治疗中，如果限制和减少了这些背景细胞，也就减少了霍奇金淋巴瘤细胞生长的"土壤"。

1. 病理学分类 HL 的特点是 RS 细胞仅占所有细胞中的极少数（0.1% ~ 10%），散在分布于特殊的反应性细胞背景之中。历史上 HL 曾被认为是单一疾病，并有过几次单纯根据形态学的分型：①Jackson 和 Parker（1949 年）将其分为 3 个亚型：副肉芽肿型、肉芽肿型和肉瘤型。②Luckes 和 Butler（1963 年）将其分为 6 个亚型：L&H 结节型、L&H 弥漫型、结节硬化型、混合细胞型、弥漫纤维化型、网状细胞型。③Rye 国际会议（1965 年）讨论决定将 Luckes 和 Butler 的 6 个亚型并发为 4 个亚型：淋巴细胞为主型（LP）、结节硬化型（NS）、混合细胞型（MC），淋巴细胞消减型（LD）。纯形态学分类与肿瘤恶性程度、预后等有关，亚型不多，临床医师易于理解和掌握，但不够完善。随着细胞生物学和分子生物学的研究进展，使得人们对霍奇金淋巴瘤的认识越来越深入，仅以病理形态为依据的恶性淋巴瘤分类和诊断已不能满足临床治疗的需求。人们逐渐认识到 HL 不是单一疾病，而是两个独立疾病，在修订的欧美淋巴瘤分类（REAL 分类，1994 年）的基础上，2001 年世界卫生组织（WHO）的淋巴造血系统肿瘤分类正式将它们命名为：结节性淋巴细胞为主型霍奇金淋巴瘤（nodular lymphocyte predominant

Hodgkin's lymphoma，NLPHL）和经典霍奇金淋巴瘤（classical Hodgkin's lymphoma，CHL）。CHL 又包括 4 个亚型：富于淋巴细胞型（lymphocyte rich Hodgkin's lymphoma，LRHL）、结节硬化型（nodular sclerosis Hodgkin's lymphoma，NSHL），混合细胞型（mixed cellularity Hodgkin's lymphoma，MCHL）和淋巴细胞消减型（lymphocyte deplecion Hodgkin's lymphoma，LDHL）。

NLPHL 与 CHL 在形态学上不同，但具有一个共同的特征即病变组织中肿瘤细胞仅占极少数，而瘤细胞周围存在大量反应性非肿瘤性细胞。CHL 的 4 个亚型之间存在着差异，好发部位不同，背景细胞成分、肿瘤细胞数量和（或）异型程度、EBV 感染检出率也不同，但肿瘤细胞的免疫表型相同。

2. 组织学特点　淋巴结正常组织结构全部或部分破坏，早期可呈单个或多个灶性病变。病变由肿瘤细胞（HRS 细胞）和非肿瘤性多种细胞成分组成。HRS 细胞是一种单核、双核或多核巨细胞，核仁大而明显，嗜酸性，胞质丰富。HRS 细胞有很多亚型，近年来已经倾向于其来自 B 淋巴细胞。非肿瘤性细胞包括正常形态的淋巴细胞、浆细胞、嗜酸粒细胞、中性粒细胞、组织细胞、成纤维细胞，同时伴有不同程度的纤维化，病灶内很少出现明显的坏死。

（1）HL 肿瘤细胞的特征：HL 肿瘤细胞是指经典型 RS 细胞及其变异型细胞，统称为 HRS 细胞，有 7 种不同的形态。

1）经典型 RS 细胞：是一种胞质丰富，微嗜碱性或嗜双染性的巨细胞，直径为 15～45μm，有 2 个形态相似的核或分叶状核，核大圆形或椭圆形，核膜清楚，染色质淡。每个核叶有一个中位嗜酸性大核仁，直径 3～5μm，相当于红细胞大小，周围有空晕，看起来很醒目，如同"鹰眼"。两个细胞核形态相似，比较对称，似镜映物影，因此有"镜影细胞"之称。这种细胞非常具有特征性，在 HL 中具有比较重要的诊断价值，故有诊断性 RS 细胞之称。值得注意的是，RS 细胞只是诊断 HL 的一个重要指标。但不是唯一的指标，除此之外，还必须具备"反应性背景"这项必不可少的指标。因为 RS 细胞样的细胞也可见于其他疾病，如间变性大细胞淋巴瘤、恶性黑色素瘤、精原细胞瘤、低分化癌等，而这些疾病都不具有反应性背景。

2）单核型 RS 细胞：又称为霍奇金细胞。在形态上除了是单核细胞，其余特征与经典型 RS 细胞相同。这种细胞可能是经典型 RS 细胞的前体细胞，即核分裂前的细胞，也可能是由于切片时只切到了经典型 RS 细胞的一叶核所致。这种细胞可见于各型经典霍奇金淋巴瘤，但 MCHL 更多见。在反应性增生的淋巴组织中有时会见到类似这种单核型 RS 细胞的免疫母细胞，应予以鉴别。免疫母细胞要小些，核仁也小些，为 2～3μm，核仁周围没有空晕，因此不够醒目。

3）多核型 RS 细胞：其特点是细胞更大，有多个核，有的核呈"马蹄形"，其余特征与经典型 RS 细胞相同。这种细胞也有较高的诊断价值，主要见于 LDHL 和 MCHL，但也可见于非霍奇金淋巴瘤，如间变性大细胞淋巴瘤。

4）陷窝型 RS 细胞：又称为陷窝细胞，是经典型 RS 细胞的一种特殊变异型。形态特点是细胞大，细胞界限清楚，胞质空，核似悬在细胞的中央。多为单个核，也可见多个核，核仁通常较典型 RS 细胞的核仁小。出现这种细胞的原因完全是人为所致，是由于组织固定不好造成细胞收缩引起的，如果先将淋巴结切开再固定这种现象就会消失。因此，也不难理解为什么这种细胞多见于包膜厚纤维条带多的 NSHL。

5）固缩型 RS 细胞：又称为"干尸"细胞（mummified cell），这种细胞比经典型 RS 细胞小，细胞膜塌陷，形态不规则，如同细胞缺水的干瘪状，最醒目的是细胞核，低倍镜下很容易注意到形态不规则的深染如墨的细胞核。细胞核的大小不一，与其身前的大小和固缩的程度有关。核仁因核深染而不明显。这种细胞是一种凋亡的 RS 细胞，可见于各型 HL。由于很少见于其他肿瘤（可见于间变性大细胞淋巴瘤），因此，对 HL 的诊断有提示作用。

6）奇异型 RS 细胞：这种细胞较大，可以是单核，也可以是多核，细胞核不规则，异型性明显，核分裂多见。主要见于 LDHL。

7）L&H 型 RS 细胞［lymphocytic and/or histocytic Reed－Sternberg cell variants，淋巴细胞和（或）组织细胞性 RS 细胞变异型］：L&H 细胞体积大，比典型的 HRS 细胞略小，比免疫母细胞大，胞质少，

单一大核，核常重叠或分叶，甚至呈爆米花样，因此，有"爆米花"细胞（popcom）的名称。核染色质细，呈泡状，核膜薄，核仁多个嗜碱性，中等大小，比典型 HRS 细胞的核仁小。主要见于 NLPHL，但在部分 LRHL 中也可见少数 L&H 细胞，此时，应做免疫标记进行鉴别。

传统上一直认为 L&H 细胞是 RS 细胞的一种变异型，但是近年来免疫表型和遗传学研究显示 L&H 细胞明显地不同于经典型 RS 细胞及其他变异型，如 L&H 细胞几乎总是 CD20$^+$，CD15$^-$，CD30，Ig 基因具有转录的功能及可变区存在自身突变和突变正在进行的信号，而经典型 RS 细胞及其他变异型细胞几乎都呈 CD30$^+$，大多数 CD15$^+$，少数（20% ~ 40%）CD20$^+$，Ig 基因虽然有重排和自身突变，但不具有转录的功能。因此，L&H 细胞是 RS 细胞的一种变异型，这种传统的观点正在被动摇。

（2）HL 各亚型的病理特点

1）结节性淋巴细胞为主型（MPHL）：淋巴结结构部分或全部被破坏，取而代之的是结节，或结节和弥漫混合的病变。结节数量不等，体积比较大，超过常见的反应性淋巴滤泡的大小，结节界限清楚或不太清楚，周边多无纤维带，或有纤细纤维带，结节的边缘可见组织细胞和一些多克隆浆细胞。病变主要由小淋巴细胞、组织细胞和上皮样组织细胞构成背景，背景中偶见散在单个中性粒细胞，但不存在嗜酸粒细胞，也不存在中心母细胞。在背景中可见醒目的散在分布的大瘤细胞——L&H 细胞。不过，约半数病例中可见到分叶核、大核仁的 L&H 细胞，形态似典型 HRS 细胞，但这些细胞的数量很少，只有少数病例中这种细胞较多。L&H 细胞的数量不等，但通常较少。结节内几乎没有残留的生发中心。病变弥漫区主要由小淋巴细胞和组织细胞组成，后者可单个或成簇。该瘤很少以弥漫性为主的形式出现。欧洲淋巴瘤工作组曾将病变结节区域大于 30% 定为 NIPHL，小于 30% 定为弥漫性淋巴细胞为主 HL 伴结节区。该小组发现 219 例淋巴细胞为主 HL（LPHL）中仅有 6 例为弥漫性 LPHL 伴结节区。大约 3% 的病例可以完全呈弥漫性分布，此时，与 T 细胞丰富的大 B 细胞淋巴瘤鉴别非常困难。根据生长方式可以将 NLPHL 分为 6 个变异型：典型（富于 B 细胞）结节型、匍行（serpiginous）结节型、结节外 L&H 细胞为主结节型、富于 T 细胞结节型、富于 T 细胞的弥漫型、富于 B 细胞的弥漫型。富于 T 细胞的弥漫型主要见于复发病例，提示 T 细胞增多可能预后变差。结节外 L&H 细胞为主结节型可能是结节发展成弥漫的过渡阶段。在淋巴结构尚未全部破坏的病例中，偶尔在病变附近存在反应性滤泡增生伴有生发中心进行性转化（PTGC）。

2）经典型霍奇金淋巴瘤（CHL）：肉眼所见为淋巴结肿大，有包膜，切面呈鱼肉状。NSHL 中可见明显结节，致密纤维条带和包膜增厚。脾脏受累时，白髓区可见散在结节，有时可见大瘤块，也可见纤维条带。发生在胸腺的 HL 可出现囊性变。

镜下显示淋巴结结构部分或全部破坏，病变主要包括两部分，即肿瘤细胞成分和反应性背景成分。

CHL 中每种亚型的组织形态学描述如下。

A. 混合细胞型 HL（MCHL）：淋巴结结构破坏，但也可能见到滤泡间区生长形式的 HL。多数病例呈弥漫性生长，有的可见结节样结构，但结节周围没有宽阔的纤维条带。可以出现间质纤维化，但淋巴结包膜不增厚，容易见到经典型、单核型和多核型 RS 细胞。背景由混合性细胞组成，其成分变化可以很大，常有中性粒细胞、嗜酸性粒细胞、组织细胞和浆细胞。可以一种为主。组织细胞可以向上皮样细胞分化并形成肉芽肿样结构。

B. 结节硬化型 HL（NSHL）：病变具有 CHL 的表现，呈结节状生长，结节周围被宽阔的纤维条带包绕，结节内有陷窝型 RS 细胞，诊断 NSHL 至少要见到一个这样的结节。由于纤维化首先是从包膜开始，然后，从增厚的包膜向淋巴结内扩展，最后将淋巴结分割成大小不等的结节，因此，包膜纤维化（增厚）是诊断 NSHL 的一个必要条件。NSHL 中的 HRS 细胞、小淋巴细胞和其他非肿瘤性反应细胞数量变化很大，结节中的陷窝细胞有时比较多并聚集成堆，可出现细胞坏死，结节内形成坏死灶。当陷窝细胞聚集很多时，称为"变异型合体细胞"。嗜酸性粒细胞和中性粒细胞常常较多。

C. 富于淋巴细胞型 HL（LRHL）：有两种生长方式，结节性，常见；弥漫性，少见。病变区有大量的小结节，结节间的 T 区变窄或消失。小结节由小淋巴细胞组成，可有生发中心，但常为偏心的退化或变小的生发中心。HRS 细胞多见于扩大的套区中。经典型 RS 细胞不易见到，但单核型 RS 细胞易见。

部分 HRS 细胞可以像 L&H 细胞或单核的陷窝细胞，这一亚型容易与 NLPHL 混淆。最近欧洲淋巴瘤工作组分析了 388 例曾诊断为 NLPHL 的病例，结果发现 115 例（约 30%）是 LRHL。

D. 淋巴细胞消减型 HL（LDHL）：虽然 LDHL 的形态变化很大，但共同特征是 HRS 细胞相对多于背景中的淋巴细胞。有的病例很像混合细胞型，但 HRS 细胞数量更多。有的病例以奇异型（多形性）RS 细胞为主，呈肉瘤样表现，即 Lukes 和 Butler 分类中的网状细胞型。这些病例与间变性大细胞淋巴瘤鉴别较困难。另一些病例表现出弥漫性纤维化，成纤维细胞增多或不增多，但 HRS 细胞明显减少，等同于 Lukes 和 Butler 分类中的弥漫纤维化型。如果有结节和纤维硬化，就将其归为 NSHL。

（王继芳）

第二节　临床表现

霍奇金淋巴瘤（HL）主要侵犯淋巴系统，年轻人多见，早期临床进展缓慢，主要表现为浅表淋巴结肿大。与非霍奇金淋巴瘤（NHL）病变跳跃性发展不同，HL 病变沿淋巴结引流方向扩散。由于病变侵犯部位不同，其临床表现各异。

一、症状

（1）初发症状与淋巴结肿大：慢性、进行性、无痛性浅表淋巴结肿大为最常见的首发症状，中国医学科学院肿瘤医院 5 101 例 HL 统计表明，HL 原发于淋巴结内占 78.2%，原发于结外者占 20.2%。结内病变以颈部和隔上淋巴结肿大最为多见，其次见于腋下和腹股沟，其他部位较少受侵。有文献报道，首发于颈部淋巴结者可达 60%～80%。淋巴结触诊质韧、饱满、边缘清楚，早期可活动，晚期相互融合，少数与皮肤粘连可出现破溃等表现；体积大小不等，大者直径可达十厘米，有些患者淋巴结可随发热而增大，热退后缩小。根据病变累及的部位不同，可出现相应淋巴结区的局部症状和压迫症状；结外病变则可出现累及器官的相应症状。

（2）全身症状：主要为发热、盗汗和体重减轻，其次为皮肤瘙痒和乏力。发热可以表现为任何形式，包括持续低热、不规则间歇性发热或偶尔高热，抗感染治疗多无效。约 15% 的 HL 患者表现为周期性发热，也称为 Murchison－Pel－Ebstem 热。其特点为：体温逐渐上升，波动于 38～40℃数天，不经治疗可逐渐降至正常，经过 10d 或更长时间的间歇期，体温再次上升，如此周而复始，并逐渐缩短间歇期。患者发热时周身不适、乏力和食欲减退，体温下降后立感轻快。盗汗、明显消瘦和皮肤瘙痒均为较常见的症状，瘙痒初见于局部，可渐发展至全身，开始轻度瘙痒，表皮脱落，皮肤增厚，严重时可因抓破皮肤引起感染和皮肤色素沉着。饮酒痛为另一特殊症状，即饮酒后出现肿瘤部位疼痛，常于饮酒后数分钟至几小时内发生，机制不清。

（3）压迫症状：深部淋巴结肿大早期无明显症状，晚期多表现为相应的压迫症状。如纵隔淋巴结肿大，可以压迫上腔静脉，引起上腔静脉压迫综合征；也可压迫食管和气管，引起吞咽受阻和呼吸困难；或压迫喉返神经引起麻痹声嘶等；病变也可侵犯肺和心包。腹腔淋巴结肿大，可挤压胃肠道引起肠梗阻；压迫输尿管可引起肾盂积水，导致尿毒症。韦氏环（包括扁桃体、鼻咽部和舌根部）肿大，可有破溃或疼痛，影响进食、呼吸或出现鼻塞，肿块触之有一定硬度，常累及颈部淋巴结，抗感染治疗多无效。

（4）淋巴结外受累：原发结外淋巴瘤（primary extranodal lymphoma，PENL）由于受侵部位和器官不同临床表现多样，并缺乏特异性症状、体征，容易造成误诊或漏诊。有人曾报道 PENL 误诊率高达 50%～60%，直接影响正确诊断与治疗，应引起足够重视。原发于结外的 HL 是否存在一直有争议，HL 结外受累率明显低于 NHL，以脾脏、肺脏等略多见。

1）脾脏病变：脾原发性淋巴瘤占淋巴瘤发病率不到 1%，且多为 NHL，临床诊断脾脏原发 HL 应十分小心，HL 脾脏受累较多见，约占 1/3。临床上判断 HL 是否累及脾脏可依据查体及影像学检查，确诊往往要采用剖腹探查术和脾切除，但由于是有创操作，多数患者并不接受此方式，临床也较少采用。

2）肝脏病变：首发于肝的 HL 极罕见，随病程进展，晚期侵犯肝者较多见，可出现黄疸、腹水。因肝脏病变常呈弥漫性，CT 检查常不易诊断；有时呈占位性病变，经肝穿刺活检或剖腹探查可确诊。临床表现为肝脏弥漫性肿大，质地中等硬度，少数可扪及结节，肝功检查多正常，严重者可有肝功异常。

3）胃肠道病变：HL 仅占胃肠道 ML 的 1.5% 左右。其临床表现与胃肠道其他肿瘤无明显区别。病变多累及小肠和胃，其他如食管、结肠、直肠、胰腺等部位较少见。临床症状常为腹痛、腹部包块、呕吐、呕血、黑便等。胃 HL 可形成较大肿块，X 射线造影显示广泛的充盈缺损和巨大溃疡。与胃 HL 相比，小肠 HL 病程较短，症状也较明显，80% 表现为腹痛；晚期可有小肠梗阻表现，甚至可发生肠穿孔和肠套叠。

4）肺部病变：HL 累及肺部较 NHL 常见，以结节硬化型（NS）多见，女性和老年患者多见。病变多见于气管或主支气管周围淋巴结，原发 HL 累及肺实质或胸膜，病变压迫淋巴管或致静脉阻塞时可见胸腔积液。临床患者可表现呼吸道和全身症状，如刺激性干咳、黏液痰、气促和胸闷、呼吸困难、胸痛、咯血，少数可出现声音嘶哑或上腔静脉综合征；约一半患者出现体重减轻、发热、盗汗等症状。由于肺 HL 形态多变，应注意与放射治疗及化疗所致的肺损伤，以及肺部感染相区别。肺原发 HL 极少见，必须有病理学典型 HL 改变，病变局限于肺，无肺门淋巴结或仅有肺门小淋巴结以及排除其他部位受侵才可诊断。

5）心脏病变：心脏受侵极罕见，但心包积液可由邻近纵隔 HL 直接浸润所致。可出现胸闷、气促、上腔静脉压迫综合征、心律失常及非特异性心电图等表现。

6）皮肤损害：皮肤 HL 多继发于系统性疾病，原发者罕见。有报道 HL 并发皮肤侵犯的发生率为 0.5%，而原发性皮肤霍奇金淋巴瘤（primary cutaneous HL，PCHL）约占霍奇金淋巴瘤的 0.06%。HL 累及皮肤通常表明病变已进入第Ⅳ期，预后很差。而 PCHL 临床进展缓慢，一般不侵及内脏器官，预后相对较好。

7）骨骼、骨髓病变：骨的 HL 甚少见，占 0.5%。见于疾病进展期血源性播散，或由于局部淋巴结病变扩散到邻近骨骼。多见于胸椎、腰椎、骨盆，肋骨和颅骨次之，病变多为溶骨性改变。临床主要表现为骨骼疼痛，部分病例可有局部发热、肿胀或触及软组织肿块。HL 累及骨髓较 NHL 少见，文献报道为 9%～14%，但在尸检中可达 30%～50%。多部位穿刺可提高阳性率。

8）神经系统病变：多见于 NHL，HL 少见。HL 引起中枢神经系统损害多发生在晚期，其中以脊髓压迫症最常见，也可有脑内病变。临床可表现为头痛、颅内压增高、癫痫样发作、脑神经麻痹等。

9）泌尿系统病变：HL 较 NHL 少见。肾脏受侵多为双侧结节型浸润，可引起肾肿大、高血压及尿毒症。原发于膀胱病变也很少见。

10）其他部位损害：少见部位还有扁桃体、鼻咽部、胸腺、前列腺、肾上腺等器官，而生殖系统恶性淋巴瘤几乎皆为 NHL。类脂质肾病的肾脏综合征是一种霍奇金淋巴瘤的少见表现，并且偶尔伴有免疫复合物沉积于肾小球，临床上表现为血尿、蛋白尿、低蛋白血症、高脂血症、水肿。

二、体征

慢性、进行性、无痛性淋巴结肿大为主要体征。

三、检查

（1）血液和骨髓检查：HL 常有轻或中等贫血，少数白细胞轻度或明显增加，伴中性粒细胞增多。约 1/5 患者嗜酸性粒细胞升高。骨髓被广泛浸润或发生脾功能亢进时，可有全血细胞减少。骨髓涂片找到 RS 细胞是 HL 骨髓浸润依据。骨髓浸润大多由血源播散而来，骨髓穿刺涂片阳性率仅 3%，但活检法可提高至 9%～22%。

NHL 白细胞数多正常，伴有淋巴细胞绝对和相对增多。晚期并发急性淋巴瘤细胞白血病时可呈现白血病样血常规和骨髓象。

（2）化验检查：疾病活动期有血沉加快，血清乳酸脱氢酶活性增高。乳酸脱氢酶升高提示预后不良。当血清碱性磷酸酶活力或血钙增加，提示骨骼累及。B 细胞 NHL 可并发抗人球蛋白试验阳性或阴性的溶血性贫血，少数可出现单克隆 IgG 或 IgM。必要时可行脑脊液的检查。

（3）彩超检查：浅表淋巴结的检查，腹腔、盆腔的淋巴结检查。

（4）胸部摄片检查：了解纵隔增宽、肺门增大、胸水及肺部病灶情况。

（5）胸部、腹腔和盆腔的 CT 检查：胸部 CT 可确定纵隔与肺门淋巴结肿大。CT 阳性符合率 65%，阴性符合率 92%。因为淋巴造影能显示结构破坏，而 CT 仅从淋巴结肿大程度上来判断。但 CT 不仅能显示腹主动脉旁淋巴结，而且还能显示淋巴结造影所不能检查到的脾门，肝门和肠系膜淋巴结等受累情况，同时还显示肝、脾、肾受累的情况，所以 CT 是腹部检查首选的方法。CT 阴性而临床上怀疑时，才考虑做下肢淋巴造影。彩超检查准确性不及 CT，重复性差，受肠气干扰较严重，但在无 CT 设备时仍不失是一种较好检查方法。

（6）胸部、腹腔和盆腔的 MRI 检查：只能查出单发或多发结节，对弥漫浸润或粟粒样小病灶难以发现。一般认为有两种以上影像诊断同时显示实质性占位病变时才能确定肝脾受累。

（7）PET－CT 检查：PET－CT 检查可以显示淋巴瘤或淋巴瘤残留病灶。是一种根据生化影像来进行肿瘤定性诊断的方法。

（8）病理学检查

1）淋巴结活检、印片：选取较大的淋巴结，完整地取出，避免挤压，切开后在玻片上做淋巴结印片，然后置固定液中。淋巴结印片 Wright's 染色后做细胞病理形态学检查，固定的淋巴结经切片和 HE 染色后作组织病理学检查。深部淋巴结可依靠 B 超或 CT 引导下细针穿刺涂片做细胞病理形态学检查。

2）淋巴细胞分化抗原检测：测定淋巴瘤细胞免疫表型可以区分 B 细胞或 T 细胞免疫表型，NHL 大部分为 B 细胞性。还可根据细胞表面的分化抗原了解淋巴瘤细胞的成熟程度。

3）染色体易位检查：有助 NHL 分型诊断。t（14；18）是滤泡细胞淋巴瘤的标记，t（8；14）是 Burkitt 淋巴瘤的标记，t（11；14）是外套细胞淋巴瘤的标记，3q27 异常是弥漫性大细胞淋巴瘤的染色体标志。

4）基因重排：确诊淋巴瘤有疑难者可应用 PCR 技术检测 T 细胞受体（TCR）基因重排和 B 细胞 H 链的基因重排。还可应用 PCR 技术检测 bcl－2 基因等为分型提供依据。

（9）剖腹探查：一般不易接受，但必须为诊断及临床分期提供可靠依据时，如发热待查病例，临床高度怀疑淋巴瘤，彩超发现有腹腔淋巴结肿大，但无浅表淋巴结或病灶可供活检的情况下，为肯定诊断，或准备单用扩大照射治疗 HL 前，为明确分期诊断，有时需要剖腹探查，在取淋巴结标本同时切除脾做组织病理学检查。

四、临床分期

根据病理活检结果、全身症状、体格检查、实验室检查、影像学检查等结果做出的临床分期，以及在此基础上通过损伤性操作如剖腹探查、骨髓活检做出的病理分期（pathological stage，PS）对治疗方案的选择、预后判断具有重要意义。目前国内外公认的 HL 分期标准系由 1971 年举行的 Ann Arbor 会议所建议，主要根据临床表现、体格检查、B 超、CT 扫描、下肢淋巴管造影、下腔静脉造影等进行分期。

（王继芳）

第三节 诊断与鉴别诊断

一、诊断

霍奇金淋巴瘤的诊断主要依靠淋巴结肿大的临床表现和组织活检结果。霍奇金淋巴瘤的诊断应包括病理诊断和临床分期诊断。

（1）结节性淋巴细胞为主型霍奇金淋巴瘤（NLPHL）病理诊断要点

1）满足 HL 的基本标准，即散在大细胞 + 反应性细胞背景。

2）至少有一个典型的大结节。

3）必须见到 L&H 细胞。

4）背景中的细胞是小淋巴细胞和组织细胞，没有嗜中性和嗜酸粒细胞。

5）L&LH 细胞总是呈 LCA$^+$、CD20$^+$、CD15、CD30$^-$，L&H 细胞周围有大量 CD3$^+$ 和 CD57$^+$ 细胞围绕。

（2）经典型霍奇金淋巴瘤 CHL 病理诊断要点

1）散在大细胞 + 反应性细胞背景。

2）大细胞（HRS 细胞）：主要为典型 RS 细胞、单核型和多核型 RS 细胞。

3）混合性反应性背景：中性粒细胞、嗜酸性粒细胞、组织细胞和浆细胞等。

4）弥漫性为主，可有结节样结构，但无硬化纤维带包绕和包膜增厚。

5）HRS 细胞总是 CD30$^+$，多数呈 CD15$^+$，少数呈 CD20$^+$，极少出现 EMA$^+$。

6）绝大多数有 EBV 感染，即 EBER$^+$ 和 LMPI$^+$。

二、鉴别诊断

（1）病理鉴别诊断

1）结节性淋巴细胞为主型霍奇金淋巴瘤 NLPHL 与富于淋巴细胞型霍奇金淋巴瘤 LRHL 相鉴别。

LRHL 有两种组织形式：结节性和弥漫性。当呈结节性生长时很容易与 NLPHL 混淆。

2）富于 T 细胞的 B 细胞淋巴瘤 TCRBCL 与结节性淋巴细胞为主型霍奇金淋巴瘤 NLPHL 相鉴别。

NLPHL 的结节明显时，鉴别很容易。根据现在 WHO 的标准，在弥漫性病变中只要找到一个具有典型 NLPHL 特征的结节就足以排除 TCRBCL。但结节不明显或完全呈弥漫性生长时，应与 TCRBCL 鉴别。

3）生发中心进行性转化（PTGC）与结节性淋巴细胞为主型霍奇金淋巴瘤 NLPHL 相鉴别。

由于 PTGC 结节形态与 NLPHL 结节相似，二者也常出现在同一淋巴结，因此应做鉴别。PTGC 是由于长期持续的淋巴滤泡增生而变大的，套区小淋巴细胞突破并进入生发中心，生发中心内原有的中心细胞和中心母细胞被分割挤压，但常能见到残留的生发中心细胞（CD10$^+$），没有 L&H 细胞。

4）结节性淋巴细胞为主型霍奇金淋巴瘤 NLPHL 与经典型霍奇金淋巴瘤 CHL 相鉴别。

结节性淋巴细胞为主型与经典 HL 不同，NIPHL 的 RS 细胞为 CD45$^+$，表达 B 细胞相关抗原（CD19，CD20，CD22 和 CD79）和上皮膜抗原，但不表达 CD15 和 CD30。应用常规技术处理，NLPHL 病例中免疫球蛋白通常为阴性。L&H 细胞也表达由 bcl - 6 基因编码的核蛋白质，这与正常生发中心的 B 细胞发育有关。

NLPHL 结节实际上是转化的滤泡或生发中心。结节中的小淋巴细胞是具有套区表型（IgM$^+$ 和 IgG$^+$）的多克隆 B 细胞和大量 T 细胞的混合物，很多 T 细胞为 CD57$^+$，与正常或 PTGC 中的 T 细胞相似。NLPHL，中的 T 细胞含有显著增大的不规则细胞核，类似中心细胞，往往呈小灶性聚集，使滤泡呈破裂状或不规则轮廓。NLPHL 中的 T 细胞多聚集在肿瘤性 B 细胞周围，形成戒指状、玫瑰花结状或项圈状。尽管几个报道表明，围绕爆米花样细胞的 T 细胞大多为 CD57$^+$，但玫瑰花结中缺乏 CD57$^+$ 细胞也不能否定 NLPHL 的诊断。在结节中，滤泡树突状细胞（FDC）组成了明显的中心性网。滤泡间区含有大量 T 细胞，当出现弥散区域时，背景淋巴细胞仍然主要是 T 细胞，但 FDC 网消失。Ig 和 TCR 基因为胚系，EBV 常阴性。但是，经典型霍奇金淋巴瘤常常没有这些特征。

（2）临床鉴别诊断传染性单核细胞增多症（infectious mononucleosis，IM）：IM 是 EBV 的急性感染性疾病，起病急，突然出现头痛、咽痛、高热，接着淋巴结肿大伴压痛，血常规白细胞不升高，甚至有些偏低，外周血中可见异型淋巴细胞，EBV 抗体滴度可增高。患者就诊时病史多在 1 ~ 2 周，有该病史者发生 HL 的危险性增高 2 ~ 4 倍，病变中可出现 HRS 样的细胞、组织细胞等，可与 LRHL 和 MCHL 混淆，应当鉴别。IM 淋巴结以 T 区反应性增生为主，一般结构没有破坏，淋巴滤泡和淋巴窦可见，不形成结节样结构，没有纤维化。T 区和淋巴窦内有较多活化的淋巴细胞、免疫母细胞，有的甚至像单核型 RS 细胞，但呈 CD45$^+$（LCA）、CD20$^+$、CD15$^-$，部分细胞 CD30$^+$。如鉴别仍困难可进行短期随访，因 IM 是自限性疾病，病程一般不超过 1 个月。

（王继芳）

第四节　治疗

目前 HL 的治疗主要是根据患者的病理分型、预后分组、分期来进行治疗选择，同时还要考虑患者的一般状况等综合因素，甚至还要考虑经济、社会方面的因素，最终选择最理想的方案。综合治疗是治疗 HL 的发展方向，对中晚期 HL 单纯放疗疗效不理想，常以化疗为主，辅以放疗。复发性、难治性霍奇金淋巴瘤的治疗已较多考虑造血干细胞移植。

一、早期霍奇金淋巴瘤的治疗

早期霍奇金淋巴瘤的治疗近年来有较大进展，主要是综合治疗代替了放疗为主的经典治疗。早期霍奇金淋巴瘤是指 Ⅰ、Ⅱ 期患者，其治疗方针以往以放疗为主，国内外的经验均证明了其有效性，可获得 70%～90% 的 5 年总生存率。近年来国外的大量研究表明，综合治疗（化疗加受累野照射）可以获得更好的无病生存率，大约提高 15%，但总生存率相似，预期可以明显减轻放疗的远期不良反应。因此，目前化疗结合受累野照射的方法是治疗早期霍奇金淋巴瘤的基本原则。但是国内尚没有大组病例的相关研究资料。

（1）放射治疗

1）经典单纯放射治疗的原则和方法：早在 1950 年以后，^{60}Co 远治疗机和高能加速器出现后，解决了深部肿瘤的放射治疗问题。对于常常侵犯纵隔、腹膜后淋巴结的霍奇金淋巴瘤来说，为其行根治治疗提供了技术设备条件。由于该病沿着淋巴结蔓延的生物学特性，扩大野照射解决了根治治疗的方式方法问题。对于初治的早期患者来说，行扩大野照射，扩大区 DT 30～36Gy，受累区 DT 36～44Gy，就可以获得满意疗效，5 年总生存率 80%～90%，这是单纯放疗给患者带来的利益。

扩大野照射的方法包括斗篷野、锄形野、倒 Y 野照射，以及由此组合产生的次全淋巴区照射和全淋巴区照射等放疗方法。特点是照射面积大，疗效可靠满意，近期毒性不良反应可以接受。因此，对于有化疗禁忌证以及拒绝化疗的患者，还是可以选择单纯放疗。

2）单纯放疗的远期毒性不良反应：人们对单纯放疗的优缺点进行了较长时间的研究，发现随着生存率的提高，生存时间的延长，缺点逐渐显现，主要是放疗后的不良反应，特别是远期不良反应，如肺纤维化，心包积液或胸腔积液，心肌梗死，第二肿瘤的发生（乳腺癌，肺癌，消化道癌等）。Stanford 报道了 PS ⅠA～ⅢB 期治疗后死亡情况分析情况，总的放疗或化疗死亡率为 32.8%（107/326），死亡原因：①死于 HL，占 41%。②死于第二肿瘤，占 26%。③死于心血管病，占 16%。④其他原因死亡，占 17%。可见 59% 的患者不是死于 HL 复发，而是死于其他疾病，这些疾病的发生与先前的高剂量大面积放疗相关。VanLeeuwen 等 2000 年报道的研究发现第二肿瘤的发生与患者治疗后存活时间和接受治疗时年龄有关。患者治疗后存活时间越长，接受治疗时年龄越小，第二肿瘤的发病危险性越大。

3）放疗、化疗远期并发症的预防：国外对预防放疗、化疗远期并发症已经有了一定研究，制订了两级预防的措施。初级预防：①限制放射治疗的放射野和剂量。②先行化疗的联合治疗模式。③避免用烷化剂和 VP－16。④避免不必要的维持化疗。⑤用博来霉素的患者应监护其肺功能。二级预防：①停止吸烟。②放疗后 5～7 年常规行乳腺摄片。③限制日光暴露。④避免引起甲状腺功能低下的化学药物。⑤有规律的体育运动。⑥注意肥胖问题。⑦心脏病预防饮食。

（2）综合治疗

1）综合治疗的原则：先进行化疗，选用一线联合方案，然后行受累野照射。但要根据患者的预后情况确定化疗的周期数和放疗剂量。

A. 预后好的早期霍奇金淋巴瘤：指临床Ⅰ～Ⅱ期，没有不良预后因素者。选用一线联合化疗方案2～4周期，然后行受累野照射，剂量为20～36Gy。而早期结节性淋巴细胞为主型 HL 可以采用单纯受累野照射。

B. 预后不好的早期霍奇金淋巴瘤：指临床Ⅰ～Ⅱ期，具有1个或1个以上不良预后因素的患者。选用一线联合化疗方案治疗4～6周期，然后受累野照射30～40Gy。

2）综合治疗和经典单纯放疗的比较：尽管单纯放疗可以治愈早期霍奇金淋巴瘤，疗效满意，但其远期并发症是降低患者生活质量和增加死亡率的重要问题。常规化疗的远期毒性不良反应较放疗轻，因此有人提出化疗后减少放疗面积和剂量，以减少远期并发症的发生，结合两者的优点进行综合治疗。最近30年大量临床研究已证明综合治疗模式可以代替单纯放疗治疗早期霍奇金淋巴瘤。

到20世纪90年代后期就已有较大组综合治疗研究结果的报道。1998年 Specht L 等报道的一个23组试验的随机对照结果，共3 888例早期 HL 病例参加试验，包括Ⅰ、Ⅱ期预后好的和预后不良的 HL，也含有少数ⅢA病例。文中分析了其中13组试验涉及单纯放疗或化疗结合放疗的综合治疗随机对照研究，10年复发率分别是15.8%和32.7%（P < 0.000 1），10年实际生存率分别为79.4%和76.5%（P > 0.05）。有学者认为综合治疗可以改善无病生存率，但是实际生存率相似。还分析了8个单纯放疗的随机对照研究报道，对比局限扩大野照射（斗篷野照射等）与大野照射（次全淋巴区照射或全淋巴区照射）的疗效，全组的10年复发率分别为31.1%和43.4%（P < 0.000 1），10年实际生存率分别为77.0%和77.1%（P > 0.05），结论是大野照射可以减少复发率，提高无病生存率，但是不能提高实际生存率，这从另一个角度提示放射野是可以适当缩小的。缩小放射野后，复发率提高增加了 HL 的死亡率，但是心脏病等并发症的减少似乎可以抵消这种死亡率的提高。

目前的问题是对于预后好的早期 HL 而言，综合治疗是否可以代替单纯放疗。EORTC 对这问题进行了系统研究。1997年报道了 H7F 号研究结果，该研究对预后好的333例临床Ⅰ、Ⅱ期 HL 进行随机对照研究，单纯放疗组为次全淋巴区照射，综合治疗组为6周期的 EBVP 方案化疗加受累野照射，6年无病生存率分别为81%和92%（P = 0.002），6年实际生存率分别为96%和98%（P > 0.05）。EORTC – H8F 临床研究中，对543例临床Ⅰ、Ⅱ期 HL 患者进行随机对照研究，单纯放疗组为次全淋巴区照射，综合治疗组为3周期的 MOPP/ABV 方案化疗加受累野照射，4年 TFFS 分别为77%和99%（P = 0.002），4年 OS 分别为96%和99%（P > 0.05）。

德国的霍奇金淋巴瘤研究组（GHSG）也进行了研究，GHSG HD7 研究中有571例早期 HL 入组，随机分为两组，第一组为综合治疗组，采用 ABVD 2周期 + 次全淋巴区照射；另一组为单纯放疗组，采用单纯次全淋巴区照射。2年 FFTS 分别是96%和84%，实际生存率无差异。

SWOG/CAL GB 的随机分组研究中有324例预后好的 HL 患者入组，分别随机分为综合治疗组（采用 AV 3周期 + 次全淋巴区照射）和单纯放疗组（单纯次全淋巴区照射），3年 FFS 分别为94%和81%，但是实际生存率无差异。

Hagenheek 等在2000年美国血液学年会上报道了543例早期（预后好的）HL 的单纯放疗与综合治疗的临床对照研究结果。该研究中单纯放疗组采用 sTNI 常规放疗，综合治疗组采用 MOPP/ABV + 受累野照射，两组 CR 率分别为94%和96%；4年 FFS 分别为77%。和99%（P < 0.001），4年 OS 分别为95%和99%（P = 0.02）。上面多组随机分组研究的结果显示，综合治疗组提高了无病生存率，但是没有提高总生存率。还有其他多组研究均表明，综合治疗疗效不低于传统的单纯放疗。

但是否可以不用放疗，只用化疗治疗早期霍奇金淋巴瘤呢？目前尚无明确答案。在1995—1998年进行的 CCG – 5942 研究中，501例化疗后获得 CR 的 HL 病例进入研究组，其中多数为Ⅰ、Ⅱ期，少数为Ⅲ、Ⅳ期，随机分入受累野照射组和单纯观察组。结果3年无事件生存率分别为93%和85%（P = 0.002 4），实际生存率为98%和99%。化疗后放疗改善了无事件生存率，但是没有改善实际生存率。另一个研究是2002年 ASTRO 上报道的 EORTC H9F 研究，入组病例是预后好的Ⅰ、Ⅱ期 HL 患者，接受 EBVP 方案化疗达 CR 后随机分为3组，第一组单纯观察不放疗；第二组行受累野照射20Gy；第三组为 36Gy。但是由于单纯化疗组的复发率明显增高，故此项研究被提前终止。还有一些试验在进行中。目前单纯化疗虽然还没有结论，但是 EORTC H9F 的结果应当重视。目前单纯化疗还没有成为标准治疗。

对于预后不良的（含有 1 个或 1 个以上不良预后因素）Ⅰ、Ⅱ期 HL，是否也可以用综合治疗的模式代替单纯放疗，对此也有许多重要的临床试验研究。EORTC H5U 是随机对照临床研究，296 例人组病例均是预后不好的Ⅰ、Ⅱ期 HL，病例特点是年龄≥40 岁，血沉≥70mm/h，混合细胞型或淋巴细胞减少型，临床Ⅱ期，但未侵犯纵隔。分为单纯放疗组（全淋巴区照射）和综合治疗组（MOPP×3 + 斗篷野照射 + MOPP×3）。两组 15 年无病生存率分别为 65% 和 84%（P < 0.001），但是实际生存率两组均为 69%。在另一组临床研究中，115 例隔上受累的病例，病理分期为ⅠA ~ ⅡB 期，随机分入单纯斗篷野照射组或综合治疗组（斗篷野照射 + MVPP 方案化疗）。两组 10 年无复发生存率分别为 91% 和 67%（P < 0.05），实际生存率为 95% 和 90%（P > 0.05）。在 EORTC H8U 的预后不良Ⅰ、Ⅱ期随机研究中，495 例初步结果显示，4 周期和 6 周期 MOPP/ABV + 受累野或扩大野照射的 4 年总生存率和无病生存率无差别。说明对于预后不好的 HL 来说，综合治疗同样提高了无病生存率，但未改善实际生存率。

3）综合治疗模式中化疗方案的优化：综合治疗中的化疗方案和周期数是以往较多探讨的问题。根据近些年的临床研究表明，预后好的 HL 选择 ABVD 方案、VBM 方案；预后不好的 HL 选用 ABVD 方案、MOPP/ABV 方案、BEAMOPP 方案、StanfortV 方案等。ABVD 方案和 MOPP 方案是治疗早期霍奇金淋巴瘤的经典方案，许多随机分组的临床研究均已经证明了 ABVD 方案的优越性，ABVD 的疗效明显优于 MOPP，毒性不良反应也较低。在 EROTC H6U 试验中，316 例早期 HL 病例入组，随机分入两组，第一组为 MOPP×3 + 斗篷野照射 + MOPP×3；第二组为 ABVD×3 + 斗篷野照射 + ABVD×3。结果 6 年无进展生存率分别为 76% 和 88%，实际生存率分别为 85% 和 91%。ABVD 的血液毒性和性腺毒性均轻于 MOPP，但是肺毒性略高，可能与博来霉素有关，使用中应当注意不要超过其限制使用剂量。远期毒性还需继续观察。1988—1992 年 EROTC H7U 的研究中，对预后不好的早期 HL 随机进入 EBVP + IFRT 治疗组或 MOPP/ABV + IFRT 治疗组进行比较，结果两组 EFS 分别为 68% 和 90%（P < 0.000 1），6 年 OS 分别为 82% 和 89%（P = 0.18）。1998—2003 年进行的 GHSG HD11 随机研究中，含有 ABVD 或 BEAMOPP 化疗方案的治疗方案，FFTF 分别为 89% 和 91%，OS 分别为 98% 和 97%，均没有明显差别。由于 ABVD 方案疗效不低于其他方案，不良反应相对较低。因此，对于预后不好的早期 HL 来说还是首选的方案。

早期霍奇金淋巴瘤综合治疗中化疗周期数量是长期探讨的问题。一般对于预后好的早期 HL 应采用 2 ~ 4 周期的 ABVD 方案化疗加受累野照射 30 ~ 36Gy。对于预后不好的应采用 4 ~ 6 周期的 ABVD 方案化疗，加 36 ~ 40Gy 的受累野照射。有些试验表明并不是增加化疗周期数就可以增加疗效。2000 年 Ferme 等报道 EORTC/GELA H8U 的试验结果，全组为 995 例预后不良的早期 HL，分别采用 6 周期 MOPP/ABV + 受累野照射、4 周期 MOPP/ABV + 受累野照射、4 周期 MOPP/ABV + 次全淋巴区照射 3 种治疗方法进行对照研究，结果 3 组病例的缓解率（CR + PR）分别为 86%、91% 和 88%；FFS 分别为 89%、92% 和 92%；OS 分别为 90%、94% 和 92%。3 组缓解和长期生存情况接近，说明综合治疗方案中化疗 4 个周期与 6 个周期接近。

4）放射野的大小和放疗剂量：综合治疗中的受累野照射及照射剂量是综合治疗实施的重要问题。综合治疗模式中受累野照射已经可以代替扩大野照射。大多数治疗中心对预后好的早期 HL 受累野照射剂量为 30 ~ 36Gy，预后不好的受累野照射剂量为 36 ~ 40Gy。Milan 组研究 103 例早期 HL，两组分别为 ABVD + IF 和 ABVD + sTNI，结果 4 年 FFS 分别为 95% 和 94%，OS 为均 100%。这组试验也证明综合治疗中扩大照射野没有益处。1998—2003 年进行的 GHSG HD11 研究中，针对早期 HL 的综合治疗中放疗剂量应该是多少进行了随机分组研究，化疗后受累野照射分为 20Gy 和 30Gy 两组，结果 FFTF 91% 和 93%，SV 99% 和 98%，没有明显差异。现在关于 HL 的放疗剂量和放射野均有下降的趋势。

总之，对于早期 HL 的治疗已不再推荐单纯放疗作为其标准方案，而是推荐综合治疗的方法，较好的方法是 ABVD + IF 的组合。一般对于预后好的早期 HL 应采用 2 ~ 4 周期的 ABVD 方案化疗然后加受累野照射 30～36Gy。对于预后不好的应采用 4～6 周期的 ABVD 方案化疗，然后加 36～40Gy 受累野照射。

二、进展期、复发性难治性霍奇金淋巴瘤的治疗

（1）进展期 HL 的治疗

1）进展期患者成为复发性和难治性 HL 的风险因素：进展期（Ⅲ、Ⅳ期）HL 患者，疗效不如早期患者，更容易变为复发性和难治性的患者。1990 年代哥伦比亚研究机构对 711 例 HL 患者进行研究，虽然发现进展期患者复发率和难治性发生率较早期高，但分析后发现有 7 个风险因素对预后影响明显，包括：男性，年龄 >45 岁，Ⅳ期，血红蛋白 < 10^5g/L，白细胞计数 > 15×10^9/L，淋巴细胞计数 0.6 × 10^9/L 或淋巴细胞分类 <8%，血浆蛋白 <40g/L。其中 0～1 个风险因素的进展期患者成为复发性和难治性 HL 的风险小于 20%，还有 4 个或更多风险因素的进展期患者成为复发性和难治性 HL 的风险大于 50%。

2）进展期 HL 化疗：鉴于 ABVD 和 MOPP 方案对 HL 治疗效果，许多人提出 ABVD 与 MOPP 不同组合来提高Ⅲ期和Ⅳ期 HL 疗效。但多中心试验表明，不同组合与单独 ABVD 疗效相当，而血液系统和非血液系统毒性明显增加。进展期 HL 其他治疗方案有 StanfordV 方案、BEACOPP 基本和强化方案、BEA-COPP－14 方案等。

3）进展期 HL 的放疗效果：进展期 HL 的常规治疗仍以联合化疗＋受累野照射为主，化疗方案选用 ABVD、MOPP/ABV、BEACOPP 和 Stanford V 等；受累野照射的剂量为 30～36Gy。GHST 进行的一项试验，患者随机分为 2 组，一组是 BEACOPP 强化方案 8 周期或 BEACOPP 强化方案 4 个周期＋BEA-COPP 基本方案 4 个周期后进行最初发病的淋巴结和残留病灶进行照射（剂量为 30Gy）；另一组是相同化疗后未进行放疗。两组最终结果无明显差异。最近 EORTC 进行的研究也将进展期 HL 患者化疗 MOPP/ABV 化疗 6～8 周期后分为继续照射组和不进行照射组。化疗达到 CR 的患者照射剂量为 16～24Gy，达到 PR 患者照射剂量是 30Gy。研究也显示，进展期 HL 患者经过 8 周期有效化疗达到 CR 后继续进行放疗并没有显示更好的效果，而且继发 AML/MDS 的概率明显增加。但对于化疗后达到 PR 的患者进行补充放疗效果较好，5 年 EFS 为 97%，OS 为 87%。

（2）复发性和难治性霍奇金淋巴瘤

1）定义和预后：1990 年以后霍奇金淋巴瘤经一线治疗，80% 患者达到治愈，所以对于 HL 的临床研究主要集中在复发性和难治性 HL。有专家提出难治性 HL 的定义为：在初治时淋巴瘤进展，或者虽然治疗还在进行，但是通过活组织检查已经证实肿瘤的存在和进展。复发性 HL 的定义为：诱导治疗达到完全缓解（CR）至少 1 个月以后出现复发的 HL。哥伦比亚研究机构对 701 例 HL 患者进行标准治疗，214 例为早期患者，其中有 6 例复发，460 例进展期患者中 87 例复发，34 例为难治性 HL，可见复发性和难治性 HL 主要集中在进展期的患者。

经联合化疗达到 CR 后复发有 2 种情况：①经联合化疗达到 CR，但缓解期 <1 年，即早期复发。②联合化疗达到 CR 后缓解期 >1 年，即晚期复发。有报道早期复发和晚期复发的 20 年存活率分别为 11% 和 22%，晚期复发者约 40%，可以使用常规剂量化疗而达到治愈。难治性 HL 预后最差，长期无病存活率在 0～10%。GHSG 最近提出了对于难治性患者的预后因素：KPS 评分高的、一线治疗后有短暂缓解的、年龄较小患者的 5 年总存活率为 55%，而年龄较大的、全身状况差且没有达到缓解的患者 5 年总存活率为 0。复发和难治的主要原因是难以克服的耐药性、肿瘤负荷大、全身情况和免疫功能差等。

2）复发性和难治性霍奇金淋巴瘤的挽救治疗：解救治疗的疗效与患者年龄、复发部位、复发时疾病严重程度、缓解持续时间和 B 症状有关［有全身症状，如发热（经常体温 38℃ 以上），盗汗、体重减轻（就诊前 6 个月内无其他原因体重减轻 10% 以上）为 B 组，无全身症状为 A 组］。

A. 放疗缓解后复发病例的解救治疗：初治用放疗达到 CR 后，复发患者对解救化疗敏感，NCI 长期随访资料表明用放疗达 CR 后复发患者经解救化疗，90% 达到第二次 CR，70% 以上可长期无病存活，疗效与初治病例相似。所以放疗缓解后复发病例一般不首选大剂量化疗（HDCT）和自体干细胞移植

（ASCT）。研究证实，用 ABVD 方案解救疗效优于 MOPP 方案。

B. 解救放疗（SRT）：对于首程治疗未用放疗的复发患者，若无全身症状，或仅有单个孤立淋巴结区病变及照射野外复发的患者 SRT 治疗有效。Campbell 等对 80 例化疗失败后的 HL 患者进行挽救性放疗，27 例（34%）达到完全缓解；7 例（9%）在 SRT 后仍未缓解；46 例（58%）复发。实际中位无进展生存期为 2.7 年，5 年 OS 为 57%。SRT 对化疗失败后 HL 患者的局部病灶效果好，长期缓解率高；对于不适合大剂量化疗加自体干细胞移植的患者，SRT 仍是一个很好的选择。

C. 复发性和难治性霍奇金淋巴瘤的解救方案：目前尚不能确定复发性和难治性 HL 的多种解救方案中哪个解救方案更好。有报道 Mini – BEAM 方案（卡莫司汀、依托泊苷、阿糖胞苷、苯丙氨酸氮芥）反应率 84%，Dexa – BEAM 方案（地塞米松、卡莫司汀、依托泊苷、阿糖胞苷、苯丙氨酸氮芥）反应率 81%，DHAP 方案（顺铂、大剂量阿糖胞苷、地塞米松）反应率 89%。Mini – BEAM 方案的疗效肯定，但是此方案影响干细胞动员，一般在 HDC/HSCT 之前要进行最低限度的标准剂量化疗，其原因是安排干细胞采集和移植之前需要使淋巴瘤得到控制；促进有效外周血干细胞的采集。Koln 研究组认为在应用大剂量化疗前使用标准剂量的解救方案疗效最佳，如大剂量 BEAM 化疗前应用 3～4 个疗程 Dexa – BEAM。其他常用的药物包括足叶乙甙、铂化物和异环磷酰胺，这些药物既有抗 HL 疗效又具有较好的干细胞动员效果。

三、大剂量化疗和放疗加造血干细胞移植（HDC/HSCT）

（1）HDC/HSCT 的必要性、有效性和安全性：霍奇金淋巴瘤经标准的联合化疗、放疗可获良好疗效，5 年生存率已达 70%，50% 的中晚期患者也可获长期缓解。但仍有部分患者经标准治疗不能达完全缓解，或治疗缓解后很快复发，预后不佳。现代的观点认为霍奇金淋巴瘤首次缓解时间的长短至关重要。如 >12 个月，接受常规挽救性方案治疗常可再次获得缓解；如 <12 个月，则再次缓解的机会大大下降。美国国立肿瘤研究所（NCI）的一项长期随访发现初次缓解时间长的复发患者，85% 可获再次缓解，24% 存活 11 年以上；而首次缓解时间短的复发患者，仅 49% 获得再次缓解，11% 存活 11 年。其他一些研究中初治不能缓解或短期复发者几乎无长期无病生存，实际生存率为 0～8%。另外，难以获得满意疗效的患者其不良预后因素包括年龄 ≥50 岁、大包块（肿瘤最大直径 ≥患者的 30%，其生存率明显下降。10cm，或巨大纵隔肿块）、B 组症状、ESR ≥30mm/h（伴有 B 组症状）或 ESR >50mm/h（不伴有 B 组症状），3 个以上部位受侵，病理为淋巴细胞消减型和混合细胞型，Ⅲ、Ⅳ期患者。这部分患者约占初治经过几十年的努力，自体造血干细胞移植结合大剂量化疗、放疗治疗技术已经成熟，其安全性和有效性已经被临床医师接受，使得挽救这部分患者成为可能。目前主要希望通过这一疗法改善那些初治难以缓解和复发（特别是首次复发）患者的预后状况。大约 25% 的中晚期患者初治时不能达到缓解，强烈治疗结合造血干细胞移植的疗效优于常规挽救治疗。Chopra 等报道造血干细胞移植治疗 46 例难以缓解的患者，8 年无病生存率 33%，其他研究结果为 27%～42%；同法治疗复发（缓解期 <12 个月）患者疗效也优于常规解救化疗，8 年无病生存率是 43%；而其他研究组的无病生存率为 32%～56%。

另一前瞻性研究的结果证明，强烈治疗结合造血干细胞移植的疗效优于常规治疗，此研究中高剂量 BEAM（BCNU、VP16、Ara – C、Mel）组与常规剂量 BEAM 组比较，3 年无病生存率分别为 53% 和 0。还有一项随机研究对比了 Dexa – BEAM 方案与 HDT/HSCT 方案，HDT/SCT 方案的无治疗失败生存率（FF – TE）为 55%，Dexa – BEAM 方案为 34%。对多种方案均无效或耐药的难治性 HL 患者，HDC/HSCT 提供了几乎是最后的治疗机会，故认为 HDC/HSCT 是复发和耐药霍奇金淋巴瘤患者标准解救治疗的手段。

（2）自体骨髓移植（ABMT）与自体外周血干细胞移植（APBSCT）：造血干细胞移植最初是从 ABMT 开始的，并取得了较好疗效。Chopra 等报道 155 例原发难治性或复发性 HL 患者接受高剂量 BEAM 化疗后进行自体骨髓移植，5 年 PFS 为 50%，OS 为 55%。最近 Lumley 等使用相似的预处理方案对 35 例患者进行骨髓移植，EFS 为 74%。

近年来 APBSCT 已逐渐代替 ABMT，因外周血干细胞的采集已变得较为容易；采集过程痛苦较轻，可避免全身麻醉；可以门诊进行干细胞的采集；造血重建和免疫重建较 ABMT 快；采集的费用降低，降低了住院移植的费用；适用于以前进行过盆腔照射和骨髓受侵的患者。意大利一研究组报道 92 例 HL 患者进行 APBSCT 的多中心研究结果，90% 完成了 HDC 方案，5 例发生移植相关死亡，6 例出现继发性的恶性疾病，5 年 EFS 和 OS 分别为 53%、64%。首次复发者疗效最好，5 年 EFS 和 OS 分别为 63% 和 77%。难治性 HL 结果最差，5 年 EFS 和 OS 分别为 33% 和 36%。美国 Argiris 等对 40 例复发性或难治性 HL 患者进行 HD – BEAM/APBSCT 37 例达到 CR，3 年 EFS 69%，3 年 OS 77%。无论是 ABMT 或是 APBSCT，其总生存率相似，A R perry 报道两者的 3 年总生存率分别为 78.2% 和 69.6%；无进展生存率分别为 58.1% 和 59.4%，均无显著差别。两者的区别主要在方便程度、造血重建、免疫重建等方面，APBSCT 较 ABMT 更有优势。

首次复发的 HL 是否应采用自体造血干细胞移植尚存争议，特别是仅未照射的淋巴结复发及初治达CR 持续 1 年以上复发者。前者经扩大范围的照射治疗，加或不加用化疗，40% ~ 50% 的患者仍可再次达至Ⅱ治愈；而后者应用非交叉方案再次进行化疗，可加或不加放疗，也有 20% ~ 40% 患者治愈。很多研究表明，首次复发的 HL 患者采用 HDC/ASCT 疗法，长期生存率可以达到 90%。GHSG 的研究表明，HDC/ASCT 对 HL 复发患者疗效很好，可提高长期生存率。复发者包括：初次化疗达到 CR 状态，但 1 年以内复发者；复发时伴有 B 症状者；结外复发者；照射过的淋巴结复发者。

复发性和难治性 HL 患者进行自体干细胞移植时应注意如下情况：①经检查确认骨髓中无肿瘤细胞侵犯时才可采集干细胞。②化疗次数越多，患者采集干细胞成功的可能性越低，尤其是应用细胞毒性药物时，如应用 Mini – BEAM 或 Dexa – BEAM 方案时。③新移植患者获得较完善的造血重建需要一个较长的过程，故移植后一段时间内不应该化疗，移植后可根据患者情况行放射治疗。④移植时肿块越小预后越好，CR 后再进行移植治疗的预后最好。

（3）异基因造血干细胞移植

1）清髓性异基因造血干细胞移植在复发性和难治性 HL 治疗中的应用：异基因造血干细胞移植治疗难治性霍奇金淋巴瘤的疗效似乎优于自体造血干细胞移植，其优点是输入的造血干细胞不含肿瘤细胞，移植物抗淋巴瘤效应可减低复发率。Anderson 等报道的研究结果中，全组异体移植 53 例，自体移植 63 例，治疗后复发率分别为 43% 和 76%。但很多研究证明异基因移植的移植相关死亡率高，同胞间移植的移植相关死亡率为 20% ~ 30%，主要死因为感染、肺毒性和 GVHD，抵消了异体移植低复发率的优点，而且治疗费用昂贵，配型困难，故一般霍奇金淋巴瘤治疗中采用者较少。

无关供者移植和单倍体移植的移植相关死亡率更高。最近一国际骨髓移植注册处（IBMTR）和欧洲外周血及骨髓移植组（EBMT）研究表明，进行异基因造血干细胞移植的 HL 患者，治疗相关死亡率高达 60%。T 细胞去除的异基因移植可以降低死亡率，但这样又会增加复发率和植入失败率。所以目前自体外周血干细胞移植是治疗 HL 的首选方法，而异基因造血干细胞移植仍然应用较少，主要用于如下情况：①患者因各种原因导致缺乏足够的干细胞进行自体移植。②患者具有较小病变，病情稳定但骨髓持续浸润；③ASCT 后复发的患者。

2）非清髓异基因外周血干细胞移植（nonmyeloablative allogeneic stemcell transplantation，NST）或小移植（minitransplantation）：NST 是对传统异基因造血干细胞移植的一个改良，但这方面报道例数少，随访时间短，患者条件、GVHD 的预防、患者与供者之间组织相容性的不同可导致不同的结果。NST 的预处理造成充分的免疫抑制和适当的骨髓抑制，以允许供者和受者造血细胞共存，形成嵌合体，但最终被供者细胞所代替。Carella 等提出 NST 免疫抑制预处理方案包括一个嘌呤类似物（如氟达拉滨）和一个烷化剂（如环磷酰胺或苯丙氨酸氮芥）。欧洲骨髓移植组（EBMT）收集了 94 例接受 NST 治疗的 HL病例，大部分患者接受的是同一家族的 HL 相同供者提供的造血干细胞，有 10 例接受的是无关供者或不匹配的供者的干细胞。80 例患者 4 年 OS 为 50%，PFS 39%，治疗相关死亡率 20%，4 年复发率50%。Paolo 等治疗 58 例难治复发性 HL，其中 83% 是 ASCT 失败的患者，其中 33 例采用了无关供者。结果 100d 和 2 年移植相关死亡率分别是 7%、15%，与采用无关供者无关。100d 急性 GVHD（Ⅱ ~ Ⅳ度）的发生率是 28%，慢性 GVHD 的发生率是 73%，预期 2 年 OS 和 PFS 分别为 64%（49% ~76%）、

32%（20%～45%），2年疾病进展或复发率为55%（43%～70%）。

从 EBMT 和其他机构的研究可以看出，NST 的移植相关死亡率较低，总生存率提高。NST 拓宽了恶性淋巴瘤患者异基因移植的适应证，特别是对一些惰性的类型。与 HDT/HSCT 比较，NST 预处理的强度较低，使用药物的细胞毒性是否充分达到异基因 T 细胞控制残留肿瘤细胞寿命的水平尚不确定，而且 NST 的严重感染发生率和慢性 GVHD 并未减少，故对难治性 HL，NST 的应用仍有一定限制。治疗 HL 还需要大样本和长期随访的临床研究，以确定 NST 最佳时机、最佳适合人群、最佳的预处理方案以及最佳 GVHD 的预防；并需要与 HDT/ASCT 进行大样本及长时间多中心前瞻性比较，才能确定 NST 治疗 HL 的效果。

（4）小结：造血干细胞移植疗法给复发难治性霍奇金淋巴瘤病例提供了重要方法，获得了明显的疗效，其中自体造血干细胞移植的应用更为成功。异基因造血干细胞移植虽然复发率略低于自体造血干细胞移植，但移植相关死亡率较高、供者困难、费用高等问题，抵消了其优点。非清髓异基因外周血干细胞移植还在研究之中。

四、靶向治疗

靶向治疗是近些年来发展迅速的新型治疗方法，目前研究较多包括抗体治疗（单抗或多抗）、肿瘤疫苗（DNA 疫苗和细胞疫苗）、反义核酸、特异性配体携带治疗物（抗肿瘤药物、免疫毒素、放射性核素）等。现在较为成熟的治疗方法是单克隆抗体治疗，抗 CD20 单抗治疗 CD20 阳性的 B 细胞淋巴瘤取得较大成功，在惰性 NHL 中单药治疗可达到 50% 缓解率；对淋巴细胞为主型霍奇金淋巴瘤 CD20 单抗也有尝试，反应率可达到 50% 或更好。这种治疗方法毒性小，与其他方案联合使用可提高疗效。其原理可能是经典型 HL 损伤中浸润 B 淋巴细胞在体内促进 HRS 细胞生存并调节细胞因子和趋化因子的表达，CD20 在经典 HL 恶性细胞的表达占 25%～30%，而在 LPHL 中 100% 表达，所以使用抗 CD20 单克隆抗体治疗这类患者应该有效。NLPHL 没有经典 HL 典型的 HRS 细胞，也不表达 CD30 和 CD15，但是却像 HL 那样具有明显的炎症背景，表达 CD20 标记，也有人尝试应用不良反应相对较好的抗 CD20 单抗治疗本病。2002 年，德国 HL 研究组报道 Rituximab 单药治疗 12 例 NLPHL，主要为复发病例，结果 CR 7 例，PR 5 例，OR 100%，9 例持续缓解时间 9～12 个月。2003 年，Bradley 等报道用 Rituximab 单药治疗 22 例 NLPHL，其中 10 例复发病例，10 例为初治病例，结果 100% 缓解，CR 9 例，CRu 1 例，PR 12 例，中位随访时间 13 个月，9 例中位复发时间为 9 个月，预期无复发生存时间 10.3 个月。

最近一些专家选择抗 CD20 单克隆抗体作为一种新的治疗复发性 LPHL 的方法，它可抑制恶性 B 细胞克隆，阻滞其转化为进展期非霍奇金淋巴瘤。1999 年，Keilholz 等给一位Ⅳ期复发性 LPHL 患者静脉注射常规剂量利妥昔单抗，CR 状态持续 6 个月。Lucas 等对 9 例复发性或第一次发病 LPHL 患者使用常规剂量利妥昔单抗，反应率达 100%，其中 6 例（66.7%）达到 CR，3 例（33.3%）达到 PR。另一项研究是 GHSG 进行的一项国际多中心的Ⅱ期临床试验，对象为复发性淋巴细胞为主型 HL 或 CD20 阳性 HL 的其他亚型患者，利妥昔单抗治疗前至少接受 1 次化疗。利妥昔单抗剂量为常规剂量：$4 \times 375 mg/m^2$，14 例患者中 8 例（57.1%）达到 CR，4 例（28.6%）达到 PR，2 例（14.3%）为疾病进展 PD，中位随访时间为 12 个月。

Younes 等对 22 例复发性或难治性经典 HL 患者进行 6 周利妥昔单抗治疗，剂量是 375mg/（m²·周），连续 6 周。结果 22 例中有 1 例（4.5%）达到 CR，4 例达到 PR（18.2%），SD 为 8 例（36.4%）。伴有结外病灶的患者没有达到 CR 或 PR。结论：利妥昔单抗治疗复发性经典 HL 可以改变血清 IL-6 水平，改善 B 症状，对于限制在淋巴结和脾脏的病灶可以达到临床缓解。

其他研究者有应用抗 CD30 抗体治疗 HL，但治疗结果不满意。Schnell 等研制 I131-CD30 鼠源单抗治疗 22 例复发难治性 HL，结果 CR 1 例，PR 5 例，MR 3 例，7 例发生Ⅳ度骨髓毒性。

总之，利妥昔单抗治疗 CD20 阳性的 HL 各亚型是有效且安全的。但由于 LPHL 和 CD20 阳性的其他 HL 患者数量少，更缺乏大组病例的随机对照研究，目前还不能得出结论，有效性和可行性还需要进一步证实。随着新抗体的不断出现，可能会进一步改善疗效和减轻治疗相关的毒性不良反应，放免铰链物、双特异性抗体，肿瘤特异性免疫疫苗技术也正在研究中。

（王继芳）

第五节 预后

一、不同病理分型的预后

NLPHL 80%～90%的病例经过治疗可达完全缓解，并能存活 10 年以上。晚期是不利的预后因素。3%～5%的病例可能变为大 B 细胞淋巴瘤。患 NLPHL 的患者比患其他类型 HL 的患者发展成 NHL 的风险略高，其中发展成弥漫性大 B 细胞性淋巴瘤（DLBCL）最常见。Hansmann 等报道了在 537 个病例中，这种转变的发生率为 2.6%。英国国家淋巴瘤研究组（BNLI）报道了 182 例患者的转变率为 2%。大细胞性淋巴瘤（LCL）不一定含有典型的淋巴细胞和（或）组织细胞，通常与其他 DLBCL 相似。在某些病例中，通过分子遗传学分析，证实了 NLPHL 和 DLBCL 的克隆关系。有报道由 NLPHL 进展演变的 DLBCL 与原发的 DLBCL 预后相似。除了进展演变为 DLBCL，NLPHL 患者在确诊或复发时，其病变还可和 DLBCL 病变在同一个淋巴结中并存。目前还不知道这种现象发生的频率，但总体上似乎很低。并存型患者的预后明显比一般 DLBCL 患者好。NLPHL 患者较少转变成外周性 T 细胞性淋巴瘤。

在 CHL 中，淋巴细胞为主型预后最好，5 年生存率为 94.3%；LDHL 预后最差，5 年生存率仅为 27.4%。采用现代治疗方法后，如果临床分期相同，LDHL 与其他亚型 CHL 具有相似的预后。NSHL 的预后略好于 MCHL 和 LDHL，其中部分原因是 NSHL 被发现时多处于较早期（Ⅱ期）。纵隔形成巨大肿块是本病发展成晚期的危险因素。

二、不同临床表现的预后

不同研究组关于 HL 的预后因素的认识略有不同，一般认为不良预后因素包括：①年龄≥45～50岁。②≥3～4 个淋巴结区域受侵。③ESR≥50 或 ESR≥30（伴有 B 组症状）。④巨块（直径＞10cm）或纵隔大肿块（纵隔肿物最大横径大于第 6 胸椎下缘水平胸腔横径的 1/3）。⑤男性。⑥B 组症状。⑦混合细胞或淋巴细胞削减型。有研究者发现，HIV⁺患者预后较差。

EORTC 对早期霍奇金淋巴瘤进行了预后分组、分为预后极好组、预后良好组、预后不良组。

（1）预后极好组的条件是 ⅠA 期，女性，年龄＜40 岁，淋巴细胞为主型或结节硬化型，非巨块或大纵隔肿块。

（2）预后不良组的条件是≥50 岁，≥4 个淋巴结区域受侵，ESR≥50 或 ESR≥30（伴有 B 组症状），巨块（肿块＞10cm）或纵隔大肿块（纵隔肿物最大横径大于第 5、第 6 胸椎水平胸腔横径的 1/3 或 0.35）。

（3）预后良好组不符合预后极好组和预后不良组条件的其他临床 Ⅰ/Ⅱ 期患者。

德国霍奇金淋巴瘤研究组（GHSG）提出的预后因素包括纵隔肿块、结外病变等；EORTC 更重视年龄是否＞50 岁，GHSG 则更重视是否发生结外病变，其他各项均相似。

NCCN 2003 年公布的 HL 诊治指导原则中认为早期 HL 的预后因素主要是：①巨大肿块（纵隔肿块最大宽度/胸腔最大宽度＞1/3，或任何肿块的直径＞10cm）。②血沉≥50mm/h，并伴有 B 组症状。③＞3 个以上的受累淋巴结区。

对于进展期 HL 则要参考另一个预后标准，即预后指数。1990 年在哥伦比亚研究机构对 711 例 HL 患者进行研究，制订了 7 个风险因素：①男性。②Ⅳ期。③年龄≥45 岁。④Hb＜10⁵g/L。⑤WBC≥15×10⁹/L。⑥淋巴细胞绝对计数＜0.6×10⁹/L，或淋巴细胞比例＜8%。⑦血浆蛋白＜40g/L。虽然发现进展期患者复发或难治的发生率较早期高，但含有 0～1 个风险因素的进展期患者，复发难治的风险小于 20%；而有 4 个或更多风险因素的进展期患者，复发和难治的风险大于 50%。根据这一观点，

Moskowitz 等进行了相关研究，1998 年报道了 76 例 HL 病例，将全组病例进行了分组，化疗方案采用 ABVD 44 例，Stanford V 方案 32 例，随访 21 个月。结果发现分值越高，疗效越差。这个评分方法在国际国内尚未广泛使用，但是可以研究探讨。

关于 HL 的预后，最近不同的研究者还有新的不同的结论。一线治疗效果不好的难治性 HL 预后较差，长期无病存活率在 0 ~ 10% 。

2003 年的美国血液年会（ASH）提出了更简单的预后因素：分期早晚；是否有 B 组症状；是否有巨大肿块（肿瘤直径≥10cm）。一般来说，没有上述不良预后因素者为预后良好组，或低危组；相反，具有上述不良预后因素者为预后不良组，或高危组，两组患者在治疗和预后上有区别。

（王继芳）

第十二章

非霍奇金淋巴瘤

第一节 总论

一、概述

1. 定义 非霍奇金淋巴瘤（Non – Hodgkin's lymphoma，NHL）是恶性淋巴瘤的一大类型，除来源于中枢神经淋巴瘤组织的原始淋巴细胞淋巴瘤是来源于胸腺内前 T 细胞，以及组织细胞淋巴瘤以外，NHL 均来源于在接触抗原后处于不同转化或发育阶段，属于周围淋巴组织的 T 或 B 淋巴细胞的恶性淋巴瘤。

2. 发病情况 非霍奇金淋巴瘤男性比女性更多见，白人比其他种族也更多见，这种情况的原因不明或部分可能是因为遗传因素种族差异在某些 NHL 亚型中非常明显，如网状组织淋巴瘤在西方国家占很大比例而在发展中国家很少见。新加坡于 1996 年对 1968—1992 年的 1988 例 NHL 病例进行了分析：中国人和马来西亚人的 NHL 发病率都呈增长趋势，每年在美国，约有 5 万例 NHL 发病，在所有肿瘤中占 4% 而且每年在所有肿瘤引起的死亡的比例中 NHL 占 4%。在过去几十年中 NHL 的发病率呈持续稳定性升高，每年约增长 3% 比大部分肿瘤增长快，部分原因与 AIDS 流行有关，另外也可能与其他未知的原因有关。

3. 病因 大多数情况下非霍奇金淋巴瘤为散发疾病病因不明。但是，流行病学研究揭示非霍奇金淋巴瘤主要的风险因素与环境因素、化学物质、饮食因素、免疫状态、病毒感染和细菌感染有关。已知 EB 病毒与高发区 Burkitt 淋巴瘤和结外 T/NK 细胞淋巴瘤鼻型有关成人 T 细胞淋巴瘤/白血病与人类亲 T 细胞病毒 Ⅰ 型（HTLV Ⅰ）感染密切关联；胃黏膜相关淋巴组织淋巴瘤是由幽门螺旋杆菌感染的反应性病变起始而引起的恶性变放射线接触如核爆炸及核反应堆意外的幸存者、接受放疗和化疗的肿瘤患者非霍奇金淋巴瘤发病危险增高；艾滋病某些遗传性获得性免疫缺陷疾病或自家免疫性疾病如共济失调 – 毛细血管扩张症联合免疫缺损综合征、类风湿性关节炎系统性红斑狼疮、低 γ 球蛋白血症以及长期接受免疫抑制药治疗（如器官移植等疾病）所致免疫功能异常均与非霍奇金淋巴瘤发病有关。

4. 病理 非霍奇金淋巴瘤病变淋巴结其切面外观呈鱼肉样。镜下正常淋巴结构破坏，淋巴滤泡和淋巴窦可以消失。增生或浸润的淋巴瘤细胞成分单一排列紧密，大部分为 B 细胞性。NHL 常原发累及结外淋巴组织，往往跳跃性播散，越过邻近淋巴结向远处淋巴结转移。大部分 NHL 为侵袭性，发展迅速，易发生早期远处扩散。有多中心起源倾向，有的病例在临床确诊时已播散全身。

1982 年美国国立肿瘤研究所制订了 NHL 国际工作分型（IWF），依据 HE 染色的形态学特征将 NHL 分为 10 个型。在相当一段时间内，被各国学者认同与采纳。但 IWF 未能反映淋巴瘤细胞的免疫表型（T 细胞或 B 细胞来源），也未能将近年来运用单克隆抗体、细胞遗传和基因探针等新技术而发现的新病种包括在内。

民较公认的分类标准是 WHO 制订的分型方案。WHO 未将淋巴瘤单独分类，而按肿瘤的细胞来源确定类型，淋巴组织肿瘤中包括淋巴瘤和其他淋巴组织来源的肿瘤，为保持完整一并列出。

WHO（2001 年）分型方案中较常见的非霍奇金淋巴瘤亚型包括以下几种。

（1）边缘带淋巴瘤：边缘带淋巴瘤（Marginal Zone lymphoma，MZL）为发生部位在边缘带，即淋巴滤泡及滤泡外套（mantic）之间结构的淋巴瘤。边缘带淋巴瘤系 B 细胞来源，CD5$^+$，表达 bcl－2，在 IWF 往往被列入小淋巴细胞型或小裂细胞型，临床经过较缓，属于"惰性淋巴瘤"的范畴。

1）淋巴结边缘带 B 细胞淋巴瘤（MZL）：系发生在淋巴结边缘带的淋巴瘤，由于其细胞形态类似单核细胞，亦称为"单核细胞样 B 细胞淋巴瘤"（monocytoid B－cell lympho－ma）。

2）脾边缘带细胞淋巴瘤（SMZL）：可伴随绒毛状淋巴细胞。

3）黏膜相关性淋巴样组织结外边缘带 B 细胞淋巴瘤（MALT－MZL）：系发生在结外淋巴组织边缘带的淋巴瘤，可有 t（11；18），亦被称为"黏膜相关性淋巴样组织淋巴瘤"（mucosa－associated lymph-oid tissue lymphoma，MALT lymphoma）。包括甲状腺的桥本甲状腺炎（Hashimoto's thyroiditis），涎腺的干燥综合征（Sjogren syndrome）以及幽门螺杆菌相关的胃淋巴瘤。

（2）滤泡性淋巴瘤：滤泡性淋巴瘤（follicular lymphoma，FL）指发生在生发中心的淋巴瘤，为 B 细胞来源，CD5（＋），BCL－2（＋），伴 t（14；18）。为"惰性淋巴瘤"，化疗反应好，但不能治愈，病程长，反复复发或转成侵袭性。

（3）套细胞淋巴瘤：套细胞淋巴瘤（mantle cell lymphoma，MCL）曾称为外套带淋巴瘤（mantle zone lymphoma）或中介淋巴细胞淋巴瘤（intermediate cell lymphocytic lymphoma）。在 IWF 常被列入弥漫性小裂细胞型。来源于滤泡外套的 B 细胞，CD5$^+$，常有 t（11；14），表达 BCL－2。临床上老年男性多见，占 NHL 的 8%。本型发展迅速，中位存活期 2～3 年，属侵袭性淋巴瘤，化疗完全缓解率较低。

（4）弥漫性大 B 细胞淋巴瘤：弥漫性大 B 细胞淋巴瘤（diffuse large B cell lymphoma，DLBCL）是最常见的侵袭性 NHL，常有 t（3；14），与 BCL－2 表达有关，其 BCL－2 表达者治疗较困难，5 年生存率在 25% 左右，而低危者可达 70% 左右。

（5）伯基特淋巴瘤：伯基特淋巴瘤（Burkitt lymphoma，BL）由形态一致的小无裂细胞组成。细胞大小介于大淋巴细胞和小淋巴细胞之间，胞质有空泡，核仁圆，侵犯血液和骨髓时即为急性淋巴细胞白血病 L3 型。CD20$^+$，CD22$^+$，CD5$^-$，伴 t（S；14），与 MYC 基因表达有关，增生极快，是严重的侵袭性 NHL。流行区儿童多见，颌骨累及是特点。非流行区，病变主要累及回肠末端和腹部脏器。

（6）血管免疫母细胞性 T 细胞淋巴瘤：血管免疫母细胞性 T 细胞淋巴瘤（angio－immunoblastic T cell lymphoma，AITCL）过去认为系一种非恶性免疫性疾患，称作"血管免疫母细胞性淋巴结病"（an-gio－immunoblastic lymphadenopathy disease，AILD），近年来研究确定为侵袭性 T 细胞型淋巴瘤的一种，应使用含阿霉素的化疗方案治疗。

（7）间变性大细胞淋巴瘤：间变性大细胞淋巴瘤（anaplastic large cell lymphoma，ALCL）亦称 Ki－1 淋巴瘤，细胞形态特殊，类似 Reed－Sternberg 细胞，有时可与霍奇金淋巴瘤和恶性组织细胞病混淆。细胞呈 CD30$^+$，亦即 Ki－1（＋），常有 t（2；5）染色体异常，临床常有皮肤侵犯，伴或不伴淋巴结及其他结外部位病变。免疫表型可为 T 细胞型或 NK 细胞型。临床发展迅速，治疗同大细胞性淋巴瘤。

（8）周围 T 细胞淋巴瘤：周围 T 细胞淋巴瘤（peripheral T－cell lymphoma，PTCL）所谓"周围性"，指 T 细胞已向辅助 T 或抑制 T 分化，可表现为 CD4$^+$ 或 CD8$^+$，而未分化的胸腺 T 细胞 CD4，CD8 均呈阳性。本型为侵袭性淋巴瘤的一种，化疗效果可能比大 B 细胞淋巴瘤较差。本型通常表现为大、小混合的不典型淋巴细胞，在工作分型中可能被列入弥漫性混合细胞型或大细胞型。本型日本多见，在欧美约占淋巴瘤中的 15% 左右，我国也较多见。

成人 T 细胞白血病/淋巴瘤是周围 T 细胞淋巴瘤的一个特殊类型，与 HTLV－1 病毒感染有关，主要见于日本及加勒比海地区。肿瘤或白血病细胞具有特殊形态。临床常有皮肤、肺及中枢神经系统受累，伴血钙升高，通常伴有免疫缺陷。预后恶劣，化疗后往往死于感染。中位存活期不足一年，本型我国很少见。

（9）蕈样肉芽肿/赛塞里综合征：蕈样肉芽肿/赛塞里综合征（mycosis fungoides/Sezary syndrome，MF/SS）常见为蕈样肉芽肿，侵及末梢血液为 Sezary 综合征。临床属惰性淋巴瘤类型。增生的细胞为成熟的辅助性 T 细胞，呈 CD3$^+$、CD4$^+$、CD8$^+$。MF 系皮肤淋巴瘤，发展缓慢，临床分三期：红斑期，皮损无特异性；斑块期；最后进入肿瘤期。皮肤病变的病理特点为表皮性浸润，具有 Pautrier 微脓肿。Sezary 综合征罕见，见于成人，是 MF 的白血病期，可有全身红皮病、瘙痒、外周血有大量脑回状核的 Sezarv 细胞（白血病细胞）。后期可侵犯淋巴结和内脏，为侵袭性皮肤 T 细胞淋巴瘤。

二、临床表现

1. 症状

（1）以淋巴结肿大为首发症状：多数见于浅表淋巴结，NHL 较 HL 少见。受累淋巴结以颈部最多见，其次是腋窝、腹股沟。一般多表现为无痛性，进行性淋巴结肿大，早期可活动，晚期多个肿大淋巴结，易发生粘连并融合成块。

部分 NHL 患者为深部淋巴结起病，以纵隔淋巴结肿大较常见，如纵隔大 B 细胞淋巴瘤。肿大的淋巴结可压迫上腔静脉，引起上腔静脉综合征；也可压迫气管、食管、喉返神经产生相应的症状如呼吸困难、吞咽困难和声音嘶哑等原发于腹膜后淋巴结的恶性淋巴瘤亦以 NHL 多见，可引起长期不明原因发热，临床诊断比较困难。

韦氏环也是发生结外淋巴瘤的常见部位，NHL 多见，发生部位最多在软腭、扁桃体，其次为鼻腔、鼻窦，鼻咽部和舌根较少见，常伴随膈下侵犯，患者可表现为咽痛、咽部异物感、呼吸不畅和声音嘶哑等。原发于脾和肝脏的 NHL 较少见，但 NHL 并发肝、脾浸润者较常见，尤以脾脏受累更为多见，临床表现为肝脾肿大、黄疸等，少数患者可发生门脉高压，需与肝硬化鉴别。

（2）器官受累的表现：除淋巴组织外，NHL 可发生于身体任何部位，其中以原发于胃肠道 NHL 最为常见，累及胃、十二指肠时患者可表现为上腹痛、呕吐等；发生于小肠、结肠等部位时患者常伴有慢性腹泻、脂肪泻、肠梗阻等表现；累及肾脏导致肾炎。

原发于皮肤的 NHL 并不常见（如蕈样真菌病），但 NHL 累及皮肤较常见，包括特异性和非特异性两种表现。特异性表现有皮肤肿块、结节、浸润斑块、溃疡、丘疹等；非特异性表现有酒精痛、皮肤瘙痒、带状疱疹、获得性鱼鳞癣、干皮症、剥脱性红皮病、结节性红斑、皮肤异色病等。

（3）全身症状：淋巴瘤患者常有全身无力、消瘦、食欲减退、盗汗及不规则发热等全身症状。临床上也有少数患者仅表现为持续性发热，较难诊断。

2. 体征　非霍奇金淋巴瘤体征早期不明显，中晚期常有不明原因浅表淋巴结，持续性体温等体征。

3. 检查

（1）实验室检查：①外周血，早期患者血常规多正常继发自身免疫性溶血或肿瘤累及骨髓可发生贫血、血小板减少及出血。9%~16% 的患者可出现白血病转化，常见于弥漫型小淋巴细胞性淋巴瘤、滤泡型淋巴瘤淋巴母细胞性淋巴瘤及弥漫型大细胞淋巴瘤等。②生化检查；可有血沉血清乳酸脱氢酶、β_2-微球蛋白及碱性磷酸酶升高，单克隆或多克隆免疫球蛋白升高，以上改变常可作为肿瘤负荷及病情检测指标。③血沉；血沉在活动期增快缓解期正常，为测定缓解期和活动期较为简单的方法。④骨髓象，早期正常晚期浸润骨髓时骨髓象可发生变化如找到淋巴瘤细胞，此时可称为淋巴瘤白血病。

（2）病理活检：是诊断 NHL 及病理类型的主要依据。

（3）免疫学表型检测：①单克隆抗体免疫表型检查可识别淋巴瘤细胞的细胞谱系及分化水平用于诊断及分型常用的单克隆抗体标记物包括 CD45（白细胞共同抗原）用于鉴定其白细胞来源。②CD19、CD20、CD22、CD45 RA、CD5、CD10、CD23 免疫球蛋白轻链 κ 及 γ 等用于鉴定 B 淋巴细胞表型。③CD2、CD3、CD5、CD7、CD45 RO、CD4、CD8 等鉴定 T 淋巴细胞表型。④CD30 和 CD56 分别用于识别间变性大细胞淋巴瘤及 NK 细胞淋巴瘤 CD34 及 TdT 常见于淋巴母细胞淋巴瘤表型。

（4）遗传学：90% 的非霍奇金淋巴瘤存在非随机性染色体核型异常，常见为染色体易位部分缺失和扩增等。不同类型（entity）的非霍奇金淋巴瘤多有各自的细胞遗传学特征。非霍奇金淋巴瘤是发生于单一亲本细胞的单克隆恶性增殖，瘤细胞的基因重排高度一致。IgH 基因重排常作为 B 细胞淋巴瘤的基因标志 TCRγ 或 β 基因重排常作为 T 细胞淋巴瘤的基因标志，阳性率均可达 70%~80% 细胞遗传学及基因标志可用于非霍奇金淋巴瘤的诊断、分型及肿瘤微小病变的检测。

（5）影像学检查：胸正侧位片、腹盆腔 CT 扫描、胸部 CT 扫描、全消化道造影、胸腹部 MRI、脑、脊髓 MRI。胸腹部彩超、淋巴结彩超、骨扫描、淋巴造影术和胃肠镜检查。

三、诊断与鉴别诊断

1. 诊断　本病的确诊有赖于组织学活检（包括免疫组化检查及分子细胞遗传学检查）。这些组织学免疫学和细胞遗传学检查不仅可确诊，还可做出分型诊断这对了解该病的恶性程度、估计预后及选择正确的治疗方案都至关重要。凡无明显原因淋巴结肿大，应考虑到本病，有的患者浅表淋巴结不大但较长期有发热盗汗体重下降等症状也应考虑到本病。

2. 鉴别诊断　不少正常健康人也可在颈部、腹股沟及某些浅表部位触肿大的淋巴结，应注意鉴别。但应以下具体疾病相鉴别：

（1）慢性淋巴结炎：一般的慢性淋巴结炎多有感染灶。在急性期感染如足癣感染可致同侧腹股沟淋巴结肿大，或伴红肿、热痛等急性期表现或只有淋巴结肿大伴疼痛，急性期过后，淋巴结缩小，疼痛消失。通常慢性淋巴结炎的淋巴结肿大较小，$0.5 \sim 1.0cm$，质地较软、扁多活动而恶性淋巴瘤的淋巴结肿大具有较大丰满、质韧的特点必要时切除活检。

（2）淋巴结结核：为特殊性慢性淋巴结炎，肿大的淋巴结以颈部多见，多伴有肺结核，如果伴有结核性全身中毒症状，如低热盗汗、消瘦乏力等则与恶性淋巴瘤不易区别；淋巴结结核之淋巴结肿大，质较硬、表面不光滑质地不均匀或因干酪样坏死而呈囊性，或与皮肤粘连，活动度差 PPD 试验呈阳性反应。但要注意恶性淋巴瘤患者可以患有结核病可能是由于较长期抗肿瘤治疗机体免疫力下降从而罹患结核等疾患因此临床上应提高警惕凡病情发生改变时，应尽可能再次取得病理或细胞学证据以免误诊误治。

（3）结节病：多见于青少年及中年人多侵及淋巴结，可以多处淋巴结肿大，常见于肺门淋巴结对称性肿大或有气管旁及锁骨上淋巴结受累淋巴结多在 2cm 直径以内，质地一般较硬，也可伴有长期低热结节病的确诊需取活检可找到上皮样结节，Kvein 试验在结节病 90% 呈阳性反应，血管紧张素转换酶在结节病患者的淋巴结及血清中均升高。

（4）急性化脓性扁桃体炎：除有不同程度的发热外，扁桃体多为双侧肿大红、肿、痛且其上附有脓苔扣之质地较软炎症控制后扁桃体可缩小。而恶性淋巴瘤侵及扁桃体可双侧也可单侧，也可不对称地肿大，扣之质地较硬韧，稍晚则累及周围组织，有可疑时可行扁桃体切除或活检行病理组织学检查。

（5）组织细胞性坏死性淋巴结炎：该病在中国多见，多为青壮年临床表现为持续高热，但周围血白细胞数不高，用抗生素治疗无效酷似恶性网织细胞增生症组织细胞性坏死性淋巴结炎的淋巴结肿大，以颈部多见直径多在 $1 \sim 2cm$。质中或较软。不同于恶性淋巴瘤的淋巴结确诊需行淋巴结活检本病经过数周后退热而愈。

（6）中央型肺癌侵犯纵隔、胸腺肿瘤：有时可与恶性淋巴瘤混淆，诊断有赖于肿块活检。

（7）与霍奇金淋巴瘤相鉴别：非霍奇金淋巴瘤的临床表现与霍奇金淋巴瘤十分相似，只有组织病理学检查才能将两者明确区别诊断。

四、治疗

非霍奇金淋巴瘤的治疗目前崇尚个体化治疗。

（代利霞）

第二节　前 T 淋巴母细胞淋巴瘤/白血病

一、病理学特征

1. 组织学　前 T 淋巴母细胞淋巴瘤/白血病（T-LBL/ALL）其组织学表现与多数淋巴瘤不同，淋巴结多有完整的滤泡结构和生发中心。T-LBU/ALL 有淋巴母细胞的特点，形态上很难与 BL 区别，主要依据免疫表型进行鉴别。镜下常累及被膜或周围组织，瘤细胞中等大小，核质比高，细胞核为圆形、类圆形或不规则形，核膜清楚而薄，染色质细，核仁常不明显，核分裂象多见，胞质稀少，嗜碱性。约有 10% 的病例瘤细胞体积大，胞质相对丰富，核仁明显，细胞酸性磷酸酶染色核旁灶性强阳性，α－萘酚醋酸酯酶阳性，β－葡萄糖苷酶阳性。瘤细胞呈弥漫性生长，常致密、浸润单一。

2. 免疫组织化学　T-LBL/ALL 表达 T 细胞抗原，如 CD1a、CD2、CD3、CD4、CD5、CD7 和 CD8 等，不同程度表达 CD4、CD8、CD1a。CD3 为 T-LBL-ALL 的特异性抗原，CD45 和 CD34 为非特异性抗原。末端脱氧核糖核酸转移酶（terminal deoxynucleocide transferase，TdT）和 CD99 是 T-LBL/ALL 的重要标记，对诊断淋巴母细胞淋巴瘤有特异性，TdT 也可用于微小残留病的检测。根据影像学特点将 T-ALL/LBL 分为胸腺型与非胸腺型，其中胸腺型免疫表现常为 CD8$^+$/CD56$^-$，非胸腺型多为 CD56$^+$/CD8$^+$。部分病例不表达 TdT 和 CD99，可以增加 CD34 协助。

T-LBL 可分为普通型（57%）、成熟型（28%）和不成熟型（15%），还有部分为异质的免疫表型。普通型和成熟型表达 CD7、CD2、CD5 和胞质或胞膜 CD3，也可表达 CD1a 及 CD4 和（或）CD8。60% T-LBL 表达 CD3 和 TCR 的 β 链；75% T-LBL 可表达 CD34，43% 表达 HLADR，15%~40% 表达 CD10。T-LBL 偶尔可表达自然杀伤细胞的标志物如 CD57 或 CD16，如有此表达则恶性度较高。TdT 是 T-LBL 和外周 T 细胞淋巴瘤的鉴别点，淋巴母细胞淋巴瘤/白血病特异地表达 TdT，而外周 T 则不表达。BLBL 也表达 TdT、HLA-DR；但同时常表达 B 细胞表面的标记如 CD10，CD19，CD99（MIC2），CD43，PAX5，CD20，CD79a；如少部分 B-LBL 表面标记中 CD20（-），CD43（+），则易与 T-LBL 相混淆，可根据其是否表达 CD3 和 CD5 相鉴别。

3. 分子生物学及细胞遗传学

（1）基因重排：95% 的 T-ALL/LBL 可检测到 TCR 基因的重排，染色体断裂也可以累及 T 细胞受体基因（TCR）：TCRa/8（14q11）、TCRp（7q34~35）、TCR7（7p15）；在部分病例中也可见到 IgH 基因的重排，克隆性 IgH 基因重排发生率为 10%~25%，IgL 基因重排罕见。因此，IgL 可作为 T-LBL/ALL 的一个排除性诊断指标。

（2）14q11~13 染色体畸变：发生率最高，在 T-ALL 和 T-LBL 中分别为 47% 和 36%，常见易位有：t（11；14）、t（10；14）、t（1；14）、t（8；14）和 t（9；14），易位导致不同伙伴染色体上的转录因子与 TCR 融合，使转录因子高表达。t（11；14）（p15；q11）、t（11；14）（p13；q11）均累及 14 号染色体上 TCR 基因，11p15 区域内的 TTG1 基因的开放式阅读框和 RHOM 基因编码 LIM 结构域蛋白，11p13 区域包括 RHOM2/TTG2，这些易位使 T 细胞异常表达 RHOM1/RHOM2，引起 T 细胞的异常增殖。在儿童 T-ALL 中，t（1；14）（p32；q11）的发生率为 3%~7%，该染色体异常常伴有外周血细胞数增高、纵隔肿块、等临床不利因素。HOX 家族基因与血液系统恶性肿瘤的发生密切相关，t（10；14）的易位使得 HOXⅡ 在胸腺中表达，引起 T 细胞生长失控。HOXⅡ 基因位于 10 号染色体，t（10；14）导致 HOXⅡ 高表达与胸腺 T 有关，是 T-ALL 中预后良好亚型。HOXⅡL2 基因位于 5 号染色体，t（5；14）时被活化，为预后不良因素。4%~6% T-ALL 存在 NUP214-ABL1 融合基因，是伊马替尼的靶标。

（3）47% 的 T-LBL 有染色体 9、染色体 10 和染色体 11 的缺失和易位：其中有 t（9；17）（q34；q23）易位的患者病情进展迅速，预后较差；在极少数有 t（8；13）（p11；q11）易位的可见到嗜酸粒细胞数增高、浸润和髓系增生，部分常发展为髓系肿瘤如 AML、MDS 等。

（4）与 7 号染色体相关的易位：t（7；9）易位可使 TANI 基因缩短，导致其在淋巴样组织中过度表达；t（7；19）易位可使 19 号染色体上的 LYLI 基因缩短，DNA 结合能力发生改变；LCK 基因编码一种 SRC 家族蛋白激酶，与 CD4 介导的信号传导有关，t（1；7）（p34；q34）使得 TCR 恒定区增强了上游与 LCK 基因连接，LCK 过度表达，导致胸腺瘤的发生，有时还并发其他外周淋巴组织恶性肿瘤。

（5）STAT 在 ZNF198 基因和 8p11 上成纤维细胞生长因子受体 1 基因融合中有至关重要的作用。13q14 上的 RBI 基因的缺失或失活在 T-ALL 中的发生率约为 6%。

（6）p16 基因在 T 细胞肿瘤中发生率较高，提示 p16 可能在 T 细胞肿瘤的发生发展中有重要作用。p16 是一个重要的抑癌基因，编码 16kd 的蛋白。在细胞的增殖周期中，它一方面通过直接抑制 CDK4 而抑制细胞生长；另一方面 p16 和 Cyclin D 竞争结合 CDK4 而抑制细胞增殖。若 p16 基因发生突变，则会丧失上述功能，使细胞过度增殖导致肿瘤的发生。

二、治疗

1. 一般治疗　在 1970 年以前，T－LBL 单纯用纵隔放疗的长期生存率小于 10%，大部分患者很快出现中枢神经系统的浸润，最终发展为 T－ALL。近 20 年来，随着人们对淋巴细胞生物学和淋巴瘤的发病机制的深入研究，治疗也有了显著的进步。在应用 CHOP 或 CHOP 样方案后患者的 CR 为 53% ~ 71%；应用调整的 CHOP 方案、CNS 的预防治疗、维持治疗后，CR 提高到 79% ~ 100%。T－LBL／ALL 总的治疗原则同 B－LBL／ALL。在本病的治疗中大剂量化疗、维持治疗及 CNS 白血病的预防性治疗越来越受到重视。

T－ALL 诱导化疗以 VDIP/D 四药联合为基本方案。A Reiter 等人对 105 例儿童 T－LBL 患者应用 T－ALL 的方案进行了报道：应用高强度的 ALL 化疗方案（包括环磷酰胺 cyclophosphamide $3g/m^2$），中等强度的颅内照射（12 Gy），但无局部放疗，患者的缓解率可达到 90%。随后对病变局限（Ⅰ、Ⅱ期）患者应用类似 T－ALL 的 VDP 方案，总体生存率达到 80% ~ 85%；但由于治疗相关毒性较大，对 VDP 的治疗强度和疗程相应缩短后，总体疗效可达到 85% ~ 90%。但某些局限期的 T－LBL 尽管应用类似于 ALL 的治疗方案，仍会因病情复发或进展导致治疗失败。美国 CALGB 8811 方案和意大利 GIMEMA 0288 方案将 CTX 加入诱导治疗方案中，并证实对 T－ALL 产生良好效果。L－ASP 也是重要的药物之一。L－ASP 通过水解耗竭血清门冬氨酸影响肿瘤蛋白合成，持续的门冬氨酸耗竭是治疗成功的关键，其不但受 L－ASP 药物浓度和持续时间的影响，白血病细胞合成门冬氨酸的能力也直接影响 L－ASP 的疗效。与 B－ALL 相比，T－ALL 细胞的门冬氨酸合成酶表达增高，因此 L－ASP 给药必须持续足量且达到 PK/PD 要求。MTX 在 T－ALL 应用时需更大剂量（ $>3g/m^2$ ）方能显效，因体外研究显示 T－ALL 细胞长链多聚谷氨酸盐合成酶（FPGs）低表达，从而使 MTX 活性代谢产物 MTXPG（甲氨蝶呤长链多聚谷氨酸盐）减少，T－ALL 细胞要达到 MTXPC 95% 饱和所需 MTX 胞外浓度为 48μmol/L，而 BALL 只需 34μmol/L，因此必须大剂量应用。

应用类似 ALL 的治疗方案明显提高了 Ⅰ、Ⅱ 期 T－LBL 患者的生存率，但进展期（Ⅲ期或Ⅳ期）儿童患者的生存率仍不到 50%，因此很多学者对进展期病例提出了新的化疗方案。其中影响较大的是 LSA2L2 化疗方案，Woliner 等人对 17 例进展期患者进行此方案的治疗，即诱导缓解后进行 3 年的循环巩固化疗及 MTX 鞘内注射预防 CNS 侵犯，取得了令人鼓舞的结果，明显提高了 CR 率、长期生存率：40 个月的实际生存率为 88%，5 年无病生存率为 61%。随后，M. D Anderson 对 175 例儿童患者进行了 LSA2L2 和 COMP 的随机临床试验，结果 LSA2 L2 和 COMP 的总体生存率（OS）分别为 67% 和 45%（P = 0.008），5 年无病生存率分别 64% 和 32%（P < 0.01），CR 率达到 96%。目前国际上公认 BFM 方案为最佳方案，5 年生存率达 90%。

对于 T－ALL 的巩固强化治疗通常采用大剂量 Ara－C（HDAC）＋HDMTX。由 M. DAnderson 的 Murphy 教授设计的 Hyper－CVAD 方案是采用多个无交叉耐药的联合化疗方案，该方案针对 T－LBL 肿瘤细胞增殖分裂快的特点，加大了 CTX 的用量，更快地杀伤肿瘤细胞，使患者尽快达到缓解，减少耐药的发生，降低复发率。该方案用地塞米松代替泼尼松，利用后者在 CNS 中半衰期长的特点，更好地预防 CNS 侵犯，Thomas 等报道了 33 例 LBL 应用 8 个周期 Hyper－CVAD/MTX－Ara－C 方案治疗的结果：OS 为 70%，预计 3 年 DFS 为 66%，CR 率为 91%。由大剂量 Ara－C 造成的骨髓抑制是该方案的主要不良反应。

无白血病生存率（leukemia free survival，LFS）分别为早期 T（early－T）25%，胸腺/皮质 T（cortical－T）63%，成熟 T（mature T）28%，因此，早期 T 和成熟 T 可于 CR1 时选择 Allo－SCT。Hyper－CVAD 方案对外周血干细胞有持续毒性，因此应在治疗的早期进行外周血干细胞动员和采集。

DeAngelo DJ 等人对用奈拉滨（Nelarabine）治疗的 26 例 T-ALL 和 13 例 T-LBL 的结果进行了报道：所有患者均为原发耐药或 CR 后复发患者，奈拉滨按照 1.5g/（m² · d）的剂量在第 1、第 3、第 5 天使用，22d 为 1 个周期，CR 为 31%，OR 为 41%，主要不良反应为 3~4 级的中性粒细胞和血小板减少，发生率分别为 37% 和 26%；中位 DFS 为 20 周，一年总体生存率为 28%，且患者有较好的耐受性，因此奈拉滨在复发或难治性 T-ALL/T-LBL 的抗肿瘤活性较高。

近年来，靶向治疗也成为 T-ALL 治疗的一种新方法。①NUP 214ABL1 阳性 T-ALL 具有酪氨酸激酶活性，可用伊马替尼及二代 TKIs 治疗。②Nelarabine：嘌呤类似物，对 T-ALL 具有高度选择性，有望作为巩固阶段的一线治疗。③阿仑单抗（Alemtuzumab）靶向 CD52 抗原。④50% T-ALL 有 Notchl 受体突变，Notchl 是一种跨膜蛋白，是造血干细胞自我更新和 T 细胞生长发育所必需，突变导致 Notchl 活化增加，继而 c-myc 等原癌基因活化使 T 细胞过度增殖，通过关闭 Notch 信号传导通路就可以关闭 c-myc 基因，切断肿瘤细胞生长。Notchl 有两种类型突变，一种通过蛋白酶复合体 γ-secretase 切割 Notch 蛋白使其进入细胞核活化下游基因，针对 γ-secretase 的抑制剂 MK-0742 正在进行难治复发性 T-ALL 的临床试验。

尽管 TLBL 的治疗取得了显著的进步，治疗过程中的一些问题还未得到解决，且这些问题一直是研究的热点：诱导缓解的最优化、维持治疗的持续时间、CNS 预防性照射的作用、局部放疗特别是纵隔放疗的疗效等。

2. CNS 和纵隔疾病的处理　CNS-L 预防是 T-ALL 治疗的重要组成部分，约 20% 的 T-LBL 患者有 CNS 受累；未进行 CNS 预防的患者，CNS 是复发的常见部位。由于骨髓受累与 CNS 和（或）睾丸受累有较强的相关性，因此在开始治疗时须进行脑脊液细胞学的评估和 CNS 的预防性治疗。

Coleman 等人的研究中加用 MTX 鞘内注射和预防性头颅照射使复发率由 29% 降低到 3%，但患者的生存率却没有明显的改善。单独应用鞘内注射进行预防时，CNS 的复发率为 3%~42%，联合颅内照射的复发率为 3%~15%；不进行 CNS 预防时其复发率为 42%~100%。儿童肿瘤研究组的研究发现，单独应用鞘内注射和鞘内注射联合头颅照射的复发率是相同的，因此很多研究考虑到长期的神经系统损害和鞘内注射的有效预防作用，已放弃了头颅照射。

但以后的研究发现，单纯鞘内化疗预防 CNS-L 仅在白细胞不高的患者取得与颅脑照射同样的疗效，而白细胞 $>100 \times 10^9$/L 的患者，3 年 EFS 仅 17.9%，经颅脑照射者 3 年 EFS 可达 81.97%。如已有中枢神经系统侵犯，可应用以大剂量 MTX、Ara-C 为主的化疗方案，两药可通过血脑屏障，达到治疗目的并减少放疗导致的脑细胞损伤。但与联合颅脑照射相比，单纯高剂量化疗者复发率高于联合颅脑照射组。

纵隔是肿瘤复发的另一重要部位。最近德国进行了一项多中心的研究 45 例 T-LBL 成人患者，以男性为主，确诊时 91% 存在纵隔肿块，40% 的有腹膜和腹膜周围的浸润，73% 的患者处于 Ⅲ、Ⅳ 期，骨髓受累的比例为 31%，无 CNS 受累。应用儿童 ALL 方案包括标准诱导治疗、预防性头颅照射（24Gy）和纵隔照射（24Gy）、巩固强化治疗后，42 例（93%）患者达到 CR，2 例（4%）达到 PR，1 例（2.2%）在治疗过程中死于肿瘤溶解综合征。Ⅰ~Ⅲ 期患者（n=18）的 CR 率为 100%，Ⅳ 期患者（n=27）的 CR 为 89%。总的治疗时间的中位数为 8 个月，远远短于 ALL 的 2.5~3 年的治疗时间。12 个月内有 15 例（36%）复发，其中 47% 的复发患者有纵隔瘤块。根据 Murphy 分类法，有纵隔受累的儿童 NHL 患者至少归为 Ⅲ 期，如果成年患者采用这种分类法，成人 T-LBLⅢ、Ⅳ 期患者的比例达到 96%。纵隔复发是 T-LBL 治疗的一大障碍，有学者推荐进一步强化治疗，增加纵隔照射的剂量（36 Gy），扩大 SCT 的适应证。

尽管纵隔放疗是一种有效的局部治疗方法，但这种方法可能会引起严重的并发症如继发心脏疾病、放射性肺炎、乳腺癌和骨肉瘤等继发性恶性肿瘤、AML、骨髓增生不良等。这些并发症对儿童患者有重要的不良影响，因此，儿童患者应慎用纵隔放疗。无放疗的巩固和强化治疗使单独纵隔的复发率为 5%~10%。对纵隔受累患者是否应常规进行纵隔放疗仍然有争议。

LBL 患者纵隔残留瘤块的处理也是一个有争议的问题。目前，治疗方法包括：局部放疗、手术切除、患者接受维持治疗或 SCT 后密切观察等。在一组 60 例患者的研究中，在完成化疗后行残留纵隔瘤块的切除，经病理确诊仍有 8% 的患者有微小残留病。若残留的纵隔瘤块的体积有增大时（瘤块的高×宽×厚度×0.523），应进行影像学检查。若在第 33 天，瘤块缩小的体积 <70% 或骨髓中有 >5% 的肿瘤细胞，就应根据 BFM-90 方案进行强化治疗，采用这一方案大大降低纵隔的复发率（7%）；而且成人患者应用这一方案的毒性较低。进一步的研究包括对治疗反应较慢的患者或有其他高危指标的患者在 ALL 化疗方案中加用阿伦单抗（CD52 的单克隆抗体）和奈拉滨等。

尽管 LBL 的发病率较低，但已经有很多治疗方法。关于治疗小结如下：①高强度的 ALL 治疗方案比 NHL 的化疗方案更为有效。②没有维持治疗的短期化疗可能会增加 LBL 的复发。③应用高强度的颅内预防化疗可以降低 CNS 的复发，在预防 CNS 复发时，头颅照射的作用并不清楚。④高强度的 ALL 方案联合足够剂量的纵隔巩固性放疗，可能会降低纵隔的复发。⑤包括了巩固治疗、SCT/BMT 的治疗可能会改善患者的长期预后。

3. SCT 在 T-LBL 治疗中的作用　高强度的化疗方案（联合或不联合放疗）改善了成人 LBL 患者的预后，但仍有部分患者疗效不佳，为进一步改善患者的预后，对高危的 LBL 患者，需联合应用自体/异体干细胞移植。资料表明，自体和异基因 SCT 可以改善患者的长期预后，但哪些患者可从中受益尚不明确。

一些单中心研究结果显示，与常规化疗相比，成人 LBL 患者在第一次缓解后应用 ASCT 有改善患者无复发生存的趋势。最近淋巴瘤委员会的 LeVine 等人发表了 1989—1998 年在 IBMTR 和 ABMTR 注册过的 204 例患者进行自体（n=128）或 HLA 相同的同胞兄妹间（n=76）SCT 的结果。这些患者中，年龄≥16 岁的成年患者 183 例，其中 118 例（64.5%）接受了 ASCT，65 例（35.5%）接受了异基因 SCT。自体移植者的中位年龄为 31（2～67）岁，HLA 相同的同胞兄妹移植的中位年龄为 27（5～53）岁。接受异基因 SCT 者与接受自体移植者比，6 个月的治疗相关死亡率（TRM）分别为 18% 和 3%（P=0.002）；这种情况持续 1～5 年，GVHD 的相关死亡率为 7%。自体或异基因移植治疗相关死亡的原因大部分为感染、肺炎、器官衰竭，异基因移植治疗相关死亡是自体移植的 6.12 倍。两者的早期复发率相似，但异基因 SCT 的远期复发率明显降低，异基因 SCT 和自体 SCT 的累积复发率分别为 34%（95% 可信区间，23%～45%）和 56%（93% 可信区间，45%～65%）（P=0.004）。多变量分析显示，供体来源、移植时骨髓受累、移植时疾病状态是 SCT 后难治或复发淋巴瘤的独立预后因素。

根据上述研究，目前比较公认的成人 T-LBL 患者的一线疗法包括：提高化疗强度、延长维持治疗的时间（根据分期为 1～2 年）、瘤块或微小残留病的控制（通过放疗或切除）、扩大 SCT 的适应证。复发 T-LBL 患者预后较差，应用异基因 SCT 可以降低自体 SCT 晚期复发率（≥1 年），因此复发患者应尽快首选异基因 SCT。发病时无骨髓受累的患者应首选自体 SCT。

总之，应用 ALL 样方案，LBL 患者的疗效已经有很大的改善；有不良预后因素者应考虑更强的治疗方案如大剂量化疗联合 SCT。尽管 T-LBL 患者自体和异基因 SCT 效果的数据有限，但从总体讲这两种治疗模式对 CR1 患者，特别是无骨髓受累者疗效相似。但疾病恶性度较高、有骨髓受累、非 CR1 的患者因 GVL 效应更适合异基因 SCT。

三、预后

T-LBL/ALL 呈高度侵袭性，病程短，治疗困难，复发率高。高危患者即使采用类似高危 ALL 的治疗方案，5 年生存率也仅为 20%；无上述不良预后因素者 5 年生存率可达 90%。

预后不良因素包括诱导治疗未达到 CR，LDH 的水平高于正常的 1.5 倍，Ⅲ/Ⅳ期、B 症状、年龄 >30 岁、IPI≥2、CNS 受累、每高倍视野 >50 个分裂象，骨髓受累、WBC >50×10⁹/L、Hb <100g/L、SCT 后仍有 CNS 受累。2006 年美国血液年会 Gokbuget 报道中认为，T-ALL 中的 early-T、mature-T、WBC >100×10⁹/L、HOXⅡL2 者属于高危，预后不良。

Coleman 等人根据有无骨髓和 CNS 的受累、Ann Arbor 分期和 LDH 水平设计了一个危险分层模型，危险度较低的标准包括：Ⅰ～Ⅲ期或Ⅳ期但无骨髓和 CNS 受累、LDH 低于正常的 1.5 倍，低危患者的 5

年无复发生存率为94%，而有这些危险因素的患者的 5 年无复发生存率为19%（P = 0.000 6）。Coleman 模型在临床上得到了广泛的认可，但德国 GMALL 的研究发现仅 LDH 大于正常的 2 倍是患者生存的预后指标。同样，在儿童 T‑LBL 患者中 GMALL 也未发现显著影响预后的因素。由于 T‑LBL 发病率较低，治疗方案不一致，目前还没有前瞻性研究来证实这一模型；T‑LBL 患者中没有相应的能够评估对治疗反应的参数。理性的评估应该是以骨髓或外周血 MRD 的检测为依据，这有助于 LBL 患者的个体化治疗（包括 CR1 后进行 SCT）。和 T‑ALL 相似，大多数研究表明 T‑LBL 有 TCR 基因的重排。因此，将来 SCT 的适应证将以 MRD 的检测为基础。

（代利霞）

第三节 B 淋巴母细胞淋巴瘤

一、概述

1. 定义 B 淋巴母细胞淋巴瘤（B lymphoblastic lymphoma，B‑LBL）是一种较少见的淋巴瘤，仅占淋巴母细胞淋巴瘤的 10% ~20% 。

2. 发病情况 B 淋巴母细胞淋巴瘤可发生于任何年龄，以儿童和青少年为主；20 岁以下患者占 75%，35 岁以下患者占88%；3~4 岁为高发年龄。男性略多于女性患者。

3. 病因 B 淋巴母细胞淋巴瘤病因不明。

4. 病理 B 淋巴母细胞淋巴瘤：肿瘤细胞有正常分化阶段的淋巴母细胞的特点。镜下瘤细胞呈弥漫性浸润生长，瘤细胞体积中等大小，介于小淋巴细胞和大 B 细胞之间，胞质稀少粉染，核圆形、类圆形或不规则形，核膜薄而清楚，染色质细，核仁常不明显，核分裂象多见；细胞组织化学染色显示其核周环状阳性，非特异性酯酶多为灶性点状或高尔基区阳性。

二、临床表现

1. 症状 B 淋巴母细胞淋巴瘤病变最常侵犯皮肤（尤其是头颈部）、骨、软组织和淋巴结等，表现为皮肤多发性结节，骨内孤立性肿块，很少出现纵隔包块。少数年幼儿童（5 个月至 6 岁）表现为原发性皮肤病变，可位于头面部及颈部，往往多发，病变呈红色结节状，质硬。病变的肿瘤细胞可短期内迅速增多并浸润外周血和骨髓，表现出 ALL 症状。

2. 体征 B 淋巴母细胞淋巴瘤体征不明显。

3. 检查

（1）实验室检查：实验室检查血常规，侵犯骨髓时，外周血或骨髓中肿瘤细胞增多，外周血白细胞多 $<10×10^9/L$，可见到幼稚淋巴细胞；血红蛋白可降低，表现为正细胞正色素性贫血；血小板常低于正常。

（2）骨髓穿刺：骨髓中可见幼稚淋巴细胞，<25% 。

（3）彩超检查：B‑LBL 患者可表现为颈部、锁骨上、腋下等淋巴结肿大，部分患者可表现为肝、脾肿大。

三、诊断与鉴别诊断

1. 诊断 确诊 B‑LBL 的依据为病理形态学。

2. 鉴别诊断 由于 B‑LBL 较少见，部分病例的形态学和免疫表型与成熟 B 淋巴细胞肿瘤（如 Burkitt 淋巴瘤）较为相似而极易误诊，而两类肿瘤的治疗方案完全不同，因此，必须注意鉴别 B‑LBL 和成熟 B 细胞淋巴瘤。

四、治疗

治疗原则：根据不同预后选择相应的治疗方案；多药联合化疗应用于诱导缓解，尽快达到完全缓解；缓解后加强巩固，维持治疗，减少肿瘤负荷，降低复发率；早期进行有效的中枢神经系统白血病的预防；加强支持疗法，尽量减少化疗不良反应及并发症。

1. 化学治疗　多药联合的系统治疗［长春新碱（VCR）、泼尼松（Pred）、6-巯基嘌呤（6MP）、甲氨蝶呤（MTX）］、中枢神经系统预防和侵犯野放疗，使Ⅰ～Ⅱ期患者的长期生存率可达85%～90%，但Ⅲ～Ⅳ期患者的生存率仍小于40%。随方案改进强化，逐渐加甩了烷化剂、蒽环类药物、左旋门冬酰胺酶（L-ASP）、阿糖胞苷（Ara-C）等药物联合化疗，即应用COMP、CHOP、LSA2L2方案，疗效得以明显改善，尤其是LSA2L2方案采用了MTX做CNS预防，将维持治疗延长至3年，使5年无事件生存率（EFS）达64%～74%。近年来，采用类似治疗ALL的强烈化疗方案取得可喜疗效，CR率为77%～100%，5年EFS达70%～90%。

2. 放射治疗　诱导治疗后的纵隔残留病灶是T-LBL未达CR和治疗失败的主要原因，也是最常见的复发部位，这部分患者往往诊断时有巨大纵隔占位，甚至可发生急性气道梗阻等急症。研究结果显示，在儿童患者中巩固性放疗并未获益，相反却增加了治疗的相关毒性。

部分研究表明，病变局部巨大肿块以及诱导治疗后未达完全缓解是预后不良的表现；有纵隔残留病灶的患者也常增加了复发风险。故除强化系统化疗外，能否对有纵隔巨大占位的患者及诱导治疗后仍有残留病灶的患者应用纵隔巩固性放疗以预防复发，仍需探讨。

3. 综合治疗　综合治疗，诱导缓解、巩固治疗、再诱导和维持治疗，去除了局部放疗，其中Ⅰ、Ⅱ期患者无再诱导治疗，Ⅲ、Ⅳ期患者于再诱导治疗后予预防性颅脑放疗(12Gy)，均维持治疗至24个月。5年无事件生存率达90%，是目前报道过的治疗儿童青少年LBL疗效最好的方案。

4. 自体和异基因造血干细胞移植的作用　由于LBL具有复发的高风险，且复发后预后极差，尤其T-LBL，疾病复发后往往迅速进展，对补救化疗反应率很低，故多组研究于化疗首次缓解（CR1）后应用自体或异基因造血干细胞移植（SCT）。

也有研究认为LBL应用ALL样方案化疗，疗效与SCT相当；且目前尚未明确预后不良相关因素，确定高危组患者，故CR1后行SCT的适应证尚未明确，尤其是异基因SCT的治疗相关死亡率较高，更应严格把握。

5. LBL复发后的补救治疗　10%～20%的进展期T-LBL属难治或复发病例。缓解后一旦复发，往往病情极其凶险，迅速全身多脏器转移，即使应用二线化疗药物也可能不敏感，尤其是应用ALL样方案化疗后再次缓解困难，预后极差；而最初应用CHOP方案、B-NHL短疗程方案的患者复发后再应用ALL样方案仍可获得缓解。

补救治疗主要包括再次诱导和造血干细胞支持的强化治疗。补救的目标是如何尽快达到稳定的CR2，尽早行SCT。目前常用的可以作为二线治疗的细胞毒类药物有异环磷酰胺、去甲氧柔红霉素、卡铂。

五、预后

在治疗早期根据预后不良因素，确定危险分组，尽早发现高危患者，是各研究组长期探讨的问题，但各组统计学分析结果不一。预后相关因素主要包括：诱导结束时未达完全缓解（PR）、临床Ⅲ、Ⅳ期、免疫表型、骨髓侵犯、纵隔病变、巨大瘤块、中枢神经系统侵犯、血清LDH增高等，但虽经国内外多组研究，目前尚无明确统一的预后不良相关因素。

（代利霞）

第四节　MALT型结外边缘区B细胞淋巴瘤（MALT-MZL）

一、病理学特征

尽管黏膜相关淋巴组织淋巴瘤发生部位不同，但它们的组织学形态却类似。瘤细胞通常为小到中等大小的淋巴细胞，带有中等丰富程度的胞质和不规则的核，相似于滤泡中心细胞，故而被称为中心细胞样细胞。虽然瘤细胞相似于中心细胞是一般规律，但也可有多种变化形式。在一些病例，它们可呈单核细胞样，即胞质丰富、淡染，细胞界限清晰，也可呈小淋巴细胞样或相似于淋巴浆细胞样细胞。以上细胞形态可单独存在，也可不同程度地混合出现。此外，散在的转化性母细胞（免疫母细胞、中心母细胞样的大细胞）及浆细胞分化亦可见到。淋巴瘤细胞多沿反应性淋巴滤泡周围生长，后期也可侵入并取代滤泡而形成滤泡植入（follicular – colonisation）现象。通常，瘤组织中还有数量不等的非肿瘤性反应性 T 细胞散在分布。

MALT 淋巴瘤的一个重要病理学特征是淋巴上皮病变，即簇状的肿瘤细胞浸润并部分破坏黏膜腺体的现象。此时，腺上皮细胞呈嗜酸性变，腺体扭曲、变形，细胞角蛋白免疫组化染色可很好地显示这一病变。淋巴上皮病变在胃、甲状腺、唾液腺及肺的 MALT 淋巴瘤中经常见到，并为诊断所必需。在其他部位如泪腺及皮肤的 MALT 淋巴瘤中，淋巴上皮病变则数量较少或很少见到。然而，由于边缘区 B 细胞本身就有可以进入上皮内而形成相似于淋巴上皮病变的特点，因此，对 MALT 淋巴瘤的诊断一定要根据以上形态学特点进行综合判断。

在 MALT 淋巴瘤的病理诊断中，isaacson 建议不应再使用高恶性 MALT 淋巴瘤（high – grade MALT lymphoma）这一术语。MALT 淋巴瘤的术语只限用于小细胞为主的淋巴瘤而不能应用于大细胞淋巴瘤，即使这些大细胞淋巴瘤是继发于 MALT 淋巴瘤。随着病程的进展，肿瘤组织中转化型母细胞可明显增加，并成簇、片状，最终相互融合而使以前的 MALT 淋巴瘤形态完全消失，当 MALT 淋巴瘤中转化的免疫母细胞及中心母细胞样大细胞呈实体样或片状增生时，应诊断为弥漫性大 B 细胞淋巴瘤（diffuse large B – cell lymphoma，DLBCL）（伴或不伴 MALT 淋巴瘤成分）。MALT 淋巴瘤细胞与边缘区 B 细胞具有几乎相同的免疫表型，即表达全 B 细胞标记物（CD19、CD20、CD79a），而不表达 CD5、CD10、CD23 和 Cyclin D1，从而说明了瘤细胞乃源于边缘带 B 细胞。CD35 和 CD21（染滤泡树突状细胞）的免疫组化染色可显示残余滤泡的存在及瘤细胞植入滤泡现象。瘤细胞同时表达 IgM，并表现为轻链限制（κ：λ > 10 ：1，或相反）。

二、治疗

MALT 淋巴瘤属惰性淋巴瘤，病程进展缓慢，治疗无论是手术切除、化疗还是放疗，5 年存活率可达 80% ~ 95% 但随着对其病因及分子遗传学研究的进展，其治疗方法也有了很大改变。国内北京大学第三医院的研究提示，其 3 年生存率也已达到 93.8%，与国外的结果相似。

1. 抗 H. pylori 治疗　随着国内外对 H. pylori 在胃 MALT 淋巴瘤发生发展中作用的研究，越来越多的证据表明 H. pylori 根除疗法可以作为早期低度恶性胃 MALT 淋巴瘤的一线治疗。根除 H. pylori 治疗在低中度恶性胃 MALT 淋巴瘤的治疗中占有重要地位；在高度恶性胃淋巴瘤应采用常规化疗、放疗或手术治疗，抗生素治疗不是首选，但可以作为辅助治疗，因其可以消除肿瘤组织中对 H. pylori 抗原刺激有反应部分肿瘤的复发。2006 年 NCCN 指南明确指出，H. pylori 阳性的 IE 期患者应采用含有质子泵抑制剂的三联治疗，推荐的一线药物包括质子泵抑制剂、克拉霉素和阿莫西林或甲硝唑。国内对抗生素治疗肿瘤尚无经验，北京大学第三医院血液科选择了 10 例无 API2 – MALT1 融合基因的 I 期和 II 期 H. pylori 阳性患者进行了单纯的抗 H. pylori 治疗。经胃镜证实 5 例 CR，5 例 PR，PR 患者经化疗 3 例达到 CR，现仍在随访中。

2. 放射治疗　对伴有 t（11；18）、t（1；14）等分子遗传学异常、肿瘤细胞侵及肌层以下以及 H. pylori 阴性的胃 MALT 淋巴瘤病例，单纯抗 H. pylori 治疗效果可能不好，治疗失败的病例可以选择局部放疗。国外报道，对 H. pylori 阴性的 I ~ II 期患者应用单纯胃的低剂量放疗，经过 27 个月的随访，达到了 100% 的完全缓解率且无严重的不良反应。在多伦多大学放疗肿瘤学系进行的研究中，61 例接受放疗（单独或联合化疗）的患者的中位放射剂量为 30Gy。目前国内仅有少数病例接受过胃的单纯低剂量照射治疗，尚无大样本报道，照射后 X 射线的影像学改变明显滞后，部分患者放射治疗后几次胃镜病理检查未见肿瘤细胞，但影像学尚未见明显好转。原发于甲状腺的 MALT 淋巴瘤，I 期可以采用体外放疗，局限性的Ⅱ期采用放疗联合 CVP 化疗也可取得较好疗效。

3. 化学治疗 由于 MALT 淋巴瘤是低恶度的肿瘤，所以不建议使用强烈的化疗方案，常用的传统方案 COP、CVP、CHOP 等，其他如含氟达拉滨的 FC、FMD 也有报道；对原发甲状腺或转化型 MALT 淋巴瘤常采用 BA - COP、ESHAP 等更积极的化疗方案。国际结外淋巴瘤研究组对 CD20 抗体利妥昔单抗治疗 MALT 淋巴瘤尤为关注，认为利妥昔单抗联合上述化疗方案可以明显提高疗效，故 NCCN 推荐将 RCHOP 方案作为一线方案。

也有报道认为由于 MALT 肿瘤的胃泌素水平高于正常，而在早期胃泌素与肿瘤细胞是相互促进的，所以可以使用胃泌素抗体来治疗。

4. 手术治疗 手术治疗对早期、病情局限的胃和胃外 MALT 淋巴瘤是有效的治疗措施。Cogliatti 等报道了 69 例低度 MALT 的治疗，其中 48 例处于ⅠE 期，21 例处于ⅡE 期：45 例只接受手术治疗，12 例接受手术和化疗，11 例接受手术和放疗，1 例接受了手术、化疗和放疗，结果 5 年存活率为 91%（ⅠE 期为 95%，ⅡE 期为 82%），且对接受单独的手术治疗组和手术与其他治疗的联合治疗组间进行比较没有显著性差异。

但因胃 MALT 淋巴瘤常呈多灶性分布，手术常需进行全胃切除，严重影响了患者生活质量，而进行胃大部切除又有残胃肿瘤复发或肠道及远处转移的报道。近年，由于抗生素治疗和局部放疗能使大多数早期胃 MALT 淋巴瘤患者获得治愈，因此手术除了明确诊断外只用于那些有出血、溃疡的患者，手术治疗在国外已基本放弃，但肺局限性 MALT 淋巴瘤手术治疗效果很好。

5. 综合治疗 抗 H. pylori 治疗、放射治疗、化学治疗、手术治疗都不能对所有病例达到最好的治疗效果，但是国际上普遍认为抗 H. pylori 治疗应作为基本的初治手段，同时可根据组织学分型、免疫学表型、分子遗传学特点、临床分期、国际预后指数以及患者情况进行个性化综合治疗，以期达到最好的治疗效果。

三、预后

MALT 淋巴瘤的 5 年 OS 率为 86% ~95%，且在Ⅰ期患者伴或不伴远处转移的患者中无显著性差异。小于 10% 的病例在疾病晚期其组织病理可以转化为大细胞淋巴瘤。肿瘤大小、血 β_2 - MG 和 LDH 及人血白蛋白水平对预后有一定的影响，大瘤块、血 β_2 - MG 和 LDH 升高者预后较差。诊断时组织学上存在大细胞成分者预后较差。存在 t（11；18）（q21；q21）易位的病例对于抗 H. pylori 及烷化剂治疗效果差，而对于利妥昔单抗治疗有效。Taji 等人进行了一系列关于第三染色体三体化的研究，研究结果提示第三染色体三体化的出现预示抗生素根治 H. pylori 效果不佳。另外也有人报道，NF - κB 与 bcl - 10 是感染 H. pylori 的胃 MALT 淋巴瘤的独立预后因素，Ki - 67 高表达者预后较差。

（代利霞）

第五节　脾边缘区淋巴瘤，+／-绒毛状淋巴细胞（SMZL）

一、病理学特征

1. 组织学

（1）肉眼观：脾通常增大呈典型的微小结节状。多数患者的脾重超过 400g，甚至超过 2 000g。

（2）组织学：早期病变累及白髓，滤泡增大，并且大小不等，表现为滤泡周围围绕着浅染的边缘区样结构，此区内的细胞中等大小，胞质丰富、浅染，核椭圆形，似单核样 B 细胞形态。滤泡的中心或呈现由于小的中心细胞样细胞取代套区及生发中心。

小而圆的淋巴细胞围绕或取代转化性生发中心，同时正常滤泡套区消失。其外周细胞小到中等大小，染色质较分散，并有丰富的淡染胞质，形态相似于边缘区细胞，其中有分散的转化性母细胞。肿瘤细胞可有浆细胞分化。病变进一步发展，红髓也可受累。红髓中聚集成结节状的较大细胞与成片分布的小淋巴细胞常侵犯髓窦。

2. 免疫表型　肿瘤细胞表达表面 IgM 和 IgD，表达 B 细胞抗原 CD20 和 CD79a，并表达 bcl-2。不表达 CD5、CD10、CD23、CD43 和 Cyclin D1。Ki-67 的表达少于 5%。

二、治疗

目前仍无统一的首选治疗方案，具体治疗取决于患者的临床表现。

1. 随诊观察　如果淋巴细胞增多不明显且较稳定及无血细胞减少、无脾亢的患者并不需要积极治疗，可随诊观察。这些患者的 5 年存活率可以达到 88%，疾病多可稳定存在至少 10 年。

2. 放射治疗　El Weshi 等人报道小剂量（4Gy）放疗就可以有效，可以显著减少外周循环的绒毛淋巴细胞，使脾缩小，且显著改善血细胞的减少。当不允许进行切脾手术或化疗的不良反应太大时，放疗是一种有效的替代治疗。

3. 化学治疗　对于初发患者化疗很少带来益处，但是对于进展期的患者，尤其是切脾以后病情进展的患者，烷化剂是有益的，但是很少能达到 CR，这类患者的 5 年存活率为 64%。嘌呤类似物是一种更有前景的药物，但直到目前为止，仅少量患者应用氟达拉滨治疗。无论是一线还是二线治疗都有一些 CR 病例。

4. 手术治疗　脾切除可以有效改善脾亢、腹胀等不适，而且有助于确诊，但有报道脾切除可能会改变骨髓的侵犯方式，从而增加肿瘤负荷。

脾切除不适用于高度侵袭性的肿瘤，单纯切脾不能控制脾外浸润。

5. 综合治疗　单克隆抗体，如 CD20 单抗及 CD22 单抗，目前已经或即将给临床治疗带来更大进展。另有报道对于 HCV 感染的病例，干扰素的抗病毒治疗有效。

三、预后

目前多数报道认为 SMZL 的预后较好，5 年生存率可以超过 50%。有发热等全身症状、LDH 升高、全身一般情况差者预后较差，中位生存时间仅为 26 个月。

（钟万芬）

第六节　淋巴结边缘区 B 细胞淋巴瘤（NMZL)

一、病理学特征

1. 组织学　大多数淋巴结边缘区淋巴瘤在低倍镜下即可引起注意。此时，界清或不清的斑片状淡染区存在于淋巴结滤泡间区及滤泡边缘区，80% 的病例可见到或多或少的残存滤泡。斑片状淡染区的肿瘤细胞为中等大小、胞质丰富淡染的单核样 B 细胞，核圆形或不规则形，核染色质略粗，通常有小而孤立的核仁。有些病例中可见转化的母细胞（母细胞样大细胞）散在分布于单核样 B 细胞中，并可见数量不等的浆细胞（肿瘤细胞的浆细胞样分化）。少量的中性粒细胞通常可找到，少数情况下也可见到一些上皮样细胞。当母细胞样大细胞增多时，可能转化为弥散性大 B 细胞样淋巴瘤。鉴于生长方式及免疫表型的不同，淋巴结边缘区淋巴瘤可分为两个不同的类型：①MALT 型：此型占多数，显示 MALT 淋巴瘤的形态学及免疫表型特征。带有单核样 B 细胞/边缘区分化，生长多呈窦周和血管周围浸润方式，残存生发中心带有相对完好的套区。肿瘤细胞 IgD 阴性，44% 的患者临床上有结外受累情况。②脾型：相似于脾边缘带淋巴瘤的形态学及免疫表型特征。多形性肿瘤细胞围绕残留生发中心生长，缺乏或仅有微小（attenuated）的套区，肿瘤细胞 IgD 阳性，诊断时通常处于早期（Ⅰ、Ⅱ期），没有脾脏的受累。

2. 免疫表型　肿瘤细胞 CD5、CD10、CD23 阴性，80% 的病例 bcl-2 弱表达。大多数病例与 MALT 淋巴瘤的免疫表型相似，IgD 阴性；一些病例则与脾边缘带淋巴瘤者相似，IgD 阳性。

3. 遗传学　淋巴结边缘区淋巴瘤的遗传学异常部分与脾边缘带淋巴瘤及 MALT 淋巴瘤一致，如部分或整个 3 号染色体三体等，表明三者组织起源的相似性。但淋巴结边缘区淋巴瘤不存在 MALT 淋巴瘤特异性染色体易位，如 t（11，18）/API2 - MALT1、t（14；18）（q32；q21）/IgH - MALT1 等。

二、治疗

早期患者可采取手术切除、局部放疗、联合化疗或几种方法的联合治疗。化疗一般是根据患者的疾病进展分期来选择化疗药物的，目前认为嘌呤类似物可能是一种有效的治疗方法，而联合利妥昔单抗的治疗可能更好。

三、预后

本病临床呈惰性进展，预后与 SMZL，相似，但是较 MALT 为差。5 年总生存率为50% ~ 70%，但是中位进展期仅 1 ~ 2 年。大约有 20% 的病例因存在大细胞成分而转化为 DLBCL。这与其他低恶度淋巴瘤相似，然而随着疾病的进展，不同分期患者的预后不同。早期患者即使只进行局部治疗也会有好的预后及较长的生存期，进展期患者预后差，而且复发的危险性大，生存期短。

（钟万芬）

第七节　弥漫性大 B 细胞淋巴瘤

一、病理学特征

1. 组织学　大体标本多为均一的新鲜鱼肉状肿物，可侵及全部或绝大多数的淋巴结，偶见淋巴结部分受累。结外受累通常表现为肿块，可伴有或不伴有纤维化。

形态学上，典型的肿瘤细胞弥漫性增生取代受累的淋巴结或结外组织。淋巴结的受累可为完全性、部分性、滤泡内、窦样或几种形式混合。结外软组织及血管浸润常见，可观察到广泛或清晰的硬化带。坏死常见，偶尔出现整个病灶梗死，而影响诊断。一些病例由于反应性组织细胞增生明显，呈现"星空"现象。背景中有时可见上皮样细胞、浆细胞和嗜酸粒细胞。

肿瘤细胞为大的转化淋巴细胞，体积在不同的病例或同一病例中可有很大差异，但核都较大，一般大于反应性组织细胞的核。部分病例中，核中等大小，可造成与 Burkitt 淋巴瘤鉴别困难。核呈圆形、锯齿状或不规则折叠，染色质空泡状或粗颗粒状，常有核仁，大小不等、嗜碱或嗜酸性、1 个或多个。胞质中等量或丰富，可透明、淡染或嗜双色。一些病例中的瘤细胞呈浆细胞样：嗜碱性、嗜派洛宁，伴有淡染的核周高尔基空晕。可有嗜碱性胞质碎片，与炎症反应中的"浆细胞小体"不易区分。可见类似于 RS 细胞的多叶核细胞或奇异细胞。核分裂象易见。

从细胞学的角度，肿瘤细胞形态多样，可进一步进行形态学分类—中心母细胞型、免疫母细胞型、富于 T 细胞/组织细胞型以及间变型 4 种变异型，但治疗和预后差别不大，故统一名词在 DLBCL 下。另外还有 2 类特殊少见的亚型：纵隔硬化性大 B 细胞淋巴瘤和血管内大 B 细胞淋巴瘤，其发病部位、临床还是有些特点，故作为亚型提出。

2. 免疫组织化学　肿瘤细胞可表达多种 B 细胞抗原，如 CD19、CD20、CD22、CD79a，但也可缺少其中的一项或几项。大多数研究用 3 个标记 CD10、BCL6 和 MUM1 来区别 GC 和 ABC 样 DLBCL。50% ~ 70% 的病例表达表面和（或）胞质 Ig（IgM > IgG > IgA）。胞质型 Ig 常见于有浆样分化的病例。CD30 最常表达于间变型。10% DLBCL 表达 CD5。bcl - 6 表达在生发中心起源的 B 细胞 NHL 上，阳性率为70%。30% ~ 50% 的病例 bcl - 2 阳性，少数病例 p53 阳性，很少的病倒可有浆细胞相关抗原（CD138）表达。Cyclin D1 阴性。核增殖指数（Ki - 67）>40%，有的甚至 >90%。

3. 分子生物学及细胞遗传学　约 50% 的病例有染色体的易位，67% 的患者存在 DNA 的失衡，其中比较常见的失控基因包括 bcl - 6、bcl - 2 和 c - mve 基因等。

（1）多数病例有 IgH 和 IgL 基因重排及可变区自发突变。

（2）bcl-2：是一种原癌基因，位于18q21，抑制凋亡。bcl-2的失调常常和t（14；18）相关，t（14；18）见于20%~30%的DLBCL中。bcl-2蛋白的表达可以出现在至少50%的DLBCL中，而不与t（14；18）相关。有趣的是，bcl-2蛋白表达和DLBCL的良好预后相关，而独立的t（14；18）与预后无关。另有研究显示其与患者对化疗的耐药有关，是一项不依赖于IPI的独立的预后因素。

（3）bcl-6：涉及3q27的bcl-6基因，发生率为35%~40%。bcl-6是锌指蛋白转录抑制因子，在生发中心形成反应中起重要作用，正常情况下只表达在GCB细胞上。bcl-6的下调可能对GCB细胞进一步分化为记忆性B细胞和浆细胞起关键作用，同时bcl-6还可能抑制GC反应中由于DNA损伤引起的、由p53介导的GCB细胞的凋亡，bcl-6在DLBCL中表达可能抑制凋亡，使恶性克隆持续存在。

（4）c-myc：是与Burkitt淋巴癌相关的一种转录因子。15%的DLBCL中存在c-myc的下调。下调最常见于t（14；18），使8q24上的c-myc基因置于免疫球蛋白启动子的控制下。c-myc重排与DLBCL的预后无明确的相关性。

（5）Fas（CD95）：是一种表达在GC中的原凋亡蛋白。Fas配体与跨膜的Fas死亡受体交联，导致诱导死亡的信号复合体装配和启动凋亡。Fas突变见于约20%的DLBCL中。

（6）p53：位于染色体17p上，属于肿瘤抑制基因，它的突变出现在一少部分DLBCL中，与DLBCL的不良预后有关。p53很少作为独立的表现出现在DLBCL中。

（7）其他：GCB-DLBCL染色体的改变常见12q12扩增，3q扩增，18q21~q22扩增（bcl-2），6q21~q22缺失，t（8；14）；ABC-DLBCL染色体改变常见为3号染色体三体。其他染色体失衡包括：1q、5号、7号和14号染色体异常，与DLBCL的不良预后有关，Xq、7q、12p和6q对预后没有明显的影响。

4. DLBCL的预后分型

（1）应用DNA microarray技术：随着DNA microarray技术的出现，通过对肿瘤细胞基因表达图谱的分析，将DLBCL分为2个亚型：①生发中心B细胞性DLBCL（germinal center B-cell like DLBCL）。②活化B细胞性DLBCL（activated B-cell like DLBCL）。前者的预后明显优于后者。近年研究发现存在第3型：基因表达图谱介于生发中心B细胞和活化B细胞之间，预后与活化B细胞性DLBCL相似，约占DLBCL的40%，其临床意义尚不明确。但DNA microarray需要大量的新鲜组织，且成本昂贵，难以应用于日常诊断工作。

（2）应用免疫组化技术：目前可综合使用CD10、bcl-6以及MUMI免疫组化染色将DLBCL分为生发中心细胞来源和非生发中心细胞来源两型，与DNA microarray分型结果对比显示吻合率达到70%以上，且研究表明免疫组化分类更符合临床生物学行为，具有广泛的应用价值。大部分研究用CD10、bcl-6作为GC B细胞的标志，用MUMI/干扰素调节因子4（IRF）作为活化（ABC）或非GCB细胞标志。但免疫组化法无法区别第3种类型，只能将DLBCL分为生发中心B细胞性DLBCL和非生发中心B细胞性DLBCL。

1）CD10：是一种蛋白水解酶，表达在GCB细胞和各种其他细胞表面，包括淋巴前体细胞和许多上皮细胞的表面。它的确切功能还不清楚，CD10是淋巴母细胞淋巴瘤、Burkitt淋巴瘤和滤泡性淋巴瘤的特征性标记物。CD10表达在30%~40%的DLBCL病例中，通常被认为是生发中心来源的标志。许多报道发现CD10的表达对DFS和CR是良好的预后指标。

2）bcl-6：被认为在生发中心的形成中起了核心的作用，表达在GC反应的起始阶段，在凋亡或分化选择过程中下调。bcl-6蛋白表达严格局限在核内，通常表达在正常GCB细胞中（中心母细胞及中心细胞）和50%~70%的DLBCL肿瘤细胞中。它的预后意义还不清楚。

3）MUMI/IRF4（multiple myeloma oncogenel/干扰素调节因子4）蛋白：是转录因子IRF家族的一员。它们在调节一些基因的表达中起重要的作用，这些基因对有干扰素和其他细胞因子参与的信号传导起反应。MUMI/IRF4只表达在淋巴细胞中，可能对浆细胞的发育起了关键的作用。在浆细胞中，MUMI单克隆抗体显示核染色，一小部分GCB细胞表现一定程度的浆细胞分化。大部分GCB和套细胞MUMI阴性。MUMI表达在40%~50%的DLBCL病例中。正常情况下的GCB细胞中，bcl-6和MUMI不共同表达，而 DLBCL 肿瘤细胞中可以共同表达这两个蛋白。

目前大部分文献将 DLBCL 按照上述 3 个指标将原发 DLBCL 分为 2 个亚群：①GCB：CD10$^+$ 或 CD10$^-$，MUMI$^-$。②非 GCB：CD10$^-$，MUMI$^+$。

（3）应用 consensus clusters 技术将 DLBCL 分为 3 种类型：

1）氧化磷酸化（oxidative phosphorylation，OX phos）DLBCls：表现更多基因缺陷而影响凋亡通路，包括 t（14；18）和 Fas 死亡功能区的缺失。

2）B 细胞受体/增殖（B - cell receptor/proliferation，BCR）DLBCLs：更依赖 bcl - 6 信号通路，并对 bcl - 6 抑制剂敏感。

3）宿主反应（host response，HR）DLBCLs：显示活跃的宿主免疫和炎症反应，伴有大量炎症和 DC 细胞，临床表现类似富于 T/组织细胞的 B 细胞淋巴瘤（T/HRBCL），多见于青年，更易伴肝、脾、骨髓浸润，细胞遗传学异常少见。

二、治疗

1. 治疗原则

（1）局限期：目前局限期标准治疗为：化学治疗加或不加局部放射治疗，即 R - CHOP（4～8 周期）；R - CHOP（3～8 周期）+ 局部放疗。目前对早期患者的化疗周期没有较好的对照试验加以比较。

3 周 CHOP + RT 最初由英国哥伦比亚肿瘤中心的研究人员提出，对于局限病变的患者在第 10 年约 90% 可被治愈，局限的病例在第 10 年约 70% 可被治愈。对于早期患者是否放疗目前还存在争议。

Miller TP 等前瞻性随机研究了 401 例局限期中、高度恶性 NHL，201 例接受 3 周期 CHOP + RT，200 例接受单纯 8 周期 CHOP，发现 9 年 OS 没有差异。单纯化疗组有 7 例心功能下降，而放疗组没有心脏事件，提示对于局限期患者 3 周期 CHOP + RT 优于单纯 8 周期化疗。Reyes F 等研究了 631 例年龄小于 60 岁的局限期患者，329 例接受 3 周期 CHOP + RT，318 例以 BCHOP 为主的化疗。7 年的随访结果，无病和 OS 在单纯化疗组明显高于加放疗组。近期，LaurieH 等提出采用 PDF - PET 的方法可以有助于区分适宜放疗的患者，他们研究了局限期患者 3 周期 CHOP 联合利妥昔单抗，后若 PET 阴性可单纯使用化学免疫治疗，不加放疗。PET 阴性组/阳性组 2 年的预计无疾病进展率 91%、75%（P = 0.09），2 年的预计总体生存率 97%、69%（P = 0.1）。

GELA 试验中，Reyes 等人将 Ⅱ 期伴有大包块的病例分为采用 3 周期 CHOP + RT 方案与采用进展期方案（ACVBD，CTX，VCR，阿霉素，博来霉素和激素，2 周间歇后加高剂量 MTX，依托泊苷，阿糖胞苷巩固）2 组进行比较，后者 5 年预期生存优于前者（82% 对 50%，P = 0.03），提示 3 周 CHOP + RT 不足以清除由于巨大肿块引起的远处微小的转移，Ⅱ 期伴有大包块应该选择更积极的进展期方案。

（2）进展期：Ⅲ～Ⅳ 期 DLBCL 标准治疗的选择为 CHOP 加利妥昔单抗；或单纯 CHOP 化疗。

2. 化学治疗

（1）标准方案：1972 年，LevittM 首次报道了用联合化疗治愈进展性 DLBCL（网状细胞肉瘤）。1978 年，Elias L 报道用 CHOP 方案治疗 DLBCL（弥漫性组织细胞淋巴瘤）治愈率 35%。西南肿瘤协作组（SWOG）和东部肿瘤协作组（ECOG）进行了一项组间研究，将初发 Ⅱ 期伴大包块、Ⅲ、Ⅳ 期中高度恶性患者随机分入 CHOP、m - BACOD、ProMACE - CytaBOM 或 MACOP - B 4 组，患者平均年龄 54 岁，5 年无病生存期和总体生存期在各组间没有差异。CHOP 和 ProMACE - CytaBOM 的致命性不良反应明显低于 m - BACOD 和 MACOPB（P < 0.001）。以后的学者如 Gordon 和 Cooper 等分别比较了 m - BACOD 和 CHOP、MACOP - B 与 CHOP 方案的疗效，到治疗失败的时间（TTF）和总体生存期（OS）及无病生存期（FFS）没有差异。

CHOP 方案最经济和方便，且不良反应的发生率较少，是治疗 DLBCL 的金标准，14d 或 21d 为 1 个疗程，对 60%～70% 患者有效，但 DLBCL 属于侵袭性淋巴瘤，CHOP 方案只有 40% 治愈的可能性。2005 年美国血液学年会将 6 周期的 R - CHOP 方案作为老年弥漫大 B 细胞淋巴瘤的标准治疗。R - CHOP 方案为 CHOP 方案合用利妥昔单抗（抗 CD20 嵌合型单克隆抗体），375mg/m^2，50mL/h，开始，逐渐增加至100mL/h，是有经济条件者的一线治疗方案。若乳酸脱氢酶（LDH）增高 ± β_2 - 微球蛋白（β_2 - MG）增高 ± 明显胸腔内病变（甚至 > 10cm）则 CHOP 方案应用 8 个疗程。在某些病例（累及睾丸、鼻旁窦、硬膜外、骨髓），要考虑预防中枢神经系统受累。治疗可包括大剂量治疗。

（2）强化化疗：2004 年，德国 Pfreundschuh 等人采用析因分析的方法研究了 CHOP - 14、CHOP21 和 CHEOP - 14、CHEOP21 4 个方案对 NHL 的疗效，710 例年龄 < 60 岁，LDH 正常的患者（60% 为 DL-BCL），5 年 EFSCHO（E）P - 14 与 CHO（E）P - 21 组没有差异，分别为 65% 和 62%，而 5 年的 OS 前者优于后者，分别为 85% 和 58%（P = 0.004）。接受依托泊苷（E）治疗的患者 EFS 提高（69% 对 58%，P = 0.004），OS 无变化（84% 对 80%）。一项有 689 例（71% 为 DLBCL）、年龄 > 60 岁的老年患者参加的研究指出，相对于 CHOP - 21 方案，CHOP - 14 的 EFS（44% 对 33%，P = 0.003）和 OS（53% 对 42%，P < 0.001）均有显著提高，而加入 E 没有显示对 EFS 和 OS 有提高，且毒性增加。

（3）难治复发性患者的治疗：任何患者经 3 个连续治疗方案仍进展，则不可能从现有的联合化疗中获益。挽救性的方案常常加入顺铂、异环磷酰胺、依托泊苷和阿糖胞苷，同时加用利妥昔单抗。常见的解救方案有：B - CHOP（博来霉素、环磷酰胺、阿霉素、长春新碱、泼尼松），DICE（地塞米松、异环磷酰胺、顺铂、依托泊苷），DICE 中的异环磷酰胺、依托泊苷和顺铂联合对 NHL 或其他复发耐药肿瘤（如睾丸肿瘤）的疗效相对较好。DICE 方案可将中、高度恶性 NHL 的有效率提高到 60% ~ 73%，CR 率 23% ~ 41%。在 T 细胞淋巴瘤中 DICE 组缓解率和生存率均优于 CHOP 组，主要不良反应为骨髓抑制和消化道反应，表现为粒细胞、血小板减少及恶心、呕吐等。少数病例有肝功能损害，均为轻度。偶发膀胱炎或肉眼血尿。VAEP（长春新碱、阿糖胞苷、依托泊苷、泼尼松），ICE（异环磷酰胺、阿糖胞苷、VP - 16），ESHAP（VP - 16、甲泼尼龙、阿糖胞苷、顺铂或卡铂），MOEP（米托蒽醌、长春新碱、VP - 16、泼尼松），HOAPBLEO（阿霉素、长春新碱、阿糖胞苷、泼尼松、博来霉素），pro - MACE/MOPP（阿霉素、环磷酰胺、VP - 16、氮芥、长春新碱、甲氨蝶呤、泼尼松），pro - MACE/CytaBOM（阿霉素、环磷酰胺、VP - 16、阿糖胞苷、博来霉素、长春新碱、甲氨蝶呤、泼尼松），MIME［Methyl - guazone（Methly - GAG）、异环磷酰胺、甲氨蝶呤、VP - 16］，m - BACOD（长春新碱、阿霉素、环磷酰胺、博来霉素、地塞米松、甲氨蝶呤），HD - MTX，CAEP - BLEO（环磷酰胺、VM - 26、博来霉素、阿糖胞苷、泼尼松），CEAP（卡铂、VP - 16、阿霉素、泼尼松），COEP（卡铂、VP - 16、环磷酰胺、泼尼松）等。

近年来多选择不含蒽环类药物的方案作为常规解救方案，铂类为主的方案最为常用，有效率达 30% ~ 70%，患者长期生存率在 10% 以下。

3. 综合治疗

（1）大剂量化疗（HDT）和造血干细胞移植（SCT）：异基因移植复发率低，但有较高的移植相关死亡率大部分学者倾向于进行自体干细胞移植（ASCT），而对高危患者非清髓异基因移植的效果正在评价中。

Haioun 等回顾性地比较了 236 例年龄小于 55 岁的患者缓解后选用常规量 CMTX、异环磷酰胺及左旋门冬酰胺、阿糖胞苷化疗与自体干细胞移植的结果，高危组 8 年的无病生存率（DFS）在 ASCT 和化疗组分别为 55% 和 39%（P = 0.02）；8 年的总体生存率（OS）分别为 64% 和 49%（P = 0.04），ASCT 组在 DFS 和 OS 上均有提高。Cissebrecht 等报道 370 例患者，其中 DLBCL 占 61%，5 年无事件生存率（EFS）在 ASCT 和化疗组分别为 52% 和 39%（P = 0.01），5 年的 OS 分别为 46% 和 60%（P = 0.007），因移植组的生存缩短，研究提前终止；Milpied 等回顾性分析了 197 例年龄 15 ~ 60 岁 NHL（其中 DLBCL 占 55%），缓解后 4 周期化疗和 HDT/HASCT 比较，5 年的 EFS 在 ASCT 和 CHOP 组分别为 55% 和 37%（P = 0.037），5 年 OS 分别为 71% 和 56%；对于 IPI 高危组患者其 5 年的 EFS 在 ASCT 和 CHOP 组分别为 56% 和 28%（P = 0.003），5 年 OS 分别为 74% 和 44%（P = 0.001）。法国 V Ivanov 等研究了 27 例 60 岁以上（平均年龄 63 岁）DLBCL 患者，采用 BEAM 联合自体外周血干细胞移植，3 年 EFS 66%，5 年 EFS 49.4科，但仍有复发（1 例相关死亡，7 例复发）。Imothy S 等采用加利妥昔单抗的预处理方案，1 年和 3 年的 EFS（62%/49%，P = 0.002；49%/38%，P = 0.010），OS 利妥昔单抗组提高（1 年

68%/60%，P＝0.032；3 年 57%/45%，P＝0.003）。但目前大部分研究认为 HDT/ASCT 作为 DLBCL 的首选治疗与传统的化疗相比并没有优势，且存在移植相关死亡，因此不建议作为初发 DLBCL 的首选治疗方案，欧美国家也只建议在临床试验中进行，高复发危险的患者采用自体或异基因外周血或骨髓移植也尚在临床评价中。

（2）放射免疫治疗方法（RIT）：对于复发难治性 DLBCL 还可以采用放射免疫治疗方法（RIT），将单克隆抗体连接到放射性核素上形成放射免疫复合体。RIT 的目的是使放射性核素到达与单抗相连的细胞，破坏肿瘤细胞和肿瘤局部的微环境，增强细胞毒作用。目前已被美国 FDA 批准的药物为 Ibritumomab tiuxetan（Zevalin，Biogen － IDEC）和 Tositumomab（Bexxar，Glaxo Smjth Kline），这是两个鼠的 CD20 单抗，分别与放射性核素 tiuxetin 和 io － dine － 131 连接，^{90}Y － ibritumomab tiuxetan 发出纯的 β 射线，照射范围 5mm，iodine － 131 发射 β 和 γ 射线。欧洲的 Morschhauser F 等学者的一项Ⅱ期^{90}Y － ibritumomab tiuxetan 临床试验研究了 76 例单纯化疗的难治复发性 DLBCL，诱导失败组的 ORR 52%，复发组为 ORR 53%，无疾病进展生存期（PFS）分别为 5.9 个月和 3.5 个月，因 4 级血小板减少引起脑出血 2 例。另一项早期的^{90}Y － ibritumomab tiuxetan 研究中，中度恶性患者的 ORR 为 43%，7 例（58%）有效 DLBCL 患者平均持续缓解 49.8（1.3～67.6）个月。

三、免疫治疗

利妥昔单抗（Rituximab，R）是针对全 B 细胞标志 CD20 的重组人单克隆抗体，它的作用机制包括：抗体依赖细胞介导的细胞毒作用，补体介导的细胞溶解和诱导凋亡。Coiffier 等研究了 399 例老年 NHL（其中 DLBCL 占 84%），年龄 60～80 岁；R － CHOP 和 CHOP 比较，5 年 EFS 分别为 47% 和 29%（P＜0.001），5 年 OS 分别为 58% 和 45%（P＝0.007），不良反应无明显增加，显示了利妥昔单抗联合化疗治疗老年 DLBCL 的优势，尤其是化疗耐受能力差者。GELA 协作组中，Pfreundschuh 等的 MlnT 实验研究了 326 例 18～60 岁患者，IPI 低危者选择 R － CHOP 与 CHOP 方案的效果，其 TrF 分别为 76% 和 60%（P＜0.001），2 年 OS 分别为 94% 和 84%（P＝0.001），提示利妥昔单抗对各年龄段的患者均有益处。在一项早期分析中发现，在 bcl － 2 阳性患者中 R － CHOP 方案比 CHOP 方案更有效，提示利妥昔单抗可能可以克服 bcl － 2 引起的化疗耐药。基于 GELA 的大量相关报道，CHOP 加利妥昔单抗逐渐成为进展期 DLBCL 的标准初始治疗方案。

Halaas 儿等单中心报道 49 例初发 DLBCL 患者采用 6～8 周期 R － CHOP － 14，辅以粒系集落刺激因子和预防性抗生素，平均随访 24 个月，EFS 80%，OS 90%，毒性反应为血液毒性，无治疗相关死亡。意大利 Brusamolino E 等进行的Ⅱ期临床研究入组 50 例患者（22～70 岁），采用 R － CHOP － 14，第一天使用利妥昔单抗（375mg/m²），第 3 天使用 PEG 粒细胞集落刺激因子（每周期 6mg），10% 的患者未完成试验，原因为间质性肺炎、疾病进展、严重粒细胞缺乏和败血症，该研究 CR 74%，2 年的 EFS 72%，OS 68%。西班牙淋巴瘤协作组（GEUTAMO）Eva Gonzalez － Barca 等研究了 6 周期 R － CHOP － 14 加 PEG 粒细胞集落刺激因子治疗低危 DLBCL，这是一项开放性多中心临床研究，患者 16～65 岁，IPI 0～2 分，每疗程第二天予 PEG － G － CSF 共 6mg。

化疗发生率 5.5%，显示这一方案在大部分 DLBCL 患者中的可耐受性和有效性。人们在对利妥昔单抗联合其他化疗方案的有效性进行研究。对于应用利妥昔单抗作为 DLBCL 患者的维持治疗（MR），由于它的费用和有效性，目前存在争议。一些学者认为，对于已用利妥昔单抗联合诱导的患者维持单抗治疗没有益处，MR 治疗仅对单纯化疗的患者有益。

四、治疗新进展

虽然现在有很多方法治疗 DLBCL，但仍有部分患者不能治愈，还需要一些新药。目前可能治疗进展期 DLBCL 的药物有蛋白激酶 C（PKC）－ β 抑制剂，Epratuzumab，Galliumnitrate，Genasense 和 anti － VEGF 药等，这些药物不仅可以增加疗效而且可以降低毒性。

（1）Genasense：是一种新型反义药物，目前正研究将其用于骨髓瘤、淋巴瘤和多种实体瘤。在肿瘤细胞中，对化疗药物的耐药是由于 bcl - 2 蛋白的产生，Genasense 可以特异性结合 mRNA，从而抑制 bcl - 2 蛋白的产生，提高化疗对肿瘤细胞的敏感性，引起肿瘤细胞死亡，减少对正常细胞的不良反应。2003 年 ASH 的报道指出 Genasense 可以增强蛋白酶体抑制剂硼替佐米的作用。Genasense 目前主要用于复发难治多发性骨髓瘤的治疗，对 DLBCL 的研究还处在临床研究阶段，常见不良反应为低度发热、血液性毒性。

（2）Enzastaurin：是一种蛋白激酶 C - β（PKC - β）的抑制剂。PKC - β 是一种丝氨酸/苏氨酸激酶，可以调节 B 细胞中 B 细胞受体（BCR）的信号传导和肿瘤微血管中血管内皮生长因子信号，对于 BCR 介导的 NF - κB 活化是特别需要的。而 NF - κB 对于维持正常的 B 细胞是必需的，NF - κB 活化失调有助于淋巴瘤的产生，因此，PKC - β 的抑制可以促 B 淋巴瘤的细胞死亡，提示 PKC - β 可以作为 B 系淋巴瘤的关键靶位。体外实验已经证实其靶向作用，PKC - β 抑制剂已在临床试验中用于难治/复发性 DLBCL 患者。

Michael J 报道了 Enzastaurin 用于治疗难治复发性 DLBCL 的 II 期临床试验。共入组 55 例患者，年龄 31 ~ 87 岁，平均 68 岁，均为既往接受过以 CHOP 方案为主治疗的难治复发性 DLBCL 淋巴瘤患者。15 例患者因疾病进展，疗程不足 1 周期（500 ~ 525mg，口服，每天 1 次，28d 1 周期），6 例完成 6 周期或 6 周期以上的治疗，其中 4 例持续用药超过 20 周期。最常见的毒性是乏力（8/55）、腹泻（7/55）、恶心呕吐（5/55），严重的 3 级毒性分别为乏力（2/55）、水肿（1/55）、高钾（1/55）、头痛（1/55）、血小板减少（1/55）、运动神经病（1/55），4 级毒性为低镁血症（1/55）。无 3 ~ 4 级血液毒性和治疗相关死亡。值得注意的是，22%（12/55）（95% CI，13% ~ 46%）患者无疾病进展（FFP）超过 2 个周期，150/（8/55）（95% CI，6% ~ 27%）患者 FFP 超过 4 周期，70/（4/55）（95% CI，2% ~ 18%）持续 FFP 超过 20 ~ 50 个月。这项试验显示了 Enzastaurin 的良好耐受性，延长了一小部分复发 DLBCL 患者的 FFP。

（3）Epratuzumab：是一种单克隆免疫球蛋白 G1 抗体，可以对抗表达在前 B 细胞和成熟、正常 B 细胞上的 B 细胞特异性抗原 CD22。CD22 表达在约 85% DLBCL 中。Immunomedics 公司生产的 Epratuzumab（H112 或 Lymphocide）可以与 CD22 结合，主要通过抗体依赖的细胞毒性作用（antibody dependent cellular cytotoxicity，ADCC）发挥抗肿瘤作用。通过放射性核素标记后证实其具有抗淋巴瘤活性。目前已经将非标记的抗体应用于复发难治性 NHL 以评价其安全性和疗效。Micallef IN 等进行的一项 Epratuzumab 和利妥昔单抗联合 CHOP 方案治疗初发 DLBCL 的研究，方法为 Epratuzumab 360mg/m²，利妥昔单抗 375mg/m²，标准剂量 CHOP，每 3 周 1 个疗程，共 6 ~ 8 周期。15 例平均年龄 63 岁（42 ~ 78 岁）DLBCL 患者入组，60% 为 III 期或 IV 期。14 例（93%）出现 3 ~ 4 级中性粒细胞缺乏。3 例出现 3 级以上的感染或发热。11 例（73%）患者需要减量。10 例（67%）达 CR，3（20 ~ 6）例 PR，1 例病情稳定，1 例进展。平均随访 30 个月，1 年 PFS93%，OS100%，2 年 PFS 和 OS 均为 86% Leonard JP 等报道了 Epratuzumab 治疗进展期非霍奇金淋巴瘤的 I/II 期临床试验的结果，采用单中心、剂量递增型的方法。共入组 56 例患者，35 例为 DLBCL，所有患者之前均有积极的治疗，其中包括自体干细胞移植。每周 1 次用 Epratuzumab，150 ~ 1 000mg/m²，未出现剂量限制性的毒性，3 例 CR。DLBCL 患者中 15% 出现客观反应，20% 患者肿块缩小，到疾病进展的时间平均 35 周。提出治疗进展期 NHL 的适宜剂量为 240mg/m²。Leonard JP 等报道了另一项有关 Epratuzumab 治疗惰性 NHL I/II 期临床试验的结果。患者每周 1 次 Epratuzumab，剂量递增，120 ~ 1 000mg/m²，共 4 周。55 例患者中，9 例（18%）出现客观反应，均为滤泡型 NHL，其中 3 例 CR。平均客观反应时间 79.3 周（11.11 ~ 143.3 周），平均无疾病进展时间 86.6 周。

（4）抗 CD40 抗体：SGN - 40 是重组人抗 CD40 抗体。CD40 是肿瘤坏死因子（tumornecrosis factor，TNF）受体家族的一员，具有效应细胞的功能，广泛表达在 B 细胞恶性肿瘤上。Ranjana Advani 等报道了单药治疗复发进展期 NHL I 期临床试验的结果，入组患者为 14 例 DLBCL，9 例 FCL，9 例 MCL，2 例 MZL 和 1 例 SLL。8 例 DLBCL 患者完成 1 个疗程并接受了最大剂量至少为 3mg/kg SGN - 40 的治疗，客观反应率 37.5%（1 例 CR，2 倒 PR），2 例疾病稳定。最常见的不良反应是疲乏（31%）、头痛

（26%）、寒战（17%）、发热（17%）、肝转氨酶升高（11%）和低血压（11%）。3级药物相关的不良反应为结膜炎和单侧视敏度缺失，贫血和肝转氨酶升高，均为短暂可恢复，提示SGN-40的安全性和良好的抗肿瘤活性。一项单药治疗复发性DLBCL的Ⅱ期临床试验正在进行。

（5）其他单抗：体外实验，更强的CD20单抗已经证实对利妥昔单抗耐药的CD20细胞系有效，将最终用于临床。其他单抗CD22，HLA-DR和CD80也正在研究中。

（6）Suberoylanilide hydroxamic acid（SAHA）：是最具代表性的HDAC抑制剂。组蛋白乙酰基转移酶（hisloneacetylase，HAT）或组蛋白去乙酰基转移酶（HDAC）均能与对某些造血细胞分化、发育十分关键的信号转导途径（RAS/MAPK、JAK-STAT等）和一系列影响造血细胞发育分化的转录因子相互作用。组蛋白去乙酰化酶（histone deacetylase，HDAC）和silent information regulator 2（SIR2）可以使组蛋白去乙酰化，其抑制剂可以诱导组蛋白高度乙酰化，下调bcl-6，抑制细胞增殖，促进细胞的分化和凋亡。

（7）硼替佐米：是首个进行临床研究的蛋白酶体抑制剂。蛋白酶体是泛素-蛋白酶体通路的一部分，负责细胞内90%以上的胞质蛋白的降解。蛋白酶体由两部分组成，20S蛋白酶体和19S调节亚基，共同组成26S蛋白酶体，可以降解蛋白质成为较小的碎片。研究显示蛋白酶体抑制剂可以：①导致细胞的死亡和细胞周期的停滞。②导致一些细胞周期调节蛋白的堆积，包括细胞色素、细胞色素依赖激酶抑制因子p21和p27。③通过对bax和bik抗凋亡及促凋亡蛋白的调节直接诱导凋亡。④抑制NF-κB，蛋白酶体抑制剂能够通过抑制它的自然抑制因子，IκB的降解，阻断转录因子NF-κB的活化。在正常静止期的细胞中，NF-κB和IκB结合以没有活性的状态存在。在恶性细胞中或受到刺激，暴露于各种细胞因子、细胞毒性药物、病毒、氧化剂或其他有丝分裂因素的刺激，IκB被IκB激酶磷酸化，导致最终降解，释放出游离的NF-κB。Leonard JP等报道用剂量递增法硼替佐米加标准R-CHOP治疗DLBCL的I/Ⅱ期临床试验，方法为初治的DLBCL患者40例，患者分为3组，分别接受0.7mg/m^2、1.0mg/m^2和1.3mg/m^2 3个剂量组的硼替佐米，患者平均年龄58岁（21~86岁），其中35例患者（88%）疾病处于Ⅲ/Ⅳ期，意向性治疗组（intent to treat，ITT）总体反应率为90%，CR和CRu为68%，2年的无进展生存为72%，不良反应为外周神经病变55%（450/为I级）。

五、预后

1. 国际预后指数（international prognostic index，IPI）　有许多因素可以影响DLBCL对治疗的反应，包括年龄、一般状况、病变的范围、LDH水平等。国际上有2种评估预后的模型：国际预后指数（IPI）和年龄调整的IPI。IPI有5个预后因子（年龄>60岁、血清LDH>正常值、PS评分为2~4、Ⅲ或Ⅳ期、结外累及部位>1个，有2个或2个以上危险因素的患者5年无病生存和OS不足50%），而这5个因素又是DLBCL预后的5个独立危险因素。年龄调整的IPI根据3个预后因素（Ⅲ期或Ⅳ期、PS评分为2~4、血清LDH>1×正常值）将60岁以下患者分为低、低中、中高和高危4组。在这两种预后测算模型中，患者死亡危险的增加常与完全缓解率低及复发率较高有关。

2. 其他影响预后的因素　目前已有研究显示，采用标准化疗，GCB-DLBCL的预后显著好于ABC-DLBCL，5年OS分别为59%和30%，是独立于IPI的预后因素。近期有学者指出，ABC-DLBCL的OS较低可能和有些文献中将第三型DLBCL与ABC-DLBCL通称为Non-GCB-DLBCL有关，因为第三型DLBCL的预后很差。也有学者认为采用含有利妥昔单抗的免疫化学疗法，二者的长期生存没有差异。肿瘤增殖率（Ki-67）高，则预后较差；bcl-6易位者预后较好。日本学者最近提出sFas可以作为预后不良的指标，以3.0ng/mL为界，大于和小于3.0ng/mL的CR分别为51.5%、81.6%（$P<0.0005$）；5年OS为19.8%、61.9%（$P<0.0005$）。bcl-2、p53阳性是预后不好的指标。

（钟万芬）

第十三章

多发性骨髓瘤

多发性骨髓瘤（multiple myeloma，MM）是一种单克隆浆细胞恶性增殖性疾病。异常浆细胞浸润骨骼和软组织，并产生大量 M 蛋白，引起一系列的器官功能障碍和症状，包括骨痛或病理性骨折、肾功能衰竭、反复感染、贫血、高钙血症、凝血功能障碍、神经系统症状和高黏滞血症引发的血管症状等。在西方国家 MM 的发生率占所有恶性肿瘤的 1%，约占血液系统恶性肿瘤的 10%。2004 年美国约有 15 270 例新诊断的骨髓瘤病例，11 070 例患者死于该病。根据美国 2005 年最新统计资料，MM 的发病率仅次于恶性淋巴瘤，位居白血病之前。MM 的发病率有地域差异，MM 的年发生率在欧美国家较高，达（3.0 ~ 4.5）/10 万，亚洲各国发生率较低，中国的发生率约 1/10 万。另外，人种不同 MM 的发病率也有不同。黑人发病率几乎是白人的 1 倍。在 25 岁以上的黑人人群中发病率为 30/10 万。男性比女性稍为更容易患此病。近二三十年来，由于人均寿命的延长和诊断水平的提高，MM 的发病率也有所上升。

第一节　病因和发病机制

一、病因

目前 MM 的发病机制尚未明确。以下因素可能与 MM 发病相关。

（一）年龄和种族

MM 在 40 岁以下少见，发病率随年龄增高而增高。梅奥临床研究中心对 4 018 例 MM 患者进行分析，发现发病年龄在 40 岁以下的仅占 2%。欧美国家发病高峰为 65 ~ 75 岁，中位年龄为 68 岁。美国国立研究所 SEER 项目调查发现 70 ~ 74 岁年龄段人群患 MM 的风险大约是 45 ~ 49 岁年龄段的 10 倍。

流行病学调查发现，不同人种、不同民族的 MM 及 MGUS 发病率不同。亚洲人发病率较欧美人低。美国 SEER 数据显示美国 MM 的发病率以黑人最多，其发病率为白人的 2 倍多，发病率最少的是亚裔和美国印第安人。

（二）电离辐射

辐射暴露与白血病的关系早已被公认。但辐射与 MM 的关系目前仍有争议。1979 年，Ichimaru 等总结了广岛、长崎第二次世界大战中遭受原子弹爆炸影响的人群，在 1950—1976 年 MM 的发病率明显增加，发病多在接触放射线 20 年后发生。但 1986 年，有研究者利用更新的 Dosimety System 对这组资料重新分析，否定了放射接触与 MM 发病率有关的结论。

另外，有报道认为从事放射相关和核工业相关的工作者 MM 的发病率较一般人群高，但也有一些相反结果的报道。

目前无法确认电离辐射是 MM 的一个致病因素。

（三）遗传因素

虽然 MM 不是一种遗传性疾病，但是其发病有一定的家族性。在有 MM 病史的患者一级家属中 MM 的发病风险呈 3 ~ 6 倍增加。

（四）职业暴露

已有数篇报道指出，农业工作者的 MM 发病率较一般人群高，但目前难以判断是否由于农业工作中容易接触杀虫剂、农用化学剂、某些人畜共患的病毒感染等因素所引起。最近日本一篇报道指出，农业和渔业工作者 MM 的患病率明显升高，其优势比（Odds ratio）为 5.89（95% CI = 1.24 ~ 28.04）；另外接触有机溶剂和石油工作者患病危险度也升高（OR = 8.05，95% CI = 1.01 ~ 64.45）。在意大利二噁英工业事故发生 10 年后，有学者调查了当年暴露人群，发现其中男性患 MM 的相对危险度（relative rate，RR）为 3.2，女性患 MM 的 RR 为 5.2。但也有另外一些研究指出，杀虫剂接触与 MM 的发生无关。

此外也有报道指出，从事金属、木材、橡胶、纺织工业的工人 MM 的发病率较一般人群高。

（五）慢性抗原刺激和免疫功能紊乱

有人在动物模型实验中发现，长期反复慢性抗原刺激可以促进浆细胞增殖，由此提出慢性抗原刺激可能是 MM 的一个致病因素。有报道认为，卡波西肉瘤相关疱疹病毒（kaposi sarcoma - associated herpes virus，KSHV）感染与 MM 的发生相关，Retting 等在 MM 的骨髓树突状细胞中检测出 KSHV，推测 KSHV 感染可能与 MM 发病有关，但另外几个实验室却未在 MM 骨髓标本中检测到 KSHV，目前对 KSHV 与 MM 的关系仍未明确。

美国国立职业安全与健康研究院较系统地研究了苯与 MM 发病率之间的关系，结果发现苯接触并未增加 MM 的发病率。

二、发病机制

（一）遗传学异常

1. 非整倍体核型　大量研究分析指出，多发性骨髓瘤细胞存在多种细胞遗传学异常。研究发现骨髓瘤细胞的核型异常是高度复杂的，约 90% MM 患者会出现染色体数目异常，根据细胞的染色体条数可以分为两个亚组，一组是染色体数增加（总数大于 48，通常在 53 ~ 60），定义为超二倍体组；另一组是染色体数少于 48，定义为非超二倍体组（假二倍体或亚二倍体）。

最近一篇关于细胞遗传学的综述指出，这两个亚组分别有着不同的核型特点。超二倍体组（约占有异常核型的患者的一半）增加的染色体是非随机的，多是单数染色体（3，5，7，9，11，15，19 和 21），它们较少发生染色体结构异常。非超二倍体组的染色体结构异常和缺失多见，特别是 13，8，14，16 号染色体。部分非超二倍体组细胞中期出现四倍体，可能与假二倍体或亚二倍体克隆有关。

目前多数研究认为非整倍体核型与预后相关，非超二倍体的预后差于超二倍体。

2. 13 号染色体异常　约 50% 患者会出现 13 号染色体异常，而在浆细胞白血病 13 号染色体异常的发生率则可高达 70%。大多数情况下 13 号染色体异常主要表现为 13 号染色体单体，少见 13q14，而双等位基因的共同缺失则极为罕见。

研究发现有 13 号染色体异常的患者预后不良，不管用传统化疗、高剂量化疗还是行异基因造血干细胞移植，其存活期都较未发现该异常的短。用哪一种方法检测这种染色体异常仍有争议，但用荧光原位杂交技术（fluorescent in situ hybridization，FISH）其检出率高于细胞遗传学方法，若用核型方法检测出 13 号染色体异常，则是 MM 预后不良的更有力指标。有证据指出，若核型发现 13 号染色体异常，则是 MM 预后不良的更有力指标。

3. Ig 基因定位的染色体易位　根据累及 Ig 基因的不同，Ig 基因易位可以分为 IgH 易位，IgL - λ 易位和 IgL - κ 易位。目前研究热点主要集中定位于 14q32 的免疫球蛋白重链基因（IgH 基因）易位。约 60% ~ 70% 的 MM 患者存在 IgH 基因重排。目前已知的 IgH 基因易位有二十几种，其中最主要的有 3 种，各占 14q32 重排的 25%：t（11；14）（q13；q32）、t（4；14）（p16；q32）和 t（14；16）（q23；q32）。对这些易位的进一步研究发现 t（11；14）断点的位置位于 11 号染色体的细胞周期 D1（CCND1）基因上，从而造成了 cyclin D1 的过度表达。但其过度表达在肿瘤发生的作用尚未明确，因为与那些 cyclin D1 未被激活的细胞相比，其细胞增殖率并没有明显增加。有 t（11；14）易位的浆细胞往往表现出一种特殊的淋巴浆细胞样形态，意味着其成熟程度较高。t（14；16）易位影响了16号染色体上的 c - maf 肿瘤基因，从而降低了 c - maf 蛋白的表达。c - maf 是控制一些基因如 CCND2、整联蛋白 B7 和 CCR1 等表达的转录因子，其表达的降低会影响细胞周期的控制、细胞凋亡或细胞—细胞间的相互作用。t（4；14）易位的情况就更加复杂，因为它涉及4号染色体上两个基因的表达：FGFR3 和 MMSET。研究发现该易位可以激活14号染色体上 FGFR3 的过度表达，同时可以使4号染色体上大部分 MMSET 外显子异常表达。两个研究报道指出，FGFR3 在有 t（4；14）易位的浆细胞中并非总是过度表达的，因此又引起了对 MMSET 作用的关注。至今为止 MMSET 的作用仍为明确，因为它包含一个 SET 结构域，可能对染色质构象的调控起一定的作用。

许多研究发现伴有 t（4；14）的 MM 患者预后不良，即使接受高剂量化疗，但必须注意的是 t（4；14）阳性的患者多数伴有13号染色体单体。因此下一步研究必须单独评估这两个染色体异常作为预后指标的作用。而 t（11；14）提示较好的预后，特别是接受高剂量化疗的患者。

4. 各种遗传学异常间的关系　这些染色体异常并非随机分布，而是密切联系的。最早发现的是13号染色体缺失和一些 14q32 易位间有一定的联系。13号染色体异常的患者中有85%~90%存在 t（4；14）或 t（14；16），而在其他患者中这种染色体异常的发生率仅有40%~50%。同样的还发现13号染色体与非超二倍体之间存在紧密联系。在超二倍体的患者中，13号染色单体的发生率为30%~35%，而在非超二倍体患者中这个发生率达到85%。大多数 14q32 特异性重排，如 t（11；14），t（14；16）和 t（4；14）等，在非超二倍体中多见。因此，MM 患者可以分为两组，反映了两个不同的肿瘤发生途径。一组为超二倍体核型，13号染色体异常和 14q32 易位的发生率较低，这组患者的生存期较长，可能与有 cyclin D1 高表达有关。另一组为非超二倍体组，表现为多处染色体断裂（特别是13号染色体）、亚二倍体或假二倍体及 14q32 易位发生率高，尤其是 t（11；14）和 t（4；14）。

（二）骨髓微环境与骨髓瘤细胞的相互作用

骨髓微环境对骨髓瘤细胞的生长、存活及耐药的产生有密切关系。MM 细胞在骨髓中与细胞外基质（ECM）和骨髓基质细胞（BMSCs）黏附对 MM 细胞的耐药产生有重要关系。MM 细胞与 BMSCs 相互作用后促进 BMSCs 和 MM 细胞多种骨髓瘤重要细胞因子的合成和分泌（如 IL - 6，IGF - 1，VEGF 等），这些细胞因子主要激活3条信号传导通路（ERK，JAK/STAT3，和/或 PI_3 - K/Akt），从而进一步促进各种细胞因子（IL - 6，IGF - 1，VEGF）和抗凋亡蛋白（Bcl - xL，IAPs，Mcl - 1）的产生。因此，这些细胞因子不仅与肿瘤的生长、存活和迁移有关，还与 MM 细胞对传统化疗药物的耐药有关。

骨髓微环境中存在各种重要的黏附分子，如 CD44、VLA - 4、VLA - 5、LFA - 1、CD56、ICAM - 1、syndecan - 1（CD138）和 MPC - 1 等。这些黏附分子促进 MM 细胞与 ECM 蛋白和 BMSCs 相互作用，导致细胞黏附介导耐药（cell adhesion mediateddrug resistance，CAM - DR）的产生。如 MM 细胞通过 VLA - 4 与 ECM 蛋白结合，促进 p27kipl 和其他一些遗传学上的改变，从而促进 CAM - DR 的发生。MM 细胞通过黏附分子与 BMSCs 作用，激活 NF - κB，从而上调 MM 细胞和 BMSCs 分泌 ICAM - 1，VCAM - 1，进一步增强了 MM 细胞与骨髓微环境的作用。

（三）抑制凋亡基因的激活

NF - κB 是一种重要的转录因子，当细胞受到外界刺激（包括细胞毒性药物、TNF、IL - 1 等）后，NF - κB 被激活，保护细胞避免进入凋亡级联反应。NF - κB 可以促进 TRAF（TNF receptor - associated factors）1 和 2 和 cIAP 基因的激活，阻断 caspase - 8 的激活和凋亡。另外还可以促进其他抗凋亡基因的激活，如 Bcl 同系 BCLXL、A1/BFL1、IEXI 和 XIAP 等，从而抑制细胞凋亡。

Bcl 家族是调节细胞凋亡的重要因素。Bcl - 2 家族包含的成员很多。主要有两大类，即凋亡抑制基因和凋亡诱导基因。凋亡抑制基因主要包括 Bcl - 2、Bcl - xL、Mch - 1、BCL - w、A - 1 等，而凋亡诱导基因则主要包括 bax、Bcl - xs、Bak、Bik、Bad 等。研究发现一些 MM 细胞系和新鲜提取 MM 细胞中 Bcl - 2 基因表达上调。Bcl - 2 可以抑制细胞毒性药物诱导的凋亡，而抑制 Bcl - 2（如 Bcl - 2 反义核苷酸）可以促进凋亡。

Ras 基因在正常细胞的增生分化中起重要作用。Ras 基因突变在 MM 患者中较为普遍，突变的 Ras 蛋白降低了自身内源性鸟苷酸三磷酸酶（GTPase）的活性，而且还降低了它们与 GTPase 活化蛋白的结合能力，其结果是导致 Ras 蛋白与 GTP 的持续结并发具有促进细胞生长的作用。

P53 是细胞生长周期中的负调控因子，与细胞周期的调控、细胞分化、细胞凋亡和 DNA 修复等重要生理功能相关。野生型 P53 可以诱导 DNA 损伤的细胞进入并停留于 G_1/G_0 静止期，抑制细胞的增殖，使细胞有足够的时间来修复损伤的 DNA，若修复失败，则诱导细胞凋亡。而当 p53 基因发生缺失、突变而成为突变型 p53，有致癌活性，促使细胞恶性转化，此时 p53 对凋亡过程的调控也发生异常。

（任小宁）

第二节　诊断步骤及诊断对策

一、诊断步骤

（一）病史采集要点

1. 起病情况　MM 患者病情发展多较缓慢。患者首次就诊时症状和体征多种多样，首诊科室多，有时患者初次就诊时的症状不能让医生直接联想到本病，容易引起漏诊或误诊。例如，如患者以蛋白尿或肾功能不全为首发症状，可能首诊到肾内科；如果患者以骨痛、病理性骨折为首发症状，可能首诊到骨外科，经手术活检或病变骨骼切除活检而确诊。若患者出现不明原因的贫血、骨痛、肾功能异常、高血钙、高尿酸、骨骼拍片发现不明原因的骨质疏松、骨质破坏或病理性骨折，应注意有该病的可能。

2. 主要临床表现

（1）骨痛、病理性骨折和骨骼肿物：骨痛是 MM 最常见的临床症状之一。约 50% ~ 70% 患者在初诊时就有骨痛的表现。据天津血研所 432 例分析，以骨痛为首发症状就诊的患者占 54.9%。骨痛部位以腰骶部最常见，其次为胸肋部，四肢相对少见，另外也有少数患者以各关节疼痛为首发表现，容易误诊为关节炎、风湿性疾病。骨痛程度轻重不一，有些患者在疾病早期表现为轻度的、游走性、暂时性的疼痛，随疾病进展可以发展为剧烈、持续性疼痛。骨髓瘤骨痛多是因肢体移动诱发，与转移癌引起的夜间疼痛加重不同。若突然出现剧烈疼痛则多为病理性骨折。常见的病理性骨折部位包括肋骨、胸腰椎，其他的还包括锁骨、胸骨等。椎体塌陷若没有压迫神经则引起身高减低，若出现脊髓神经根受压，轻者可出现相应区域的疼痛及感觉、运动障碍，严重者可引起截瘫。若多处肋骨和/或胸骨骨折，可能引起胸廓塌陷，导致呼吸困难。

另外，骨髓瘤细胞还可侵犯骨皮质、骨膜及邻近软组织，形成骨骼肿物，尤其见于头颅、锁骨、胸骨。

骨髓瘤骨病的原因主要有以下几点：①肿瘤组织在骨髓内大量增生，侵犯骨皮质和骨膜，影响骨皮质血供。②骨髓瘤细胞本身及其与骨髓微环境相互作用后会释放大量破骨细胞活性因子，从而产生大量细胞因子，如 IL-1、TNF-β、IL-6、淋巴毒素、血管内皮生长因子、RANK 配体、巨噬细胞抑制因子（MIP）-1α 等，使破骨细胞激活，导致骨质疏松、骨质破坏。

以骨痛、病理性骨折和骨骼肿物为首发表现的患者往往就诊于骨科，在症状不典型时容易误诊。国内一组 322 例多发性骨髓瘤误诊分析中，误诊为骨关节病变共 112 例次，占 34.78%，误诊的疾病包括骨肿瘤、腰椎结核、骨质疏松症、单纯性骨折、脊柱退行性变、肋软骨炎、骨髓炎、风湿性关节炎、类风湿性关节炎、痛风性关节炎、肩周炎等。由于误诊率高，初诊医生应引起重视。

（2）贫血：贫血是 MM 的另一常见表现。由于贫血起病缓慢，症状不明显，以贫血为主诉就诊的患者较少，占 10% ~ 30%，在疾病进展过程中出现贫血的患者占 75% ~ 90%。国内一组 2 547 例 MM 病例分析，以贫血为首发症状的占 28.4%，实验室检查发现贫血的占 76%。贫血通常为正细胞正色素性，也有小部分为小细胞低色素性贫血或大细胞性贫血。MM 贫血的程度往往与疾病进展平行，早期患者无或仅有轻度贫血，晚期患者多有贫血，且程度较重。

MM 引起贫血的主要原因如下：①骨髓瘤细胞浸润骨髓腔，正常造血受抑制，红系生成受抑制。②肿瘤细胞产生大量细胞因子，可抑制正常造血。③慢性肾功能不全，EPO 生成减少。④反复感染。⑤营养不良。⑥伴发自身免疫性溶血。⑦出血。⑧化疗或放疗引起骨髓抑制。

（3）出血：MM 患者往往容易出现出血倾向。国内一组 2 547 例分析中出现出血症状者占 13.8%。出血程度一般较轻，早期多为皮肤黏膜出血，如皮肤出血点或紫癜、牙龈渗血、鼻腔出血等，晚期可有内脏出血或颅内出血。

导致出血的原因：①凝血障碍：单克隆免疫球蛋白大量增生，覆盖于血小板和各种凝血因子表面（如凝血因子 I、II、V、VII、VIII 等），导致血小板及凝血因子功能异常，造成凝血障碍。②血小板减少：MM 细胞在骨髓腔内大量增生浸润，抑制巨核细胞系统的正常生长，导致血小板生成减少，这种情况在疾病早期罕见，多见于疾病终末期。③血管异常：M 蛋白成分增加，导致血液黏滞度增加，损害血管壁，可进一步加重出血。

（4）肾脏损害：骨髓瘤肾病也是本病一个突出的临床表现。有 25%～50% 的骨髓瘤患者出现肾脏病变，超过 80% 的患者有肾脏病理改变。患者往往因为水肿、多尿或少尿、腰背酸痛就诊，高血压少见；检查发现有蛋白尿、血尿、管型尿、肾小管性酸中毒、血清肌酐和/或尿素氮升高。有些病例在初次就诊时容易被误诊为各种肾脏疾病，如慢性肾炎、急性肾炎、肾功能衰竭、肾小管功能异常、肾动脉硬化症、肾病综合征等。国内一组 322 例 MM 误诊分析中，误诊为泌尿系疾病（不包括泌尿系感染）共 61 例次，占 18.19%。

很多因素导致肾脏损害。其中大量轻链在肾小管重吸收是最主要的原因。MM 患者体内有大量单克隆免疫球蛋白增生，重链与轻链生成比例失调，过多轻链生成。轻链分子量比白蛋白小，容易从肾小球滤过，然后在肾小管重吸收和分解。随着肾小管腔中轻链量的增加，肾小管细胞过多吸收轻链蛋白。轻链蛋白本身对肾小管细胞有直接毒性作用，另外肾小管细胞内溶酶体释放一些酶也可以间接损伤肾小管，从而造成肾小管功能损害。此外，高钙血症、高尿酸血症、肾脏继发性淀粉样变、反复感染、高黏滞血症以及少见的肾脏骨髓瘤细胞浸润都可能导致肾功能不全。临床以轻链型、IgD 型，或伴有游离轻链的其他免疫球蛋白类型的 MM 引起的肾功能损害发生率最高。

肾小管损伤最早表现为成人 Fanconi 综合征，除表现为近端肾小管性酸中毒外，还并发肾性糖尿、氨基酸尿、高碳酸尿和肾浓缩功能受损。这种蛋白尿往往不伴有高血压，且几乎所有尿蛋白均为轻链蛋白。由于肾小球功能正常，尿蛋白中几乎不含有白蛋白。当疾病进展累及肾小球时，则变为非选择性蛋白尿。

大多数情况 MM 患者的肾功能衰竭是慢性的、逐渐进展的，但有时也会出现急性肾功能不全，主要的诱因有高钙血症、脱水、感染，以及药物性肾损害等。若处理及时，多数可以逆转。

（5）感染：骨髓瘤患者另一个最常见的临床问题是容易引起细菌、病毒、真菌等病原体感染。感染和肾功能不全是骨髓瘤患者两个最主要死亡原因。最常见的感染为肺炎，其次为泌尿系感染和败血症。最常见的病原体为肺炎链球菌、金黄色葡萄球菌和肺炎克雷白杆菌，泌尿道以大肠杆菌为多见。病毒感染以带状疱疹、水痘多见。大约 25% 的患者，以反复感染为主诉特征，超过 75% 的患者会在病程中并发一次以上严重感染。

本病容易感染有几个因素，其中最主要的是骨髓内瘤细胞大量增生，抑制正常多克隆 B 淋巴细胞生长，导致异常单克隆免疫球蛋白增加，而正常的多克隆免疫球蛋白生成减少。这些异常增加 M 蛋白缺乏免疫活性，致使机体免疫力下降。此外，一些患者会产生一群针对骨髓瘤的调节淋巴细胞，这些细胞同时会抑制正常抗体合成。由于 IgG 抗体的代谢率随着血清浓度的增加而增加，IgG 型骨髓瘤患者体内正常的 IgG 抗体较正常情况下被更快地分解。MM 患者的 T 细胞功能检查大部分可能是正常的，但 CD4$^+$ 细胞群可能会减少。另外，MM 患者的粒细胞溶酶体内容物少，且粒细胞游走较正常减慢，这些可能是由于受肿瘤产物的影响。骨髓瘤患者的补体功能也有多种异常。所有这些因素都加重了骨髓瘤患者的免疫缺陷。

（6）高钙血症：高钙血症在国外报道的发生率为10%~30%。国内天津血研所一组432例病例报道，高钙血症的发生率为9.1%。此症在IgD型和伴肾功能不全的患者中发生率较高。这里增多的血钙主要是结合钙而不是离子钙。

高钙血症是一种临床急症，可表现为头痛、嗜睡、恶心、呕吐、烦躁、多尿、便秘，严重者可出现心律失常、昏迷甚至死亡。此外，高钙血症还是加重肾功能不全的一个重要原因。钙盐沉积在肾脏可以引起肾脏损害，进一步加重肾功能不全，需紧急处理。

高钙血症发生的主要原因有以下几点：①大量M蛋白与钙相结合。②严重的溶骨性破坏导致大量钙离子释放进入血液中。③肾功能不全，肾小管对钙离子的排泄减少。

（7）高尿酸血症：由于骨髓瘤细胞的破坏、分解以及肾功能损害导致尿酸排泄减少等原因，MM患者，尤其是新诊断或疾病进展的MM患者，高尿酸血症很常见。血尿酸升高本身很少引起症状，但可以加重肾脏损害，应注意处理。

（8）高黏滞综合征：由于MM患者血液黏度增高，微循环障碍所引起的一系列症状称为高黏滞综合征。最容易受累的部位为视网膜、脑、肾、肢端等。主要表现为头痛、头晕、耳鸣、视蒙、视力障碍、肾功能损害、皮肤紫癜、肢体麻木、溃疡难以愈合，记忆力减退等。严重的可出现意识障碍、共济失调、癫痫样发作、昏迷等。

发生高黏滞综合征的主要原因是骨髓瘤细胞产生大量异常免疫球蛋白，它一方面可以包裹红细胞，减低红细胞表面负电荷间的排斥力，导致红细胞发生聚集，血液黏滞度增加；另一方面，这些增多的M蛋白本身就可以导致血液黏度增加。当血液黏滞度增高到正常的1.5~3倍时，会造成血流不通畅，引起微循环障碍，导致组织瘀血和缺氧，毛细血管通透性增加，并损害了毛细血管本身，从而产生相应的症状。

（9）淀粉样变性：本病的淀粉样变性主要为免疫球蛋白轻链的N端片段，即AL淀粉样蛋白沉淀所致。淀粉样物质聚集于体内多器官和组织的血管壁中，可累及多个器官。

根据累及器官不同可有不同临床表现。心脏是最常受侵犯的组织，导致心肌肥厚、心脏扩大、心律失常、可出现难治性心力衰竭。有时可以充血性心力衰竭为首发症状而就诊。在MM患者中如发生不明原因的难治性心力衰竭，应考虑心肌淀粉样变。胃肠道受累可表现为腹泻、便秘、吸收不良、营养不良、低蛋白血症和全身水肿等。肾脏受累可表现为蛋白尿，多为选择性蛋白尿，偶见镜下血尿，也有患者表现为肾病综合征，疾病晚期可导致慢性肾功能不全。偶尔肾脏受累也可表现为肾小管功能异常，如肾小管性酸中毒、肾性尿崩症、成人型Fanconi综合征等。皮肤受累可表现为瘙痒，色素沉着、皮肤增厚、皮肤苔藓病、皮肤肿块等。周围神经受累可以表现为周围神经炎。国外有报道淀粉样物质沉积于腕部屈肌的肌腱附近，影响正中神经，导致"腕管综合征"，发生率为10%~15%，但我国少见报道。其他器官如舌、腮腺、肝、脾、淋巴结受累等，可以引起相应器官的肿大。淀粉样变的诊断靠病理活检，包括形态学、刚果红染色及免疫荧光等检查。

（10）神经系统表现：MM患者出现神经症状约占40%。其症状表现多样，可表现为中枢神经系统病变，也可表现为周围神经病变。其原因有很多种，如肿瘤局部浸润或病理性骨折导致脊髓压迫；高钙血症引起嗜睡，无力，抑郁和神志错乱；高黏滞血症引起头痛、疲乏、共济失调、雷诺综合征、视觉障碍和视网膜病变等；淀粉样变性累及周围神经导致周围神经炎，表现为疼痛、肌力减退和感觉异常；颅内出血引起相关中枢神经系统症状等多种原因。

椎体骨折和肿瘤细胞侵犯骨质破坏和骨折可导致脊髓压迫，发生率约5%~10%。虽然发生率不高，但是一个临床急症，需尽快诊断及处理。其临床表现取决于脊髓受压迫的部位、范围以及发生的快慢。主要症状包括神经根压迫症状和脊髓压迫症状。神经根症状主要表现为因一或多条脊神经后根受压产生烧灼痛、撕裂痛或钻痛，并可放射到相应的皮肤节段，当活动脊柱、咳嗽、喷嚏时可引起疼痛加剧，适当改变体位可获减轻。这种首发的根性疼痛症状常有重要定位诊断意义。脊髓压迫症状表现为脊髓压迫部位以下的感觉异常或消失、肢体乏力及自主运动障碍；括约肌功能障碍，严重者可出现截瘫。

MM产生截瘫机制：①骨髓瘤细胞直接浸润、肿瘤压迫或骨质破坏累及脊髓。②贫血、出血导致继发性神经损害。③大量 M 蛋白引起的高黏滞综合征。④感染。因此，凡遇截瘫病例，尤其伴有贫血和肾损，且年龄 >40 岁患者，应高度警惕 MM 可能。

3. 既往病史　主要注重可能病因方面的询问，如既往有无各种射线接触史，近期有无化学物质接触史，职业方面是否为几种高发职业类型等等。有些患者起病较隐匿，应注意询问患者既往有无骨关节痛、贫血或肾功能损害的表现，尽量了解患者可能起病时间及病情进展速度。

另外，由于化疗可能需要使用激素类药物和蒽环类药物等，应了解患者既往是否有糖尿病、高血压、心脏病、消化道溃疡、癫痫等病史。

（二）体格检查要点

1. 一般情况　若并发感染可出现不同程度的发热。多有慢性病容或贫血病容，有些患者就诊时可因肾功能异常而出现颜面水肿。若出现脊椎骨折可为被动体位。

2. 皮肤黏膜　多有不同程度的贫血表现；也可因血小板减少或凝血障碍而出现皮肤黏膜出血点、紫癜，也可出现牙龈及鼻腔出血。若并发肾功能损害可出现不同程度的水肿。若皮肤淀粉样变可出现皮肤增厚、色素沉着、皮肤苔藓样改变、皮肤肿块等表现。若并发带状疱疹感染，可以见到成串丘疹分布在腰部或四肢。

3. 肝、脾、淋巴结　半数患者可出现肝脏肿大，少数可出现脾和/或淋巴结肿大，均为轻度肿大，若出现明显肿大应注意是否并发其他疾病。肝、脾、淋巴结肿大的原因，主要是由于骨髓瘤细胞浸润或淀粉样物质浸润。

4. 骨骼检查

（1）头颅：MM 患者常有头颅骨损害，有些患者头颅触诊可以发现有多个异常小隆起或凹陷，但一般无压痛。

（2）胸廓：肋骨、锁骨及胸骨也是较常发生病理性骨折的部位，若同时出现多处部位骨折，可能引起胸廓塌陷，呼吸困难的表现。

（3）脊柱：许多患者就诊时已有脊柱压缩性骨折，检查时应注意脊柱是否有变形，是否有压痛以及活动受限。

（4）四肢：主要检查是否有病理性骨折的表现，如压痛、畸形及摩擦感等。

（5）关节：有些 MM 患者表现为关节疼痛，严重者可以出现关节肿胀、畸形、压痛明显、活动障碍等表现。

（6）骨肿块：骨髓瘤细胞局部浸润可形成骨骼肿块，常为多发性。检查可发现全身多处部位出现豌豆至鸭蛋大小肿块，肿块局部可有压痛，骨皮质薄处可以有波动感，甚至有声响。

5. 感染　MM 患者比较容易并发感染，注意检查各个容易感染的部位。检查咽部是否有充血、红肿；扁桃体是否肿大，是否有脓性分泌物等。肺部是最常见的感染部位之一，表现为经久不消的肺底湿性啰音。

6. 神经系统检查　最常见的为脊髓神经根受压和周围神经病变的表现。检查可以发现相应部位的神经根痛、感觉减退、肌力下降、腱反射减弱或消失等，严重者可出现截瘫等。

（三）门诊资料分析

1. 血常规和血细胞分类

（1）血红蛋白和红细胞：大多数 MM 患者在疾病过程中均会出现血红蛋白和红细胞的减少。其中绝大多数为正细胞正色素性贫血，小部分表现为小细胞低色素性贫血。

红细胞体积分布宽度（RDW）是用血细胞自动分析仪分析红细胞的体积，反映红细胞大小的变异性。在 MM 患者中，RDW 往往升高，可能与 MM 骨髓中红系病态造血有关。

由于 M 蛋白包裹红细胞表面，减低红细胞表面负电荷间的排斥力，使红细胞容易凝集，在血涂片上可呈缗钱状排列。红细胞沉降率明显增快。

（2）白细胞：大多数 MM 患者外周血的白细胞计数正常，但也有患者出现增高或减低。外周血淋巴细胞比例相对增多，可能见到少量异常浆细胞。当外周血浆细胞超过 20%，绝对值 $> 2.0 \times 10^9/L$，则诊断为浆细胞白血病。

（3）血小板在病程早期少见血小板降低，到了疾病晚期则可以减少。

2. **尿常规** 常可以发现蛋白尿、镜下血尿，少见管型尿。有些患者以大量蛋白尿为首发症状，容易误诊为肾病综合征。

3. **血液生化检查**

（1）血清钙磷和碱性磷酸酶：血钙常升高，血磷多为正常，但在并发肾功能不全时由于磷排出减少可导致血磷升高。碱性磷酸酶可以正常、降低或升高。以前曾经认为 MM 没有成骨过程，碱性磷酸酶不会升高，可作为与骨转移癌、甲状旁腺功能亢进的鉴别的一个重要指标。但近年来发现 MM 也可并发成骨过程，部分 MM 患者碱性磷酸酶可以升高，不能以此排除本病。

（2）肾功能检查：肾功能检查部分患者可出现血清肌酐、尿素氮升高。晚期可进入尿毒症期。

（3）血清 β - 微球蛋白：血清 β - 微球蛋白（$\beta_2 - MG$）是一种分子量仅为 11 800 的低分子量蛋白质，为人类白细胞膜抗原（HLA）Ⅰ类抗原的轻链。人体内除成熟红细胞和胎盘滋养层细胞外均含 $\beta_2 - MG$，主要由淋巴细胞产生。正常人体内 $\beta_2 - MG$ 含量稳定，容易通过肾小球滤过，几乎全部可被近端小管重吸收。

在 MM 患者中，由于骨髓瘤细胞倍增时间快，$\beta_2 - MG$ 产生增加，血清水平增加，肾功能不全时增加更明显。$\beta_2 - MG$ 作为一个肿瘤负荷指标，目前认为与疾病预后密切相关。

（4）血尿酸：MM 患者常可出现血尿酸水平升高。

（5）胆固醇：IgA 型常出现血浆胆固醇水平升高，IgG 型则常出现胆固醇水平低。

（6）血清总蛋白、清蛋白和球蛋白：在 MM 患者中，由于球蛋白合成增加，清蛋白含量可以正常或降低，而总蛋白含量往往升高，白/球蛋白比例倒置。目前认为初诊时清蛋白含量是评价预后的一个重要独立指标。

（7）乳酸脱氢酶（LDH）：乳酸脱氢酶常可升高，一般认为 LDH 也与肿瘤负荷相关，病情缓解时 LDH 可以下降。

（8）C 反应蛋白：C 反应蛋白常升高，CRP 升高与预后不良有关。

（四）进一步检查项目

1. **骨髓检查**

（1）骨髓涂片：骨髓检查对本病的诊断有重要意义。MM 患者的骨髓涂片检查可以发现骨髓内原浆细胞、幼浆细胞明显增多，可以达到骨髓有核细胞的 10% ~15% 以上，晚期可以达到 70% ~90%。骨髓象一般呈增生活跃或明显活跃，但也可减低。各系统比例与骨髓瘤细胞数量相关，当瘤细胞比例较高时，粒细胞系、红细胞系和巨核细胞系可明显减少。由于骨髓瘤细胞呈灶性分布，因穿刺部位的不同，骨髓瘤细胞比例差异很大。故一次穿刺瘤细胞比例不高不能排除诊断，应对可疑病例进行多部位、多次穿刺，且宜选择骨痛明显 X 线检查有骨骼破坏的部位进行穿刺，有助于诊断。

除此之外，还需特别注意浆细胞的形态。典型的骨髓瘤细胞的共同特征为：①细胞大小不一，呈明显多形性，在涂片中分布不均，常成簇分布。②细胞呈圆形、椭圆形或不规则形，胞核呈圆形或椭圆形，核染色质粗网状，不规则排列，核仁一般较大而清楚。常见双核、多核及巨大核。③胞质丰富，灰蓝色或深蓝色，不透明，常见空泡。因瘤细胞分泌的免疫球蛋白类型不同，胞质中可能出现不同的颗粒。有时可见胞质中出现红色粗大的包涵体（Russel 小体），有时可见红色物质充满胞质，使胞质边缘呈火焰状（火焰状细胞），或胞质中充满大量淡蓝色小空泡（Mott 细胞），或排列呈葡萄状的大空泡（葡萄状细胞）。

骨髓瘤细胞异质性很强。Greipp 等人将骨髓瘤细胞按形态学分为四种亚型：①成熟型：细胞核小，偏心，染色质聚集成块，胞质发育良好。②中间型：未达到其他类型的标准。③幼稚型：细胞核大，偏心，染色质较疏松，伴或不伴核仁 $>2\mu m$，胞质丰富。④原始型：细胞核很大，居中，网状染色质，核质比很高，胞质含量极少。

（2）骨髓活检：由于骨髓瘤是一种主要局限于骨髓浆细胞内的恶性增殖性疾病，骨髓活检所取的骨髓量较骨髓涂片多，相对于骨髓涂片更能准确显示骨髓内瘤细胞的分布及细胞类型。如果可以的话，推荐在首次诊断时均行骨髓活检，即使骨穿本身已可以提供足够的信息。因为化疗后容易出现骨穿时取材不佳，这时初次确诊时的骨髓活检可以提供一个基线，便于我们评估治疗反应。

2. 血 M 蛋白检测

（1）血清免疫球蛋白（Ig）检测：免疫球蛋白由浆细胞分泌的有抗体活性的球蛋白。每个免疫球蛋白均由 4 条肽链组成，2 条相同的重链和 2 条相同的轻链。根据重链的不同（γ、α、μ、E、ξ）可将 Ig 分为 5 类，即 IgG、IgA、IgM、IgD 和 IgE；根据轻链的不同（λ 和 K）可将 Ig 分为 2 类。MM 患者常呈现某一类 Ig 显著增高，而其他类型的 Ig 的含量明显降低。M 蛋白含量多少常可反映肿瘤的负荷、病情的轻重，也是疗效评价的重要指标之一，可进行动态观察。若 M 蛋白含量升高提示病情恶化，若 M 蛋白在治疗后逐渐下降提示治疗有效。

（2）血清蛋白电泳：血清蛋白电泳是临床常用技术之一。目前临床常用的是血清蛋白区带电泳。其原理如下：在 pH8.6 的碱性环境下，血清蛋白均带负电荷，在电场中由阴极向阳极泳动。因血清中各种蛋白质的大小、等电点及所带负电荷不同，它们在电场中的泳动速度也有所不同，从而可以通过电泳将各种蛋白质分开。其中白蛋白分子量小，所带负电荷多，泳动速度最快；γ 球蛋白分子量大，所带负电荷少，泳动速度慢。临床应用较多的电泳方法是醋酸纤维素膜法及琼脂糖凝胶法，电泳后经染色再通过光密度计扫描分析，可对血清蛋白的各个电泳区带进行相对定量。电泳后由阳极到阴极依次可分为白蛋白、α_1 球蛋白、α_2 球蛋白、β 球蛋白和 γ 球蛋白 5 个区带。各种免疫球蛋白主要分布在 β 区带和 γ 区带。正常血清蛋白电泳见图 13 - 1A。

当怀疑骨髓瘤时，首先应进行此项检查。在 IgG、IgA 和 IgM 型 MM 患者中，由于大量 M 蛋白产生，在蛋白区带电泳中可形成狭窄而浓集的异常蛋白浓集带，即所谓 M 区带，多位于 γ 区内（图 13 - 1B）。但需注意的是，轻链型 MM 中，由于轻链分子量小于白蛋白，因此在血清蛋白电泳图上不能显示 M 峰，IgD 型和 IgE 型 MM 由于 IgD、IgE 量较少，很难形成 M 峰，因此，轻链型及 IgD、IgE 型若仅用血清蛋白电泳检查不能反映 M 蛋白存在，容易漏诊。通过计算浓集区带的蛋白百分比，可以推算出 M 蛋白的含量，但不能确定 M 蛋白的类别，需进一步用特异性抗体进行鉴定。在多克隆免疫球蛋白病、慢性炎症、慢性肝炎、肝硬化等病时，患者 Ig 增加以多克隆为主，血清蛋白区带电泳主要表现为一宽底峰（图 13 - 1C）。

（3）血清免疫固定电泳：免疫固定电泳技术是将区带电泳和沉淀反应技术结合起来的一种免疫分析方法，是目前最广泛地用于鉴别各种 M 蛋白的方法之一。具体方法是先将血清标本经区带电泳将各种蛋白成分分离开，然后加入 γ、α 或 μ 等重链及 λ 或 K 轻链的抗血清，待抗体与受检蛋白结合后，形成复合物而沉淀，使抗原在电泳位置上被免疫固定；再进行染色，即可呈现浓着色带，从而判断免疫球蛋白的轻链和重链型别。

M 蛋白主要有 3 种：完整的免疫球蛋白分子、完整免疫球蛋白伴同样类型游离轻链蛋白、游离轻链单独存在或单独的重链片段。

3. 血尿轻链的检测

（1）本 - 周蛋白的检测：1847 年，Henry Bence - Jones 博士首次发现并报道了这种肿瘤标记物，因而根据他的名字命名。其检测对轻链病的诊断是必不可少的，并对 MM 的诊断、鉴别诊断及预后判断均有一定帮助。正常时在组合 Ig 时，可伴少量过剩的游离轻链，由于轻链分子量较小，容易从肾小球滤过，但 80% 在肾小管重新吸收，仅 10% 随尿排出，正常人尿中含量很低。在 60% ~ 80% 的 MM 患者中，由于瘤细胞产生较多的轻链，因此能从尿中检测到。本周蛋白在 pH5.0 时，加热至 50 ~ 60℃ 时会出现沉淀，继续加热到 90℃ 时沉淀又重新溶解，因而又称为凝溶蛋白。可根据本 - 周蛋白的这一特点进行检测，但该法灵敏度较低，阳性率低，容易漏诊，且无法确定轻链的型别。目前临床常用的是免疫固定法来进行鉴定。将标本用聚乙二醇通过半透膜浓缩后，采用抗轻链（λ 和 κ 型）抗血清进行免疫电泳分析，从而判断属于哪一型的轻链。

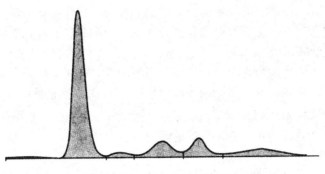

图 13 –1A 蛋白电泳正常曲线

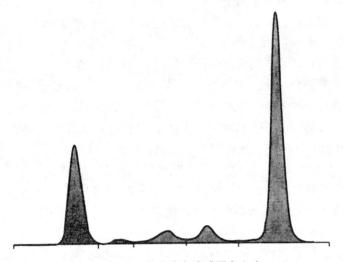

图 13 –1B 单克隆免疫球蛋白血症

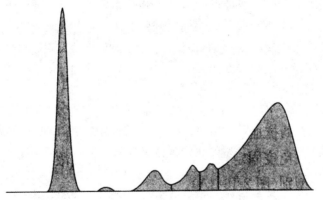

图 13 –1C 多克隆免疫球蛋白血症

（2）游离轻链（free light chain，FLC）定量及 κ/λ 比例的检测：正常人体内的免疫球蛋白按轻链不同可分为两大类：即 κ 和 λ，两种轻链的比值较为恒定。正常血标本 κ/λ 为 0.26～1.65。在多克隆免疫球蛋白增殖性疾病中，如自身免疫性疾病、肝硬化、肾脏疾病和结缔组织病等，尽管免疫球蛋白绝对值升高，但两种轻链比值仍然维持在正常范围。当出现单克隆免疫球蛋白异常升高时，一种轻链蛋白异常升高，另一种轻链蛋白正常或降低。κ/λ 的平衡被破坏。因此测定该比率可以敏感地检出单克隆免疫球蛋白疾病。

MM 患者可见血清或尿中某种轻链含量明显增高，而另一种相对减少，两者的比值发生改变。轻链型的 MM 患者，血清中的轻链含量变化不大，但尿中却可发现大量 λ 或 κ 轻链。尿液中 κ/λ 比值异常及轻链蛋白含量高于血清是诊断轻链病最重要的指标。尿液中轻链蛋白量越多，κ/λ 比值差越大，说明患者病情的恶性程度越重。

4. **影像学检查**   由于骨髓瘤骨病是 MM 一个重要的临床表现，临床上应对怀疑为多发性骨髓瘤的患者进行所有病变部位，以及颅骨、脊柱、肋骨、骨盆的影像学检查。影像学检查在诊断多发性骨髓瘤上的作用包括评价疾病目前的病变范围和严重程度，并发症的判断以及评估疾病状态。

（1）X线平片：在诊断骨髓瘤时，骨骼拍片是必要检查之一。已证实骨骼拍片可以反映初次诊断时病变范围和肿瘤负荷。X线片的好处在于它的普及性高，可以检查全身绝大多数骨骼，以及可以鉴定有骨折危险的长骨。通过临床表现和放射学检查结果制订的评分标准有助于判断长骨骨折的危险性，以及判断哪些患者需要做内固定术。但是X线片的敏感性低，只有当骨小梁丢失30%以上才能显示出溶骨性损害，而且特异性差，往往会提示非特异性的普遍骨质疏松。

骨髓瘤主要的X线表现可分为：①骨质正常型或无明显破坏型：临床已经确诊，而X线检查未发现异常，可能与病变范围小或骨质改变尚轻有关。②广泛骨质疏松：弥漫性骨质疏松可以是MM的唯一临床表现。当临床遇到老年患者出现不固定的骨骼疼痛，X线检查发现弥漫骨质疏松时，应注意有多发性骨髓瘤的可能。③骨质破坏：这是MM最常见的X线表现。天津血研所报道136例MM X线检查以广泛骨质破坏伴骨质疏松为表现的占72.79%。多数患者X线检查可发现广泛性溶骨性骨质破坏。MM骨质破坏的特点是多为溶骨性缺损，周围无反应性新骨增生，病理性骨折多见。骨质破坏形态有穿凿样改变、虫蚀样改变、皂泡样膨胀性改变、蜂窝状改变等。颅骨、椎体、肋骨、胸骨、骨盆为其好发部位，四肢近端骨也可受累，但膝关节和肘关节以下少发生。④骨质硬化：少见，国内李景学等总结了硬化型MM的3种X线表现：弥漫性多发性骨硬化灶；放射针状骨质增生；膨胀较慢的泡沫区周边硬化环。⑤骨质破坏伴软组织改变：骨髓瘤细胞累及软组织，X线上表现为软组织肿块。

（2）CT：CT的好处在于特异性高，可以较X线更早发现较小的溶骨性损害，可以准确地描述相关软组织病变的部位、范围及髓腔内外的侵犯情况，并且可以在CT定位下进行组织学活检。它往往用于以下几种情况：在X线平片上有怀疑的部位、有症状但X线检查阴性的部位和平片检查不能精确显像的部位，如肩胛骨、肋骨和胸骨。CT在判断是否放疗和化疗上也有一定的帮助。

（3）MRI：MRI有助于判断软组织病变的范围和性质。当患者出现神经系统的症状和体征而怀疑为脊髓压迫时，可以采用该检查。它可以较准确地估计脊髓或神经根压迫的程度和范围，肿瘤的大小和其侵犯到硬膜外腔的程度。另外，MRI成像可以提供骨髓受累的信息。一些MRI异常图像有提示预后的意义，如病变的局灶或广泛分布与肿瘤负荷相关。进展期骨髓瘤患者若出现脊骨MRI成像异常，其发生骨折的危险性较正常者高，但无法预测骨折发生的部位。MRI在鉴别孤立性浆细胞瘤和多发性骨髓瘤上有重要意义。在高达80%的表面看起来是孤立性骨髓瘤的患者中，椎骨和骨盆骨的X线平片检查是阴性的，而通过MRI检查却可以发现骨缺损表现。

多发性骨髓瘤的MRI表现可参照Stabler等的分类方法，分为正常型、弥漫型、局灶型、混合型（弥漫＋局灶型）以及"盐和胡椒"型。据Stabler等报道，MRI的表现与MM的临床分期及预后有一定的联系。其中正常型及"盐和胡椒"型的病例其骨髓浸润较轻，见于临床Ⅰ期MM。而其他类型均见于Ⅱ、Ⅲ期MM，其骨髓浸润程度相对较重，其骨髓浆细胞的百分比较高。另外，也有研究指出MRI的表现也可以作为疗效评价的一个重要指标。完全缓解者在MRI上表现为病灶完全消散或者病灶长期存在，但无强化或边缘轻度强化；病情好转表现为局灶型病灶明显缩小或消失，弥漫型病灶转为"盐和胡椒"型或局灶型病灶；效果不良者表现为原有病灶无明显变化，甚至较前扩展；复发表现为出现新的病灶或原有病灶扩大。

2005年英国骨髓瘤论坛指南工作组（UKMF）和北欧骨髓瘤研究小组共同制定的关于MM诊断和处理指南中提出，在诊断MM时影像学检查应用的建议：①初诊的MM患者在分期时应行以下检查：骨骼检查，后前位胸片和颈椎、胸椎、腰椎、肱骨和股骨的前后位及侧位拍片，头颅骨的前后位及侧位拍片，骨盆的前后轴拍片。另外，任何有症状的部位都应选择合适的检查方式进行检查。②若X线平片有可疑，如可疑溶骨性损害，则应加做CT检查，特别是那些平片难以直观的部位，如肋骨、胸骨和肩胛骨。③若X线平片检查结果为阴性，而临床有症状的部位，也应加做CT检查。④CT或MR有助于判断软组织病变的性质和范围，这两个检查可以互补。⑤在CT监测下可行组织活检。⑥若患者出现神经系统的症状而考虑为脊髓压迫所致，可行MR检查。⑦若初步检查考虑是孤立性骨髓瘤，则不管骨损害指数是多少均应做全椎骨的 MR 检查，以发现微小的、无症状的骨损害。

另外，若怀疑患者出现脊髓压迫，即使没有脊柱压缩性骨折的表现，也应行紧急 MRI 检查，若暂时无法进行 MRI 检查，则应尽快行 CT 检查。某些部位（如肋骨、胸骨和肩胛骨）用 X 线检查不清楚，若发现可疑病变，也应加做 CT 检查。

5. 细胞免疫学检查　正常浆细胞是由 B 细胞转化而来的，在转化过程中，会丢失绝大多数 B 细胞表面抗原。主要表型为 CD11a$^+$、CD19$^+$、CD20$^+$、CD13$^+$、CD38$^+$、CD40$^+$、CD44$^+$、CD49d$^+$、CD49e$^+$、CD54$^+$、CD138$^+$ 和 CD20$^-$、CD23$^-$、CD28$^-$、CD45$^-$、CD56$^-$、CD58$^-$、CD117$^-$。

骨髓瘤细胞由较早期 B 细胞恶变而来，其主要细胞免疫表现为 CD19$^-$、CD20$^-$、CD21$^+$、CD28$^+$、CD38$^+$、CD40$^+$、CD44$^+$、CD49d$^+$、CD49e$^+$、CD54$^+$、CD56$^+$、CD138$^+$。其中 CD19、CD20 表达量与预后呈负相关；CD28 表达与疾病活动有关，其表达可能意味着疾病进入浆细胞高增殖的进展期；CD38 在 MM 中高表达，而在 MGUS 和反应型浆细胞增多症中表达很低或者不表达。CD56 高表达提示预后不良。若 CD56 下调而 CD44 表达升高可能意味着疾病向髓外侵犯。

6. 遗传学检查　细胞遗传学及分子遗传学检验异常是 MM 的重要特征。非整倍体染色体发生率占 80% ~ 90%。多数研究认为，非整倍体核型在 MM 中具有独立预后意义，表现为亚二倍体患者预后差，超二倍体患者预后较好。

目前普遍认为 13 号染色体部分或完全缺失与 MM 预后密切相关。研究证实存在 13 号染色体缺失的 MM 患者经常规剂量化疗后生存期短、预后差。有大样本研究指出，del（13）和 14q32 易位有密切相关，与免疫球蛋白类型、轻链亚型、有无 MGUS 史及某些临床和预后特征紧密相关。预后分析示无 14q32 异常者基本在低、中危组，有 14q32 者在高危组。

重链基因重排也是 MM 一个重要的遗传学异常，目前可以通过 PCR 方法检测 MM 细胞的这类标记。研究表明 IgH 基因重排与分期相关，Ⅲ期患者重排阳性率高于 Ⅰ、Ⅱ期患者，对这类患者应采取积极治疗措施。

7. 浆细胞标记指数　浆细胞标记指数（plasma cell labeling index，PCLI）是新诊断 MM 的一个重要预后因素，通过检测可渗入增殖浆细胞中的放射性核素氚标记的胸腺嘧啶脱氧核苷，来测定浆细胞增殖活性。可反映 MM 的恶性克隆增殖程度。国外有报道研究 PCLI 对有小量轻链浆细胞负荷的稳定期 MM 患者的预后评价作用。作者共收集了从 1984—1999 年稳定期 MM 患者共 162 例，其中 PCLI > 1.0% 的 57 例，PCLI < 1.0% 的 105 例。结果发现两组至疾病进展时间分别为 8 个月和 39 个月，生存期分别为 20 个月和 56 个月，提示对于稳定期的 MM 患者，高 PCLI 是一个预后不良因素，如有条件应考虑进行早期大剂量化疗辅以干细胞支持治疗。

对一个怀疑骨髓瘤患者可通过这些检查先进行筛选，随后可做一些相关的检查进一步确诊。①M 蛋白检查：先检查血清和尿蛋白电泳，阳性者可行免疫固定电泳以进一步明确分型。若血清和尿蛋白电泳阴性，而临床上高度怀疑为多发性骨髓瘤的也必须行免疫固定电泳检查，因 IgD、IgE 型不易在血清蛋白电泳中出现 M 蛋白峰，而轻链型在血清蛋白电泳中则完全见不到 M 蛋白峰。此外，还要检测各类免疫球蛋白的血清浓度，这对 IgA 和 IgG 型尤其重要。对轻链型患者，则可通过检测尿轻链定量来确诊。血清游离轻链水平和 κ/λ 比值可以取代尿轻链定量。②细胞学检查：如果说骨穿结果本身已足以明确诊断，骨髓活检或病理切片则为浆细胞浸润提供更有力的证据。若可行的话，建议在初次诊断时均行骨髓活检。③骨骼检查：所有患者都必须行骨骼拍片，CT 和 MRI 在某些特殊情况下可以帮助诊断。④骨髓瘤相关性器官损害的检查：必须认真检查相关项目，这对于 MM 患者是否需要接受治疗及对治疗的反应十分重要。⑤细胞遗传学检查：对预后有重要意义，但其对于治疗方法选择的意义则需临床试验进行分析。

二、诊断对策

（一）诊断要点

1. 诊断标准　多年来，人们一直沿用 Durie 和 Salmon 诊断标准（1986），见表 13-1。确诊 MM 的最低要求是具有 1 项主要诊断标准和 1 项次要诊断标准，或者是具有 3 项次要诊断标准，但其中必须包括第 1 项和第 2 项。

表 13 - 1　Durie 和 Salmon 的 MM 诊断标准（1986）

主要标准

1. 浆细胞瘤由组织活检证实

2. BM 中浆细胞 >30%

3. 单克隆免疫球蛋白 IgG >35g/L 或 IgA >20g/L 或 24h 尿中轻链 ≥1g/24h（除外淀粉样变性）

次要标准

1. 骨髓中浆细胞占 10%~30%

2. 单克隆免疫球蛋白水平低于上述标准

3. 有溶骨性病变

4. 正常免疫球蛋白 IgM <0.5g/L，IgA <1g/L，或 IgG <6g/L

2001 年世界卫生组织（WHO）组织有关专家在审阅、参考已有的各家多发性骨髓瘤诊断标准后，制定了 MM 的诊断标准，见表 13 - 2。

表 13 - 2　WHO 的 MM 诊断标准（2001）

1. 诊断 MM 要求至少具有 1 项主要标准和 1 项次要标准，或者至少具有 3 项次要标准且其中必须包括 1）项和 2）项。患者应有与诊断标准相关的疾病进展性症状

2. 主要标准

1）骨髓中浆细胞增多（>30%）

2）组织活检证实有浆细胞瘤

3）M 成分：血清 IgG >35g/L 或 IgA >20g/L 或尿本 - 周蛋白 >1g/24h

3. 次要标准

1）骨髓中浆细胞增多（10%~30%）

2）M 成分存在但低于上述水平

3）有溶骨性病变

4）正常免疫球蛋白减少 50% 以上：IgM <0.5g/L，IgA <1g/L 或 IgG <6g/L

2002 年国际骨髓瘤基金会（IMF）将骨髓瘤分为 8 大类，包括多发性骨髓瘤、MGUS、冒烟性骨髓瘤或称无症状骨髓瘤、孤立性骨浆细胞瘤、髓外浆细胞瘤，以及浆细胞白血病。其中多发性骨髓瘤的诊断标准见表 13 - 3（需 3 点均符合）。这里的多发性骨髓瘤实际上就是传统意义上 D/S 分期除了 I 期 A 以外的多发性骨髓瘤。

表 13 - 3　IMF 多发性骨髓瘤的诊断标准（2002）

1）骨髓中单克隆浆细胞增多（>10%）或组织活检证实有浆细胞瘤

2）血清或尿中发现单克隆免疫球蛋白*

3）骨髓瘤相关器官损害（1 个或多个）**

C：血钙水平升高（血清钙超过 10.5mg/L 或者超过正常上限）

R：肾功能不全（血清肌苷 >2mg/dl）

A：贫血（血红蛋白低于 100mg/L 或者低于正常值 20g/L）

B：溶骨性病变或骨质疏松***

注：*若未检测到单克隆免疫球蛋白，则骨髓中浆细胞比例必须超过 30%；

**偶尔可出现其他器官的功能损害，若可以证明这些器官功能损害与骨髓瘤相关，也可支持多发性骨髓瘤的诊断，且提示需要治疗；

***若仅发现单部位的浆细胞瘤（通过组织活检证实）或仅发现骨质疏松的表现（没有骨折），要求骨髓内浆细胞比例超过 30%。

2003 年国际骨髓瘤工作小组（IMWF）提出了一种新方法将 MGUS 和骨髓瘤进行分类，分类的标准根据血清 M 蛋白水平/浓度、骨髓浆细胞比例以及是否存在骨髓瘤相关性器官或组织损害。他们将这类

疾病分为三类：MGUS、无症状性骨髓瘤和有症状性骨髓瘤（表 13 - 4）。

表 13 - 4　MGUS、无症状性骨髓瘤和有症状性骨髓瘤的诊断标准（2003）

MGUS	无症状骨髓瘤	有症状骨髓瘤
血清 M 蛋白 < 30g/L	血清 M 蛋白 > 30g/L 和/或骨髓克隆性浆细胞比例 > 10%	血清和（或）尿有 M 蛋白 ＊＊
骨髓浆细胞比例 < 10%，骨髓活检浆细胞低水平浸润（如果有做该检查）		骨穿发现克隆性浆细胞或活检证实为浆细胞肿瘤
无骨髓瘤相关性器官或组织损害（包括骨破坏）或症状无其他 B 细胞异常增殖或轻链相关性淀粉样变或其他轻链、重链或免疫球蛋白相关性组织损害的证据＊	无骨髓瘤相关性器官或组织损害（包括骨破坏）或症状	有骨髓瘤相关性器官或组织损害（包括骨破坏）

注：＊AL 淀粉样变和 IgM 的 M 蛋白相关性神经综合征，可以视为单克隆免疫球蛋白血症的特殊表现；

＊＊对 M 蛋白水平无特殊要求。一小部分患者可以检测不到血清或尿 M 蛋白，但有骨髓瘤相关性器官或组织损害和骨髓浆细胞增多的表现（不分泌型骨髓瘤）；

＊＊＊没有症状但有明显的骨髓瘤相关型器官损害的患者，因治疗上的需要也被划分到有症状组。

在这个诊断标准中，根据是否存在骨髓瘤相关性器官或组织损害（表 13 - 5）区分有症状性骨髓瘤和无症状性骨髓瘤。且据此来决定是否需要接受治疗。无症状性骨髓瘤患者无须接受治疗，但需要长期随访。而一部分没有临床症状因为已经出现了器官功能损害而需要立即接受治疗。在这个新的分类方法中，无症状性骨髓瘤基本相当于以前模糊的、潜伏的和非冒烟性骨髓瘤。若不确定器官或组织损害是否与骨髓瘤相关，骨髓浆细胞比例必须大于 30%。

表 13 - 5　骨髓瘤相关性器官或组织损害

骨髓瘤引起的临床效应	表现
血钙水平升高	校正的血清钙较正常高值超过 0.25mmol/L 或 > 2.75mmol/L
肾功能不全	骨髓瘤性肾病
贫血	血红蛋白较正常低值减少大于 2g/dl（1.2mmol/L）或血红蛋白 < 10g/dl（< 100g/L 或6.2mmol/L）
骨损害	溶骨性损害或有压缩性骨折的骨质疏松（MRI 或 CT 可以证实）
其他	有症状的高黏滞血症，淀粉样变，反复细菌感染（在 12 个月内超过 2 次）

表 13 - 6　美国诊断标准

主要标准

1. 组织活检证实有浆细胞瘤

2. 骨髓浆细胞增多 > 30%

3. 过量血清 M 蛋白　血清 IgG > 35g/L 或 IgA > 20g/L 或尿或轻链蛋白 > 1g/24h 次要标准

A. 骨髓中浆细胞增多（10% ~ 30%）

B. M 蛋白未达主要标准的第 3 项

C. 有溶骨性病变

D. 正常免疫球蛋白降低：IgM < 0.5g/L，IgA < 1g/L 或 IgG < 6g/L

注：＊诊断条件：

1. 2 个主要标准；

2. 1 个主要 + 1 个次要标准：1 + B，1 + C，1 + D；2 + B，2 + C. 2 + D；3 + A，3 + C，3 + D；

3. 包含 A 及 B 的 3 个次要标准：A + B + C，A + B + D。

表 13 - 7 我国 MM 诊断标准

1. 骨髓中浆细胞 > 15% 并有异常浆细胞（骨髓瘤细胞）或组织活检证实为浆细胞瘤

2. 血清中出现大量单克隆免疫球蛋白（M 成分）：IgG > 35g/L，IgA > 20g/L，IgD > 2g/L，IgE > 2g/L，IgM > 15g/L，或尿中单克隆免疫球蛋白轻链（本 - 周蛋白） > 1.0g/24h。少数病例可出现双克隆或三克隆性免疫球蛋白

3. 无其他原因引起的溶骨性病变或广泛性骨质疏松

符合上述 3 项或符合 1 + 2 或 1 + 3 项，即可诊断为 MM。但是诊断 IgM 型 MM 时，除符合 1 项和 2 项外，还需具备典型的 MM 临床表现和多部位溶骨性病变。只具有 1 项和 3 项者不分泌型 MM，需进一步鉴别属不合成型抑或合成而不分泌型。对仅有 1 项和 2 项者（尤其骨髓中无原浆、幼浆细胞者），须除外反应性浆细胞增多和意义未明单克隆丙种球蛋白血症（MGUS）

这些诊断标准（表 13 - 6）主要强调骨髓浆细胞的比例、单克隆免疫球蛋白（M 蛋白）的量、溶骨性损害等，而没有把细胞遗传学资料考虑进去。

典型的 MM 诊断并不困难（表 13 - 7）。但在诊断 MM 时应注意以下几点：①浆细胞比例：国内外诊断标准均要求骨髓中浆细胞达到一定的比例，但这不是绝对的。由于 MM 在骨髓中多为灶性分布，一个部位骨髓穿刺瘤细胞数不够时，应进行多部位骨髓穿刺，或在骨痛部位穿刺。若骨髓涂片中出现典型的骨髓瘤细胞，例如一些成堆出现的、双核或多核的浆细胞，即使骨髓中浆细胞比例没达到诊断标准，也应考虑 MM 的诊断。而在一些慢性病中，如结缔组织病、肾脏疾病、肝脏疾病等，骨髓中也可有异常增多的浆细胞，但这些浆细胞多为成熟浆细胞。②M 蛋白定量：对于血清存在 M 蛋白，但水平低于 MM 诊断标准时，应注意动态观察；若 M 成分呈缓慢但持续增高时，应高度怀疑 MM。要重视正常免疫球蛋白减少在 MM 诊断中的价值。若检查发现 M 蛋白但未到诊断标准，其他免疫球蛋白减少，且并发有浆细胞数量增多伴形态异常及有溶骨性损害，也应作 MM 诊断。③溶骨性损害：检测溶骨性损害的敏感性为：MRI > CT > X 线 > 同位素骨扫描。MM 的骨病表现为破骨活性增强，而同位素骨扫描主要是检测有无骨合成，不能发现溶骨性损害。④细胞遗传学异常：现有的 MM 诊断标准中没有遗传学方面的检查。目前认为 14 号染色体易位和 13 号染色体缺失是 MGUS 发生的原发事件，如在此基础上出现新的基因异常则为 MGUS 进展为 MM 的主要因素，即双次打击（twohit）学说。二次打击是一个随机事件，而不是累积的损害。目前遗传学检查不能鉴别 MGUS 和 MM。

2. 临床分期 多年来，人们一直沿用 1975 年 Durie 和 Salmon 提出的多发性骨髓瘤的临床分期标准（表 13 - 8）。这个临床分期标准有肯定的应用价值。研究证实，这个分期标准与预后相关。国外一个 1 356 例 MM 患者的多中心研究发现，按 D - S 分期为 I 期的患者中位生存期为 48 个月，II 期为 32 个月，III 期仅为 20 个月。但这个分期标准所涉及的参数较多，临床应用起来较为烦琐。

表 13 - 8 Durie 和 Salmon 的临床分期标准（1975）*

分期	分期标准	瘤细胞数（$\times 10^{12}/m^2$）
I 期	符合下述 4 项 1）血红蛋白 > 100g/L 2）血清钙正常 3）无骨质破坏 M 成分水平：IgG < 50g/L，IgA < 30g/L，轻链型 24h 尿轻链 < 4g	< 0.6
II 期	既不符合 I 期又不达 III 期	0.6 ~ 1.2
III 期	符合下述一项或一项以上 1）血红蛋白 < 85g/L 2）高钙血症 3）进展性溶骨性病变 4）M 成分水平：IgG > 70g/L，IgA > 50g/L，轻链型 24h 尿轻链 > 12g	> 1.2

注：* 每期又分为 A 组和 B 组：A 组肾功能正常（血清肌酐 < 176.8μmol/L，尿素氮 < 10.7mmol/L）；B 组肾功能不正常（血清肌酐 > 176.8μmol/L，尿素氮 > 10.7mmol/L）。

2003 年国际骨髓瘤工作小组（IWMF）在分析了包括北美洲、欧洲和亚洲 17 个研究机构共 10 750 名 MM 患者的临床资料后，提出一个新的骨髓瘤国际分期方法（international staging system，ISS）。它是根据血清 β_2 - 微球蛋白和白蛋白水平将患者分期，各期患者预后不同。这个分期方法（表 13 - 9）简单易用，且与预后紧密相关，但缺陷是未将对预后有不良影响的细胞学和遗传指标包括在内。

表 13 - 9　MM 国际分期系统 ISS 分期标准（2003）

分期	指标	中位存活期
Ⅰ	血清 β_2 - 微球蛋白 <3.5mg/L（296nmol/L）和人血白蛋白 >35g/L（532μmol/L）	62 个月
Ⅱ	介于 Ⅰ 和 Ⅱ 之间 *	45 个月
Ⅲ	血清 β_2 - 微球蛋白 >5.5mg/L（465nmol/L）	29 个月

注：* 分为两个亚型：血清 β_2 - 微球蛋白 <3.5mg/L，但人血白蛋白 <35g/L 或血清 β_2 - 微球蛋白在 3.5 ~ 5.5mg/L，不管人血白蛋白水平。

（二）鉴别诊断要点

1. 与可以产生 M 蛋白的疾病相鉴别

（1）意义未明的单克隆丙种球蛋白血症（monoclonal gammopathy of undetermined significance，MGUS）：MGUS 是指一种浆细胞增殖性疾病，血清中有单克隆免疫球蛋白，但没有相关器官损害的表现。MGUS 与 MM 同为老年性疾病，有单克隆免疫球蛋白增多，有部分 MGUS 可以进展为恶性疾病。与 MM 相比较，MGUS 具有以下特点：骨髓浆细胞增多，但一般 <10% 且形态正常；M - 成分升高，但不如 MM 明显，一般 IgG <35g/L，IgA <20g/L，且水平长期保持稳定，正常免疫球蛋白不减少；血清 β_2 - 微球蛋白正常；没有骨质破坏的表现；没有 MM 相关症状如贫血、肾功能不全、高钙血症、高黏滞综合征、感染等；浆细胞标记指数 <1.0%。

（2）原发性巨球蛋白血症：又名 Waldenstrom 巨球蛋白血症，属浆细胞病范畴。此病容易与 IgM 型 MM 混淆。其主要特点是血清中出现大量单克隆免疫球蛋白 IgM，骨髓中有淋巴细胞样浆细胞增生、浸润。与 IgM 型 MM 鉴别要点如下①细胞学检查：原发性巨球蛋白血症骨髓中是淋巴细胞样浆细胞增生，而 MM 骨髓中是以大量骨髓瘤细胞增生为主。②骨骼病变：原发性巨球蛋白血症一般没有溶骨性病变，而 IgM 型 MM 骨骼病变常见，骨骼病变也是 IgM 型 MM 诊断的条件之一。③其他：原发性巨球蛋白血症较少出现高钙血症和肾功能不全。

（3）原发性系统性淀粉样变性：原发性系统性淀粉样变是 AL 淀粉样变的一种，病因未明。临床表现是由于 AL 淀粉样物质（即免疫球蛋白的轻链）沉淀于组织器官中而引起，而 MM 也可以发生系统性淀粉样变，两者在临床症状及实验室检查上均有类似之处，容易混淆。原发性淀粉样变与 MM 最大的区别在于骨髓中没有骨髓瘤细胞的浸润，没有骨质破坏的表现，没有高钙血症和高黏滞综合征的表现。可以通过骨髓穿刺、骨骼 X 线检查等鉴别。

（4）重链病：重链病是一种罕见的恶性浆细胞病，其主要特征是单克隆浆细胞合成和分泌单独重链而没有合成轻链。与 MM 鉴别主要靠免疫固定电泳。在免疫固定电泳上可以发现单克隆重链蛋白存在，而没有相对应的单克隆轻链蛋白。

2. 反应性浆细胞增多症　可以引起反应性浆细胞增多的疾病有很多，包括：①恶性肿瘤：肠癌、乳腺癌、胆管癌。②慢性感染性疾病：结核病、骨髓炎、肾盂肾炎、胆道感染。③结缔组织：系统性红斑狼疮、类风湿性关节炎、干燥综合征等。④慢性肝病：慢性肝炎、肝硬化。⑤脂质代谢障碍：家族性高胆固醇血症。⑥其他：过敏性疾病、再生障碍性贫血、粒细胞缺乏。

与 MM 鉴别要点主要有：①骨髓中浆细胞增多有限，一般在 3% ~ 10%；而 MM 骨髓中浆细胞往往超过 15%。②浆细胞分化良好，均为正常成熟浆细胞；而 MM 中可见典型的骨髓瘤细胞。③分泌增多的免疫球蛋白多为多克隆性，且水平升高有限（如 IgG <30g/L），最重要的是，血清蛋白电泳可见基底部增宽峰或带，而且免疫固定电泳无 M 蛋白。④临床上常有原发性疾病的表现，而无 MM 相关临床表

现。⑤浆细胞的免疫表型 CD38⁺、CD56⁻，而 MM 的浆细胞多为 CD38⁺、CD56⁺。⑥遗传学检查：13号染色体缺失，重链基因重排阴性。

3. 与可以发生骨痛和溶骨性病变的疾病相鉴别

（1）骨转移癌：各种恶性肿瘤都可能发生骨转移，最常见的如肺癌、乳腺癌、前列腺癌等，骨转移癌和 MM 相似，也可有骨痛、溶骨性病变、贫血等临床表现。但骨转移癌多伴有成骨，X 线检查在溶骨缺损周围有骨密度增加的成骨表现，血清碱性磷酸酶常升高。骨痛多在安静时尤夜间更明显。血液检查没有 M 蛋白或 M 蛋白增高水平有限。骨髓细胞免疫学检查 AE1/AE3 阳性，而骨髓瘤细胞表型如CD38、CD138、CD56 等阴性或比例较低。

（2）腰痛性疾病：MM 患者常常以腰痛为首发症状而到骨科就诊，容易被误诊为"脊柱退行性变"、"腰椎结核"、"腰肌劳损"、"椎间盘突出"等。因此，若老年腰痛患者伴有贫血、血沉增快、肾功能损害等其他器官损害表现时，因注意 MM 的可能。

（3）原发性甲状旁腺功能亢进症：原发性甲旁亢由于甲状旁腺本身病变引起甲状旁腺素（PTH）合成和分泌过多，导致高钙血症和低磷血症。临床主要表现为反复发作的尿路结石、骨痛、消化性溃疡和精神改变等，实验室检查可发现有高钙血症、低磷血症、血清碱性磷酸酶增高、尿钙增高、血清 PTH增高等。女性发病率为男性的 2 倍。X 线检查与 MM 的溶骨性病变不同，甲旁亢 X 线骨质改变特点为骨膜下皮质吸收、骨囊肿形成、多发性骨折或畸形和纤维囊性骨炎等。另外，甲旁亢血清中没有 M 蛋白，骨髓中没有骨髓瘤细胞，与 MM 不难鉴别。

4. 肾脏疾病 肾脏损害是 MM 的重要临床表现之一。鉴别肾脏疾病与 MM 并不困难，遇到老年患者有肾脏损害的同时还有骨骼疼痛或与肾功能不全并不平行的贫血时，进行有关 MM 相关检查如骨髓穿刺、M 蛋白、骨 X 线检查等，可以确诊。

（三）临床类型

根据骨髓瘤细胞是否分泌和分泌的 M 蛋白类型不同，可将骨髓瘤分为 8 个类型。

1. IgG 型 是 MM 最常见的类型，占 MM 的 50%，其单克隆免疫球蛋白的重链是 γ 链，轻链是 κ或 λ，异常球蛋白明显升高，正常免疫球蛋白减少在此型尤其明显，血清蛋白电泳出现典型的基底部狭窄的高峰，25% 的 IgG 型 MM 可出现本-周蛋白尿，此型具有 MM 的典型临床表现，继发感染很常见。

2. IgA 型 占 MM 的 15%~20%，除一般 MM 的表现外，骨髓瘤细胞呈火焰状，容易发生高胆固醇血症、高钙血症和高黏滞血症等。其单克隆免疫球蛋白的重链是 α 链，轻链是 κ 或 λ，血清蛋白电泳也出现典型的基底部狭窄的高峰，20% 的 IgA 型 MM 可出现本周-蛋白尿。

3. 轻链型 占 MM 的 15%~20%，其单克隆免疫球蛋白是 κ 或 λ，而重链缺如。患者血、尿有大量的单克隆轻链，但由于轻链分子量仅 23kb，小于白蛋白的分子量，因此在血清蛋白电泳上不出现 M成分，如不行免疫固定电泳检查该型容易漏诊。此型肾的病变突出（肾功能损害或肾病综合征多见），轻链尤其 λ 轻链还可沉积引起组织的淀粉样变。分泌 λ 轻链的患者生存期较分泌 K 轻链的患者生存期显著缩短。

4. IgM 型 占 MM 的 1.2%，其单克隆免疫球蛋白的重链是 μ 链，轻链是 κ 或 λ。IgM 容易聚集五聚体，易有高黏滞综合征及雷诺现象，另外容易有肝脾淋巴结肿大、黏膜出血等表现，也有溶骨性病变、贫血、肾损、高钙血症、本-周蛋白尿。

5. IgD 型 占 6%，其单克隆免疫球蛋白的重链是 δ 链，轻链是 κ 或 λ，此型不易在血清蛋白电泳中出现典型的基底部狭窄的高峰，血清、尿中本-周蛋白阳性多见，发病年龄早，常并发肾功能不全，骨髓外浸润较常见，预后较差。

6. IgE 型 此型罕见，其单克隆免疫球蛋白的重链是 ε 链，轻链多为 λ，此型不易在血清蛋白电泳中出现典型的基底部狭窄的高峰。

7. 双克隆型 占 1%，常为单克隆 IgM 并单克隆 IgG 或 IgA，双克隆免疫球蛋白的轻链多是同一类型（κ 或 λ）。

8. 不分泌型 约占1%，患者可有典型"MM"临床表现，但血和尿中无M蛋白，缺少与单克隆免疫球蛋白增多的有关临床表现（高黏滞血症、淀粉样变等），肾损害较少见。此型可进一步分为不合成型和不分泌型，前者瘤细胞内不合成Ig，后者瘤细胞内有单克隆免疫球蛋白合成，但不释放到血液中。

（任小宁）

第三节 治疗对策

一、治疗原则

骨髓瘤治疗的目标是：控制疾病；最佳化生活质量；延长生存期。对于年轻的患者，治疗目标是最大限度延长生命；对于老年患者（70岁以上）以改善生存质量为主。

绝大多数的骨髓瘤患者需要治疗干预。总体来说这些治疗分为两类：系统性化疗以控制骨髓瘤进展，以及症状相关的支持治疗以防止因并发症而引起的严重疾病。治疗可以延长骨髓瘤患者的生存期以及提高患者的生活质量。

开始治疗的时机：目前绝大多数治疗指南均提出对无症状/冒烟型骨髓瘤，即传统D/S分期中的 I A 期患者不需治疗，待进展为有症状骨髓瘤再按多发性骨髓瘤进行治疗。D/S分期中的 I B 期、所有 Ⅱ、Ⅲ期的患者，或是上述并发骨髓瘤器官功能损害的患者（表13-10）都应该进行系统性的联合化疗。

表13-10 拟行 HDT + ASCr 的诱导化疗方案

化疗方案	具体剂量和用法	疗程
VAD	VCR, 0.4mg/d, iv（持续滴注），d 1~4； ADM, 9mg/（$m^2 \cdot d$），iv（持续滴注），d 1~4； DEX, 40mg po, d 1~4, 9~12, 17~20	每4周重复1次
VAMP	VCR, 0.4mg/d, iv（持续滴注），d 1~4； ADM, 9mg/（$m^2 \cdot d$），iv（持续滴注），d 1~4； MP, 1g/（$m^2 \cdot d$），po/iv, d 1~4	每4周重复1次
VID	VCR, 0.4mg/d, iv, d 1~4； IDA, 9mg/（$m^2 \cdot d$），iv, d 1~4； DEX, 40mg po, d 1~4, 9~12, 17~20	每4周重复1次
I-DEX	IDA, 8mg/m^2, po, d 1~4； DEX, 40mg po, d 1~4, 9~12, 17~20	每4周重复1次
DVd	Doxil, 40mg/（$m^2 \cdot d$），iv, d 1； VCR, 2mg/d, iv, d 1； DEX, 40mg po, d 1~4	每4周重复1次
T-DEX	Thal, 100~400mg/d, po, 持续使用至少6个月，直至平台期后停用或直至疾病进展/复发后停用*； Dex, 40mg/d po, d 1~4. 9~12. 17~20	每4周重复1次
HDD	DEX, 40mg po, d 1~4, 9~12, 17~20	每4~5周重复1次
Bortezomib	1.3mg/m^2 iv, d 1、4、8、11	每21天重复1次
PAD	Velcade, 1.3mg/m^2, iv, d 1, 4, 8, 11； ADM, 4.5mg 或 9mg/（$m^2 \cdot d$），iv, d 1~4； DEX, 40mg po, d 1~4, 8~11, 15~18（第1疗程），d 1~4（第2~4疗程）	每21天重复1次

化疗方案	具体剂量和用法	疗程
Revilmid + DEX	Revilmid, 25mg, po, d 1~21; DEX, 40mg/d po, d 1~4, 9~12, 17~20; 支持治疗：阿司匹林	每28天重复1次

注：*沙利度胺的最佳剂量目前尚未确定，不同临床实验所用剂量和维持时间均不同。但目前观点倾向于小剂量使用，大多数临床研究使用的中位剂量为200mg；

VCR：长春新碱；ADM：阿霉素；DEX：地塞米松；MP：甲基泼尼松龙；CTX：环磷酰胺；IDA：去甲氧柔红霉素；Thal：沙利度胺；Doxil：脂质体阿霉素。

二、治疗计划

1. 初始治疗　标准剂量化疗：

（1）拟行干细胞移植患者的标准剂量化疗对那些年龄小于65岁，一般状态好的患者，首选自体造血干细胞移植；对年龄超过70岁或并发肾功能不全的 MM 患者，自体干细胞移植也不是绝对禁忌证，但预处理方案需减量。对那些已打算或将来有可能进行干细胞移植的患者，初次治疗的目的是快速降低肿瘤负荷的同时不影响干细胞动员。最常用的化疗方案为 VAD 及其相关方案。

VAD 方案由长春新碱（VCR）、阿霉素（ADM）和地塞米松（DEX）组成。VAMP 方案中 VCR 和 ADM 的剂量和给药方法均与 VAD 相同，将 DEX 改为甲泼尼龙（MP）以减轻激素的不良反应。VAD 方案的有效率达60%~80%，完全缓解率小于10%。其主要优点为：起效快，对 MM 的临床血液学指标改善较快，2个疗程可使90%的患者达到最大疗效；对有肾功能不全的患者，不需要调节用药剂量，对并发有肾功能不全和/或高钙血症的 MM 患者应首选此方案；另外，该方案不损伤干细胞，对准备进行干细胞支持下大剂量化疗治疗的患者可选择此方案。缺点是需中心置管，导致置管相关感染和血栓栓塞；类固醇相关的不良反应发生率高；缓解期不长，与 MP 比较，无长期生存的优势。Hovon 小组开发了 VAD 的快速滴注治疗法，将传统的 VCR 持续滴注96小时改为在4天分别快速滴注，并在一个非随机研究中观察到67%的缓解率。

VID 和 IDA - Dex（I - Dex）是 VAD 改良的口服方案，疗效良好。VID 方案是将 VAD 方案中的 ADM 换成去甲氧柔红霉素（IDA）。IDA - Dex 是口服 IDA 加大剂量 DEX，这个方案最大的优点在于它口服给药，患者依从性高。一个 VID 的 II 期临床实验中在74个 MM 患者（初治28名，复发难治46名）中使用了 VID 方案作为诱导化疗，平均接受4个疗程的 VID 方案化疗，结果在初治组中总有效率达83%，复发难治组中总有效率达68%，提示 VID 可能作为 VAD 的一个替代方案。2004年 WOS MMI 临床实验中比较了 HDT 前诱导化疗 VAD 和 I - Dex 方案的疗效，可评价的患者对治疗的缓解率（完全或部分缓解率）分别为：VAD 组74%而 I - Dex 组58%，二者存在大约16%的缓解率差别（P = 0.075）。早期治疗相关死亡率在 VAD 组为15%而 I - Dex 组为12%，这个随机试验证明：在初诊骨髓瘤患者的治疗，I - Dex 可能是 VAD 的一个合适的口服替代方案。

DVD 是 VAD 的又一替代方案。这一方案中将 ADM 换成脂质体阿霉素（Doxil）。盐酸脂质体柔红霉素是一种脂质体制剂，系将盐酸多柔比星通过与甲氧基聚乙二醇（methoxypolyethylene glycol，MPEG）的表面结合包封于一种叫 STEALTH 的脂质体中，有利于逃脱体内免疫系统的检测和吞噬，从而延长该药在血循环中的时间。MPEG 还可以在脂质体表面扩散形成一层保护膜，可减少脂类双分子层与血浆组分之间的相互作用，从而增加药物的稳定性。此外，这些脂质体很小（平均直径大约85~100nm），足以从肿瘤组织的高通透性血管中完整地渗透出来，并在肿瘤组织中蓄积。由于该药在血循环的时间长，一次给药剂量相对较小，其不良反应如心脏毒性、骨髓抑制、胃肠道反应、脱发等均较传统 VAD 发生率低，从而也可以缩短住院时间。一个多中心 III 期临床实验比较了 DVd 和 VAd 在初治 MM 患者中的疗效和不良反应（这里 d 表示地塞米松仅用4天，每天40mg 口服）。这个实验把新确诊的192例 MM 患者随机分为 DVd 组和 VAd 组，结果发现两组患者的总体反应率、无进展生存率和总体生存率均相似，而在 3 到 4 级粒缺和粒缺相关性发热的发生上，前者发生率显著少于后者（10% vs 24%；P = 0.01）。其他的如败血症的发生率、抗生素的使用、中心静脉置管、集落刺激因子的使用以及脱发的发生等，DVd 方案均显著少于 VAd 方案，提示 DVd 方案与传统 VAD 方案疗效类似，但不良反应则明显减轻，患者耐受性良好，可以作为 VAd 方案的替代方案。

单药地塞米松占了 VAD 类方案疗效的大部分。Alexanian 等人在一个非随机研究中单用大剂量地塞米松（high dose dexamethasone，HDD）在初诊骨髓瘤的患者中获得了 43% 的缓解率。Kumar 等人总结了 Mayo 临床中心 1985—1998 年共 587 名 MM 患者的临床治疗，对比了其中接受 HDD 的 35 名患者与接受 VAD 的 72 名患者初始化疗的结果，缓解率在 HDD 组为 63%，在 VAD 组为 74%（P = 0.25），而且在移植后 1 年无疾病进展和总体生存方面没有显著性差异。与 VAD 相比，HDD 最大的好处在于可以有效迅速改善症状的同时不会抑制骨髓造血和不需要深静脉插管。

在 2006 年 NCCN 关于多发性骨髓瘤诊治指南中，已经将沙利度胺与地塞米松联合（T - Dex）作为 HDT 初始化疗的一线常规治疗方案。Jimenez 等人进行了一项回顾性研究，88 名初治 MM 患者按治疗方案不同分为两组，VAD 组 56 名，T - Dex 组 32 名，结果发现 T - Dex 组的反应率高于 VAD 组（84.3% vs 55%）。在 ECOG 一个 3 期随机对照临床实验中，比较了沙利度胺联合地塞米松（T - Dex）与大剂量地塞米松单用（HDD）在初治骨髓瘤患者的疗效。结果发现 T - Dex 的反应率高于 HDD（68% vs 46%），但同时各种 3 级以上不良反应的发生率也高于 HDD 组，尤其是深部静脉血栓形成的发生率，提示在选用 T - Dex 时，应在充分估计其不良反应基础上进行。目前在沙利度胺的应用上还有许多问题尚未解决，如沙利度胺的最佳剂量、地塞米松的用量和使用间隔时间，以及是否需要同时进行预防性抗凝等。目前多推荐使用沙利度胺 200mg/d，但更低剂量如 50～100mg/d 似乎也可取得相同的疗效且不良反应更小。沙利度胺的最佳剂量可能需要临床医生根据患者的耐受情况和治疗反应做出相应的调整。

一些新药用于 MM 一线治疗的临床研究也在进行当中。硼替佐米（Bortezomib，Velcade）是一种 26S 蛋白体酶体抑制剂。临床前研究证实硼替佐米可以诱导多种血液肿瘤和实体肿瘤细胞出现凋亡。目前已有许多临床研究证实了硼替佐米单药或联合用药作为 MM 治疗一线方案的可行性。结果显示硼替佐米单药作为诱导化疗药物的疗效达 38%～50%，联合地塞米松后疗效进一步增加，达 80%～90%。Oakervee 等人报道了用 PAD 方案（硼替佐米、阿霉素和地塞米松）治疗 PBSCT 前的初治 MM 患者，其 CR + PR 率可达到 95%，其中 CR 率为 24%。在不良反应方面，48% 的患者出现神经病变或神经痛，其他的不良反应还包括体位性低血压、胃肠道反应、感染等。还有许多硼替佐米联合用药的临床报告，均提示以硼替佐米为基础的化疗在初治 MM 中可以取得很好的反应率，但这些研究多随访时间较短。由于硼替佐米在治疗初治 MM 起效快，缓解率高，且不影响干细胞收集，可能是 MM 一个有效的一线治疗药物，特别是在拟行自体造血干细胞移植的患者中可能会得益更多。下一步的主要研究目标是这些方案是否可以延长 PFS 和 OS。

沙利度胺类似物雷利度胺（lenalidomide，Revilmid，CC - 5013）是较沙利度胺更为强效的第二代免疫调节药物。2006 年 6 月雷利度胺已被批准和地塞米松联合治疗至少接受过一个疗程化疗的骨髓瘤患者。目前许多临床实验在研究雷利度胺联合其他化疗药物在初治 MM 中的作用。Rajkumar 等人报道了雷利度胺联合地塞米松治疗初治 MM 患者的结果，所有患者在接受雷利度胺和地塞米松的同时，接受小剂量阿司匹林预防深部静脉血栓形成（deep venous thrombosis，DVT）。结果总反应率为 91%，其中 6% 的患者 CR、nCR 和 VGPR 的患者占 32%。主要的不良反应为血液系统毒性（47%），表现为血小板和中性粒细胞减少，其他的还包括乏力、肌无力、皮疹等。由于阿司匹林的预防性使用，DVT 的发生率仅 3%。

HDT 前治疗一般持续 4～6 个月，这样可以在绝大多数患者中取得最大的缓解。虽然 HDT 前取得 CR 是一个良好预后因子，但这并不一定意味着为了达到 CR 延长 HDT 前治疗会改善结果。

（2）传统化疗：由于年老、体质较弱或自身选择等原因，部分患者不会接受干细胞移植。这类患者治疗的目的是以最小的治疗相关毒性获得缓解，方案可选择 MP 或以上接受的拟行干细胞移植患者的标准剂量化疗。一个大宗 meta 分析表明：口服 MP 方案（美法仑和泼尼松）与其他包括静脉用药的联合化疗方案一样有效。MP 方案的特点是口服方便，即使对老年人也能很好耐受，总有效率 60% ~ 80%，总生存期 3 ~ 5 年，但该方案起效较慢，对于病情发展快的患者不适合，且美法仑对干细胞有剂量蓄积性毒性作用，对于拟行自体造血干细胞移植者不适用。在 2006 年第 48 届美国血液年会上，报道了 MP 与 MD 方案治疗 MM 疗效的比较，在有效率及 CR 率上，MD 均较 MP 为优，而其毒性作用较 MP 大，权衡疗效与不良反应的利弊，目前仍认为 MP 优于 MD。

另外，还有许多以烷化剂为基础的联合化疗方案，如 M$_2$（VBCMP）、VMCP、VBAP 等。1998 年，一骨髓瘤联合研究小组回顾了来自 27 个随机试验中心，包括 6 633 名患者的研究数据，以比较联合化疗方案与传统 MP 方案的治疗效果。联合化疗方案包括 VMCP〔长春新碱（VCR）+ 美法仑 + 环磷酰氨（CTX）+ 泼尼松（Pred）〕、VBAP（VCR + 卡莫司汀 + 阿霉素 + Pred）和 VAD（VCR + 阿霉素 + 地塞米松）方案等。结果显示联合化疗组反应率较高，与 MP 方案比较分别为 60% 和 53.2%，但中位无病生存和总生存方面二者无差异。最近东部肿瘤协作组一项临床研究比较了 M$_2$ 方案和 MP 方案的疗效，发现 M$_2$ 的 5 年存活率高于 MP，但两者在总生存率上无差异，同时 M$_2$ 方案的毒性作用和成本也高于 MP 方案。其他关于以烷化剂为基础的方案包括 VMCP/VBAP 和 ABCM 等的临床研究也有类似结果，它们可能在某些指标上优于 MP 方案，但同时毒性和患者花费也更多。鉴于这些联合化疗方案会增加不良反应而疗效没有明确增加，多个临床指南均不建议采取以烷化剂为主的联合化疗作为 MM 的诱导化疗，建议对初治不准备行造血干细胞移植的患者选用 MP 或 CP 方案，当疗效不佳时，再考虑联合化疗。

为进一步提高老年患者或不适宜移植患者的疗效，许多学者在 MP 方案为基础加入一些新药组成许多新的化疗方案，如 MPT（美法仑 + 泼尼松 + 沙利度胺）、MDT（美法仑 + 地塞米松 + 沙利度胺）、R - MP（美法仑 + 泼尼松 + 雷利度胺）、VMP（美法仑 + 泼尼松 + 硼替佐米）等。

Palumbo 等人在一项 II 期临床研究中在 49 个新诊断的 MM 患者中评价了 MPT 的疗效。MPT 的用法为：美法仑 4mg/（m^2 · d），d 1 ~ 7；泼尼松 40mg/（m^2 · d），d 1 ~ 7，每月 1 次，共 6 个月，沙利度胺 100mg/d 持续使用直至疾病进展。结果总反应率为 73%，其中 CR 和 nCR 为 24%。这个方案起效快，超过一半的患者在接受治疗 2 个疗程后已经达到 PR。2 年的无病生存率和总生存率分别为 64% 和 91%。主要的不良反应包括血液系统毒性（22%）、血栓形成（20%）、感染（12%）和神经系统毒性（6%）等。法国一个 III 期随机对照实验（IFM99 - 06）比较了在老年患者中标准 MP 方案、MPT（MP 用法与 MP 方案相同，沙利度胺最高剂量 400mg/d，平均剂量 200mg/d，中位治疗持续时间为 11 个月）和中剂量美法仑（美法仑 100mg/m^2）+ SCT 的疗效。入组患者年龄介于 65 ~ 75 岁，其中 41% 患者超过 70 岁，中位随访时间为 32.2 个月。结果提示 MPT 组较其他两组在疗效及存活期上均有明显优势，具体见表 13 - 11。这个结果提示 MPT 可能可以作为老年或不适宜行自体造血干细胞移植的初治 MM 患者的一个新的标准方案。但需注意的是，MPT 组较 MP 组的毒性作用同时也增加，主要为血栓形成和神经病变。另一项 III 期临床研究也比较了 MP 和 MPT 的疗效，结果与 IFM99 - 06 的结果类似，MPT 组的 CR 率、nCR 率和 VGPR 率均高于 MP 组，2 年无病生存率分别为 54% 和 27%，3 年总生存率分别为 80% 和 64%。这两个 III 期临床实验结果支持对老年 MM 患者，可以考虑选用 MPT 作为一线治疗方案。下一步需要继续研究的是，在老年患者中如何调整沙利度胺的剂量，以预防血栓形成和感染等不良反应的发生，以及比较 MPT 与 MEL100 + 双次移植的疗效。

表 13 - 11 IFM99 - 06 实验结果

	MP	MPT	MEL100
病人数	191	124	121
CR（%）	2	15	17
VGPR（%）	7	49	41
PR（%）	40	81	72
无进展生存（月）	17.2	29.5	19
总生存期（月）	30.3	未达到	38.6

注：MPT 与 MP 组比较 P < 0.000 1；MPT 与 MEL100 比较 P = 1.000 8。

由于上述 MPT 方案在初治 MM 中的疗效明显，但同时不良反应也较传统 MP 方案大。许多学者关心是否可用更强效的雷利度胺取代沙利度胺治疗初治 MM。Ⅰ/Ⅱ期临床实验研究了 R－MP 在初治老年（＞65 岁）MM 患者的疗效和不良反应。患者接受了 9 个疗程的 R－MP 方案，同时予以环丙沙星和阿司匹林预防感染和 DVT。结果总反应率为 85.4%，其中 17.1% CR，24.4% nCR，16 个月的 EFS 率为87%（n＝53）。这个方案起效较快，3 个疗程后已有 10% 的患者 CR，50% 的患者 PR。3～4 级不良反应主要为血液系统毒性。其中粒细胞减少 66%，其中 58% 需要生长因子支持治疗，8% 的患者粒缺并发发热；33% 的患者出现血小板减少；17% 的患者发生贫血。其他的还包括皮肤反应（10%）、感染（5%）、血栓形成（5%）、肺栓塞（2.4%）和 DVT（2.4%）。该研究目前仍未完成。

中山医院血液内科自 2000 年以来采用 VADM 方案（VCR＋ADM＋DEX＋MEL）治疗不适宜行 SCT 的初治 MM 患者共 132 例。结果如下：132 例 MM 患者接受了中位数为 6 个疗程的 VADM，总反应率达85%；中位随访 31 个月，2 年 EFS 和 OS 分别为 61% 和 70%。主要的不良反应为血液系统毒性、肾毒性、感染等。结果提示 VADM 可以作为初治老年 MM 患者的一线化疗方案。

西班牙一个骨髓瘤研究小组在 60 个年龄超过 65 岁的初治 MM 患者研究了 VMP 的疗效和不良反应。结果总反应率为 89%，其中包括 32% 的患者 CR 和 11% 的患者 nCR。16 个月的 EFS 率和 OS 率分别为83% 和 90%。主要的不良反应为血小板减少（51%）、粒细胞减少（43%）、腹泻（16%）和贫血（10%）。由于疗效良好，目前关于 VMP 和 MP 比较的Ⅲ期临床研究正在进行当中。

由于沙利度胺在 MM 治疗中的良好疗效，目前许多学者研究将沙利度胺和其他药物联合应用以进一步增大疗效，ThaDD 就是其中一个。最近一个 2 期临床实验报道了在 50 个年龄超过 65 岁老年初治 MM 患者中 ThaDD（沙利度胺、脂质体柔红霉素、地塞米松）的疗效和不良反应。结果显示了很好的反应率：总反应率 98%，其中 CR 率 34%，nCR 率 14%，VGPR 率 10%。3 年 EFS 率和 OS 率分别为 57% 和74%。3～4 级不良反应包括感染（22%）、血栓形成（14%）、粒细胞减少（12%）、便秘（10%）、乏力（6%）等。结果提示 ThaDD 可能是老年 MM 患者一个有效的诱导化疗方案。

初始治疗应在取得最大疗效后持续 3 个月（表 13－12）。多个随机试验已经证实超过这个时间的继续化疗并没有好处。这个原则对那些病情稳定以及符合缓解标准的患者也是适用的。

表 13－12　不拟行 SCT 骨髓瘤患者的诱导化疗方案

化疗方案	具体剂量和用法	疗程
MP	MEL, 4mg/m², po, d 1～7; Pred, 60mg, po, d 1～7	每 4～6 周重复 1 次
M2/VBMCP	VCR, 0.03mg/kg（最大剂量 2mg）, iv, d 1; BCNU, 0.5mg/kg, iv, d 1; MEL, 0.25mg/kg, po, d 1～7; CTX, 10mg/kg, iv, d 1; Pred, 1mg/kg, po, d 1～7	每 5 周重复 1 次
VADM	VCR, 0.5mg/d, iv, d 1～4; ADM, 9mg/（m²·d）, iv, d 1～4; DEX, 20mg/d, iv, d 1～4; MEL, 8mg/m², po, d 1～4	每 4～6 周重复 1 次
MPT	MEL, 4mg/m², po, d 1～7; Pred, 40mg/m², po, d 1～7; Thal, 100～400mg/d, po, 持续使用至少 6 个月, 直至平台期后停用或直至疾病进展/复发后停用*	每 4～6 周重复 1 次

化疗方案	具体剂量和用法	疗程
R－MP	MEL，0.18mg/kg 或 0.25mg/kg，po，d 1～4； Pred，2mg/kg，po，d 1～4； Revlimid，5mg/d 或 10mg/d，po，d 1～21； 支持治疗：环丙沙星、阿司匹林	每4～6周重复1次
VMP	MEL，9mg/m²，po，d 1～4； Pred，60mg/m²，po，d 1～7； Velcade，1.3mg/m²，iv. d 1，4，8，11，22，25，29，32	每6周重复1次
ThaDD	Thal，100mg/d，po， Doxil，40mg/m²，iv，d 1； DEX，40mg/d，po，d 1～4.9～12； 支持治疗：华法林1.25mg/d，po + 维生素 B₆ + 环丙沙星 500mg/d + 唑来膦酸 IV + EPO 和降糖药（需要时）	每4周重复1次

注：＊不同临床实验沙利度胺的剂量和维持时间不同。

MEL：美法仑；Pred：泼尼松；CTX：环磷酰胺；BCNU：卡莫司汀；VCR：长春新碱；ADM：阿霉素；Thal：沙利度胺；Revlimid：雷利度胺；Doxil：脂质体阿霉素。

2. 造血干细胞移植

（1）自体造血干细胞移植（autologous stem cell transplantation，ASCT）支持下的大剂量化疗（high dose therapy，HDT）：

1）ASCT 与传统化疗（conventional chemotherapy，CC）：多个临床研究已证实 ASCT 支持下的 HDT 可增加骨髓瘤患者的反应率和延长存活时间，但并不能治愈，＞90% 患者最终会复发。多个以 ASCT 支持下的 HDT 作为一线治疗的临床研究报道，CR 率介于 24%～75%，PR 率达 75%～90%，疾病进展时间为 18～24 个月，中位总存活期为 4～5 年。由于支持治疗的改善，如生长因子的应用、抗生素的使用等，早期移植相关死亡率很低（＜5%）。

关于传统化疗和干细胞支持下的 ASCT 之间在初治 MM 患者的疗效比较，目前已发表了数个前瞻性的随机对照临床研究（表 13－13）。这些研究大多数都两组同时给予干扰素（INF）维持治疗。

表 13－13　传统化疗和大剂量疗法（HDT）的临床研究

试验	病人数	年龄（岁）	完全缓解率（%）		中位 EFS（月）		中位 OS（月）	
			CC	HDT	CC	HDT	CC	HDT
IFM90	200	＜65	5＊	22 e	18＊	28＊	44＊	57
MAG91	190	55～65	NE	NE	19＊	24＊	50	55
Pethema	164	中位年龄 56	11＊	30＊	33	42	64	72
MRC7	401	＜60	8＊	44＊	20－	32＊	42＊	54＊

注：EFS 无事件生存期；OS 总生存期；CC 传统化疗；HDT 大剂量疗法 ＊P 值小于 0.05。

IFM90 研究是其中最为经典的一个临床研究。该实验中选择年龄小于 65 岁的 MM 患者，随机分为两组。传统化疗组选择 VMCP/BVAP 方案化疗每 3 周 1 次，共 12 个月 18 个疗程，α-干扰素（IFN-α）从第 9 疗程开始应用直至复发。大剂量化疗并自体造血干细胞移植解救组（HDT）先用 VMCP/BVAP 方案治疗 4～6 个疗程，然后采用美法仑 140mg/m² 加全身照射（TBI）8Gy 作为预处理方案，再行 ASCT 作为解救，IFN-α 在移植后血液重建后开始使用。结果在 CC 组只有 14% 的患者达到完全缓解（CR）或很好的部分缓解（VGPR）（其中 CR 5%，VGPR 9%），而在 HDT 组为 38%（其中 CR 22%，VGPR 16%）（P＜0.001）。在 CC 组，中位无病生存（EFS）和总生存（OS）为 18 个月和 44 个月，7 年 EFS 和 OS 率为 8% 和 25%。在 HDT 组，中位 EFS 和 OS 为 28 个月和 57 个月，中位随诊 7

年更新的数据显示 HDT 组仍有较优的 EFS（16% 比 8%，P = 0.01）和 OS（43% 比 25%，P = 0.03）。结论是，HDT + 造血干细胞支持显著提高了反应率（CR + VGPR）并明显延长了生存期。MRC7 期试验比较了 ABCM 与 C – VAMP 并随后进行 HDT，也显示在 HDT 组 EFS 和 OS 显著延长。

其他的研究也支持同样的结果。根据欧洲血液和骨髓移植（EBMT）登记处 2000 年 10 月的数据，包括超过 8 000 名接受 AHSCT 的患者，移植后中位 EFS 和 OS 分别为 26 个月和 50 个月。追踪时间 >12 年，实际移植后 10 年的 EFS 和 OS 率为 16% 和 30%。而且 OS 和 EFS 曲线在 8 年后出现了一个平台期，有一小部分患者在移植后 14 年仍然无病存活。

考虑到治疗相关死亡率很低，且可以提高患者的疾病无进展生存，目前 HDT 联合 ASCT 被认为是 65 岁以下初诊患者的一线治疗方案。

2）患者的选择：大多数的移植试验收录的是相对年轻、重要脏器功能正常的患者。但是，不能忽略的是，过半数的 MM 患者确诊时已超过 65 岁。近年，造血生长因子的应用已显著改变了 ASCT 的使用。通过给予粒细胞刺激因子（G – CSF）和粒单核细胞刺激因子（GM – CSF）后进行外周干细胞（PBPC）的收集，ASCT 已变得更为安全。由于自体移植的生存益处和低毒性，自体移植已开始在 70 岁以上的患者身上实施。

Little Rock 等从 550 名接受了 HDT 的患者中选出了 49 名年龄 >65 岁的患者，与 49 名较年轻的患者组成配对，并比较了 HDT 的治疗效果。他们在主要预后因素方面具有可比性。76% 的年轻组患者和 65% 的老年组患者完成了 2 次移植。造血恢复速度在两组患者相似，治疗相关死亡率在第一次移植后年轻组为 2%，老年组为 8%（P = 0.2），在第二次移植后无治疗相关死亡。中位 EFS 在年轻组和老年组分别为 2.8 年和 1.5 年（P = 0.2），中位 OS 分别为 4.8 和 3.3 年（P = 0.4）。多因素分析显示移植前的细胞遗传学和 β_2 – 微球蛋白水平是主要的预后因素，而年龄并不重要。同样，另一项研究比较了 17 个老年患者（中位年龄 67 岁，65 ~ 74 岁）和 17 个较年轻患者（中位年龄 55 岁，31 ~ 64 岁）在接受 HDT 和自体移植后的配对研究结果。二者对 HDT 的耐受性、移植后的造血重建、生存期无明显差异。最近来自 ABMTR 的资料对比了 110 名 >60 岁患者与 382 名 <60 岁患者，结果 TRM、EFS 和 OS 都没有差异。这些结果表明 HDT 和 ASCT 可以在经选择的 >60 岁的患者中安全使用。

另一项试验则研究了 ASCT 到底能否给老年患者带来益处。试验比较了 71 名中位年龄在 64 岁（其中 53 名 >60 岁），接受 2 ~ 3 次美法仑 $100mg/m^2$（MEL100）和干细胞移植的患者，与 71 名接受标准 MP 方案治疗的患者的治疗结果。他们在年龄和 β_2 – 微球蛋白水平上差别无显著意义。结果 MEL100 方案有很好的耐受性，中位 EFS 在 MEL100 组和 MP 组分别为 34 个月和 17.7 个月（P < 0.001），中位 OS 为 56 个月和 48 个月（P < 0.01）。他们的结论是，在老年患者，自体移植和 CC 比较，与年轻患者一样在生存方面存在优越性。

但在老年患者，预处理方案的剂量应注意调整。超过 70 岁，美法仑 $200mg/m^2$ 的毒性增加。Badros 等报道了 70 名 ≥70 岁老年患者的自体移植结果，其治疗相关死亡率高达 16%。包括 34 名新诊断的患者和 36 名难治病例，中位年龄为 72 岁（70 ~ 82.6 岁）。最开始的 25 人接受的预处理方案为美法仑 $200mg/m^2$（MEL200），但死亡率达 16%，其后遂改为 $140mg/m^2$（MEL140）。44% 的患者接受了 2 次移植。CR 率在第一次移植后为 20%，第二次后为 27%，3 年 EFS 和 OS 率（±标准误）为 20% ±9% 和 31% ±10%。结果显示 ASCT 在这个年龄亚组是可行的，MEL140 与 MEL200 比较，一样有效且毒性较小，而 MEL200 对该组患者毒性太大。Palumbo 等人（1999）报道在 71 名（其中年龄最大的达 75 岁）的患者中联合 PBSCT 使用 2 ~ 3 个疗程的中等剂量美法仑 $100mg/m^2$（IDM）是安全的，与对照组相比 EFS 和 OS 延长。

并发有肾功能不全的患者是否适合进行 HDT，目前的各家报道并不一致。约 50% 的 MM 患者在疾病的某一时期会发生肾功能不全。HDT 对其有更大的毒性，这些患者通常被排除在强烈化疗之外。一个西班牙近期回顾性研究表明，移植在肾功能衰竭的患者有更高的移植相关死亡率（29%）。Knudsen 等人报道 25 名患者（8 名在透析）的 TRM 为 16%，提示肾功能不全患者不宜接受大剂量化疗。

但是，也有一些研究结果提出了不同的看法。另外一组病例报告来自 LittleRock 研究组。60 个接受美法仑 200mg/m² 的患者发生了严重的黏膜炎和其他包括肺脏、心脏和肾脏的毒性。这使得他们在随后患者的治疗中把美法仑的剂量减低到 140mg/m²。他们美法仑减量的判点为肌酐超过 179μmol/L，相当于 GFR < 30mL/L。59 名移植时还在透析的患者的 TRM 为 19%，其中的 29 名患者接受了美法仑 200mg/m²。然而观察到肾功能衰竭有可逆性，24% 的患者变得逐渐不依赖透析。另一项研究也有类似的结果，在这个试验中，将 42 名有肾功能衰竭的患者（Cr > 2mg/dl），与 84 名肾功能正常的患者组成配对，二组在 CRP 以前接受治疗时间、核型和 LDH 方面相配对，但肾功能衰竭组更年轻（P = 0.04），β_2 - 微球蛋白水平更高（P < 0.000 1），且耐药和轻链型患者更多（P = 0.02 和 0.002）。所有患者均在第一次移植前接受美法仑 200mg/m² 作为预处理方案。3 名肾功能衰竭组和 5 名对照组患者第一次移植后死亡，反应率在肾功能衰竭组和对照组相同（64% 比 65%），但严重的黏膜炎和呕吐、腹泻在肾功能衰竭组更多。两组均有部分患者接受了两次移植。在移植后，肾功能衰竭组中 19 名先前依赖透析的患者，有 6 人停止透析，5 人需要次数减少，7 人无改变。余下的 23 人，12 人血 Cr 下降，6 人不变，4 人升高。实际 3 年 OS 率在肾功能衰竭组和对照组分别为 44% 和 59%（P = 0.15）。在多因素研究分析中，肾功能状况并不影响 OS。因此他们认为，虽然肾功能衰竭患者治疗相关并发症发病率较高，但死亡率无差异，且 ASCT 在肾功能衰竭患者同样是有益的。

总的来说，对于所有 65 岁以下，体力状态和器官功能良好的 MM 患者，均应考虑将 HDT 联合 ASCT 作为一线治疗方案；对于年龄大于 65 岁的患者，若体力状态良好，也可考虑 HDT 联合 ASCT，但应针对每个患者的个体状况调整治疗方案，目前对超过 70 岁的患者建议用较低剂量的美法仑（100 ~ 140mg/m²）作为预处理方案。对严重肾功能衰竭的患者（肌酐清除率/GRF < 30mL/min），可以谨慎使用 HDT 和 ASCT，但需调整美法仑的剂量，一般减低到 140mg/m² 或以下。

3）预处理方案的选择：一般来说，预处理是通过强烈化疗或放疗较为彻底地消灭体内肿瘤细胞，但正常造血组织也遭到严重损伤。最佳的预处理方案应该达到最大地清除恶性肿瘤克隆的能力和最小的不良反应的目的。在早期的单用大剂量美法仑的试验以后，其他的方案如 MEL140mg/m² 与 TBI 合用，及白消安 + 美法仑，白消安 + CTX ± 美法仑等联合化疗方案也有应用。目前多数研究中心均采用大剂量美法仑（200mg/m²）作为预处理方案。美法仑 140mg/m² + 全身放疗（total body irrafliation，TBI）曾经是 ASCT 预处理的经典方案，但最近研究发现这个预处理方案会增加毒性而没有明确证据证实可以改善生存期限。

一个来自 IFM 的随机试验（IFM9502）比较了美法仑 200mg/m² 与美法仑 140mg/m² 联合全身放疗（TBI）8Gy 预处理的疗效。在这个研究中，共收录 282 例年龄 ≤ 65 岁的新诊断病例，患者被随机分配至 HDM200 组和 HDM140 + TBI 组。结果发现 HDM200 组造血恢复更快，输血次数更少，中位住院时间更短。在 HDM140 组，3 ~ 4 级严重黏膜炎发生率明显增高，总毒性死亡率 MEL200 组为 0，MEL140 组为 3.6%（P = 0.07）。生存方面，中位 EFS 在两组相同（20.5 比 21 个月，P = 0.6），但 45 个月时的生存在 HDM200 组 65.8%，HDM140 组为 45.5%（P = 0.05），此差别可能是由于在 HDM200 组的患者在复发后有更好的补救措施。结论是：200mg/m² 与 140mg/m² + TBI 比较，有更低的毒性，且至少有相同的疗效。

西班牙移植登记处的研究结果有所不同，他们回顾性地比较了三种常用的预处理方案：美法仑 200mg/m²，美法仑 140mg/m² + TBI，和美法仑 140mg/m² + 白消安 12mg/kg，结果发现三组在粒细胞和血小板恢复时间，移植相关死亡率，5 年 OS 率，中位生存期等方面没有差异，但白消安 + 美法仑组有更好的 EFS。

至今很难判断哪一种预处理方案是最适合的，但目前绝大多数临床指南均不建议加用 TBI 作为预处理的一个组成成分，因此推荐使用美法仑 200mg/m² 作为预处理方案，对年龄较大（超过 65 ~ 70 岁）的患者和肾功能衰竭的患者要减量。

4）移植的时机：有关多发性骨髓瘤的最佳移植时机问题，是在疾病早期进行还是传统化疗复发后进行，目前存在不同的认识。曾有学者认为对于某些类型的 MM 患者，因其自然病程长，所以可等待并观察病情发展，待出现临床进展迹象再进行治疗，而且对于多数恶性肿瘤而言，大剂量化疗一般总在多疗程常规化疗后进行。但近年来大剂量化疗的临床实践结果证明，能够明显提高 MM 的完全缓解率及远期生存率，因此越来越多的学者认为，在骨髓瘤发现早期及时采取大剂量化疗可能可以取得更加良好的结果。

但就目前的资料看，在对化疗敏感的 MM 患者中，前者的疗效并不优于后者。一项多中心的随机化研究，在相对年轻的患者中（<56 岁）比较了两种治疗方法的结果。91 名患者在短的诱导治疗后接受 HDT 和移植（早期移植组），94 名患者在传统化疗耐药或复发的时候，接受移植作为补救治疗（晚期组）。中位观察期为 58 个月，48 个月时的 OS 率在早期组和晚期组分别为 66% 和 61%（P = 0.92），但是，中位无症状和无治疗期在早期组更长（27.8 个月比 22.3 个月），生活质量更高。

因此，在病程早期给予移植仍有一定的临床意义。如果决定在早期进行传统化疗，而在复发时接受移植，则造血干细胞应在化疗早期进行收集和保存，以保证足够的干细胞数量和减少干细胞在长期暴露于烷化剂后受到的损伤。

5）单次移植与双次移植：双次移植用于治疗 MM 始于 20 世纪 90 年代初，目的是为了加强细胞毒效果，进一步减少肿瘤负荷。但目前双次移植是否优于单次移植，仍有争议。

有多个随机化试验比较了单次移植和双次移植。法国 IFM94 研究入组了 403 名未经治疗的 60 岁以下的患者，所有患者在入组时被随机分为单次移植组和双次移植组。所有患者都先接受 VAD 化疗，然后单次移植组患者在接受美法仑 140mg/m² + TBI 8Gy 后进行单次移植，另外一组患者接受双次移植（第一次移植前给予美法仑 140mg/m²；第二次给予美法仑 140mg/m² 和 TBI 8Gy）。共有 399 名患者可供评估。CR 率在单次和两次移植组分别为 34% 和 35%，CR + VGPR 率分别为 42% 和 49%，无显著差异，但 6 年后，中位 EFS 和 OS 都是双次 ASCT 组更优越。中位生存时间分别为 58 个月和 48 个月（P = 0.01），这个生存期差别只有到了随诊第 4 年后才显现出来。在第 7 年处于缓解状态患者的百分率分别为 20% 和 10%。

有些学者认为，应针对不同患者对移植后疗效不同而选择某些特定的患者接受双次移植。一般认为，13 号染色体异常、移植前高 β₂-微球蛋白水平、高 CRP 水平、IgA 型骨髓瘤和移植前化疗时间超过 12 个月或双次移植前复发等，是双次移植后预后不良的因素，建议选择无上述不良因素的患者进行移植，可进一步增加疗效。Barlogie 等人最近发表了一篇双次 ASCT 长期随访的报道（TTI）。在这个研究中，共 231 名患者接受了双次 ASCT，中位随访时间为 12 年。其中 62 名至今存活（15 年存活率 17%）；31 名仍处于无事件生存（7%）。与已经死亡的患者相比，目前仍然存活的患者细胞遗传学异常发生率、复发率、CRP 升高和乳酸脱氢酶的比例均较低，且这些患者多在 12 个月内接受 2 次移植，没有亚二倍体和 13 号染色体缺失等遗传学异常，初始治疗前低 CRP 水平的患者总生存率和无事件生存率均较高。那些无染色体异常、非 IgA 型 MM、ISS 分期为 Ⅱ 期的患者以及在复发前接受双次移植的患者复发后生存期较长，10 年的 EFS 和 OS 分别为 15% 和 33%。

（2）异基因造血干细胞移植（Allo - SCT）：Allo - SCT 指在高剂量（清髓性）化疗和/或放疗后，将健康供者的造血干细胞输入，干细胞可从骨髓或外周血中收集。目前认为异基因造血干细胞移植可能是最有可能治愈 MM 的方法，常可获得分子学缓解，但在单次自体移植中很少，而且许多研究证明分子学缓解的确可获得更好的预后。异基因移植比自体移植有个明显的优点，就是移植物无瘤细胞污染，并且更重要的是其具有移植物抗肿瘤效应（graft versus tumor，GVT）。

1）使用传统预处理方案的移植：传统预处理的 HLA 相符同胞供体 Allo - SCT 可以取得长期的生存，但是该疗法只适用于很少一部分经选择的患者。使用传统预处理方案移植的一个主要问题是高移植相关死亡率。然而，从 EBMT 和其他单中心研究得出的证据表明，在过去的 10 年 TRM 已得到改善；2 年 TRM 已经从 1994 年前的 46% 下降到 1994 年以来的 30%。这反映了移植在病程的更早期进行、支持治疗水平的提高以及患者的选择更为严格。

1996 年，EBMT 骨髓移植登记处进行了一项大宗的回顾性配对分析，以比较异基因移植和自体移植的治疗效果。189 名接受了 HLA 相合的同胞供者的 Allo - SCT 患者，与 189 名接受了单次 ASCT 的患者比较疗效。结果在反应率方面，总反应率 ASCT 组为高，与 Allo - BMT 组分别为 86% 和 72%（P =

0.001）；CR 率两组无明显差异，为 40% 和 48%（P = 0.12）。中位复发时间在 ASCT 组较短（23 个月），而 Allo – SCT 组为 56 个月（P = 0.02）。在为期 48 个月的随访时间内，复发/进展率在 ASCT 和 Allo – BMT 组分别为 70% 和 50%。治疗相关死亡率（TRM）在 Allo – BMT 组明显为高，在移植后 36 个月时，与 ASCT 组分别为 41% 和 13%（P = 0.000 1），而且随着时间的推移，ASCT 在 1992—1994 年已降至 7%。在 Allo – SCT 组，死亡原因主要为间质性肺炎、感染、GVHD、出血和器官衰竭等。ASCT 组的 OS 在明显延长，中位 OS 在 ASCT 和 Allo – SCT 组分别为 34 个月和 18 个月（P = 0.001）。PFS 在所有患者移植前 24 个月观察中，ASCT 组较好，但随着时间的延长，两组曲线交叉且互相靠近。总体来说，Allo – SCT 未显示比 ASCT 更有益处，其主要原因是 Allo – SCT 高达 40% 的移植相关死亡率，即使低的复发率也难以补偿，这是其导致较差生存的主要原因。

几个精心设计的非随机试验表明，在疾病进展和复发时进行异基因移植的获益很少。在第一次缓解期进行移植的患者有 60% 的机会获得 CR；而 1/3 的这些患者处于持续的分子生物学缓解期，而且其复发的风险相当低。因此异基因移植应该在第一化疗敏感期进行。这个结果的潜在效益证明那些不到 50 岁的患者，尤其是处于疾病早期的患者值得冒异基因移植的风险。因此，目前 Allo – SCT 至适宜于那些小于 50 岁的在初始治疗后至少获得部分缓解的患者，可以考虑进行 HLA 配型相合的同胞异基因 SCT，尤其是当他们处于疾病的早期，这些患者大约占 MM 患者的 10%。

2）供者淋巴细胞输注（Donor lymphocyte infusion, DLI）：目前，Allo – SCT 治疗恶性血液病仍有一定的复发率，而复发后的治疗颇为棘手，二次移植成功率又很低。研究发现，DLI 诱导的抗肿瘤效应，能够逆转 Allo – SCT 后的复发，表明异基因淋巴细胞输注能够消除逃逸放、化疗的肿瘤细胞，从而 DLI 作为预防及治疗恶性血液病复发的重要手段，得到了越来越多的应用。

据报道，异基因 SCT 后复发的患者对供体淋巴细胞输注（DLI）有效，反应率超过 50%，CR 率为 17%。Salama 等报道了一个关于 DLI 的回顾性研究。他们的研究收集了 15 个中心的 25 个患者。入选者为接受 Allo – HSCT 移植后复发或稳定的患者。少数患者（4 人）DLI 前接受了化疗，方案为单用美法仑、EPOCH（etoposide 依托泊苷 + 泼尼松 + VCR + CTX + 阿霉素）或 VAD 方案。供者淋巴细胞在体外没有进行处理，首次细胞输注数量各中心报道不同。22 名只接受 DLI 的人中，有 2 人达 CR；3 人在接受了 DLI 和化疗后达 CR；9 人接受了再次 DLI（因为首次未达缓解），时间在首次 DLI 后平均 16 周时，其中 2 人 CR，3 人 PR。25 人中 13 人发生急性 GVHD，11 人发生了慢性 GVHD。

供者淋巴细胞输注应考虑使用于移植后疾病持续或进展的患者。

3）非清髓性异体造血干细胞移植：由于 Allo – SCT 高达 40% 的治疗相关死亡率和仍然较高的复发率，限制了该治疗方法在 MM 中的应用。虽然供者 BM 的 T 细胞清除显示了可减少急性 GVHD 和其他移植相关并发症的发生率，但其同时也消除了移植后的 GVL 效应。而 DLI 作为复发 MM 的免疫治疗方法，可达到 50% 的反应率，但是许多病例的缓解并不持久，而且 DLI 多伴有中～重度 GVHD。为了减少传统 allo – SCT 的治疗相关死亡率和应用供者 T 淋巴细胞的免疫效应，一种新的方法即减少预处理剂量的非清髓性方案已用来治疗造血系统肿瘤包括 MM。

多种不同的预处理方案都在使用，一般主张选择低毒、低不良反应、低剂量的药物，要综合分析患者疾病恶性程度、免疫状态、HLA 和基因配型相合性等因素。目前尚无统一方案，MD Anderson 推荐的方案包括三要素：①小剂量 TBI 放疗，用于灭活成熟树突状细胞和活化 T 细胞，剂量为 200～300cGy。②细胞毒药物，常规剂量或中剂量使用常用细胞毒药物，如 Mel 4mg/kg×2，CTX 20～60mg/（kg·d）×（2～4），Ara – C 1～3g/m² ×（2～4）等。③免疫抑制剂，氟达拉宾 30mg/（m²·d）×6，ATG 5～15kg/（kg·d）×4 等，所有患者均使用 CsA 5～8mg/（kg·d）×（12～100）或霉酚酸酯（MMF）2g/d×30。由于预处理的目的是抑制受者的免疫功能，消除移植物排斥，而不是清除受者的骨髓组织，故预处理的强度大大降低。其主要优点有：①与预处理相关的并发症如黏膜炎、严重感染、肝静脉闭锁症、间质性肺炎、多脏器功能衰竭等明显减少。②GVHD 的发生率降低。GVHD 的发生率和严重程度与预处理强度密切相关，多因素分析表明，预处理强度越大，GVHD 的发生率和严重程度升高越明显。③扩大了干细胞移植的适应人群。清髓性预处理因其毒性大，不适合年龄较大或其他脏器功能不全者；而非清髓性预处理则克服了上述缺点。④移植所需的支持治疗及病房条件降低。因非清髓预处理后受者仍保留部分自身造血组织，故无急剧的三系血细胞下降，对胃肠外营养、抗感染、成分输血等需求较少，部分患者甚至可在门诊接受治疗。

Bador 等报道了高危 MM 患者进行小移植有更好的效果。在收录的 31 人中，17 人病情处于进展期，8 人处于复发期。其中 30 人曾接受 1 次（n＝13）或 2 次以上（n＝17）的自体移植。21 人存在 13 号染色体异常。预处理方案为：接受同胞移植者，于第 1 天静脉滴注 Mel 100mg/m^2，持续时间 >20min；接受无关供者移植物的患者，同等剂量 Mel + TBI 250cGy（分 2 次，于 −2 天），并在 −2 天，−1 天给予氟达拉宾 30mg/m^2。所有患者在 −1 天均予静脉滴注环孢菌素 3mg/kg，接受无关供者移植物的患者还加用甲基泼尼松龙 1mg/（kg·d）于移植后第 5 天，并逐渐减量，如无 GVHD 的证据，则于第 29 天完全停止。移植后部分患者给予 DLI 以达到完全的嵌合或清除残留病灶。结果在中位观察期为 6 个月时，19 人（61%）达到 CR 或 nCR。58% 的患者发生急性 GVHD，32% 的患者发生慢性 GVHD。12 人（39%）死亡：其中 3 人死于病情进展，9 人死于移植不良反应。中位 OS 为 15 个月。与历史上接受传统 Allo − HSCT 的对照组（n＝93）相比，小移植组早期 TRM 明显为低（10% 比 29%，P ＝ 0.03），1 年OS 率更高（71% 比 45%，P ＝ 0.08）。该试验显示了低强度的预处理方案足以致持久而稳定的植入，且可达到较好的疾病控制，甚至在老年和曾治疗的患者。但不足之处在于 GVHD 发生率仍较高。

非清髓性异体造血干细胞移植，可以单独使用或者在一次自体移植后使用；也就是说，作为双次移植的一个组成部分。Nicolaus 报道了自体移植后小移植可诱导高的 CR 率。17 名患者均为 Ⅱ ~ Ⅲ 期进展期 MM，先接受美法仑 200mg/m^2 及自体移植，在中位 119 天（60 ~ 210 天）后，再接受一个小剂量的预处理，包括氟达拉宾 180mg/m^2、美法仑 100mg/m^2 和 ATG 3 × 10mg/m^2，及异基因造血干细胞移植。38% 和 40% 的患者发生了急性和慢性 GVHD，100 天的死亡率为 11%。CR 由自体移植后的 18% 升至小移植后的 73%。中位观察期为自体移植后 17 个月和小移植后 13 个月，仍有 13 人存活，其中 12 人无复发和进展。他们认为，该试验证明了先予自体造血干细胞移植以减少肿瘤细胞负荷，然后予相关或无关供者的非清髓性异基因移植，在 MM 患者是可行而且高效的一种治疗策略。

和传统预处理一样，非清髓性异体造血干细胞移植也应该在疾病早期进行，最好的临床结果见于那些对化疗有反应的患者，可考虑应用于 70 岁以下有 HLA 相合同胞供者的患者。

3. 放疗

（1）局部放疗：对于有严重局部症状的患者而言，如骨骼破坏引起的严重疼痛或脊髓压迫症状，小范围低剂量放疗可以有效缓解疼痛，减轻症状。最大的不良反应是照射部位的骨髓干细胞损伤。由于先行放疗再行化疗的患者，其骨髓抑制会比未行过放疗的患者严重且时间延长，因此，一般放疗宜选择在几次化疗后，仍残留局部病变明显者。

（2）半身放疗：半身放疗是一种有用的姑息治疗方案，适用于那些全身广泛转移骨痛的患者以及对化疗和类固醇耐药的患者。但该治疗可以引起显著的骨髓抑制，使用时要谨慎。

（3）全身放疗（total body irradiation，TBI）：全身放疗往往作为预处理的一个组成部分，但现在研究发现 TBI 不能增加疗效且会增加毒性，目前已不推荐使用。

4. 维持治疗　在取得"平台期"后进行抗骨髓瘤维持治疗的作用还不清楚，不管"平台期"是在单纯化疗还是自体干细胞移植后获得的。已证实在取得"平台期"后继续传统化疗 2 疗程后再化疗没有益处。已研究了几个药物在维持治疗中的作用，这些药物包括 α − 干扰素、糖皮质激素和更新的药物如沙利度胺、沙利度胺类似物以及硼替佐米，分述如下。

（1）α − 干扰素（IFN）：目前对干扰素在多发性骨髓瘤维持治疗中的作用仍有争议。

在北欧骨髓瘤研究组的一个随机化试验中，IFN 在诱导化疗时已被加到 MP 方案中并持续使用作为维持治疗。IFN 使无复发生存期延长了 6 个月，但是总体生存期的增加很小而且没有统计显著性。这个试验还显示接受 IFN 的患者在治疗第 1 年期间的生活质量下降，以及每个质量调整寿命年的成本高。来自 EBMT 注册的回顾性病例对照资料提示：HDT 后接受 IFN 维持治疗的患者，其无进展生存期（PFS）和 OS 都有显著增加；然而这些资料都是非随机化的，结果受到选择性偏倚的影响。来自 Royal Marsden

医院的 85 名患者，自体移植后 IFN 随机化试验最开始显示 PFS 和 OS 有获益，但是经过更长时间的随访发现两组间并没有显著性的差异。

一个 Meta 分析已经评价了 4 066 名患者的个体资料。其中来自 12 个试验的 1 543 名患者在诱导化疗后随机接受 IFN 治疗，来自另外 12 个随机试验 2 469 名患者是在诱导化疗期间随机接受 IFN 治疗。很多在诱导化疗期间给予 IFN 的患者继续使用 IFN 作为维持治疗。只在维持治疗中接受 IFN 的患者其 PFS 有显著的改善（P = 0.000 01），表现为中位 PFS 延长 6 个月，中位 OS 延长 7 个月。但是如果来自 24 个试验的 4 066 名患者并发在一起分析，接受 IFN 治疗的患者的中位 OS 只增加了 4 个月。另一个关于 IFN 试验的 Meta 分析也得到了类似的结果。中位 PFS 和 OS 分别延长了 4 个月和 7 个月。但如果包含那些 IFN 用于诱导化疗的试验，OS 只是增加了 3.1 个月。

总之，资料显示，在各种 Ig 类型的 MM 中，除 IgA、轻链型者可能可以从 IFN 受益外，没有显示大部分患者有显著提高的反应率或生存期。目前没有关于 IFN 的剂量、治疗维持时间的推荐用法。建议用 IFN 作为维持治疗时要个体化，根据患者对药物的耐受性做出调整。若出现损害生活质量的负反应时，要慎重考虑是否继续给予干扰素治疗。

（2）糖皮质激素：目前认为糖皮质激素可能是一个优于干扰素的有效的维持治疗药物。常用剂量为泼尼松 50mg 每周 3 次。这个剂量的毒性较小且可以延长缓解期和生存期。Berenson 等人研究了用糖皮质激素作为维持治疗的效果。两组患者，其中一组接受泼尼松 50mg 每周 3 次，另一组接受 10mg 每周 3 次，结果发现前者的疾病无进展生存期（14 个月比 5 个月）和总体生存期（37 个月比 26 个月）都有显著改善。Salmon 等人观察了 IFN 与 IFN 联合泼尼松作为缓解期的维持治疗。联合治疗的患者与单用 IFN 治疗的患者相比，其 PFS 由 9 个月增加到 19 个月，但长期使用糖皮质激素应注意其长期不良反应的出现。

（3）沙利度胺和更新的药物作为维持治疗：几个新药应用于首次化疗或干细胞移植后"平台期"，其维持治疗的作用正在被研究当中。这些药物包括沙利度胺、lenalidomide（Revimid）和硼替佐米。虽然初步的资料显示缓解期可能被延长，但是这些药物在这种临床情况中的作用还是不清楚，有待于将来随访资料增加。

一项临床实验研究了接受 HDT + ASCT 患者中 + 沙利度胺作为维持治疗的效果。研究中将 668 名初治多发性骨髓瘤患者，根据 β_2 - 微球蛋白和浆细胞标记指数进行分层，随机分配到沙利度胺组（n = 323）和非沙利度胺组（n = 345），所有患者均在接受 2 个疗程的大剂量美法仑后接受自体造血干细胞移植。其中沙利度胺组的患者从开始治疗至复发或无法耐受为止一直服用沙利度胺。结果经过中位随访时间 42 个月，沙利度胺组的完全缓解率显著高于非沙利度胺组（62% 比 43%，P < 0.001）；5 年无事件生存率沙利度胺组占优势（56% 比 44%，P = 0.01）；但由于沙利度胺组复发后的中位存活期短于非沙利度胺组（1.1 个月 vs 2.7 个月），两组的 5 年总生存率是接近的，约为 65%（P = 0.90）。在不良反应方面，沙利度胺组更容易发生严重的周围神经病变和深部静脉血栓形成。这个结果提示沙利度胺联合大剂量化疗可以提高 CR 率和无事件生存率，但总生存率没有改善，且不良反应增加。

5. 原发耐药的治疗　已知对一种方案耐药的患者可能对另外一种方案有良好的反应。对烷化剂耐药的患者可能对 VAD 类化疗方案有反应；而一些较年轻的患者在计划干细胞移植前初次治疗时对 VAD 耐药，但仍可能对大剂量美法仑有反应，对这些患者仍建议早期用 HDT + ASCT 治疗。Alexanian 等人报道了 89 名原发耐药的患者进行了大剂量治疗后获得了 69% 的缓解率。

沙利度胺单用或/和地塞米松联用或者联用地塞米松加上环磷酰胺，正越来越多地被广泛使用于原发耐药的病例。对较为年轻的患者，更强地联合方案如 ES - HAP 或 DCEP 都可以获得缓解并动员了干细胞以支持大剂量美法仑的巩固治疗。

必需根据患者的个体情况来决定，取决于患者的年龄、以前的治疗情况和临床状况。对于原发性耐药的较年轻患者，如果可以用二线化疗方案稳定病情并获取足够的干细胞，大剂量美法仑 + ASCT 可能带来最佳的预后。

6. 复发的治疗　几乎所有骨髓瘤的患者都会复发。对复发患者的治疗目的仍然是控制疾病、减轻症状、改善生活质量，以及延长生存期。复发时间早晚预后不一致，复发早的病例预后差，可能对大多数治疗的反应差；而那些经过很长平台期后才复发或出现疾病进展的患者，可能对后来的治疗反应较好，其复发/进展后的生存期可能比初次缓解期的时间更长。

若第一次复发在缓解后的至少半年到1年，可以考虑用原来的诱导缓解方案再次诱导。约50%的患者可以获得再次缓解。若第一次复发在缓解后1年以上，则用原诱导方案的缓解率会更高。比如患者若首次治疗用的是MP方案并取得稳定平台期，在1年后出现疾病复发/进展时，可以使用MP方案再次诱导化疗。

若第一次复发在缓解后6个月以内发生，则应考虑改用其他治疗方案。同样的，在患者出现第二次甚至第三次复发时，也应选择其他治疗方案。

在过去的3~4年里，沙利度胺在疾病复发治疗中取得了惊人的效果，这使得沙利度胺单药或与地塞米松联合被广泛应用于疾病复发的治疗。沙利度胺作为单药已被显示可以在至少30%的复发/难治患者中获得反应。Axel等人系统性的总结了目前已发表的42个沙利度胺治疗复发/难治MM的Ⅱ期临床实验，在大多数的这些试验中，目标剂量为800mg/d，中位耐受剂量为400mg/d。共1674名患者。结果发现29.4%的患者取得了完全缓解或部分缓解，最小缓解和疾病稳定分别占13.8%和11.1%，疾病进展占9.9%，中位总体生存率为14个月，3级以上不良反应包括嗜睡（11%）、便秘（16%）、粒细胞减少（6%）、皮疹（3%）、血栓形成（3%）以及心脏疾病（2%）等。大多数对沙利度胺有反应的患者通常在使用3周后其M蛋白下降，8周后作用达高峰；若8周后无效者应考虑对沙利度胺无效。目前对沙利度胺的剂量大多数研究者认为，200mg/d可取得与大剂量相近的效果，但不良反应明显减少，因此，目前临床推荐100~200mg/d，晚上临睡前顿服，可以减少白天服用的嗜睡不良反应。

已经观察到联合使用沙利度胺和地塞米松或者沙利度胺、地塞米松和环磷酰胺在复发/难治患者中的反应率更高，达到60%。深静脉血栓形成的发生率似乎是随着地塞米松的加用而增加。

雷利度胺是第二代免疫调节药物，目前也被用于治疗复发难治MM。一期临床实验发现雷利度胺在治疗复发MM的反应率可达到74%，主要的不良反应是骨髓抑制。最近2个Ⅲ期随机对照双盲临床实验MM-009（美国和加拿大，n=342）和MM-010（欧洲和澳洲，n=351），比较了雷利度胺联合地塞米松和单用地塞米松在难治复发MM患者中的疗效。患者均接受过1~3次化疗，其中60%接受过HDT+ASCT，45%接受过沙利度胺的治疗。雷利度胺组患者接受雷利度胺（25mg/d，持续21天，然后休息7天，再进入下一个疗程）加大剂量地塞米松（40mg/d，d1~4，d9~12，d17~20）；地塞米松组仅接受大剂量地塞米松（剂量同前述），28天为1个疗程。两个研究结果都显示雷利度胺联合地塞米松的效果优于地塞米松，MM-009和MM-010中两组患者的总生存率分别为58%和61.2%比22.8%和21.7%；中位疾病进展时间分别为53.4周和60.1周比20.6周和20.7周。该药最主要的不良反应是骨髓抑制，可以出现3~4级血小板减少，DVT和周围神经病变的发生率均低于沙利度胺。但目前缺乏这个药物长期生存疗效的随访和评价，需进一步研究。

蛋白酶体抑制剂硼替佐米（Bortezomib）的出现为难治性MM患者带来福音。硼替佐米单药可在约30%复发的患者中取得反应。硼替佐米加上地塞米松后可以使一些原来对单用硼替佐米无效的患者产生反应。一个多中心Ⅱ期临床研究（SUMMIT）在202个之前已经接受过多种治疗方式的复发难治MM患者中使用硼替佐米，这些患者之前接受的中位治疗方案为6种，其中64%的患者曾经接受过干细胞移植，结果总反应率（CR+PR+MR）为35%，中位治疗反应持续时间为12个月，中位总生存期为16个月。另一个多中心临床研究（CREST）在相对比较早期的复发、难治性的骨髓瘤患者比较了不同剂量硼替佐米的疗效，这些患者之前接受的中位治疗方案为3种，其中48%的患者曾经接受过干细胞移植。这些患者被随机分为1.0mg/m^{2}和1.3mg/m^2 2个剂量组，总反应率分别为33%和50%。由于临床实验结果令人鼓舞，APEXⅢ期临床实验比较了硼替佐米与大剂量地塞米松在复发MM患者中的疗效，实验共纳入了670名患者，这些患者既往接受过一到三种治疗方案，硼替佐米组患者使用3周方案（第1、4、8、11天给药）共8个疗程（单次剂量1.3mg/m^2），然后改用5周方案（第1、8、15、22天给药）；大剂量地塞米松组先用5周方案（第1~4、9~12、17~20天每日口服地塞米松40mg）重复4个疗程，然后改为每4周第1~4天服药，重复5个疗程。中期评价发现硼替佐米组的TTP和OS均明显优于地塞米松组，所以随后所有地塞米松组的患者均改用硼替佐米。最终评价发现，硼替佐米组的各项指标均优于地塞米松组，其中总反应率分别为38%和18%，中位至疾病进展时间（TTP）分别是6.22个月和3.49个月，1年总体生存率分别为80%和66%。该项研究显示，硼替佐米用于治疗复发多发性骨髓瘤患者疗效优于大剂量地塞米松，同时，还提示较早使用硼替佐米可以获得更好的疗效。

联合应用硼替佐米与其他药物的作用正在评价当中。目前美国FDA已批准硼替佐米（Velcade）用于治疗既往曾经接受过至少一种治疗方案并出现疾病进展的MM。推荐用法是每次推注1.3mg/m^2，第1、4、8、11天各一次，每21天重复一次。

单用类固醇可以应用于患者第二次或两次以上复发时，或应用于这些患者有化疗禁忌证的情况，如全血细胞减少症。每周口服或静推环磷酰胺对有细胞减少症的患者而言仍然是一个有用的方案。

那些之前没有进行过干细胞移植的患者，可以考虑HDT+SCT。对经选择的初次自体移植后复发的患者，选择双次移植可能是一个有效的策略。双次移植的有利因素包括：复发时间晚（>12个月），β$_2$-微球蛋白水平低，非IgA型MM，无13号染色体异常等。

7. 骨髓瘤并发症的治疗

（1）骨髓瘤骨病

1）一般治疗：除非脊柱骨折的急性期，一般不建议患者绝对卧床，因为这样患者更容易发生脱钙，鼓励患者进行适当的活动。但应避免剧烈运动或对抗性运动。有脊柱病变的患者应卧加有软垫的硬板床，预防脊柱骨折导致的脊髓压迫。

2）化疗：因骨骼并发症引起的疼痛是骨髓瘤最常见的临床表现，特别是因骨质疏松引起的椎骨压缩性骨折，80%的患者在疾病发展过程中都会发生。系统性止痛治疗是骨髓瘤整体治疗的一个组成部分，主要包括化疗和止痛药的规范使用。化疗可以通过延缓疾病的病理进程，达到止痛的作用。许多患者在接受化疗和/或局部治疗后，疼痛明显减轻。

3）止痛剂的使用：若患者出现严重疼痛时需选择止痛药物。止痛药的用药剂量应作为临床治疗正式记录的一部分。这些记录可以作为疼痛治疗评估的一个半定量指标。止痛需求的减少往往意味着治疗有效。处方类止痛药的应用应遵照世界卫生组织的"止痛阶梯"原则，但尽量避免使用或要小心使用非甾体类抗炎药，因为它们有肾功能损害及胃肠道刺激等不良反应。①单一非阿片类止痛：如对乙酰氨基酚等，主要用于轻至中度疼痛。②非甾体类抗炎药，尽量避免使用。③弱阿片类：如可卡因8mg/对乙酰氨基酚500mg的合成片剂，常用剂量为2片/6小时；可用于非阿片类止痛效果不佳的中度疼痛。这类药物在开始使用时可能会出现精神错乱、嗜睡等；且有便秘的不良反应，往往需要给予缓泻药。④强阿片类：可用于中至重度疼痛。以吗啡为例，在重度疼痛时，起始剂量为口服溶液或片剂5~10mg/4h；若每天均需要时可改用缓释剂，突发剧痛可另外加用5~10mg吗啡的短效制剂。应强调按时给药，保证疼痛的持续缓解，而非按需给药，主要不良反应和处理方法与弱阿片类一样。⑤合成阿片类：目前市面上有一些合成阿片类药物，也可有效治疗中至重度疼痛，如芬太尼的经皮缓释剂，可作为中至重度慢性疼痛除外吗啡的另一选择。

其他一些佐剂的使用也可能缓解部分疼痛。阿米替林、卡马西平或加巴喷丁可能在神经痛方面有一定的作用。糖皮质激素，特别是地塞米松5~20mg/d有助于减轻晚期患者的骨痛。

4）二磷酸盐的使用：二磷酸盐是一种内源性焦磷酸盐类似物。二磷酸盐对骨无机质有高亲和力，可被优先输送到那些骨形成或骨再吸收增加的部位。一旦沉积到骨表面，便被有溶骨作用的破骨细胞摄入，抑制破骨细胞骨质再吸收的作用，对恶性肿瘤相关的高钙血症、Paget's骨病和绝经后骨质疏松症均有疗效。

最近一项二磷酸盐在骨髓瘤中应用的Cochrane回顾性分析总结了包括10个设安慰剂对照的氯屈膦酸钠、帕米膦酸钠或依屈膦酸钠试验，以及一个伊班磷酸盐试验，所有数据经meta分析得出的结论为在骨髓瘤治疗中加上二磷酸盐的应用。可以减少脊椎骨折和疼痛，但不能减少死亡率。

目前临床应用的二磷酸盐有三代。第一代包括依屈膦酸钠和氯屈膦酸钠。其中临床研究证实口服依屈膦酸钠在骨髓瘤中是无效的，而且可能导致矿物质流失。而氯屈膦酸钠试验表明，该药在开始首次化疗的患者中应用有好处，包括没有溶骨病灶的患者。第二代主要为帕米膦酸钠。Berenson 等在一个帕米膦酸钠与安慰剂对照的临床研究中证实，在Ⅲ期且至少并发一个骨骼病变的患者中使用 90mg/4 周的帕米磷酸盐，可以使骨骼相关事件的发生率减少。目前最常用的是第三代，主要包括伊班膦酸钠（艾本、邦罗力）和唑来膦酸钠（择泰）。2006 年，美国学者 LuciaAntras 等人，对伊班膦酸钠和唑来膦酸治疗多发性骨髓瘤患者肾脏安全性进行了一项回顾性研究。研究数据单变量分析显示，接受唑来膦酸组患者肾脏损害风险是伊班膦酸钠患者的接近 3 倍。但这仅是一项回顾性研究，需要前瞻性随机对照研究进一步证实。

使用的适应证、疗程、不良反应的处理 ①适应证：对所有需要化疗的 MM 患者都推荐使用，不管患者有没有骨骼病变。②疗程：一般建议从开始治疗就使用，疗程至少持续 2 年以上，直至出现明显不良反应或患者体力状态出现明显下降。③选择哪一类二磷酸盐？氯屈膦酸钠、帕米膦酸钠、唑来膦酸和伊班膦酸钠都证实有效。它们各自的优缺点，与使用方便程度、不良反应和成本有关。目前没有任何一个在效应方面有明显的优越性，因此可以根据临床情况和患者的偏好来选择。④低钙血症的预防：在使用氯屈膦酸钠时罕见有症状的低钙血症，但在更强效的二磷酸盐中可以发生。建议在使用唑来膦酸时口服补充钙剂 500mg 和维生素 D400U。⑤肾脏毒性：已有多篇文章报道了使用帕米膦酸钠和唑来膦酸会引起肾功能损害，在超推荐剂量使用或滴速过快情况下很容易发生。中到重度肾功能不全的患者必须谨慎使用二磷酸盐。在使用二磷酸盐的过程中注意监测肾功能，必要时也要调整剂量。二磷酸盐的使用剂量、输注时间和频率应按照厂家的推荐使用。其中氯屈膦酸钠：肌苷清除率 10~30mL/min，剂量减半；肌苷清除率 <10mL/min，禁忌使用。帕米膦酸钠：每次滴注时间不小于 2 小时，如果肾功能不良滴速减慢（20mg/h）。唑来膦酸：每次滴注时间不小于 15 分钟，每次注射前均应检测肌苷水平，滴注时需水化；血清肌苷 >265μmol/L 不推荐使用。美国 ASCO 关于二磷酸盐的临床指南中指出，若使用过程中出现不可解释的蛋白尿（超过 500mg/24h）或氮质血症（在原血清肌酐水平正常的患者出现血清肌酐上升超过 0.5mg/dl 或总量大于 1.4mg/dl），则必须停药，直至肾功能恢复正常。这些患者必须每 3~4 周检查一次 24 小时尿蛋白定量和尿蛋白电泳。在肾功能恢复正常后，帕米膦酸的输注时间应更长，大于 2 小时，且剂量不能超过 90mg/4 周。

5）局部放疗：局部放疗可以有效迅速缓解骨病和软组织病变的疼痛。在多个随机对照研究中都发现，缓解各种骨转移性肿瘤引起的骨痛，包括骨髓瘤在内，单次放疗（通常是 8Gy）的作用与分次放疗作用相仿。对长骨骨折的患者来说，局部放疗可以有效控制疼痛，并有可能促进骨折愈合。2006NCCN 指南建议使用单次低剂量放疗（10~30Gy）治疗化疗不能缓解的疼痛、预防病理性骨折及预防即将发生的脊髓压迫。

6）手术治疗：若患者出现长骨骨折、脊髓压迫或椎体不稳等情况，可能需要寻求矫形外科协助。对发生长骨病理性骨折的患者，可行骨内固定术。若由于脊椎压缩性骨折引起腰背部持续性疼痛，经化疗、放疗和二磷酸盐等保守治疗后缓解不明显，可考虑行椎骨成形术或椎体后突成形术。

（2）骨髓瘤肾病：肾功能损害是骨髓瘤常见的并发症，其中严重肾功能衰竭的发生率为 3%~12%。骨髓瘤引起肾功能衰竭的发病机制是多因素的，其中免疫球蛋白轻链损伤近曲小管是最重要的一个因素，因而轻链型患者更容易出现肾功能损害。其他损害肾脏的因素包括脱水、高钙血症、高尿酸血症、感染和使用有肾毒性的药物。比较少见的原因还有肾淀粉样变以及浆细胞浸润。使用非甾体类抗炎药是一个常见的诱发因素。

1）预防肾功能衰竭：MM 患者一旦出现肾功能损害，若时间较短，经有效治疗后有可能完全恢复正常，但如发生肾功能损害时间较长，则往往很难逆转，因此需要强调早期预防。应注意维持足够的液体摄入量，保证每日的尿量达到 2 000mL 以上，以促进轻链蛋白、尿酸和钙的排出。需让患者意识到无论有没有化疗，在疾病的全过程都要保持高液体摄入量的重要性。避免使用有肾毒性的药物，包括氨基糖甙类药物、非甾体类抗炎药。尽快开始抗骨髓瘤的治疗，若开始治疗时以及有肾功能损害的表现，则一般不使用有肾毒性的化疗药，如美法仑。可以通过血浆置换术减少体内的 M 蛋白，迅速降低体内的

M 蛋白水平，减少轻链对肾脏的损害作用。避免感染，及早治疗高钙血症和高尿酸血症。

2）肾功能衰竭的早期处理：如果可以早期发现并纠正肾功能不全，可能可以避免长期的肾功能损害。出现早期肾功能不全时应紧急处理：①大量静脉补液维持尿量超过 3L/d。②当尿量减少时要根据监测中心静脉压进行补液。③必须积极纠正高钙血症、高尿酸血症和治疗感染。④高钙血症的患者对单纯水化没反应时，应联合使用静脉双磷酸盐。⑤对已经出现急性少尿或急性肾小管坏死表现的患者，可进行透析治疗。⑥对那些高 M 蛋白血症或轻链型患者，可考虑使用血浆置换。

（3）高钙血症：有症状或无症状的高钙血症在 MM 的发生率高达 30%，通常发生在疾病活动期间。及时诊断和治疗高钙血症可减少对肾脏损害。应在严格监测体液平衡和肾功能的前提下予以静脉滴注盐水积极水化，并发静脉二磷酸盐等。

1）轻度高钙血症的治疗对校正后血钙在 2.6 ~ 2.9mmol/L 的患者，可以通过口服水化来降低血钙水平。应尽量进食低钙饮食，注意保证每日钠及水的摄入量。

2）中重度高钙血症的治疗：①水化：对校正后血钙≥2.9mmol/L 的患者应尽快进行静脉水化。高钙危象患者一般常有脱水、循环血量不足等表现，需尽快纠正患者的脱水。补液量根据患者脱水情况而定。一般每日需补液 3 000 ~ 4 000mL，首先用生理盐水补液。②利尿剂的使用：静脉使用利尿剂（如速尿）可增加肾脏对钙的清除率，也可用于维持体液平衡。在输入生理盐水 1 000 ~ 2 000mL 后，可静脉推注呋塞米 40 ~ 80mg，以促进钙离子排出。③糖皮质激素的使用：MM 患者并发高钙血症时，用糖皮质激素有较好的疗效。可静脉使用地塞米松 10 ~ 20mg/d 或口服泼尼松 40 ~ 60mg/（$m^2 \cdot d$）。④二磷酸盐的使用：有两个随机对照临床试验比较了两种剂量的唑来膦酸（4mg 或 8mg 静脉推注 15 分钟）与帕米膦酸钠（90mg 静脉滴注 2 小时）在治疗中重度高钙血症（血清钙浓度 >3.0mmol/L）的作用。结果发现两种剂量的唑来膦酸的降钙效果都比帕米膦酸钠优越，表现为更高的完全缓解率和更长的持续缓解时间。一般高钙血症初次治疗推荐使用唑来膦酸 4mg；而 8mg 剂量推荐使用于复发或顽固性的高钙血症。唑来膦酸有肾毒性的不良反应报道，因此在其使用过程中必须紧密检测肾功能。⑤降钙素：降钙素可抑制破骨细胞活性，抑制骨质溶解，并且可以减少肾小管对钙、磷的重吸收，促使钙、磷从尿中排出。2 ~ 8U/（kg·d）皮下或肌内注射。⑥透析治疗：若患者并发肾功能衰竭或急性心力衰竭，或者是顽固性重度高血钙，可考虑透析治疗。

（4）贫血：几乎所有患者在疾病进程中均会发生贫血。贫血的原因有多种，如骨髓内正常红系受抑制、肾功能损害、促红细胞生成素（EPO）减少、出血、缺铁、溶血等。通常经过积极的治疗后贫血症状会有所改善。对有症状的贫血可以考虑予以成分输血。但需注意对那些高 M 蛋白血症患者输注红细胞要慎重，因为可能会有加重高黏滞血症的危险。

现在有越来越多的证据证实，重组人促红素对治疗骨髓瘤化疗相关贫血的疗效。一项临床试验结果显示，MM 患者在接受 EPO 治疗 12 ~ 16 周后，输血需求下降和血红蛋白水平提高，结果有统计学意义。已有研究表明，疗效与患者治疗前血清 EPO 水平、输血需求量、血小板计数、细胞毒药物治疗时间和机体内可利用铁水平等有关：治疗前血清 EPO 水平高于 200U/mL、输血需要量大、血小板计数低、细胞毒药物治疗时间长于 12 个月、可利用铁减少者 EPO 治疗反应差，应延长治疗时间。如果 MM 患者接受 EPO 治疗 4 ~ 6 周后没有见效，剂量加倍；如果治疗 6 ~ 8 周后血红蛋白水平没有提高 10 ~ 20g/L，EPO 起效的可能性小，则应停药；当血红蛋白水平超过 120g/L 时，予停用或减量使用 EPO。EPO 治疗 MM 相关贫血的优越性在于能减轻患者的贫血症状、减少输血需求量、改善生活质量等。

目前尚无 EPO 治疗 MM 相关性贫血的标准剂量，一般推荐剂量为：初次皮下注射至少 5 000U/d 或隔日 10 000U，渐增至 900U/（kg·W）其不良反应多较轻微，如血压升高、瘙痒、发热、恶心、头痛、关节痛等，一般均可耐受。

（5）感染：由于骨髓瘤患者体内 M 蛋白增加，正常免疫球蛋白减少，体液免疫功能低下；另外，骨髓瘤患者 T 细胞功能缺陷，细胞免疫功能也出现异常，容易患细胞内病毒感染；化疗、放疗及糖皮质激素的应用也使患者更容易发生感染。

骨髓瘤患者最常见的感染病原菌有肺炎链球菌、流感嗜血杆菌、大肠杆菌等，随疾病进展，金黄色葡萄球菌的感染率增多。病毒感染则以水痘带状疱疹病毒多见。

1）抗生素的使用：一旦发热，应立刻给予广谱抗生素。广谱抗生素必须覆盖引起骨髓瘤感染最常见的感染菌。在严重系统性感染情况下，要静脉使用抗生素。慎用氨基糖苷类药物，即使患者的肾功能检查正常。对并发深部真菌感染的患者可选用氟康唑、伊曲康唑等。

对于是否进行预防性抗感染治疗，目前仍存在很大的争议。目前多数学者建议仅在进行自体干细胞支持下的大剂量化疗时，可以预防性应用抗生素、抗真菌药物和抗病毒药物。需注意的是，预防性使用抗生素会增加二重感染的机会。

2）免疫球蛋白的使用：在一个研究平台期骨髓瘤的随机临床试验中已表明，预防性静脉输注大剂量的免疫球蛋白0.4g/（kg·d）可以显著地降低感染的概率。但是该试验中有临床意义的感染事件少，以及随诊时间短，预防性使用免疫球蛋白对死亡率和患病的临床意义不明确。这种治疗昂贵，只有在反复感染的患者才考虑使用。另外，若出现严重感染，可予免疫球蛋白静脉滴注，0.4g/（kg·d）连续5天，有助于控制感染。

（6）神经系统损害

1）脊髓压迫：5%～10%的MM患者因髓外病变导致脊髓压迫。脊髓压迫是一个临床急症，必须在出现症状24小时内得到诊断和处理。若怀疑发生脊髓压迫，首选检查项目为紧急核磁共振成像。如果没有核磁共振成像检查或者由于患者的耐受性或禁忌证而不能进行检查（如眶内金属异物、心脏起搏器），则行紧急CT扫描。一旦出现明显症状，应立即使用地塞米松，8～16mg/d，以减轻局部水肿。在确诊脊髓压迫后，首选治疗为局部放疗，应在诊断后24小时内开始治疗。若有椎体不稳表现、存在发生截瘫的危险或已经发生截瘫，则需紧急手术治疗。

2）外周神经病变：外周神经病变在骨髓瘤患者中很少出现，如果出现很可能并发淀粉样变性或者为骨硬化型骨髓瘤，另外包括长春新碱、沙利度胺、硼替佐米在内的能引起或者加重外周神经病变药物的使用，使症状性神经病变发生率提高。

若出现由于淀粉样变所引起的腕管综合征，可行腕管肌筋膜切开减压术。由于非淀粉样变性所引起的外周神经系统症状，可通过治疗原发病、糖皮质激素（20mg/d）等处理。尽量避免使用上述可以加重外周神经病变的药物。

（7）高黏滞血症：高黏滞综合征可能发生在血浆异常蛋白浓度高的患者，尤其是那些IgM型（但IgM型在骨髓瘤中相当少见）、IgA型和IgG3型的骨髓瘤病例。有症状的患者应行紧急血浆置换，并马上开始化疗，这是治疗高黏滞血症最有效的两个环节。一般每置换2 500～3 000mL血浆，血清M蛋白水平平均可下降35.5%，但置换后疗效持续时间很短，部分患者可出现反跳，因此应尽快化疗，以抑制肿瘤细胞继续产生M蛋白。

（8）淀粉样变：大约15%的骨髓瘤患者会并发轻链淀粉样变性。轻链淀粉样变性的并发症包括心功能衰竭、肾功能损害和神经病变，这些并发症导致包括蒽环类药物、激素和沙利度胺的各种治疗方案毒副反应发生的可能性增加。

三、治疗方案选择

1. 拟行HDT＋SCT的患者

（1）诱导化疗：推荐选择使用VAD、HDD、T－DEX或DVD等方案诱导化疗，这些方案最大的优点在于不影响干细胞的采集，同时从确诊开始予二磷酸盐治疗。

（2）强化治疗：一般在治疗进入平台期后（4～6个疗程）可以选择HDT＋SCT。推荐使用HDT＋ASCT；对年轻、一般情况良好且有合适供体的患者，可以考虑异基因造血干细胞移植；预处理方案多采用MEL 200mg/m²，对年龄超过65～70岁的患者或并发肾功能不全的患者，预处理剂量应减少。若治疗后进入CR或VGPR，可以进入维持治疗；若移植后未达到CR或VGPR，可以考虑早期双次移植。

（3）维持治疗：在移植后可以选择IFN、泼尼松或沙利度胺作为维持治疗。

（4）疾病进展或复发：若患者一般情况良好，可以考虑再次移植，可选择自体干细胞移植或小移植。否则可以根据复发时间的快慢选择不同的化疗，若第一次复发在半年以上，可用原诱导方案诱导；若在半年以内或多次复发，选择其他以往未使用的化疗方案。

2. 不拟行移植的患者

（1）诱导化疗：推荐选择 MP 或 MPT 口服方案化疗，这些方案最大的好处是患者无须住院，耐受性良好。但对有肾功能损害的患者应慎用。

（2）维持治疗：患者进入平台期后可选择 IFN、泼尼松或沙利度胺作为维持治疗，不推荐继续化疗作为维持治疗，因有诱发第二肿瘤和容易并发感染等危险。

（3）疾病进展或复发：同样根据复发时间快慢选择不同的化疗方案。

3. 原发耐药的治疗 对于原发耐药的患者，可以选择其他化疗方案，也可以考虑直接进行 HDT + ASCT。

4. 肾功能衰竭患者的化疗方案选择 对肾功能不全的患者，治疗的首要目的是在肾功能不全的情况下安全使用的化疗方案快速减少异常蛋白和轻链。对于较为年轻的患者，即使肾功能衰竭没有改善，也应考虑 HDT。

VAD 方案中的长春新碱、阿霉素和地塞米松在有肾功能损害的情况下不需要调整剂量，对有严重肾功能衰竭的患者可以考虑使用 VAD 或 HDD。但由于排泄能力下降，在肾功能不全的患者中使用 IDA 有可能导致毒性增加。

美法仑主要通过肾脏来水解和排泄，所以对有肾功能不全的患者使用需要注意。对那些有肾功能损害并发对 VAD 或含大剂量激素的治疗相对禁忌的病例可以考虑使用美法仑。如果 GRF < 30mL/min 首程治疗剂量应减少 25%，在以后的疗程中根据骨髓毒性反应决定剂量。

沙利度胺可能是并发肾功能衰竭的患者一个有效的药物。在有肾功能不全的患者中沙利度胺的药代动力学没有明显改变，透析时沙利度胺的清除率增加，但并不需要予以补充剂量。对肾功能不全的患者使用沙利度胺不需要调整剂量。

（任小宁）

第四节 病程观察及处理

一、病情观察要点

1. 治疗期间主要是监测各种化疗药的毒性作用

（1）骨髓抑制：多数化疗药物在化疗后 7～10 天达到骨髓抑制的高峰，需要注意监测化疗后的血常规变化。不同患者的反应可以相差很大，且随着累积剂量的增加，骨髓抑制程度可能增加。应及时予以对症处理。出现粒细胞缺乏的患者可以应用 G - CSF 或 GM - CSF，出现严重血小板减少（Plt < 20 × 10^9/L）的患者可输注血小板预防出血，一般较少因化疗导致严重贫血，若出现贫血相关症状，可适当输注浓缩红细胞。但要注意 MM 多为老年患者，常并发慢性贫血，且可能使用有心脏累积毒性的蒽环类药物，心脏代偿能力可能有所下降，在输注红细胞时滴数要慢，每次输注量不超过 200mL，避免出现急性心功能不全。

（2）感染：MM 患者免疫功能下降，且化疗后出现骨髓抑制，容易并发感染。由于 MM 多为老年患者，有时候感染症状不明显，需要临床医生多观察病情，早期发现感染症状，对症处理。

（3）激素相关不良反应：MM 的化疗方案常常包含大剂量糖皮质激素，短期使用可引起血糖升高、血压升高、水钠潴留、精神兴奋、急性溃疡等。在使用激素后应定期监测血糖、血压，若出现上腹痛，要考虑是否有激素相关性溃疡的可能。

（4）心脏毒性：蒽环类药物有一定的心脏毒性，可能会出现心动过速、心律失常等，严重的可出现心力衰竭的表现。但一般与累积剂量有关。

2. 治疗后监测治疗反应 治疗后要定期检查以下项目，以评估治疗反应，包括血红蛋白浓度；血小板计数；24 小时尿蛋白定量；血钙；白蛋白；CRP；血清肌酐和尿素氮；LDH；M 蛋白水平；游离轻链定量和比例；β$_2$ - 微球蛋白；骨髓穿刺或活检；骨骼 X 线检查。一般为每个月或每次化疗后检查一次，但骨骼 X 线检查一般至少间隔 6 个月复查一次，或者在出现新的骨痛症状时复查。

二、疗效判断与处理

血清 M 蛋白和/或尿轻链分泌量的改变是评估治疗反应的基础。另外，临床反应还要求没有新的骨髓瘤相关性器官或组织损害的出现。表 13 - 14 概括了 EBMT（欧洲骨髓移植协作组）、IBMTR（国际骨髓移植登记处）和 ABMTR（美国骨髓移植登记处）共同制定对治疗反应的标准。由于目前国际上存在多个评价骨髓瘤治疗疗效的标准，为统一骨髓瘤的诊断和疗效评价标准，2005 年 4 月第 10 届国际骨髓瘤工作小组会议上各骨髓瘤专家在 EBMT/IBMTR/ABMTR 治疗反应标准的基础上，制定了新的国际骨髓瘤治疗反应标准（表 13 - 15）。与 EBMT 标准相比，最大的区别在于：①增加了严格完全缓解（stringent CR，sCR）的标准，这个标准的引进便于更精确的评价各种新治疗方案的效果，更好的评估疗效和预后；②在评价反应标准的指标中加入了血清游离轻链（FLC），这个指标的使用使许多既往因血清不能检测到 M 蛋白而未进入临床实验的患者得以进入临床实验。③正式加入了非常好部分缓解（very good partial response，VGPR）的标准，从而将那些治疗效果相当好的患者从部分缓解中区分开来，这些患者的预后与完全缓解患者预后相似。

表 13 - 14　EBMT/IBITR/ABMTR 疗效评价标准

完全缓解	血清和尿 M 蛋白免疫固定电泳均为阴性，持续时间至少 6 周，且骨髓内浆细胞 <5%
部分缓解	血清 M 蛋白水平下降 >50%，和/或尿游离轻链分泌量减少 >90%，或 24 小时分泌量 <200mg，持续时间至少 6 周
最低限度缓解	血清 M 蛋白水平下降 25% ~49% 和/或尿游离轻链分泌量减少 50% ~89%，24 小时分泌量超过 200mg，持续时间至少 6 周
无变化	介于最低限度缓解和疾病进展之间
平台期	无进行性骨髓瘤相关性器官或功能损害的证据，以及 M 蛋白和尿游离轻链分泌水平 3 个月内变化 <25%
疾病进展	在治疗过程中，骨髓瘤相关性器官或组织损害进行性加重或在平台期重新出现血清 M 蛋白水平上升 >250/（>5g/L）和/或尿 M 蛋白水平增加 >25%（>200mg/24h）和/或骨髓浆细胞比例增加 >25%（绝对值至少增加 10%）
复发	在曾经完全缓解的患者中再次出现疾病表现，包括免疫固定电泳检测

表 13 - 15　IMWG 治疗反应评价标准*

严格完全缓解（sCR）	血清游离轻链比值正常 骨髓通过免疫组化或免疫荧光检查未发现克隆性浆细胞
完全缓解（CR）	血和尿免疫固定电泳检查未发现单克隆免疫球蛋白 任何软组织浆细胞瘤消失 骨髓浆细胞 ≤5%
非常好部分缓解（VGPR）	血和尿免疫固定电泳可以发现 M 蛋白 但血清蛋白电泳检测不到 M 蛋白或下降 ≥90% 尿 M 蛋白 <100mg/24h
部分缓解（PR）	血清 M 蛋白下降 ≥50% 和 24h 尿 M 蛋白下降 ≥90% 或小于 200mg/24h 若血和尿检测不到 M 蛋白，可用相关 FLC 和无关 FLC 间的差异下降 ≥50% 取代 若血和尿检测不到 M 蛋白和游离轻链蛋白，可用骨髓浆细胞下降 ≥50% 取代，前提是骨髓浆细胞基线 ≥30% 除上述标准以外，若治疗前有软组织浆细胞瘤，则要求同时浆细胞体积缩小 ≥50%
疾病稳定（SD）	不符合 CR、VGPR、PR 的标准

疾病进展（PD）	满足以下一项或多项： 大于等于基线水平的 25%： 血清 M 蛋白和/或（绝对值必须增加≥0.5g/dl） 尿 M 蛋白和/或（绝对值必须增加≥200mg/24h） 仅当患者检测不到血尿 M 蛋白时：相关 FLC 和无关 FLC 间的差值 （绝对值必须增加≥10mg/dl） 骨髓浆细胞比例（绝对值必须增加≥10%） 明确的新的骨质破坏或形成新的软组织浆细胞瘤或明确的骨质破坏 扩大或软组织浆细胞瘤体积增大 出现与浆细胞增殖性疾病相关的高钙血症（血清钙离子 >11.5mg/dl 或 2.65mmol/L）；
临床复发	满足以下一项或多项： 1. 新的软组织浆细胞瘤或新的骨损害出现 2. 明确的现有软组织浆细胞瘤体积的增加或骨质破坏的扩大；这里所指的明确体积增加是指瘤体直径或骨质破坏范围直径增加超过 50%（至少 1cm） 3. 高钙血症：血清钙离子 >11.5mg/dl（2.65mmol/L） 4. 血红蛋白下降≥2g/dl（1.25mmol/L） 5. 血清肌酐增加≥2g/dl（177mmol/L）
CR 后复发	满足以下一项或多项： 血清免疫固定电泳或蛋白电泳重新发现 M 蛋白 骨髓浆细胞比例≥5% 出现其他疾病进展的征象（如新的溶骨性病变、新的软组织浆细胞瘤、高钙血症等）

注：*这里引进了临床复发的概念，主要是指疾病临床指标的进展或骨髓瘤相关器官功能损害程度的增加，主要是便于临床实验评价。

三、预后评估

（一）临床资料

1. 年龄　年轻患者预后相对较好；年龄 >65 岁是预后不良的明显因素。

2. 体力状态　体力状态评分越低，预后越差。

3. 临床分期　分期越后，预后越差。

（二）常规实验室检查

1. β_2 - 微球蛋白　水平越高，预后越差。

2. 人血白蛋白　水平越低，预后越差。

3. 血清肌酐水平　升高提示预后不良。

4. LDH 水平　升高提示预后不良。

5. C 反应蛋白　升高提示预后不良。

6. 血红蛋白　水平越低，预后越差。

7. 血小板计数　水平越低，预后越差。

（三）特殊检查

1. 浆细胞标记指数　指数越高，提示预后越差。

2. 浆细胞形态　浆细胞形态幼稚的预后较差。

3. 遗传学检查　亚二倍体、13 号染色体缺失、13 号染色单体、t14q32 等提示预后不良。

Mayo 诊所制定了高危骨髓瘤患者的标准：①13 号染色体缺失或 13 号染色体单体。②亚二倍体。③t（4；14）、t（14；16）或 17p⁻。④浆细胞标记指数 >3%。只要符合其中一项，就属高危 MM。这部分患者即使接受干细胞移植，其中位存活期也仅为 2 ~ 3 年，而标危组 MM 的中位存活期为 6 ~ 7 年。

（任小宁）

参考文献

［1］崔巍，韩冰．血液系统疾病．北京：科学技术出版社，2014.

［2］王建祥．血液病诊疗规范．北京：中国协和医科大学出版社，2014.

［3］方云，徐玉兰．血液系统危急重症患者护理及管理．湖北：华中科技大学出版社，2014.

［4］黄晓军，黄河．血液内科学．北京：人民卫生出版社，2014.

［5］李娟．血液系统疑难病例精析及诊断思路．广东：广东科技出版社，2014.

［6］黄绍良．实用小儿血液病学．北京：人民卫生出版社，2014.

［7］张艳，吴海峰，唐全，郑惠．血液系统疾病诊疗技术．北京：科学出版社，2014.

［8］阮长耿．血液病学高级教程．北京：人民军医出版社，2015.

［9］王树叶．淋巴瘤简明诊疗策略．北京：人民卫生出版社，2013.

［10］林果为，欧阳仁荣，陈珊珊，等．现代临床血液病学．上海：复旦大学出版社，2013.

［11］杨连粤，李晓林，钟美佐，欧阳取长，周卫兵．血液科与肿瘤科临床心得．北京：科学出版社，2013.

［12］黄晓军，等．血液内科诊疗常规．北京：中国医药科技出版社，2012.

［13］李宓．血液净化相关并发症．北京：科学出版社，2016.

［14］李华，邹平．人体血液流变学．北京：科学出版社，2016.

［15］胡晓梅．周霭祥血液病临证集萃．北京：科学技术出版社，2016.

［16］侯振江，杨晓斌．血液学检验．第4版．北京：人民卫生出版社，2015.

［17］曾小菁．血液学检验技术．北京：科学出版社，2016.

［18］夏薇．临床血液学检验技术．北京：人民卫生出版社，2015.

［19］李娟，王荷花．血液病简明鉴别诊断学．北京：人民卫生出版社，2016.

［20］高广勋，董宝侠．血液病分子病理诊断学．北京：第四军医大学出版社，2016.

［21］张梅，胡翊群．血液与肿瘤疾病．北京：人民卫生出版社，2015.

［22］孙仁华，黄东胜．重症血液净化学．浙江：浙江大学出版社，2015.

［23］胡豫．血液内科疾病临床诊疗思维．北京：人民卫生出版社，2014.

［24］李运梅，赵立民，莫国华．血液净化与临床护理．北京：科学出版社，2015.

［25］葛建国．血液病用药指导．北京：人民军医出版社，2015.

［26］王霄霞，俞康．血液系统疾病的检验诊断．第2版．北京：人民卫生出版社，2015.

［27］马梁明，朱秋娟，贡蓉．血液系统恶性肿瘤非手术治疗．湖北：华中科技大学出版社，2015.

［28］孙光．血液与造血系统健康．北京：中国协和医科大学出版社，2015.

［29］徐锦江，梁春光．血液、循环和呼吸系统疾病护理．北京：科学出版社，2015.

［30］李德爱，李雪松，张晓坚．血液病治疗药物的安全应用．北京：人民卫生出版社，2015.